泌尿外科
疾病诊疗与生殖技术

■ 主编　于开源　公洪伟　孟祥来　王可举
　　　　贾作庆　郭绍洪　曾庆山

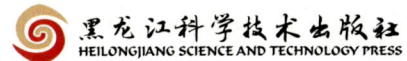
黑龙江科学技术出版社
HEILONGJIANG SCIENCE AND TECHNOLOGY PRESS

图书在版编目（CIP）数据

泌尿外科疾病诊疗与生殖技术 / 于开源等主编. --
哈尔滨：黑龙江科学技术出版社，2024.5
ISBN 978-7-5719-2390-7

Ⅰ．①泌… Ⅱ．①于… Ⅲ．①泌尿生殖系统－泌尿系
统疾病－诊疗 Ⅳ．①R691

中国国家版本馆CIP数据核字（2024）第094170号

泌尿外科疾病诊疗与生殖技术

MINIAOWAIKE JIBING ZHENLIAO YU SHENGZHI JISHU

主　　编	于开源　公洪伟　孟祥来　王可举　贾作庆　郭绍洪　曾庆山	
责任编辑	陈兆红	
封面设计	宗　宁	
出　　版	黑龙江科学技术出版社	

地址：哈尔滨市南岗区公安街70-2号　邮编：150007

电话：（0451）53642106　传真：（0451）53642143

网址：www.lkcbs.cn

发　　行	全国新华书店
印　　刷	黑龙江龙江传媒有限责任公司
开　　本	787 mm×1092 mm　1/16
印　　张	20
字　　数	506千字
版　　次	2024年5月第1版
印　　次	2024年5月第1次印刷
书　　号	ISBN 978-7-5719-2390-7
定　　价	198.00元

前言

FOREWORD

　　泌尿系统是人体内的重要系统之一,具有排除代谢废物、调节体液平衡和维持酸碱平衡等功能。泌尿外科是医学领域中一门重要的学科,它专注于研究泌尿系统疾病的发生、发展、诊断、治疗和预防,其发展对于提高人类健康水平和生活质量具有重要意义。近年来,随着人口老龄化和生活方式的变化,男性生殖系统疾病的发生率逐年上升,如前列腺疾病、勃起功能障碍、不育症等。这些疾病不仅对患者的身体健康造成影响,还给患者的家庭和社会造成负担。因此,加强男性生殖健康的宣传和教育,提高公众对男性生殖健康问题的认识和重视程度至关重要。随着医学的不断进步,泌尿外科在手术技术、设备应用、药物治疗等方面取得了显著进展,为许多患者带来了新的治疗选择和更好的预后。同时,泌尿外科也在与其他学科的交叉融合中不断拓展,如泌尿生殖系统肿瘤的免疫治疗、基因治疗等,为疾病的治疗提供了更多可能性。然而,泌尿外科领域仍然面临许多挑战和问题。例如,泌尿系统肿瘤的早期诊断和预后预测、复杂性尿路疾病的手术治疗、肾功能衰竭的替代治疗等仍是当前研究的重点和难点。《泌尿外科疾病诊疗与生殖技术》一书正是在此背景下编写而成。

　　本书收集了泌尿外科领域的最新研究成果和临床实践经验,内容涵盖了泌尿系统疾病的各个方面,包括泌尿生殖系统结石、泌尿系统损伤、泌尿系统感染、泌尿系统梗阻、泌尿系统肿瘤等。在泌尿外科领域的研究和应用成果的基础上,还特别增加了生殖男科的相关内容。本书内容详略得当,重点突出,特别注重先进性和实用性。希望本书的出版能够为泌尿外科医师提供参考和帮助,同时也为相关领域的研究人员和学生提供全面的学习资料。

　　由于编者编写经验有限,加之时间仓促,本书可能存在一定的不足之处,诚请广大读者不吝赐教,以便修正。

《泌尿外科疾病诊疗与生殖技术》编委会

2024 年 2 月

目录 CONTENTS

第一章

绪 论

第一节 泌尿生殖系统疾病概述

泌尿系统各个器官(包括肾脏、输尿管、膀胱、尿道)都可发生疾病,并波及整个系统。泌尿系统的疾病既可由身体其他系统病变引起,又可影响其他系统甚至全身。其主要表现在泌尿系统本身改变,如排尿改变、尿的改变、肿块、疼痛等,但亦可表现在其他方面,如水肿、高血压、贫血等。泌尿系统疾病的性质,多数和其他系统疾病类似,包括先天性畸形、感染、免疫机制、遗传、损伤、肿瘤等;但又有其特有的疾病,如肾小球肾炎、泌尿系统结石、肾衰竭等。

一、病因

(一)免疫异常

免疫异常是肾脏疾病的重要原因之一。肾脏是一个屏障过滤器,全身约1/5的血流通过肾脏时,血液中的一些抗原或抗原复合物容易沉积在肾脏中。另外,肾脏组织中有很多结构如基底膜,一旦损伤暴露在血液中,可以具有抗原性,进一步生成原位抗原抗体复合物,激活免疫机制。

(二)继发性病因

如糖尿病、红斑狼疮、过敏性紫癜等疾病均可引起肾脏的损害。

(三)感染

如细菌、病毒、支原体、衣原体、真菌感染等。

(四)物理化学因素

如药物过敏、某些药物(抗生素、非甾体抗炎药及解热镇痛药、利尿剂、造影剂等)及金属类对肾脏有毒性。

(五)先天性或遗传性疾病

多囊肾、遗传性肾炎等。

二、临床表现

(一)血尿

血尿是指尿液中红细胞异常增多,新鲜尿液离心后沉渣镜检,每高倍视野下红细胞≥3个。

血尿又分为镜下血尿和肉眼血尿。血尿的病因可分为肾内因素或肾外因素,不管肾内或肾外因素均为病理性,引起血尿的因素很多,最多见于急性及慢性肾炎、败血症、肾肿瘤、尿路感染、肾结核。亦可伴随或继发于全身性疾病,如血小板减少性紫癜、过敏性紫癜、白血病、流行性出血热、红斑狼疮等。另外,在肾下垂、游走肾、剧烈运动后也可见到血尿。

(二)蛋白尿

蛋白尿指尿蛋白定性检查呈阳性者。由于肾小球滤过膜的滤过和肾小管的重吸收作用,健康人尿中蛋白质(多指分子量较小的蛋白质)的含量很少(每天排出量低于 150 mg),蛋白质定性检查时,呈阴性反应。

(三)水肿

水肿是肾脏疾病最常见的症状,程度不一。轻者眼睑和面部水肿,重者全身水肿或伴有胸腔积液、腹水。引起肾性水肿的原因一般有两个方面:一是肾小球滤过下降,而肾小管对水、钠重吸收尚好,从而导致水、钠潴留,此时常伴全身毛细血管通透性增加,因此组织间隙中水分潴留,此种情况多见于肾炎。另一种原因是,由大量蛋白尿导致血浆蛋白过低所致。

(四)尿量改变

可表现为少尿、多尿或无尿。

1.少尿或无尿

24 小时尿量少于 400 mL 称为少尿。少于 100 mL 称无尿。少尿可由各种因素引起,如有效血容量不足、肾实质损害、尿路梗阻、急性肾小管坏死等。

2.多尿

24 小时尿量超过 2 500 mL 称为多尿。这里仅指肾性多尿。肾性多尿比较常见于慢性肾功能不全时,由于肾小管功能不全,尿浓缩功能减退所致。此时常表示肾功能已受损,尿比重多呈固定性低比重。在急性肾炎或急性肾衰竭多尿期,常表示病情减轻趋向好转。慢性间质性肾炎或肾小管性酸中毒,由于肾小管损害多出现多尿。

(五)尿路刺激症状

尿频、尿急、尿痛常合并存在,亦可单独存在。

1.尿频

正常人一般日间排尿 4～6 次,夜间 0～1 次。尿频是指在大致相同的条件下,排尿次数增多,尿频一般属病理性,最多见于尿路感染,其次为物理性或化学性对尿路刺激。精神性尿频亦不少见。

2.尿急

尿急指排尿迫不及待感。往往和尿频同时存在,最多见于尿路感染,少数见于膀胱容量缩小和精神性尿急。

3.尿痛

排尿时尿道口疼痛或伴有灼烧感。多发生在尿路感染,或是尿内有形成分的刺激。

(六)肾区疼痛

可分为肾区钝痛及肾绞痛。肾区(脊肋角处)钝痛多是慢性过程,多见于肾盂肾炎、肾下垂、多囊肾及肾炎。肾绞痛是一种间歇性发作的剧烈肾区疼痛,沿侧腹部向下腹部、大腿内侧及外阴部放射性扩散。主要由结石机械刺激所致,在肾盂肾炎有纤维凝血块时可刺激肾盂或输尿管导致肾绞痛。

(七)高血压

凡由肾实质病变或肾动脉病变所引起的高血压,称为肾性高血压,按其机制分为容量依赖型高血压和肾素依赖型高血压。大部分肾实质性病变所引起的高血压为容量依赖型高血压,以水、钠潴留和血容量扩张为主。肾素依赖型高血压利尿脱水后非但不能控制血压,反而因肾单位血流量下降导致肾素分泌增高,使血压更高。上述两种情况可同时存在,亦可互相转化。

三、诊断

(一)病因诊断

泌尿系统疾病诊断首先应区别是原发性疾病,还是继发性疾病。

1.原发性疾病

(1)免疫反应介导的肾小球肾炎。

(2)肾血管性疾病:包括肾动脉病变,肾静脉血栓形成等。

(3)感染性疾病:包括细菌、病毒、真菌感染,泌尿系统结核等。

(4)泌尿系统结石。

(5)其他:如遗传性肾炎、肾肿瘤、多囊肾等。

2.继发性疾病

(1)代谢性疾病:如糖尿病、痛风等。

(2)免疫性疾病:如红斑狼疮、过敏性紫癜、结节性多动脉炎等。

(3)循环系统疾病:如高血压、动脉硬化等。

(4)化学物理因素:如药物过敏和某些药物及金属类对肾脏的毒性。

(5)其他:如妊娠肾病、溶血尿毒综合征等。

(二)功能诊断

肾脏功能诊断具有十分重要的意义,它决定治疗的方向,可以判断预后,肾脏功能分为肾小球功能和肾小管功能。前者以滤过率降低和代谢产物潴留为主要表现,后者以水盐代谢紊乱为主要表现。但二者往往同时存在,不能截然分开,当前多以肾小球的功能来判断肾功能的程度。

根据肾功能损害程度可分为4期。

1.肾功能正常期

肾小球滤过率(GFR)>70 mL/min[参考值(100±20)mL/min],血尿素氮<7.14 mmol/L(参考值 3.2～7.1 mmol/L),血肌酐<132.6 μmol/L(参考值:全血肌酐为 88.4～176.8 μmol/L;血清或血浆肌酐男性 53～106 μmol/L,女性 44～97 μmol/L)。

2.肾功能不全代偿期

GFR 介于 50～70 mL/min,血尿素氮在 7.140～8.925 mmol/L,血肌酐在 132.6～176.8 μmol/L。可有轻度乏力,食欲缺乏。

3.肾功能不全,失代偿期或氮质血症期

GFR<50 mL/min,血尿素氮>8.925 mmol/L,血肌酐>176.8 μmol/L。可有不同程度贫血、食欲缺乏及乏力。

4.尿毒症期

GFR<25 mL/min,血尿素氮>21.42 mmol/L,血肌酐>442 μmol/L。有明显临床表现和水、电解质平衡紊乱,若 GFR 降至 10 mL/min 以下称为尿毒症晚期,降至 5 mL/min 以下称为尿毒症终末期。

（三）病变部位诊断

1.肾小球损害

尿蛋白多为中等分子量以上，以白蛋白为主，常有血尿，多伴有高血压及水肿，常先出现氮质血症。

2.肾小管损害

尿蛋白多在中等量以下，以小分子量蛋白为主，较早出现尿浓缩功能障碍，易出现脱水、失钾、失钠等水、电解质代谢紊乱。

3.肾间质病变

以肾间质病变和肾小管损害为主，但到严重时，亦会有肾小球功能障碍，往往与肾小管功能损害表现相似，二者不易鉴别。

4.肾血管病变

肾动脉异常导致肾缺血以明显高血压为主，可伴有肾小球不同程度的损害，肾静脉血栓形成以肾病综合征表现为主。

（四）病理诊断

为了准确地肯定病变部位，判断病因和预后，需要在做出临床诊断的同时，尽可能做病理检查，尤其对肾实质性疾病，病理光镜、免疫荧光和电镜检查很重要，可明确是原发性肾实质病变，还是继发性病变，同时可能做出准确病理分类。

（五）实验室及其他检查

1.抗体包裹细菌检查

肾盂肾炎患者尿中的细菌常被人体 IgA 包裹，应用荧光素标记的抗 IgG 免疫球蛋白与被抗体包裹的细菌相结合，可见到细菌周围显示出环形荧光则为阳性。此法有助于诊断肾盂肾炎，而在膀胱炎则为阴性。

2.影像学检查

影像学检查包括腹部 X 线片、静脉肾盂造影、逆行肾盂造影以及肾脏断层和肾动脉造影等，对于解形态学变化及功能有重要价值。

3.放射性核素检查

放射性核素肾图可有助于了解肾血流量、排泄功能及有无尿路梗阻。放射性核素断层扫描可了解肾脏形态及肾内无功能区。

4.超声波检查

超声波检查是无创伤性检查，对了解肾脏形态、有无结石、肾盂积水及肿瘤颇有价值。

5.肾活体组织检查

可以提供病理形态学资料，为病理形态学诊断，预后和合理治疗提供依据。但该法有一定的局限性，获取组织较小，对局灶性病变有时不能作出诊断。许多继发性肾小球疾病单纯依靠肾活检病理形态学有时不能诊断。且属创伤性检查，因此必须严格掌握适应证。

（郭绍洪）

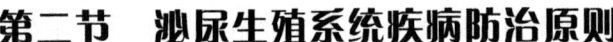

第二节 泌尿生殖系统疾病防治原则

泌尿系统疾病发病原因复杂,发病机制、病变部位和临床表现等均不同,因此需要选择不同的治疗方案。治疗原则包括病因治疗、抑制免疫及炎症反应、降压治疗、对症治疗、饮食治疗和肾脏替代治疗。

一、病因治疗

根据疾病的发病原因积极治疗,有继发性病因者应积极治疗原发病。对基础疾病采取积极有效的治疗:包括积极降压治疗,停用引起肾毒性的药物,治疗感染性疾病,有效控制自身免疫性疾病等。

二、抑制免疫及炎症治疗

免疫和炎症反应是肾小球疾病发病的主要原因之一,免疫抑制剂是治疗肾小球疾病的重要手段。常用的抑制免疫及炎症的药物有糖皮质激素、细胞毒类药物(环磷酰胺、氮芥、硫唑嘌呤、长春新碱等)和免疫抑制剂(环孢素、吗替麦考酚酯、他克莫司等)。

三、降压治疗

肾小球病变常伴有高血压,慢性肾衰竭者90%出现高血压,持续存在的高血压是加速肾功能恶化的重要原因之一,积极控制高血压是肾脏疾病各阶段治疗中十分重要的环节。我国高血压防治指南中有关高血压定义和治疗的临床指南以及美国肾脏病学会有关慢性肾脏病(CKD)的指南均制定了降压治疗的靶目标。血管紧张素转换酶抑制剂(ACEI)和血管紧张素Ⅱ受体拮抗剂(ARB)类降血压药物能延缓肾功能恶化、具有肾保护作用,应首选。

四、对症治疗

(一)纠正水、电解质和酸碱平衡失调

肾脏疾病尤其是慢性肾衰竭时,酸碱平衡失调和各种电解质代谢紊乱相当常见。在这类代谢紊乱中,以代谢性酸中毒和水、钠平衡紊乱最为常见。临床上应当积极治疗。

(二)纠正贫血

当肾脏功能减退时,其分泌和灭活激素的能力减弱可出现肾性贫血等一系列全身系统的功能减退相关疾病。常用肾性贫血治疗药物有重组人红细胞生成素、铁剂、叶酸、维生素 B_{12} 等。

(三)继发甲状旁腺功能亢进(甲旁亢)

甲旁亢促进骨的消溶速率,常表现为纤维性骨炎,骨质疏松,甚至出现病理性骨折。

(四)减少蛋白尿治疗

持续性大量蛋白尿本身可导致肾小球高滤过、加重肾小管-间质损伤、促进肾小球硬化,是影响肾小球病预后的重要因素。已证实减少尿蛋白可以有效延缓肾功能的恶化。故不仅要重视病因治疗减少尿蛋白,也要重视对症治疗,直接减少尿蛋白排泄。

五、饮食治疗

在 CKD 患者推荐减少蛋白质的摄入量。在饮食治疗方面,还应注意减少盐(不超过 6 g/d)的摄入。最近的研究显示高钠饮食则尿钠排泄增多,体重增加,平均动脉血压较高,尿白蛋白排泄增加。

六、肾脏替代治疗

终末期肾衰竭患者唯一的有效治疗方法是肾脏替代治疗。肾脏替代治疗包括如下内容。

(一)透析治疗

1.腹膜透析

包括连续性和间歇性腹膜透析两种。

2.血液透析

腹膜透析通过扩散、对流及吸附清除体内积聚的毒性代谢产物,清除体内潴留的水分,纠正酸中毒,达到治疗目的。

(二)肾移植

成功的肾移植可以使患者恢复正常的肾功能。肾移植后长期需用免疫抑制剂,以防止排斥反应。近年来随着新型免疫抑制剂的应用,肾移植的存活率明显改善。

(董光涛)

第二章

泌尿生殖系统疾病常见症状

第一节 肿 块

由于泌尿系统器官解剖位置较隐蔽或不甚注意,当这些器官出现肿块时,往往已存在一定时间。肿块多因肿瘤、畸形、感染、外伤、梗阻性疾病等所致。

一、腹部、腰部肿块

上腹部两侧或腰部发现肿块时,都应与正常肾脏相鉴别。体型瘦长的人,深呼吸时可触及正常肾脏下极,故肾下极肿块较上极更易扪及。当肾脏肿块可以触及时,应仔细触摸肿块的大小、质地、活动度、坚硬度,有无结节等。肾肿瘤多为实性,质地坚硬,表面光滑或呈分叶状。肿瘤早期时,有一定的活动度;晚期时肿瘤浸润周围组织而固定,此时多有局部剧痛的症状。肾中下极巨大肿瘤可越过腹部正中线。脓肾或肾周感染之肿块可有明显的腰痛、叩击痛,患者向患侧弯曲体位以减轻疼痛。肾囊肿和肾积水形成的肿块表面光滑,多有囊性感。

多囊肾一般是双侧性的,两侧上腹可触及巨大肾脏,表面呈囊性结节样。小儿腹部肿块常见于肾母细胞瘤和巨大肾积水,质地明显不同。肾损伤引起的肾周围血肿及尿外渗时,在患侧腹部和腰部可触及痛性肿块。如出血未控制,肿块可进行性增大。肾下垂者,肾移动范围明显增大,坐位和侧卧位时均较易触及。

二、下腹部肿块

下腹部触及肿块时,首先应排除尿潴留,最可靠的方法是超声检查。其次是导尿术,如果导尿后肿块消失,并引流出大量尿液,表明肿块是膨胀的膀胱。

膀胱、盆腔内恶性肿瘤及隐睾恶变等患者都可以在其下腹部耻骨上触及肿块。脐部常见肿块为结核性腹膜炎所致的粘连性包块,肠系膜淋巴结结核或肿瘤,横结肠包块及蛔虫团等;左下腹常见肿块为乙状结肠肿瘤、血吸虫病、左侧卵巢或输卵管包块;右下腹常见肿块为盲肠、阑尾的炎性病变、肿瘤及右侧卵巢或输卵管肿块;下腹部常见包块为膨胀的膀胱、膀胱肿瘤、妊娠子宫及子宫肿瘤等。盆腔肿块除腹部检查外,还应经直肠或阴道进行双合诊,确定肿块大小、位置和活动度。

三、腹股沟区肿块

腹股沟触及肿块时,首先应考虑疝,肿块多可回纳入腹腔,咳嗽时出现。如果疝内容物为大网膜时,触及为实性,应与淋巴结、精索囊肿或隐睾等相鉴别。

腹股沟肿大淋巴结多为炎性或阴茎癌转移。炎性淋巴结表现为压痛明显,活动度大;而癌性淋巴结多相互融合,质坚硬,活动度差,确诊需进行活检。如果阴囊空虚,在腹股沟处触及肿块时,首先应考虑隐睾。

四、阴囊内肿块

阴囊内容物包括睾丸、附睾和精索等。触诊发现阴囊内肿块时,首先应判断肿块所处的解剖位置。阴囊内肿块以斜疝最常见,其特征为无痛性肿块,可以还纳。睾丸鞘膜积液呈囊性,透光试验阳性。痛性肿块多为急性睾丸附睾炎,上托阴囊可使疼痛缓解;其次为睾丸扭转,多见于青少年,急性发病,睾丸上提,托起阴囊后疼痛反而加剧,超声检查可明确诊断。

精索静脉曲张患者可在阴囊内、睾丸上极触及曲张静脉丛形成的软性肿块,站立时明显,平卧时缩小或消失,应与疝或交通性鞘膜积液相区别,超声检查可确诊。睾丸肿瘤质地坚硬,体积增大。附睾、精索肿瘤极为罕见。附睾结核早期与慢性附睾炎难以区别,晚期则表现为特征性的"串珠样"。

五、阴茎肿块

幼儿包茎内包皮垢可形成小肿块,但一般与皮肤不粘连。阴茎头部肿块常见于阴茎癌、乳头状瘤或尖锐湿疣。阴茎背侧或冠状沟处皮下条索状肿块,无压痛,质软如橡皮样,应考虑为阴茎硬化性淋巴管炎。阴茎海绵体炎时,阴茎红肿,可触及条索状硬结,压痛明显;慢性时,表现为纤维化或硬结。海绵体肿块多见于阴茎硬结症,肿块位阴茎远端背侧,条索状,勃起后疼痛,严重时阴茎弯曲变形。

六、前列腺肿块

前列腺部触及肿块应注意区别肿瘤还是非特异性炎性结节、结核或结石。早期前列腺癌可以在前列腺表面触及孤立的硬结节;晚期时,癌肿占据整个前列腺,向直肠腔凸出,质地坚硬,表面结节感,不光滑,与周围界限不清。

(于开源)

第二节 疼　痛

男性泌尿生殖器官病变引起的疼痛可呈剧烈绞痛,也可以表现为隐痛或钝痛,呈持续性或间歇性。疼痛与男性泌尿生殖系统空腔脏器内压升高、实器器官包膜张力增加或平滑肌痉挛有关,主要见于尿路梗阻及炎症。由于男性泌尿生殖系统多受自主神经支配,疼痛定位往往不准确。

一、肾区疼痛

肾区痛一般局限于一侧肋脊角,呈持续性钝痛或阵发性绞痛,运动后疼痛可能加剧。钝痛多见于肾或肾周感染、积水或巨大占位病变等,因肾包膜扩张并受牵引所致。绞痛多见于结石引起上尿路急性梗阻,也见于血块、脱落组织等阻塞肾盂出口处或输尿管,引起输尿管平滑肌痉挛、肾盂内压力升高,表现为腰腹部突发性剧痛,呈阵发性。绞痛常放射至下腹部、脐部、腹股沟处、睾丸或大阴唇及大腿内侧。肾脏剧烈胀痛多见于肾脓肿、肾梗死、肾周围炎等急性炎性疾病,常伴全身症状,如寒战、高热等。肾恶性肿瘤早期不引起疼痛,晚期可因梗阻和侵犯受累脏器周围神经而造成持续性疼痛。

由于腹腔神经节和肾邻近腹腔脏器受刺激,肾区剧痛时可合并消化道症状,如反射性恶心、呕吐、腹胀等。此时,右侧肾绞痛应与急性胆囊炎、胆石症、急性阑尾炎等疾病鉴别。不过,腹腔内脏器疼痛很少呈绞痛样,且多伴有腹肌紧张,并常向肩部放射,这是由于膈肌和膈神经受刺激的原因。$T_{10\sim12}$ 肋间神经受刺激时产生的疼痛易与肾区疼痛混淆。这类疼痛表现为肋脊角针刺样疼痛,有时向脐周放射,且可随体位变化而得到改善。

二、输尿管疼痛

输尿管因剧烈蠕动、管腔急性扩张以及平滑肌痉挛均会引起疼痛,表现为突发性、多样性,如输尿管走行区的钝痛或绞痛。输尿管绞痛多为结石或血块堵塞输尿管后所致,向患侧腰部、下腹部、股内侧和外生殖器等部位放射。疼痛区域可提示输尿管梗阻的部位:输尿管上段梗阻时,疼痛可向外生殖器放射;输尿管中段梗阻时,伴患侧下腹部疼痛,右侧应与急性阑尾炎鉴别;输尿管下段梗阻表现为膀胱刺激征和耻骨上不适感,在男性可沿尿道反射至阴茎头部。

输尿管绞痛常伴发血尿,应仔细询问两者出现的时间顺序:绞痛先于血尿者,多见于上尿路结石;当血尿先于绞痛时,则可能由血块阻塞输尿管所致,应排除肾肿瘤等疾病。输尿管慢性、轻度梗阻一般不引起疼痛,有时可表现为钝痛。

三、膀胱区疼痛

细菌性或间质性膀胱炎患者表现为间歇性耻骨上区疼痛,膀胱充盈时更显著,同时伴有尿频、尿急或排尿困难,排尿后疼痛感可部分或完全缓解。膀胱颈口或后尿道结石引起急性梗阻时可出现耻骨上、阴茎头及会阴部放射性剧烈疼痛。膀胱肿瘤晚期或原位癌患者也可出现膀胱区疼痛,提示肿瘤已侵犯盆腔内组织,多伴有严重的膀胱刺激征。

排尿痛是部分膀胱炎患者典型的症状,呈烧灼样或针刺样。多在排尿初出现,排尿末加重,放射至尿道远端,常伴有脓尿及膀胱刺激征,甚至出现尿闭感。长期抗感染治疗的膀胱炎患者,如果疼痛不缓解,反而逐渐加重,应考虑膀胱结核。

急性尿潴留引起膀胱过度膨胀时,可导致膀胱区胀痛不适,此时下腹部能扪及包块。慢性尿潴留患者尿潴留和膀胱膨胀呈缓慢进展,即使残余尿超过 1 000 mL,也很少有膀胱疼痛不适。

四、前列腺、精囊疼痛

前列腺、精囊疼痛多因炎症使前列腺水肿和包膜扩张所致。疼痛主要集中于会阴部或耻骨上区,向后背部、腹股沟、下腹、阴囊、睾丸以及阴茎头等处放射。急性炎症引起的疼痛较重且伴有寒战、发热,同时合并膀胱刺激症状,直肠指诊时前列腺、精囊部位有明显触痛。慢性炎症引起的疼痛程度较轻,部位多变,且病史长,全身症状少见。严重的前列腺肿胀可造成急性尿潴留。

前列腺、精囊肿瘤引起的疼痛因肿瘤部位、大小及浸润情况而异。前列腺癌除了可以侵袭周围组织、骨盆、腰骶部和直肠等部位引起疼痛,还可引起一侧或两侧坐骨神经痛。癌性疼痛多剧烈且伴有消瘦等恶病质表现。

五、阴囊区疼痛

阴囊区疼痛多由阴囊及其内容物病变所致。急性且剧烈疼痛多见于睾丸或睾丸附件扭转、急性睾丸附睾炎、创伤等;慢性疼痛多发生于精索静脉曲张、睾丸鞘膜积液、睾丸肿瘤等,呈胀痛及坠痛。精索静脉曲张引起患侧阴囊坠胀不适,久立或劳累后加重,平卧或上托阴囊可以缓解。由于睾丸的胚胎起源紧邻肾脏,阴囊内容物炎症或肿瘤发生时可引起患侧腰部坠胀感。

阴囊区疼痛可分为原位痛和牵涉痛。前者多见于睾丸附睾炎症、创伤和扭转等,疼痛范围局限,可沿精索向同侧腰部放射;后者可由输尿管、膀胱三角区、膀胱颈以及前列腺等部位的疼痛放射而致,但阴囊内容物无触痛。肾脏、腹膜后或腹股沟的疼痛也可放射至睾丸。此外,对任何阴囊区疼痛患者还应排除嵌顿性或绞窄性腹股沟斜疝。

六、阴茎疼痛

疲软状态下感阴茎痛多见于尿道、膀胱以及前列腺的炎症或结石,表现为排尿或排尿后尿道内刺痛或烧灼感。包皮嵌顿时,静脉回流障碍,阴茎胀痛明显。阴茎勃起时疼痛多见于阴茎海绵体硬结症、尿道下裂和/或阴茎异常勃起。阴茎头或尿道病变引起的阴茎疼痛,应排除特异性感染,如性传播疾病,应仔细检查阴茎头是否有溃疡、疱疹、糜烂,尿道外口有无脓性分泌物等。

(于开源)

第三节　排尿异常

排尿/储尿期症状多见于下尿路(膀胱和尿道)疾病,目前临床上应用下尿路症状(LUTS)来概括,并取代以前常用的膀胱梗阻性症状和膀胱刺激征。LUTS包括刺激症状(如尿频、夜尿增多、尿急、急迫性尿失禁等)和梗阻症状(如排尿困难、尿不尽感、尿末滴沥等)。

一、尿痛

尿痛指排尿时或排尿后耻骨上区或尿道内烧灼样、针刺样痛感,与尿频、尿急合称为膀胱刺激征。病因多见于膀胱、尿道炎症或结石。病变刺激膀胱及尿道黏膜或深层组织,引起膀胱、尿道痉挛及神经性反射。排尿初痛多见于尿道炎,而膀胱炎为排尿中或排尿后痛。

二、尿频

尿频是指排尿次数明显增加。正常成人每天排尿 4～6 次,夜尿 0～1 次,每次尿量 200～300 mL。尿频者 24 小时排尿>8 次,夜尿>2 次,每次尿量<200 mL,伴有排尿不尽感。生理情

况下,排尿次数与饮水量、温度高低、出汗多少等有关。病理性尿频特点是排尿次数增加,夜尿增加,而每次尿量少。

尿频患者多由膀胱功能性容量降低所致。膀胱出口梗阻时,膀胱顺应性降低,残余尿增多。结核性膀胱类和间质性膀胱炎患者,由于膀胱肌层广泛纤维化,发生膀胱挛缩,膀胱容量显著降低,引起严重尿频,有时每次排尿量仅 10 mL。

膀胱本身病变,如炎症、结石、异物、肿瘤等,或膀胱周围病变,如子宫肌瘤、盆腔脓肿等,都可以导致膀胱容量降低,出现尿频。精神、心理等因素,如焦虑、恐惧等,也可引起尿频,其特点是白天尿频明显,夜间入睡后消失。尿频伴尿量增加常见于糖尿病、尿崩症及肾浓缩功能障碍等疾病。

三、尿急

尿急是一种突发且迫不及待要排尿的感觉,严重时引起急迫性尿失禁。尿急见于下尿路炎症(如急性膀胱炎)、膀胱过度活动症、高敏感低顺应性的神经源性膀胱等病理情况,也可以由焦虑等精神因素引起。

四、排尿困难

排尿困难是指膀胱内尿液排出受阻引起的一系列症状,表现为排尿等待且费力、排尿间断或变细、尿线无力、尿线射程变短、排尿末滴沥状等。尿末滴沥是前列腺增生症的早期症状,排尿困难呈渐进性,可伴发急性尿潴留或肾功能受损。

排尿困难病因分为 3 类:机械性梗阻见于尿道狭窄、尿道肿瘤、先天性尿道瓣膜等;动力性梗阻见于糖尿病、脑脊髓病变、盆腔手术损伤盆神经或阴部神经等;混合性梗阻多见于前列腺增生症、急性前列腺炎等。排尿困难男性多见于前列腺增生症和尿道狭窄,而女性常由膀胱颈硬化症或心理因素所致;儿童则可能与神经源性膀胱和后尿道瓣膜有关。

五、尿潴留

尿潴留表现为膀胱内充满大量尿液,不能排出致下腹部膨隆和/或胀痛,分为急性与慢性两类。急性尿潴留多见于下尿路机械性梗阻,如尿道狭窄和前列腺增生症突然加重,或药物所致一过性尿潴留。慢性尿潴留是指膀胱内尿液长期不能完全排空,有残余尿存留,多见于神经源性膀胱或渐进性的机械性梗阻。慢性尿潴留患者多以充盈性尿失禁就诊。

六、尿失禁

尿失禁是指尿液不由自主流出体外。尿失禁分为 4 种类型。

(一)真性尿失禁

真性尿失禁是指在任何时候和任何体位时均有尿液不受意识控制而自尿道口流出。因尿道外括约肌缺陷、严重损伤或尿道支配神经功能障碍,膀胱括约肌丧失了控制尿液的能力,表现为膀胱空虚、持续流尿且没有正常的排尿,多见于神经源性膀胱、女性尿道产伤以及前列腺手术引起的尿道外括约肌损伤等。

(二)压力性尿失禁

压力性尿失禁是指平时能控制排尿,但在腹腔内压突然升高时,发生尿失禁的现象。多见于经产妇或绝经后妇女,也可见于男性前列腺手术后,表现为咳嗽、打喷嚏、大笑或增加腹压的运动时有尿液突然自尿道口流出。病因包括尿道肌肉本身缺陷;阴道前壁的支撑力减弱;肛提肌、尿道外支持组织和盆底肌肉功能障碍;功能性尿道缩短;膀胱尿道后角消失;尿道倾斜角增大等。

(三)充盈性尿失禁

充盈性尿失禁又称为假性尿失禁,是由于膀胱内大量残余尿所致。患者不时地滴尿,无呈线排尿,多见于慢性下尿路梗阻疾病。

(四)急迫性尿失禁

急迫性尿失禁是指因强烈尿意,出现快速的尿液流出。该尿失禁分为两类:①运动性急迫性尿失禁,系逼尿肌无抑制性收缩,使膀胱内压超过尿道阻力所致,见于膀胱以下尿路梗阻和神经系统疾病。②感觉急迫性尿失禁,是由膀胱炎性刺激引起的症状。精神紧张、焦虑也可引起急迫性尿失禁。急迫性尿失禁和压力性尿失禁常混合存在。

七、漏尿

漏尿是指尿液不经正常尿道排出,而是从其他通道流出,如阴道或肠道,也称为尿道外性尿失禁。发生漏尿的常见疾病有膀胱阴道瘘、尿道阴道瘘、尿道直肠瘘等。如果瘘孔小,患者一般正常排尿,往往因尿道瘘周围炎症就诊才发现;如果瘘孔大,则尿液全部由尿路相通的器官流出,易诊断。尿道直肠瘘可表现为尿道排出气体或含粪便的尿液,且肛门排尿。

先天性输尿管异位开口也是漏尿的常见原因之一。输尿管开口于尿道或女性阴道时,女性患者有正常排尿,同时伴有持续性少量尿液流出,易被误认为慢性的阴道分泌物。由于输尿管开口多在尿道外括约肌的近端,男性患者一般很少发生尿失禁。漏尿也可见于脐尿管瘘和膀胱外翻等先天性畸形。

八、遗尿

遗尿是指儿童在睡眠时发生不自主排尿。遗尿在 3 岁以内儿童中应视为正常现象,大部分可以自愈。6 岁以上仍遗尿应视为异常。女性儿童的遗尿应排除输尿管异位。遗尿原因有大脑皮质发育迟缓、睡眠过深、遗传或泌尿系统疾病等。

九、尿流中断

尿流中断是指在排尿过程中出现不自主的尿线中断。膀胱结石患者易出现尿流中断,改变体位时可以继续排尿,常伴有阴茎头放射性剧痛,或尿道滴血。前列腺增生症患者也会发生尿流中断。

(于开源)

第四节 尿液异常

一、血尿

血尿指尿中含有过多的红细胞。离心尿液每高倍视野(×400)中红细胞计数≥3 时称为镜下血尿;而每 1 000 mL 尿中含有 1 mL 以上血液时可呈肉眼血尿。血尿程度与潜在的后果无相关性,但是血尿程度越重时,发现病变的概率就越大。

(一)肉眼血尿和镜下血尿

肉眼血尿几乎都存在泌尿系统病变,其中40%的肉眼血尿来源于膀胱;而镜下血尿依靠目前的检查手段能明确病因的机会并不高。内科血尿一般为肾小球性血尿,由肾前性疾病或肾小球疾病引起,应用相差显微镜可观察尿中有变形红细胞及管型,尿蛋白定性≥++。外科血尿为非肾小球性血尿,红细胞形态正常,无管型,尿蛋白定性≤+。

服用某些药物或食物时尿液可呈红色,如利福平、氨基比林、卟啉、胡萝卜等。尿液镜检无红细胞可以与血尿区别。血尿还应与血红蛋白尿、肌红蛋白尿相区别,后者常见于溶血反应、大面积烧伤、肢体挤压伤等。尿液镜检无红细胞,但隐血试验阳性。

(二)血尿时段

依据排尿过程中血尿出现的时间可对病变进行初步定位,常采用3杯试验来帮助区别。初始血尿提示尿道或膀胱颈出血;终末血尿提示病变位于膀胱三角区、膀胱颈或后尿道;全程血尿提示出血来自膀胱或膀胱以上尿路。尿道损伤引起尿道流血时,血液鲜红,尿中并不含有血液,不能误认为血尿,血尿发作时,应进行膀胱镜检查,可以区分血尿来自膀胱或上尿路,如果发现输尿管口喷血,则上尿路来源血尿可以基本确定。

(三)血尿伴随症状

血尿伴肾绞痛应考虑上尿路梗阻,如结石或血块;血尿伴单侧上腹部肿块多为肾肿瘤、肾积水、肾囊肿或肾下垂;血尿伴双侧上腹部肿块常为多囊肾;血尿伴膀胱刺激征多为下尿路炎症引起,其次为肾结核或晚期膀胱肿瘤等;血尿伴下尿路梗阻症状见于BPH和膀胱结石等。无痛性肉眼血尿,呈全程间歇性或持续性,应高度警惕泌尿系统恶性肿瘤的可能,最常见的是膀胱肿瘤。

环磷酰胺等抗癌药物全身应用时,可引起化学性出血性膀胱炎。膀胱内灌注抗癌药物,如卡介苗、丝裂霉素等也可导致化学性出血性膀胱炎,有时伴高热。盆腔肿瘤,如宫颈癌、前列腺癌、膀胱癌等在放射治疗(简称放疗)后,可发生放射性膀胱炎,表现为严重肉眼血尿和下尿路刺激症状。

(四)血块的形状

尿液中含血块说明血尿程度较严重。新鲜血尿伴大小不等、形态不规则的血块时提示膀胱或前列腺部尿道出血。肾或输尿管出血为暗红色,血块如条状或蚯蚓状,可伴有腰部疼痛不适,无排尿不畅。

(五)血尿鉴别诊断

年龄和性别对分析血尿病因有帮助。年轻血尿患者多因泌尿系统结石、感染、畸形或外伤所致;老年患者的血尿则提示膀胱肿瘤或BPH;女性血尿一般与尿路感染、妇科疾病或月经污染有关;男性患者一般较少发生血尿,一旦出现血尿,往往提示有潜在病变,应详细检查。

肾实质疾病,如各型肾炎、肾病,可以引起血尿,多为镜下血尿,同时伴有高血压、水肿、蛋白尿、管型尿等。肾血管畸形(如动脉瘤、动静脉瘘、血管瘤、肾梗死等)导致的血尿特点为反复发作的镜下或肉眼血尿,多见于青少年患者。如肠系膜上动脉和腹主动脉之间角度过小,压迫左肾静脉,引起肾淤血,可出现血尿,临床称为胡桃夹综合征。运动性血尿一般原因不明确,可能与肾静脉淤血,肾、膀胱黏膜血管损伤出血有关。

全身性疾病,如糖尿病、血友病、白血病等,可以发生血尿,有时为首发症状,应引起重视。后腹腔或盆腔的恶性肿瘤、炎症肿块等压迫、刺激、浸润泌尿系统时也可以出现镜下或肉眼血尿,此时多伴有患侧肾积水。

原因不明的血尿称为特发性血尿,约占血尿患者的 20%,可能的原因包括肾血管畸形、微结石或结晶、肾乳头坏死等。

二、脓尿

脓尿常为乳白色、混浊,严重时有脓块,多见于尿路感染。正常人尿液中含有少量白细胞。如果离心尿液中白细胞计数≥10 个/高倍视野,或普通尿检白细胞计数≥5 个/高倍视野时,应视为异常。根据排尿过程中脓尿出现的时间以及伴发症状可对病变进行初步定位。初始脓尿为尿道炎;脓尿伴膀胱刺激征而无发热多为膀胱炎;全程脓尿伴膀胱刺激征、腰痛和发热提示肾盂肾炎。

引起脓尿的泌尿系统感染常分为非特异性感染和特异性感染两大类。非特异性感染的致病微生物以大肠埃希菌最常见,其次为变形杆菌、葡萄球菌、肠球菌、厌氧菌、衣原体、真菌等。特异性感染主要指由结核分枝杆菌和淋病奈瑟菌引起。

三、乳糜尿

乳糜尿是指尿液中混有乳糜液而使尿液呈乳白色或米汤样,内含有大量脂肪、蛋白质、红细胞及纤维蛋白原。如其中红细胞较多,可呈红色,称为乳糜血尿。乳糜溶于乙醚,故乙醚可使乳糜尿变清,从而确诊乳糜尿。该试验称为乳糜试验,可鉴别乳糜尿与脓尿、结晶尿。乳糜尿的首要病因是丝虫病,其次为腹膜后肿瘤、结核或外伤等。

四、气尿

排尿时尿中出现气体,称为气尿,多见于尿路与肠道之间有瘘管相通时。这些瘘管除手术、外伤引起外,更多见于结核、炎性肠病、放射性肠炎、乙状结肠癌等。气尿也可见于膀胱、肾盂内产气细菌感染,糖尿病患者的发生率较高。尿中的产气细菌分解高浓度的尿糖产生二氧化碳,排尿时便有气体出现。

五、尿量异常

正常成人每天尿量为 700~2 000 mL,平均 1 500 mL,尿比重波动在 1.003~1.030。通常情况下,尿量增加,尿比重则相应下降,以维持体液平衡。

(一)多尿

多尿指每天尿量>2 500 mL,典型患者每天尿量>3 500 mL。泌尿外科疾病中,多尿常见于急性肾后性肾功能不全的多尿期,系肾浓缩功能减退或溶质性利尿所致。

(二)少尿

临床上将每天尿量<400 mL 定义为少尿。突发性少尿是急性肾衰竭的重要标志。肾前性、肾性和肾后性因素都可造成少尿,见于休克、脱水、尿路梗阻、尿毒症等。

(三)无尿

临床上将每天尿量<100 mL 定义为无尿。持续性无尿见于器质性肾衰竭,表现为氮质血症或尿毒症,称为真性无尿症;结石或肿瘤引起输尿管完全性梗阻所致的无尿称为假性无尿症。急性血管内溶血也可以引起无尿。

(于开源)

第五节　尿道分泌物

尿道分泌物是指在无排尿动作时经尿道口自然流出黏液性、血性或脓性分泌物。正常尿道口应无分泌物,只是在性冲动时由尿道口流出白色清亮的黏液。

一、血性尿道分泌物

血性尿道分泌物包括尿道出血和血精。尿道出血多来自尿道外伤或尿道、精阜肿瘤,患者常在无意中发现内裤上有陈旧性血迹。血精是前列腺、精囊疾病的特征性表现,病因以炎症、肿瘤或结核为多见。

二、脓性尿道分泌物

脓性分泌物最多见于淋病奈瑟菌性尿道炎,表现为尿道流脓,并伴有急性尿道炎症状及尿道口红肿,挤压尿道近端后可见淡黄色脓液自尿道外口流出。淋病性尿道炎的诊断,可取少量脓液涂片行革兰染色,常在白细胞内查到革兰阴性双球菌。非特异性尿道炎的分泌物量较少,呈稀薄状或水样黄色。非特异性尿道炎的常见致病微生物为大肠埃希菌、链球菌、葡萄球菌、沙眼衣原体、解脲脲原体等。

三、黏液性分泌物

黏液性尿道分泌物见于性兴奋及慢性前列腺炎。性兴奋时,前列腺充血,腺泡分泌增加及腺管扩张,当腹压增高或会阴部肌肉收缩时,前列腺液便从尿道口流出。慢性前列腺炎患者常在清晨从尿道口流出少量色清的黏液性分泌物,或分泌物将尿道外口黏合。患者如果在大小便后,发现有少量乳白色、黏稠分泌物流出尿道外口时,俗称"滴白"。显微镜下检查可见较多的白细胞和脓细胞。

（于开源）

第六节　男性性功能相关症状

一、阴茎勃起功能障碍

勃起功能障碍(ED)是男性最常见的性功能障碍,指阴茎不能达到和维持足以进行满意性生活的勃起。根据病因,ED分为心理性、内分泌性、神经性、动脉性、静脉性和医源性六大类;临床上则分为器质性 ED(动脉性、静脉性、神经性和内分泌性)、心理性 ED 及混合性 ED。器质性 ED 约占 50%,病因主要有糖尿病、心血管疾病、脑脊髓病变、服用药物等。

二、性欲障碍

(一)性欲低下

性欲低下是指对性交的欲望意念冷淡,或根本无要求,或厌恶而拒绝性交等。性欲低下男性患者在外界刺激下仍有阴茎勃起,这不同于 ED。而女性表现为无性高潮。导致性欲低下的病因以精神因素为主,多有与性有关的创伤史,也与器质性疾病有关。女性发病率明显高于男性。

(二)性欲亢进

性欲亢进是指性欲望、性冲动过分强烈和旺盛,造成性兴奋频繁,性行为要求迫切,性交频率增加而自我感觉不满足为临床特点。患者常无自我主诉,多发现于性心理调查或性伴侣所述。

三、射精异常

(一)早泄

早泄是射精障碍中最常见的疾病,发病率占成人男性的 35%～50%。早泄是指阴茎能勃起,性交时当阴茎插入阴道前或接触阴道后,即出现射精,性生活双方都不满意。性交时射精快慢无一定的标准,个体差异很大。因此,有正常性功能的男性在性交时偶尔出现射精过早,不应视为病态;只有经常射精过早,以致不能完成性交全过程时,才视为早泄。

(二)不射精

不射精是指性欲正常的男子在性交过程中,勃起的阴茎插入阴道后,始终达不到性高潮且不能产生节律的射精动作,也没有精液射出尿道外口的一种异常现象。射精活动是神经、内分泌、生殖系统共同参与、协调的复杂生理反射结果,以上任何部位的病变均可以引起不射精。

根据病因分类:①功能性不射精,由于射精中枢受到大脑皮质的抑制或者脊髓射精中枢反应阈值太高或性刺激程度不足,正常性交动作不能诱发射精,但可以有梦精或手淫射精,主要病因有各种精神心理障碍、长期手淫、阴道松弛等。②器质性不射精:脊神经损伤、医源性射精神经系统受损等可以导致不射精,患者性交中还是睡梦中均无射精现象。③药物性不射精:部分药物可抑制射精,如镇静剂、安眠药、抗抑郁剂等,影响程度与药物剂量及用药时间有关。④混合性不射精:多由精神心理因素和服用药物造成的。

(三)逆向射精

逆向射精是指患者性生活随着性高潮而射精,但是射精时精液全部自后尿道逆向流入膀胱,不从尿道口流出。正常射精时尿道内口闭锁以防止精液向膀胱逆流,而逆行射精则是由于尿道内口关闭不全,导致精液逆行射入膀胱。原发性逆行射精较为罕见,继发性逆行射精可见于前列腺电切术后、尿道外伤等。逆向射精的诊断依据是射精后尿液中含大量精子。

(四)射精痛

性兴奋或射精时患者感阴茎根部或会阴部疼痛,被迫中止性交,或遗精时痛醒。射精痛的病因有精囊炎、前列腺炎、前列腺结石、附睾炎、尿道狭窄等。由于射精痛,使患者畏惧射精,可能发展成心理性 ED 或功能性不射精。

四、血精

血精是男科临床最常见的症状之一,指精液中混有血液。血精可呈鲜红色、咖啡色或暗红色,含血凝块,或仅在显微镜下有少量的红细胞。血精的常见病因:①精囊及前列腺疾病,如精囊

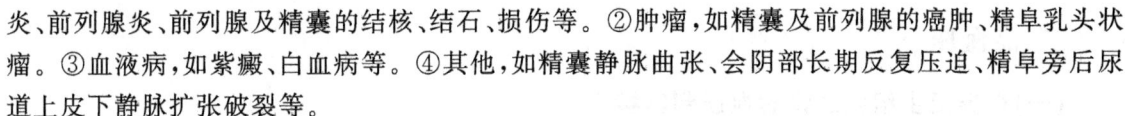

炎、前列腺炎、前列腺及精囊的结核、结石、损伤等。②肿瘤,如精囊及前列腺的癌肿、精阜乳头状瘤。③血液病,如紫癜、白血病等。④其他,如精囊静脉曲张、会阴部长期反复压迫、精阜旁后尿道上皮下静脉扩张破裂等。

（于开源）

第七节　其他相关症状

一、发热

泌尿外科疾病引起的发热大致可分为两类:大多数为感染所致,原因包括各种急性或慢性细菌感染、真菌感染,结核等特异性感染或寄生虫感染;少数情况为非感染因素所致,原因包括肾移植、透析、恶性肿瘤等。

诊断要点:详细询问泌尿生殖系统疾病、检查、治疗或手术史;有无不洁性接触史。动态观察热型。注意发热的伴随症状,如疼痛部位经常可以指示原发病灶的部位。

(一)腹膜透析后发热的鉴别

腹膜透析中腹膜炎发生率不高,但一旦发生应及时处理。可分为细菌性腹膜炎、真菌性腹膜炎及化学性腹膜炎。三者的鉴别以直接涂片和培养(包括需氧菌、厌氧菌和真菌)最有意义。

1.细菌性腹膜炎

特点为一般起病较急,可伴持续性腹痛、腹胀及寒战,可以靠透析液的检查确诊。

2.真菌性腹膜炎

特点是持续发热,易引起肠梗阻,一般抗菌药物治疗无效。

3.化学性腹膜炎

特点为发热时间短且较轻微,透析液内蛋白增多较细胞数增加更为明显。

(二)肾移植后发热的鉴别

肾移植后发生不明原因的发热,要鉴别是排异反应还是感染有时很困难。肾移植术后,手术本身的渗血、继发的尿瘘、各种导管的置入,抗排异药物的应用,机体抗感染能力降低,均可能导致感染。患者持续性发热,肾功能正常。

(1)原系低热,在抗排异治疗后,近期又出现高热,每天有畏寒、高热,大量出汗后体温正常,周而复始,应考虑存在感染,做脓液培养、摄胸片、血培养等,可明确感染的部位及病原(细菌、病毒、真菌、孢子虫等)诊断。

(2)移植术后的发热在排除外科并发症(急性肾小管坏死、输尿管吻合口狭窄堵塞、尿瘘、肾周出血等)后,有尿液改变(尿量减少或有血尿)、血压升高,移植肾疼痛、肾功能减退、发热原因不明时应考虑排异反应的可能。尿纤维蛋白降解产物升高,淋巴细胞升高,血肌酐增高,肾图、B超、CT等动态观察有助于对排异反应的诊断。

二、高血压

(一)世界卫生组织建议的血压判断标准

(1)正常成人血压的收缩压≤18.6 kPa(140 mmHg),舒张压≤12.0 kPa(90 mmHg)。

(2)成人高血压的收缩压≥21.3 kPa(160 mmHg)和/或舒张压≥12.6 kPa(95 mmHg)。

(3)临界高血压指血压在上述两者之间。

诊断要点:对于一个医师,尤其是泌尿外科医师来说,发现患者有高血压特别是普通药物不易控制的高血压即应考虑肾和肾上腺疾病的可能,并由浅入深地进行进一步检查,切不可满足于"高血压病"的诊断。

(二)与泌尿外科相关的病因分类

1.肾性高血压

(1)肾实质病变:如肾炎、多囊肾、单纯性肾囊肿、肾肿瘤、肾积水等。

(2)肾血管病变:如动脉硬化症、肾动脉狭窄等。

2.内分泌疾病

(1)皮质醇症,如皮质肿瘤、皮质增生等。

(2)原发性醛固酮增多症。

(3)嗜铬细胞瘤。

(三)常见的鉴别诊断

1.急慢性肾炎、慢性肾盂肾炎

三者均可继发高血压的症状。急性肾炎一般发病年龄较小,蛋白尿、水肿、血压增高常同时出现;高血压病多发生于中老年,高血压症状出现早于蛋白尿,心脏增大明显。结合早期尿常规、生化、眼底检查等,鉴别并不困难。慢性肾炎有显著的血压升高,血压常常高达 26.7/13.3 kPa(200/100 mmHg),而水肿与蛋白尿不显著,常需和高血压病相鉴别。

2.有下列表现者应注意可能有肾血管病变引起的高血压

(1)青年发病常<30 岁,老年发病常>50 岁。

(2)长期的高血压又骤然加剧。

(3)高血压发作突然,病程较短或发展迅速。

(4)高血压伴有腰背或腹肋部疼痛。

(5)腹(背)部可听到血管杂音,腹(背)部出现血管杂音并非绝对,但一般认为腹部血管杂音对诊断该病有一定意义。

(6)有无高血压病的家族史。

(7)一般性降压药物无效或疗效不佳。即使降压药物有效也不能排除此病。

3.肾上腺疾病所致高血压

肾上腺疾病所致高血压都有其相应的内分泌激素增多所导致的综合改变,如皮质醇症的向心性肥胖,醛固酮症的离子紊乱、肌无力和夜尿增多等,系统查体和辅助检查鉴别不难。

(于开源)

第三章

泌尿生殖系统疾病常用实验室检查

第一节 血生化检查

一、肾功能

(一)血清肌酐(Scr)

肌酐是骨骼肌中肌酸的最终代谢产物,仅由肾脏排泄。因为个体每天肌酐的生成是恒定的,血肌酐水平直接反映肾脏的功能。在肾功能降至正常的 50% 之前,血肌酐均可保持在正常范围内(男性 $44\sim133~\mu mol/L$,女性 $70\sim106~\mu mol/L$)。血肌酐水平一般不受饮食或水合状态的影响。

(二)血尿素氮(BUN)

尿素氮是蛋白分解的代谢产物,完全由肾脏排泄,因此,血尿素氮可反映肾小球滤过率。尿素氮水平升高诊断肾功能不全的特异性较血肌酐差。正常人血尿素氮浓度为 $2.9\sim8.2~mmol/L$。

(三)内生肌酐清除率(Ccr)

由于每天肌酐的生成量是恒定的,并通过肾小球滤过,因而肾脏清除肌酐的速率本质上等同于肾小球滤过率。内生肌酐清除率的测定需收集 24 小时的尿标本和对应的血标本。正常值男性为 $(105\pm20)mL/min$,女性为 $(95\pm20)mL/min$。

二、血电解质检查

(一)血清 Na^+

正常血清 Na^+ 的浓度为 $135\sim145~mmol/L$。血清钠增高可见于严重脱水、水摄入不足、肾上腺皮质功能亢进等。血清钠降低可见于肾上腺皮质功能不全等。

(二)血清 K^+

正常血清 K^+ 浓度为 $3.5\sim5.5~mmol/L$。血清钾增高可见于肾上腺功能减退症、肾衰竭、休克、组织挤压伤、重度溶血等;血清钾降低可见于应用胰岛素、肾上腺皮质功能亢进、家族性周期性瘫痪等。

(三)血清 Cl^-

正常血清 Cl^- 浓度为 $96\sim108~mmol/L$。血清氯浓度增高可见于高钠血症、高氯性酸中毒等。血清氯浓度降低可见于胰液或胆汁大量丢失、长期限制氯化物的摄入等。

(四)血清 HCO_3^-

血清 HCO_3^- 浓度为 20～29 mmol/L。血清 HCO_3^- 的浓度增高可见于严重呕吐、低钾血症、长期胃肠减压等。血清 HCO_3^- 的浓度降低多见于肾小管功能不全。

（公洪伟）

第二节　性激素检查

一、睾酮

男性血中的睾酮(T)主要由睾丸 Leydig 细胞合成,肾上腺少量分泌。血液中,54％睾酮与血浆清蛋白结合,44％与性激素结合球蛋白(SHBG)结合,游离睾酮仅占 2％。只有游离睾酮能进入靶细胞,发挥生理效应。16 岁以后睾酮明显升高,40 岁以后逐渐下降。

血清睾酮浓度是临床确定性腺功能和监测睾酮替代治疗的最重要的实验室指标。正常情况下,由于促性腺激素释放激素(GnRH)脉冲式分泌缘故,早晨血清睾酮浓度比夜间高出 20％～40％。成年男性上午的血清睾酮浓度正常值为 12～40 nmol/L;低于 10 nmol/L 肯定是病理性的;10～12 nmol/L 需要进一步检测。青春期前的男孩和去势者的血清睾酮浓度低于 4 nmol/L。

二、雌二醇

雌二醇(E_2)是雌激素中生物活性最强的一种,维持和促进女性特征的形成。男性少量的雌二醇主要有睾丸分泌。血清雌二醇测定是检查下丘脑-垂体-生殖腺轴功能的指标之一,主要用于青春期前内分泌疾病的鉴别诊断和闭经或月经异常时对卵巢功能的评价,也是男性睾丸或肝脏肿瘤的诊断指标。

三、黄体生成素

黄体生成素(LH)由腺垂体分泌。对于男性,则能促使睾丸间质细胞增殖并合成雄激素,以及促进间质细胞睾酮,协同卵泡刺激素促进精子成熟。正常情况下,下丘脑-垂体-性腺系统通过促性腺激素释放激素(GnRH)刺激黄体生成素与卵泡刺激素脉冲式释放。正常成人男性参考值:5～20 U/L。

四、卵泡刺激素

卵泡刺激素(FSH)由腺垂体分泌,是刺激卵泡发育的重要激素。对于男性,FSH 可刺激睾丸支持细胞发育,并促进产生性激素结合球蛋白(SHBG),使发育的生殖细胞获得稳定又高浓度的雄性激素,促进生殖细胞发育、分化为成熟精子。FSH 一般与 LH 联合测定,是判断下丘脑-垂体-性腺系统功能的常规检查方法。正常成人男性参考值:5～20 U/L。

五、催乳素

催乳素(PRL)是由腺垂体分泌的一种蛋白质。对于男性,在睾酮存在的条件下,对男性前列腺及精囊的生长有促进作用,还可增强 LH 对 Leydig 细胞的作用,使睾酮合成增加。PRL 的分泌受下丘脑分泌的催乳素释放激素和催乳素释放抑制激素调控,呈脉冲式。PRL 的测定对诊断垂体疾病如垂体瘤和泌乳综合征有特殊重要的价值,并对月经异常、男性性功能异常和不孕的诊断有重要意义。正常情况下,PRL 浓度<400 mU/L。

(公洪伟)

第三节　尿液检查

一、尿液种类和收集

尿液标本种类的选择和收集取决于临床医师的送检目的、患者的状况和检查要求。临床常用尿液标本种类如下。

(一)晨尿

清晨起床后,在未进餐和做其他运动之前排泄的尿液,称为首次晨尿。住院患者最适宜收集此类标本。若采集后 2 小时内不能进行分析的,可采取防腐措施。晨尿常用于筛查、直立性蛋白尿检查和细胞学检查。

(二)随机尿

随时排泄,无须患者做任何准备的尿液,称为随机尿,适用于常规及急诊筛查,但是,如摄入大量液体或剧烈运动后将直接影响尿液成分,从而不能准确反映患者疾病状况。

(三)计时尿

收集一段时间内的尿液标本,如治疗后、进餐后、24 小时内全部尿液等。计时尿常用于定量测定和细胞学研究。

收集尿液时的注意事项:①使用清洁有盖、一次性容器,体积>50 mL;②容器上应贴上标记,内容包括患者的全名、可识别患者的标本特异性编码和标本采集时间;③婴幼儿尿液标本的收集,可用黏附剂将收集袋黏附于婴幼儿的阴部皮肤;④尿液标本应避免经血、白带、精液、粪便等污染,以及烟灰、糖纸等异物混入;⑤标本留取后,应 2 小时内送检,以免细菌繁殖、细胞溶解等。

二、尿液外观

正常尿液因含有尿色素可呈淡黄色。尿液浓缩时,颜色可呈深黄色,并受某些食物及药物的影响。病理性尿色较复杂,如尿色深红如浓茶样见于胆红素尿;红色见于血尿、血红蛋白尿;紫红色见于卟啉尿;棕黑色见于高铁血红蛋白尿、黑色素尿;绿蓝色见于胆绿素尿和尿蓝母;乳白色可能为乳糜尿、脓尿。

· 21 ·

三、尿比重和渗透压

尿少时，尿比重可升高，见于急性肾炎、高热、心功能不全、脱水等；尿量增多时尿比重增加，常见于糖尿病。尿比重降低时，见于慢性肾小球肾炎、肾功能不全、尿崩症等。连续测定尿比重比一次测定更有价值，慢性肾功能不全呈现持续低比重尿。常用的测定方法是试带法和折射计法。

尿渗透压是反映尿中具有渗透活性粒子（分子或离子等）数量的一种指标，是评价肾脏浓缩功能较理想的指标。尿液渗透压一般为 $600\sim1\,000$ mOsm/(kg·H_2O)，24 小时内最大范围为 $40\sim1\,400$ mOsm/(kg·H_2O)，血浆渗透压为 $275\sim305$ mOsm/(kg·H_2O)，尿与血浆渗透压比值为 $(3.4\sim4.7):1.0$。禁水 12 小时，尿渗透压 >800 mOsm/(kg·H_2O)，若低于此值，表示肾脏浓缩功能不全。正常人禁水 12 小时后，尿渗透压与血浆渗透压之比应 >3。急性肾小管功能障碍是尿与血浆渗透压之比 <1.2，且尿 $Na^+>20$ mmol/L。

四、尿 pH

正常尿液可呈弱碱性，但因饮食种类不同，pH 波动范围可为 $4.5\sim8.0$。肉食者多为酸性，食用蔬菜水果可致碱性。测定尿液酸碱反应时，标本必须新鲜，久置腐败尿或尿路感染、脓血尿均可呈碱性。磷酸盐、碳酸盐结晶见于碱性尿；尿酸盐、草酸盐、胱氨酸结晶多见于酸性尿。酸中毒及服用氯化铵等酸性药物时尿可呈酸性。尿液 pH 测定的方法目前有试带法、指示剂法和 pH 计法。

五、血尿

正常人尿液中红细胞 <3 个/高倍视野。当发现血尿时，首先要在普通光镜下与血红蛋白尿、肌红蛋白尿相区别。

正常人尿液中血红蛋白阴性。当血型不合输血、急性溶血性疾病等引起体内大量溶血时，血液中游离血红蛋白（Hb）超过 1.35 g/L，即出现血红蛋白尿，为透明鲜红色（含氧血红蛋白）或暗红色（含高铁血红蛋白），严重者呈浓茶色或酱油色。尿沉渣中无红细胞，隐血试验呈阳性，可与血尿区别。此情况多见肌红蛋白（Mb）和 Hb 一样，分子中含有血红素基团。肌红蛋白能溶于 80% 饱和度的硫酸铵溶液中，而血红蛋白则不能，可以此来进行鉴别。肌红蛋白尿可见于下列疾病。①遗传性肌红蛋白尿：磷酸化酶缺乏、未知的代谢缺陷，可伴有肌营养不良、皮肌炎或多发性肌炎等；②散发性肌红蛋白尿：当发生肌肉组织变性、炎症、广泛性损伤及代谢紊乱时，大量肌红蛋白自受损的肌肉组织中渗出，从肾小球滤出而形成肌红蛋白尿。

血尿确定后，需明确为上尿路来源还是下尿路来源。来源于肾脏的血尿常伴有管型和明显的蛋白尿，一般为 $1.0\sim3.0$ g/L（$++\sim+++$），反映了肾小球和肾小管间质病变。离心后尿液红细胞形态也有助于鉴别血尿来源。多应用相差显微镜观察，源于肾小球的红细胞变形显著，而源于肾小管或其他部位的血尿红细胞形态基本无变化。

六、尿白细胞及亚硝酸盐

尿白细胞酯酶定性试验阳性提示尿路感染，表明尿液中白细胞数量 $>20/\mu L$。试带法原理是利于粒细胞的酯酶能水解吲哚酚酯，生成吲哚酚和有机酸，进一步氧化使呈靛蓝色。正常人阴性。阴道分泌物污染尿液标本时可致假阳性结果。尿蛋白质浓度（>5 g/L）增高、葡萄糖浓度（>30 g/L）增高或比重降低可致假阴性结果。

正常人尿亚硝酸盐定性试验阴性。当尿路感染，如大肠埃希菌属、克雷伯杆菌属、变形杆菌属和假单胞菌属感染者可呈阳性。亚硝酸盐定性试验时尿液必须新鲜，阳性结果与致病菌数量没有直接关系。试带法灵敏度约为 0.5 mg/L，相当于微生物含量 $>1 \times 10^5$/mL；高浓度维生素 C可致假阴性结果。

七、尿病原微生物检查

(一)尿液培养标本的留取

正常人尿液是无菌的。为了避免尿道外口周围细菌对培养尿液的污染，应注意标本收集。①女性患者先用肥皂水或 1∶1 000 高锰酸钾水溶液冲洗外阴部及尿道口；男性患者应翻转包皮冲洗，用 2% 红汞或 1∶1 000 苯扎溴铵（新洁尔灭）消毒尿道口，再用无菌纱布或干棉球拭干后排尿。②将尿液分成三段，第一段排掉，用试管收集中段尿 10~15 mL，立即加塞盖后送检。③做结核分枝杆菌培养的尿液标本，应收集 24 小时全部尿液，并将沉淀部分盛于洁净瓶内送检。

(二)尿液细菌培养

尿液经处理后接种在不同培养基上，3~7 天后观察菌落形成情况。正常情况下，尿液是无细菌生长。如大肠埃希菌菌落数 >100 000/mL 称为真性菌尿，<10 000/mL 为尿标本细菌污染。妇女一次清洁中段尿培养菌数 >100 000/mL 者，对尿路感染诊断的准确性为 80%，两次不同时间的中段尿培养结果，菌数均 >100 000/mL，且为同一菌株，其准确性达 95%。在男性，其菌数 >10 000/mL 也提示尿路感染。若尿培养球菌数 >10 000/mL 也可诊断为真性菌尿。

尿液中培养、鉴定出致病菌后，一定要进行药物敏感试验。由于广泛使用滥用抗生素，逐渐导致耐药菌株不断出现。细菌抗生素敏感实验的目的是筛选有效的抗生素，提示所需剂量，帮助临床医师选用最佳药物及剂量，治疗感染性疾病，也可以进行流行病学调查，了解耐药菌株的流行情况，为抗菌药物的合理应用提供依据。

(三)尿液真菌检查

泌尿道致病真菌包括新型隐球菌、曲霉菌种、组织胞浆菌、芽生菌等，多与导管置放有关。检查方法包括直接检查（包括不染色直接涂片镜检、负染色法、革兰染色法、荧光染色法）和真菌培养，需要新鲜尿液标本。涂片找到真菌菌丝和孢子时，提示真菌感染。真菌培养可以提高真菌检出率，同时鉴定菌种，便于选择敏感药物。

(四)尿抗酸杆菌检查

尿抗酸杆菌检查的阳性率一般为 70%~75%。留 24 小时尿或新鲜尿液（最好是晨尿），经沉淀后做涂片抗酸染色检查。前一种方法能收集 1 天内所排出的细菌，缺点是时间较长，特别是强酸性尿对结核分枝杆菌的生存不利；后一种方法能获得新鲜尿，结核分枝杆菌不受破坏。对诊断困难的病例，应重复检查或采用结核分枝杆菌培养或动物接种，后两者的阳性率可达 90%。

尿抗酸杆菌检查呈阳性时，有约 12% 的假阳性，主要由包皮阴垢杆菌、非结核性分枝杆菌等所致。如果培养出结核分枝杆菌或聚合酶链反应（PCR）技术检测 TB-RNA 阳性即可确诊为结核病。荧光定量 PCR 技术尽管有少数假阴性与假阳性结果，但与常规细菌学方法互补使用可提高阳性检出率。

八、蛋白尿

蛋白尿分为功能性、体位性、偶然性和病理性蛋白尿，后者见于肾炎、肾病综合征等。试带法仅适用于正常人及肾病筛查，不适用于肾病患者疗效观察，预后判断及病情轻重的估计。强碱性尿液可致试带法呈假阳性结果。

尿蛋白定量测定值参考区间为(46.5 ± 18.1) mg/L，方法包括丽春红S法和双缩脲法，能准确反映尿中蛋白排泄量。

本-周蛋白又称凝溶蛋白，是一种免疫球蛋白的轻链或其聚合体。肾淀粉样变、慢性肾盂肾炎及恶性淋巴瘤患者等，也可以出现本-周蛋白。检测方法一般采用热沉淀反应法和对甲苯磺酸法的过筛法，确诊试验为电泳免疫分析法。

九、尿糖和尿酮体

尿葡萄糖定性试验有班氏定性法和试带法，目前常用试带法。尿液标本应新鲜，服用大量维生素C或汞利尿剂后可呈假阴性。强氧化剂或过氧化物污染尿液时可致假阳性结果。当尿中含高浓度酮体时，可降低试带法的灵敏度。

正常尿液中不含酮体。尿液检测必须新鲜。糖尿病酸中毒患者酮体可呈强阳性反应。妊娠剧烈呕吐、长期饥饿、营养不良、剧烈运动后可呈阳性反应。

十、尿胆原和胆红素

尿胆红素定性试验采用Harrison法和试带法。水杨酸盐、阿司匹林可引起假阳性反应。在肝实质性及阻塞性黄疸时，尿中均可出现胆红素。在溶血性黄疸患者尿中，一般不见胆红素。

尿胆原定性试验常采用改良Ehrlich法和试带法。尿胆原定性试验必须采用新鲜尿液，久置后尿胆原氧化为尿胆素，呈假阴性反应。正常人尿胆原定性试验为阳性反应。尿胆原阴性见于完全阻塞性黄疸。尿胆原增加常见于溶血性疾病及肝实质性病变。

十一、乳糜尿

乳糜尿是指乳糜微粒与蛋白质混合，致使尿液呈现乳化状态的浑浊。脂肪尿是指尿液中混有脂肪。乳糜尿定性试验原理就是因为脂肪可以溶解于乙醚中，而脂肪小滴可通过染色识别。正常人乳糜试验为阴性。

乳糜尿来源于胸导管阻塞和腹部淋巴管阻塞，导致乳糜液不能进入乳糜池，使乳糜液进入泌尿系统淋巴管中而产生乳糜尿，多见于丝虫病。

十二、尿细胞学检查

尿细胞学检查就是在光镜下观察尿液标本中有无来自泌尿系统的恶性肿瘤细胞。正常情况下不能找到肿瘤细胞。细胞学检查适用于普查及初步诊断，但观察不到组织结构。本检查报告为"找到肿瘤细胞"，约95%为移行上皮细胞癌。

与尿液相比，膀胱灌洗液可提高细胞学检查的敏感性。尿细胞学检查结果可报告为正常（阴性）、非典型或可疑、恶性（阳性）。当尿细胞学检查证实有癌细胞时，假阳性率较低；当尿细胞学检查结果为阳性，其总的敏感性接近60%。对分级较低的肿瘤，尿细胞学检查不敏感，而对分级

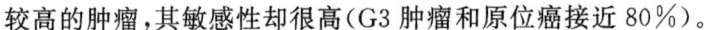

较高的肿瘤,其敏感性却很高(G3 肿瘤和原位癌接近 80%)。

十三、尿肿瘤标志物检测

近几年来,经尿液检测肿瘤标志物诊断膀胱癌的肿瘤标志物包括膀胱肿瘤抗原(BTA)系列、NMP22 和 FDP,正处于评估阶段的肿瘤标志物包括端粒酶、微卫星灶、细胞分裂周期蛋白 6(CDc6)等。这些肿瘤标志物有助于检测出临床隐匿性膀胱癌并延长膀胱镜检查的时间。由于没有一种肿瘤标志物同时有着不同的敏感性和特异性,因而在临床应用时应根据不同目的选择不同肿瘤标志物。

(一)膀胱肿瘤抗原检测

BTA 是膀胱肿瘤上分离下来的基膜复合物,一种独特的高分子量水解降解复合物,由特定的 16 和 165 kD 多肽组成,在肿瘤增殖过程中可在尿液里出现。BTA 尿液检测法对膀胱癌复发的诊断比尿液细胞学检查更敏感,且特异性高达 95.7%;对低度膀胱癌的诊断也比尿细胞学敏感。

目前有三种不同的 BTA 试验。最初的 BTA 试验检测的是基底膜复合物,随后发现了一种新的检测抗原(人类补体因子 H 家族蛋白中的一员)。这种抗原是新的 BTA stat 试验和 BTA TRAK 试验的基础,与最初的 BTA 试验无关。前者为定性试验,后者则为定量试验。BTA stat 试验明显优于细胞学检查,敏感性分别为 72% 和 28%。而且,BTA TRAK 试验比 BTA 试验更敏感。

(二)有核丝分裂蛋白

有核丝分裂蛋白(NMP)是支持细胞核的一种网状结构蛋白,在 DNA 复制、转录及基因表达过程中起重要作用。其中,NMP22 是膀胱癌的诊断、术后复发有效的肿瘤标志物,通过双抗体夹心 ELISA 法检测。NMP22 对膀胱癌复发者有很高的预测性,敏感性为 73%,特异性为 78.2%,准确性为 76.9%,阳性预测率 58.6%,阴性预测率 87.8%。

(三)透明质酸及透明质酸酶

透明质酸是一种葡聚糖,是细胞外间质的一种主要成分,在人类肿瘤细胞中明显升高,参与肿瘤的浸润、转移,还能降解透明质酸,促进血管形成。尿中透明质酸对膀胱癌症的诊断敏感性为 91.9%,特异性 92.8%。

(公洪伟)

第四节 精液检查

精液是精子和精浆的混合物。精浆中,精囊分泌液所占比例最大,达 60%~70%,前列腺液为 20%~30%。精子悬浮于精浆中,含量仅达精液总量的 5%~10%。

一、精液收集

(1)精液检查前禁欲至少 3 天,但不超过 7 天;两次采样间隔应>7 天。

(2)采样后 1 小时内送检,保存温度 20~40 ℃。

（3）容器必须注明姓名或识别号,标本采集日期和时间。

（4）用清洁干燥广口塑料瓶或玻璃瓶收集精液,不宜采用避孕套内的精液。某些塑料容器具有杀精子作用,应用前必须有所选择。

二、精液分析

（一）一般性状检查

1.外观

正常精液呈灰白色或乳白色,不透明。长期不排精者,精液可呈淡黄色,棕色或红色提示出血,称为血精,强烈提示前列腺精囊病变。

2.精液量

正常一次全部精液量为 $2\sim5$ mL,平均 3.5 mL。精液量每次 >8 mL,称为精液量过多;每次 <1 mL,称为精液量过少。精液量过多或过少是不育原因之一。

3.黏稠度

正常精液呈水样,形成不连续小滴。黏稠度异常时,形成丝状或线状液滴。

4.酸碱度

正常精液 pH 为 $7.2\sim8.0$。当附属性腺或附睾急性炎性疾病时,精液 pH 可以 >8.0;而慢性感染性疾病时,精液 pH 常 <7.2。

5.精液液化

新鲜精液呈稠厚胶冻状,约 5 分钟后精液开始转变成液体状态,需 $15\sim20$ 分钟,称为精液液化。精液中的"凝固因子"由精囊腺分泌,而"液化因子"则由前列腺分泌。若在室温 25 ℃ 下 60 分钟不液化,称为精液不液化症,易导致男性不育。这可能与前列腺分泌的"液化因子"功能低下有关,导致蛋白水解酶缺乏。

（二）精子密度及精子总数

精子密度是指每毫升精液中的精子数目,一般成年男子精子密度应 $>2\times10^{7}$/mL。精子密度 $<5\times10^{6}$/mL 者称无精子症,$>5\times10^{6}$/mL 而 $<2\times10^{7}$/mL 者为少精子症。精子总数则指一次射精后精液中总的精子数目,即精子密度乘以精液量。若精液量过高,精子总数正常,使精子密度降低,生育力随之下降;若精子密度正常而精液量过低也会引起生育力低下。因此,精子密度与精子总数之间存在着一定联系,这取决于精液量。

（三）精子的活力

精子活力包括表示活动精子比率的精子活动率,也包括表示精子活动程度的精子活动力,还包括精子离体一定时间后的精子存活率。

1.精子活动率

将液化精液涂片后置于显微镜高倍视野下观察,累计数上 200 个精子,得出活动与不活动精子的数目,算出活动精子百分率。正常情况下,排精后 30 分钟至 1 小时,精子活动率应在 65% 以上。

2.精子活动力

将液化精液置于玻璃片上,加盖玻片,显微镜低倍视野下观察 $5\sim10$ 个视野或至少数上 200 个精子,观察记录精子活动状态。按 WHO 推荐的方法将精子活力定为 4 级。

a 级:精子活动良好,呈快速、活泼的直线前向运动。

b 级:精子能活动,呈迟钝的直线或非直线前向运动。

c 级：精子活动不良，原地打转或旋转移动，非前向运动。

d 级：精子不活动。

正常情况下，在排精后 30 分钟至 1 小时，a 级＋b 级精子应达 50% 以上。

3.精子存活率

正常情况下，排精后 30 分钟至 1 小时，精子存活率应在 75% 以上，6 小时后应 >20%。

（四）精子形态学检查

精子形态是衡量男子生育力的重要指标。观察精子形态可采用精子涂片染色法，即苏木素-伊红染色，然后在光学显微镜下计算 200 个精子中正常及各类畸形精子所占百分率。

正常精子如蝌蚪状，由头、颈、体、尾四部分构成。头部必须是椭圆形，长 4.0～5.0 μm，宽 2.5～3.5 μm，长宽之比应在 1.50～1.75，顶体的界限清晰，占头部的 40%～70%。颈部与体部合起来与头部等长，体中段细长，与头纵轴呈一直线。尾部长约 45 μm，比中段细，能活动。正常精液中，形态正常的精子比例应超过 60%，而畸形精子的比例应小于 40%。

所有形态学处于临界状态的精子均列为异常。异常精子分为以下几类。①头部缺陷：大头、小头、锥形头、梨形头、圆头、无定形头、顶体过小头、双头等。②颈段和中段缺陷：颈部弯曲、中段非对称地接在头部、粗的或不规则的中段、异常细的中段等。③尾部缺陷：短尾、多尾、发卡形尾、尾部断裂、尾部弯曲、尾部宽度不规则等。

（公洪伟）

第五节　前列腺液检查

一、前列腺液常规检查

（一）标本采集

患者排尿后取胸膝卧位或右侧卧位，检查者右手示指按摩前列腺两侧叶，由外上方朝内下方进行，每侧 3～5 次，再自上而下挤压中央沟，如此反复，即可见尿道口有白色黏稠液体流出。用小试管或载玻片承接标本，及时送检，微生物培养等需无菌操作。若无前列腺液排出，可在按摩后排尿，取尿沉渣做镜检。如患者患生殖系统结核，则不适宜前列腺按摩，以免结核扩散。由于前列腺内呈分隔状，按摩时不一定能将炎性液体挤出，故前列腺液检查必须重复进行。

（二）临床意义

1.外观

正常前列腺液稀薄呈淡乳白色，量 0.5～2.0 mL，pH 呈微酸性。炎症严重时分泌物浓厚，色泽变黄或呈淡红色，浑浊或含絮状物。

2.卵磷脂小体

正常前列腺内卵磷脂小体几乎布满视野，呈圆球状，与脂滴相似，发亮，折光性强，分布均匀。前列腺炎症时，卵磷脂小体减少，且有成堆倾向。这是由于炎症时，巨噬细胞吞噬大量脂类所致。

3.细胞计数

正常前列腺液内红细胞、白细胞数每个高倍视野一般不超过 5 个。如果超过 10 个以上或有成堆的白细胞,提示炎症。

4.巨噬细胞

巨噬细胞的出现,是前列腺炎特有的表现,多见于细菌性前列腺炎或老年人。

5.淀粉颗粒

为大小不一的分层状构造的嗜酸性小体,圆或卵圆形,微黄或微褐色。中央部分常含小体,系碳酸钙沉淀物质,如与胆固醇结合即形成前列腺结石。

二、前列腺液细菌学检查

(一)标本采集

嘱患者排尿后,取胸膝卧位或右侧卧位,消毒阴茎头和尿道外口,行前列腺按摩,弃去第一滴前列腺液,将后面的前列腺液收集于无菌容器内,进行细菌培养。如果培养阳性,可进一步做抗生素药物敏感试验。

(二)临床意义

细菌培养阳性时,以葡萄球菌最为常见,链球菌次之。结核分枝杆菌感染时,培养结果可受抗结核药物影响。由于前列腺液本身的杀菌作用以及有的患者因排菌呈间歇性或因感染局限,按摩时未触及病变区域,或因感染隐退等原因而找不到细菌时,应反复检查与培养。

(公洪伟)

第六节 尿路结石相关检查

一、血液成分检测

(一)血钙

血清钙测定方法为邻甲酚酞络合酮比色法。参考值:儿童为 2.50～3.00 mmol/L,成人为 2.25～2.75 mmol/L。血钙浓度增高常见于甲状旁腺功能亢进、恶性肿瘤、代谢性骨病等疾病。血钙增高常伴有尿钙增高,后者是形成含钙尿结石的重要因素。

(二)血磷

血清磷测定方法为硫酸亚铁法。参考值:儿童为 1.45～2.10 mmol/L,成人为 0.87～1.45 mmol/L。甲状旁腺功能亢进者因肾小管重吸收磷受抑制而减弱,尿磷排泄增多,血磷常见降低。

(三)血镁

血清镁参考值:新生儿为 0.75～1.15 mmol/L,儿童为 0.70～0.95 mmol/L,成人为 0.65～1.25 mmol/L。血清镁降低见于甲状腺功能亢进、晚期肝硬化、严重呕吐等。

(四)血尿酸

血尿酸参考值:儿童为 0.12～0.32 mmol/L,成人为 0.21～0.42 mmol/L(男)或 0.15～0.35 mmol/L(女)。男性＞0.42 mmol/L、女性＞0.35 mmol/L 为高尿酸血症。由于高尿酸血症常伴尿中尿酸排出增加,因而可形成尿结石。

二、甲状旁腺激素

甲状旁腺激素(PTH)由甲状旁腺的主细胞分泌,主要生理作用是加快肾脏排除磷酸盐,促进骨的转移,动员骨钙的释放;加快维生素 D 的活化和促进肠道对钙的吸收及减少尿磷的排泄等。正常参考值为 $1.6\sim6.9$ pmol/L。

PTH 升高常见于原发性甲状旁腺功能亢进,由于肾衰、维生素缺乏、长期磷酸盐缺乏和低磷血症等引起的继发性甲状旁腺功能亢进。骨质疏松、糖尿病、单纯性甲状腺肿、甲状旁腺癌也可有 PTH 的升高。PTH 的降低见于甲状旁腺功能低下、甲状腺功能低下、暴发性流脑、高钙血症及类风湿关节炎患者。

三、24 小时尿液检测

(一)pH

部分结石与尿的 pH 有关,如感染性结石患者的新鲜尿液 pH 常可高于 7.0,尿酸结石患者的尿液 pH 常低于 5.5。

(二)尿钙

参考值:低钙饮食时<3.75 mmol/24 h,一般饮食时<6.26 mmol/24 h,高钙饮食时约 10 mmol/24 h。

临床意义:尿钙排泄量超过正常参考值称高尿钙,是形成尿结石的重要因素。含钙结石占全部结石的 90%。尿钙排泄总量与饮食摄取、肠道吸收、肾脏功能、甲状旁腺作用和血钙水平有关。引起高尿钙的疾病很多,其中与尿石症关系密切的是伴高钙血症的原发性甲状旁腺功能亢进和不伴高钙血症的远端肾小管性酸中毒、糖皮质激素过多和特发性高钙尿等。

(三)尿磷

参考值:12.9~42.0 mmol/24 h。

临床意义:尿中无机磷排出增加,使磷酸盐易在尿中形成结晶,形成微小核心,导致草酸钙结石的形成或成为含钙尿结石的组成成分。

(四)尿镁

参考值:3.0~5.0 mmol/24 h。

临床意义:镁可以预防结石形成,镁缺乏可以促进结石形成。尿镁低于正常者为低镁尿,可能是尿结石形成原因之一。

(五)24 小时尿尿酸

参考值:2.4~4.1 mmol/24 h。

临床意义:尿酸为体内嘌呤的代谢产物。24 小时尿酸排出量超过正常参考值则为高尿酸尿。最常见原因是摄入过量的高嘌呤食物。部分尿酸结石和特发性含钙肾结石患者可出现高尿酸尿。

(六)尿枸橼酸

尿中枸橼酸>320 mg/24 h。

临床意义:枸橼酸可以降低尿钙饱和度,且可直接抑制钙盐结晶。低于正常值为低枸橼酸尿,是肾结石形成的重要致病因素。在肾小管性酸中毒和部分特发性含钙肾结石患者中,可见尿枸橼酸浓度明显降低。

(七)尿草酸

参考值:91~456 μmol/24 h。

临床意义:草酸是形成含钙结石的重要因素。尿中草酸的来源主要是内源性的,占85%~90%,从食物中直接摄取的只占10%~15%。尿草酸>500 μmol/24 h为高草酸尿。尿草酸盐增加是形成结石最主要的致病因素。原发性高草酸尿是一种罕见的遗传性疾病,患者每24小时可排出>1 000 μmol的草酸。

(八)尿胱氨酸

参考值:83~830 μmol/24 h。

临床意义:尿中胱氨酸排泄量超过正常参考值时称为高胱氨酸尿。胱氨酸尿症是一种先天性遗传性疾病,是由于肾近曲小管和空肠黏膜对胱氨酸吸收不良造成的。患者尿中胱氨酸含量远远高于正常值,尿中可出现胱氨酸结晶,易引起尿路复发性胱氨酸结石。

四、结石成分分析

目前结石分析的方法很多,包括化学分析、原子吸收光谱、发射光谱、X线衍射、红外吸收光谱、热分析、扫描或透射电镜、偏光显微镜等技术手段。研究表明,泌尿系统结石的成分主要为晶体和基质两部分。其中,晶体成分占绝大部分,主要为草酸盐、磷酸盐、尿酸盐和胱氨酸等;基质主要来源于尿中黏蛋白、氨基葡聚糖等。

化学定性定量分析对于深入探讨泌尿系统结石成因、诊治和预防结石复发有着极其重要的临床指导意义,而且化学方法具有快速、简便、费用低廉等优点,结果可靠,基层医院都有条件实施,符合我国国情,容易推广。将结石标本研成粉末,再逐步加入相应检测试剂。根据最常见类型所占比例的大小,只要测定碳酸盐、草酸盐、磷酸盐、钙、镁、铵、尿酸、胱氨酸这八种成分,已经可检测尿结石的99%,其中钙盐可占97%,草酸钙约占90%。

(公洪伟)

第七节　肿瘤标志物检测

一个理想的肿瘤标志物由肿瘤细胞产生,而在正常人和非肿瘤患者中不能检测到;与肿瘤的进展直接相关,能在无临床表现时被发现;与肿瘤的疗效有关。

一、前列腺特异性抗原

前列腺特异性抗原(PSA)是由前列腺导管上皮产生的一种丝氨酸蛋白酶,由237个氨基酸组成的多肽结构。正常时,PSA主要分泌到前列腺液和精液中,以具有活性的游离形式(free PSA,fPSA)存在,含量高达1 mg/mL。它能水解精液凝块,诱导阴道、子宫平滑肌收缩,利于精子的活动,与男性生育能力有关。

血清总 PSA(tPSA)是以游离状态(fPSA)与结合状态(cPSA)两种形式存在的,浓度<4.0 ng/mL。fPSA仅占10%~20%,其他与血清中蛋白酶抑制剂,即 α1-抗糜蛋白酶(ACT)、α2-巨球蛋白(AMG)及 α1-抗胰蛋白酶(AAT)等结合形成复合物,其中以 PSA-ACT 为主。PSA

具有器官特异性,仅由前列腺上皮细胞合成,并受雄激素调控。tPSA>10 ng/mL 时应高度怀疑有前列腺癌,tPSA<4 ng/mL 时可以基本排除前列腺癌,4~10 mg/mL 为灰区,不排除前列腺癌,须结合其他指标来综合判断。

tPSA 检测方法有酶联免疫吸附分析(ELISA)、化学发光免疫分析(CLIA)、放射免疫分析(RIA)和金标记免疫渗滤法等,其中以 ELISA 法和 CLIA 法最常用。

(一)PSA 影响因素

血清 cPSA 半衰期为 2~3 天,经肝脏清除;而 fPSA 完全由肾脏清除,半衰期仅有 2~3 小时。tPSA 水平的影响因素如下。

1.前列腺损伤

直肠指诊及留置导尿管对 PSA 影响很小,但经直肠超声检查可使 tPSA 增高一倍,前列腺按摩可使 PSA 增高 1.5~2 倍,膀胱镜检查可增高 4 倍,前列腺穿刺活检或 TURP 可增高 50 倍左右。所以,PSA 检测应在前列腺按摩后一周,直肠指检、膀胱镜检查、导尿等操作 48 小时后,射精 24 小时后,前列腺穿刺一个月后进行。

2.前列腺疾病

急性细菌性前列腺炎可使 PSA 显著增高,感染后 1 周达峰值,抗生素治疗约 8 周后才降至基础水平。非细菌性前列腺炎不会引起 PSA 增高。前列腺增生时,21%~47%的患者 PSA 高于正常值。

3.患者年龄和前列腺体积

tPSA 受年龄和前列腺大小等因素的影响,如 40~49 岁者 tPSA 值为 0~1.5 ng/mL,而≥80 岁者为 0~8.0 ng/mL。

4.性生活

射精后 1 天 tPSA 值明显降低。

5.药物

非那雄胺(保列治)是一种 5α-还原酶抑制剂,用来治疗前列腺增生症时,导致约 25%的前列腺体积缩小,同时 tPSA 水平下降。因此,在判断 tPSA 值的临床意义时应问清患者的服药情况。

(二)PSA 相关指标

为了提高 tPSA 检测在前列腺癌诊断的特异性,近年来提出了 PSA 密度(PSAD)、PSA 速度(PSAV)和游离 PSA/总 PSA(fPSA/PSA)等新的指标,可以提高 PSA 灰区前列腺癌患者诊断率。

1.fPSA

当血清 tPSA 介于 4~10 ng/mL 时,fPSA 水平与前列腺癌的发生率呈负相关。研究表明如患者 tPSA 在上述范围,fPSA/tPSA<0.1,则该患者发生前列腺癌的可能性高达 56%;相反,如 fPSA/tPSA >0.25,发生前列腺癌的可能性只有 8%。国内推荐 fPSA/tPSA>0.16 为正常值。

2.PSAD

即血清总 PSA 值与前列腺体积的比值。前列腺体积是经直肠超声测定计算得出。PSAD 正常值<0.15,PSAD 可有助于区分良性前列腺增生症(BPH)和前列腺癌。当患者 PSA 在正常值高限或轻度增高时,用 PSAD 可指导医师决定是否进行活检或随访。PSAD 可作为临床参考指标之一。

3.PSAV

即连续观察血清 PSA 水平的变化,前列腺癌的 PSAV 显著高于前列腺增生和正常人。其每年正常值为<0.75 ng/mL。如果每年 PSAV>0.75 ng/mL,应怀疑前列腺癌的可能。PSAV 比较适用于 PSA 值较低的年轻患者。在两年内至少检测三次 PSA。PSAV 计算公式:[(PSA2-PSA1)+(PSA3-PSA2)]/2。

二、酸性磷酸酶

酸性磷酸酶(ACP)主要来源于前列腺上皮细胞。血清 ACP 水平升高提示前列腺病变,与 PSA 联合检查可提高前列腺癌的检出率。前列腺按摩后血清 ACP 可暂时升高,应避免按摩后立即做检查。前列腺癌伴骨转移患者血清 ACP 水平明显升高。大部分慢性前列腺炎及 20%~30%前列腺癌患者血清 ACP 可以正常。

三、碱性磷酸酶

碱性磷酸酶(ALP)主要来源于骨和肝脏,含数种同工酶。ALP 诊断前列腺癌的特异性不高。内分泌治疗时,血 ACP 下降,但 ALP 呈一过性上升,随后下降,如果这种变化较大,应该认为有治疗效果。前列腺癌发生骨转移时,观察骨型同工酶比观察总 ALP 活性更为准确,91%发生骨转移者,骨型 ALP 升高。如果血 ALP 显著升高,则治疗效果可能较差。

四、甲胎蛋白

血清甲胎蛋白(AFP)正常值应<40 ng/mL。成年期时,AFP 主要来源于内胚层的恶性肿瘤,如肝癌及性腺肿瘤等。精原细胞瘤和绒毛膜上皮癌患者血清 AFP 值多正常,而 50%~70%睾丸胚胎癌和卵黄囊瘤患者 AFP 升高。AFP 值越高提示肿瘤恶性程度越高,且预后不良。

五、绒毛膜促性腺激素

绒毛膜促性腺激素(HCG)由胎盘合体滋养层细胞产生的一种糖蛋白激素,能影响睾丸的精曲小管和生精上皮发育。肿瘤组织主要以产生有缺口的游离 β-HCG。睾丸肿瘤中绒毛膜上皮癌患者血中 HCG 阳性率为 100%。非精原细胞瘤血中 HCG 阳性率为 66.6%~90%;精原细胞瘤 HCG 阳性率为 7.6%~10%。

(公洪伟)

第四章

泌尿生殖系统结石

第一节 肾 结 石

尿路结石是泌尿系统的常见疾病之一。随着我国经济的发展和饮食结构的改变,我国尿路结石的发病率呈逐年上升的趋势。近年来,微创技术的发展使得尿路结石的治疗发生了革命性的进步。尿路结石按部位可分为上尿路(肾和输尿管)结石和下尿路(膀胱和尿道)结石。其中上尿路结石约占80%。肾结石是尿路结石中最常见的疾病,本节重点介绍肾结石。

我国尿路结石总的发病率为1%～5%。结石的发生率与患者的性别、年龄、种族、体重指数、职业、水的摄入量、水质、气候和地理位置有关。

尿路结石多发于中年男性,男女比为(2～3):1。男性的高发年龄为30～50岁,女性有两个发病高峰,35岁和55岁,近年来女性的尿路结石发病率有增高趋势。肥胖患者容易患尿酸结石和草酸钙结石,可能与胰岛素抵抗造成低尿 pH 和高尿钙有关。从事高温作业的人员尿路结石的发病率高,与其出汗过多、机体水分丢失有关。南方地区和沿海诸省区市的发病率可达5%～10%,在这些地区,尿路结石患者可占泌尿外科住院患者的50%以上,这与日照时间长、机体产生较多维生素 D_3 和高温出汗水分丢失有关。水的硬度高低与尿路结石的发生率之间没有定论,但大量饮水确实可以降低尿路结石发生的风险。经济发达地区居民饮食中蛋白和碳水化合物比例较高,其肾结石的发生比例较高。

一、肾结石的种类

肾结石由基质和晶体组成,晶体占97%,基质只占3%。由于结石的主要成分为晶体,通常按照结石的晶体成分将肾结石主要分为含钙结石、感染性结石、尿酸结石和胱氨酸结石4大类。不同成分的结石的物理性质、影像学表现不同。结石可以由单一成分组成,也可以包含几种成分。

二、肾结石的病因

肾结石的形成原因非常复杂。包括4个层面的因素:外界环境、个体因素、泌尿系统因素及尿液的成石因素。外界环境包括自然环境和社会环境,流行病学中提到的气候和地理位置属于自然环境,而社会经济水平和饮食文化属于社会环境。个体因素包括种族和遗传因素、饮食习惯、代谢性疾病和药物等。泌尿系统因素包括肾损伤、泌尿系统梗阻、感染、异物等。上述因素最终都导致尿液中各种成分过饱和、抑制因素的降低、滞留因素和促进因素的增加等机制,导致肾结石的形成。

与肾结石形成有关的各种代谢性因素包括尿 pH 异常、高钙血症、高钙尿症、高草酸尿症、高尿酸尿症、胱氨酸尿症、低枸橼酸尿症等。其中常见的代谢异常疾病有甲状旁腺功能亢进、远端肾小管性酸中毒、痛风、长期卧床、结节病、皮质醇增多或肾上腺功能不全、甲状腺功能亢进或低下、急性肾小管坏死恢复期、多发性骨髓瘤、小肠切除、Crohn 病、乳-碱综合征等。

药物引起的肾结石占所有结石的 1% 左右。药物诱发结石形成的原因有两类。一类为能够诱发结石形成的药物,包括钙补充剂、维生素 D、维生素 C(每天超过 4 g)、乙酰唑胺(利尿剂)等,这些药物在代谢的过程中导致了其他成分结石的形成。另一类为溶解度低的药物,在尿液浓缩时析出形成结石,药物本身就是结石的成分,包括磺胺类药物、氨苯蝶啶、茚地那韦(抗病毒药物)等。

尿路梗阻、感染和异物是诱发肾结石的主要局部因素,而梗阻、感染和结石等因素可以相互促进。各种解剖异常导致的尿路梗阻是肾结石形成的重要原因,临床上容易引起肾结石的梗阻性疾病包括机械性梗阻和非机械性梗阻两大类。其中机械性梗阻原因包括肾小管扩张(髓质海绵肾)、肾盏盏颈狭窄(包括肾盏憩室、肾盏扩张)、肾盂输尿管连接部狭窄、马蹄肾及肾旋转不良、重复肾盂输尿管畸形、输尿管狭窄(包括炎症性、肿瘤、外压性因素)、输尿管口膨出等。非机械性梗阻原因包括神经源性膀胱、膀胱输尿管反流和先天性巨输尿管等。反复发作的泌尿系统感染、肾盂肾炎是导致感染性肾结石的常见原因。

了解结石的成分和病因,对于肾结石的治疗和预防有重要的指导意义。

三、症状

肾结石的临床表现多样。常见症状是腰痛和血尿,部分患者可以排出结石,此外还可以出现发热、无尿、肾积水、肾功能不全等表现。不少患者没有任何症状,只在体检时偶然发现。应当注意,无症状并不意味着患者的肾功能正常。

(一)疼痛

40%～50% 的肾结石患者有腰痛症状,发生的原因是结石造成肾盂梗阻。通常表现为腰部的酸胀、钝痛。如肾结石移动造成肾盂输尿管连接部或输尿管急性梗阻,肾盂内压力突然增高,可造成肾绞痛。肾绞痛是上尿路结石的典型症状,表现为突然发作的脊肋角和腰部的刀割样疼痛,常伴有放射痛,受累部位为同侧下腹部、腹股沟、股内侧,男性可放射到睾丸和阴茎头,女性患者放射至阴唇。发作时,患者表情痛苦、坐卧不宁、辗转反侧、排尿困难、尿量减少,可以出现面色苍白、出冷汗、恶心、呕吐、低热等症状,甚至脉搏细速、血压下降。肾绞痛发作持续数分钟或数小时,经对症治疗可缓解,也可以自行缓解,缓解后可毫无症状。肾绞痛可呈间歇性发作。部分患者疼痛呈持续性,伴阵发性加重。

(二)血尿

血尿是肾结石的另一常见临床表现,常常在腰痛后发生。血尿产生的原因是结石移动或患者剧烈运动导致结石对集合系统的损伤。约 80% 的患者可出现血尿,但大多数患者只表现为镜下血尿,其中只有 10% 左右的患者表现为全程肉眼血尿。部分患者可以只出现无痛性全程肉眼

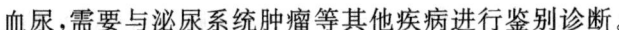

血尿,需要与泌尿系统肿瘤等其他疾病进行鉴别诊断。

(三)排石

患者尿中排除结石时,可以确诊尿路结石诊断。应收集排出的结石并进行成分分析,以发现可能的代谢因素,利于结石的治疗和预防。排石常在肾绞痛发作后出现,也可以不伴有任何痛苦。

(四)发热

肾绞痛时可能伴或不伴低热。由于结石、梗阻和感染可互相促进,肾结石造成梗阻可继发或加重感染,出现腰痛伴高热、寒战。部分患者可表现为间断发热。感染严重时可造成败血症。出现发热症状时,需要引起高度重视,及早进行抗感染、引流尿液处理,以预防全身严重感染的发生。

(五)无尿和急性肾功能不全

双侧肾结石、功能性或解剖性孤立肾结石阻塞造成尿路急性完全性梗阻,可以出现无尿和急性肾后性肾功能不全的表现,如水肿、恶心、呕吐、食欲缺乏等。出现上述情况,需紧急处理,引流尿液。无尿患者可以伴或不伴腰痛。

(六)肾积水和慢性肾功能不全

单侧肾结石造成的慢性梗阻常不引起症状,长期慢性梗阻的结果可能造成患侧肾积水、肾实质萎缩。孤立肾或双侧病变严重时可发展为尿毒症,出现贫血、水肿等相应临床表现。

四、体征

肾结石造成肾绞痛、钝痛时,临床表现为"症状重、体征轻"。典型的体征是患侧肾区叩击痛。脊肋角和腹部压痛可不明显,一般不伴腹部肌紧张。肾结石慢性梗阻引起巨大肾积水时,可出现腹部包块。

五、肾结石的诊断原则

(一)诊断依据

诊断依据为病史、症状、体征、影像学检查和实验室检查。

(二)通过诊断需要明确

是否存在结石、结石的位置、数目、大小、形态、可能的成分、肾脏功能、是否合并肾积水、是否合并尿路畸形、是否合并尿路感染、可能的病因以及既往治疗等情况。这些因素都在肾结石的治疗和预防方法选择中起重要作用。

(三)鉴别诊断

肾结石应当与泌尿系统结核、各种可能出现肾脏钙化灶的疾病、各种引起上尿路梗阻的疾病相鉴别。

六、病史

对于所有怀疑尿路结石诊断者,都应当全面采集病史,包括家族史、个人史和既往结石症状的发作和治疗等。25%的肾结石患者存在结石家族史。了解患者的居住和工作环境、饮食习惯、水摄入量,以及是否存在痛风、甲状旁腺功能亢进、远端肾小管性酸中毒、长期卧床、结节病、维生素 D 中毒、皮质醇增多或肾上腺功能不全、甲状腺功能亢进或低下、急性肾小管坏死恢复期、多发性骨髓瘤等各种代谢性疾病。既往结石发作情况、排石情况、治疗方法及结局、结石成分分析结果等。

七、影像学检查

明确肾结石的主要影像学检查为 B 超、泌尿系统平片（plain film of kidneys ureters and bladder,KUB）及静脉尿路造影（intravenous urography,IVU）和腹部 CT。通过影像学检查不但要明确是否存在肾结石，还需明确肾结石的位置、数目、大小、形态、可能的成分、是否合并肾积水、是否合并尿路畸形等情况。当然，诊断肾结石的同时，还应当明确尿路其他部位是否存在结石。磁共振、逆行造影、顺行造影和放射性核素检查在肾结石及其相关诊断中也有一定的作用。

(一)B 超

由于 B 超简便、快捷、经济、无创，对肾结石的诊断准确性较高，是《CUA 尿路结石诊疗指南》推荐的检查项目。B 超可以发现 2 mm 以上的肾结石，包括透 X 线的尿酸结石。B 超还可以了解是否存在肾积水。肾结石的 B 超表现为肾脏集合系统中的强回声光团伴声影，伴或不伴肾盂肾盏扩张（图 4-1）。肾结核的钙化在 B 超上的部位在肾实质，同时可能发现肾实质的破坏和空洞。但 B 超检查的不足之处是对于输尿管结石的诊断存在盲区，对肾功能的判断不够精确，对肾脏的钙化和结石的鉴别存在一定困难。

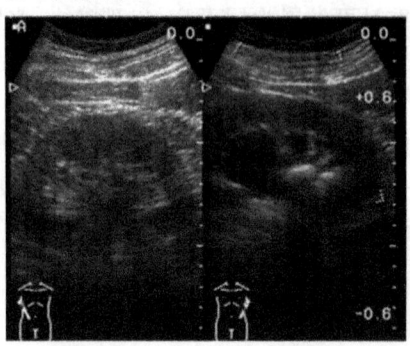

图 4-1　肾结石伴肾盂肾盏积水

(二)泌尿系统平片

KUB 是《CUA 尿路结石诊疗指南》推荐的常规检查方法。摄片前需要排空肠道，摄片范围包括全泌尿系统，从 11 胸椎至耻骨联合。90% 左右的肾结石不透 X 线，在 KUB 平片上可显示出致密影。KUB 平片可初步判断肾结石是否存在，以及肾结石的位置、数目、形态和大小，并且初步地提示结石的化学性质（图 4-2）。在 KUB 平片上，不同成分的结石显影程度从高到低依次为草酸钙、磷酸钙和磷酸镁铵、胱氨酸、含钙尿酸盐结石。纯尿酸结石和黄嘌呤结石能够透过 X 线，在 KUB 平片上不显影，称为透 X 线结石或阴性结石。胱氨酸结石的密度低，在 KUB 片上的显影比较浅淡。应当注意，KUB 片上致密影的病因有多种，初诊时不能只根据 KUB 平片确诊肾结石，更不能只凭 KUB 就进行体外碎石、手术等治疗。需要结合 B 超、静脉尿路造影或 CT 等与肾结核钙化、肿瘤钙化、腹腔淋巴结钙化、胆囊结石等其他致密影相鉴别。KUB 可用于肾结石治疗后的复查。

(三)静脉尿路造影

静脉尿路造影又称静脉肾盂造影（intravenous pyelography,IVP）。IVU 是《CUA 尿路结石

诊疗指南》推荐的检查方法。在非肾绞痛发作期,KUB 和 IVU 是诊断尿路结石的"金标准"。IVU 应与 KUB 平片联合进行(图 4-3),通常在注射造影剂后 10 分钟和 20 分钟摄片。通过 IVU 可了解肾盂肾盏的解剖结构,确定结石在集合系统的位置,还可以了解分侧肾功能,确定肾积水程度,并与其他 KUB 平片上可疑的致密影相鉴别。KUB 平片上不显影的尿酸结石在 IVU 片上表现为充盈缺损。如一侧肾脏功能受损严重而不显影时,延迟至 30 分钟以上拍片常可以达到肾脏显影的目的,也可应用大剂量造影剂进行造影。应当注意,肾绞痛发作时,急性尿路梗阻可能会导致患侧尿路不显影或显影不良,对分肾功能的判断带来困难,应尽量避免在肾绞痛发作时行 IVU。

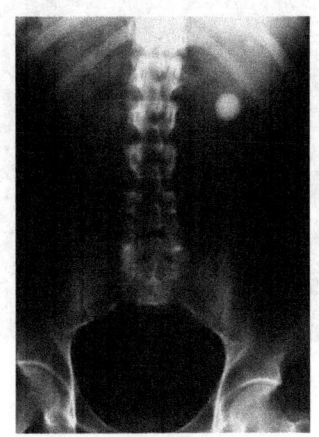

图 4-2　左肾结石 KUB 平片

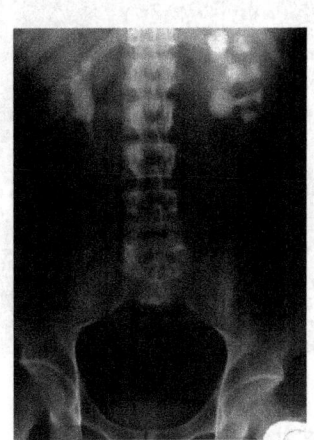

图 4-3　IVU

在使用造影剂时,应当注意以下问题。①使用前应进行造影剂过敏试验,对于有过敏史或可能存在造影剂过敏风险时,可在检查前应用糖皮质激素和/或抗组胺药物,并且避免使用离子型造影剂。②静脉使用造影剂可能导致肾脏灌注减低和肾小管损害。使用造影剂 3 天内血清肌酐增高超过 44 μmol/L,如无其他合理解释,则考虑出现造影剂损害。危险因素包括:血清肌酐异常、脱水、超过 70 岁、糖尿病、充血性心力衰竭、应用非甾体抗炎药或氨基糖苷类药物(应停药 24 小时以上)等。应当避免在 48 小时内重复使用造影剂。③糖尿病患者如服用二甲双胍,造影剂可能会加重其乳酸酸中毒。应在造影后停服二甲双胍 48 小时,如肾功能异常,还应在造影前停服 48 小时;如怀疑出现乳酸酸中毒,应检测血 pH、肌酐和乳酸。④未控制病情的甲状腺功能亢进者,禁用含碘造影剂。

(四)逆行造影

通过膀胱镜进行输尿管逆行插管进行造影,为有创检查,不作为肾结石的常规检查手段。在 IVU 尿路不显影或显影不良、或对造影剂过敏、不能明确 KUB 片上致密影的性质又无条件行 CT 检查时,可行逆行造影。逆行造影可以清晰直观地显示上尿路,判定是否同时存在肾盂输尿管连接部狭窄等解剖因素。传统的逆行插管双曝光已很少应用。

(五)顺行造影

已行肾穿刺造瘘者,可通过造瘘管顺行造影了解集合系统的解剖以及与结石的关系。

(六)CT

CT 是《CUA 尿路结石诊疗指南》可选检查方法。CT 在尿路结石诊断中的应用越来越普及。螺旋 CT 平扫(图 4-4)对肾结石的诊断准确、迅速,其准确率在 95% 以上,高于 KUB 和

IVU,能够检出其他影像学检查中可能遗漏的小结石。而且不需要肠道准备、不必使用造影剂、不受呼吸的影响。CT 片上结石的不同的 CT 值可以反映结石的成分、硬度及脆性,可以为体外碎石等治疗方法的选择提供参考。增强 CT 能够显示肾脏积水的程度、观察肾实质的血供和造影剂的排泄情况、测算肾实质的体积,从而反映肾脏的形态和功能。CT 还能明确肾脏的解剖、结石的空间分布和周围器官的解剖关系,指导经皮肾镜等治疗。此外,CT 还可以发现其他腹腔内的病变。CT 增强及三维重建可以进行 CT 尿路显像(CT urography,CTU)(图 4-5),可以代替 IVU。由于 CT 的诸多优势,有逐步代替 KUB/IVU 成为尿路结石的首选检查方法的趋势。

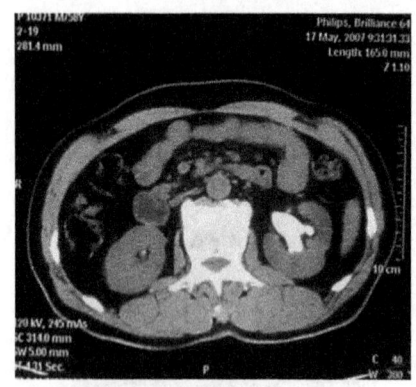

图 4-4 螺旋 CT 平扫

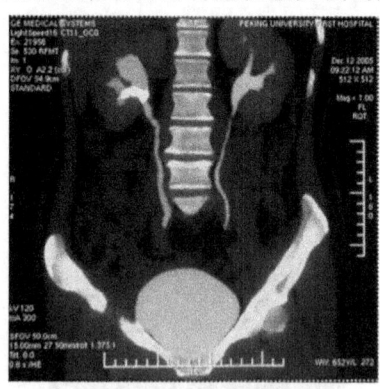

图 4-5 CT 尿路显像

(七)磁共振(MR)

MR 对尿路结石的诊断不敏感,结石在 MR 的 T_1、T_2 加权像上都表现为低信号。但磁共振水成像(MR urography,MRU)能够了解上尿路梗阻的形态(图 4-6),而且不需要造影剂即可获得与静脉尿路造影同样的效果,不受肾功能改变的影响。适合于对造影剂过敏者、肾功能受损者、未控制的甲亢患者以及儿童和妊娠妇女等。

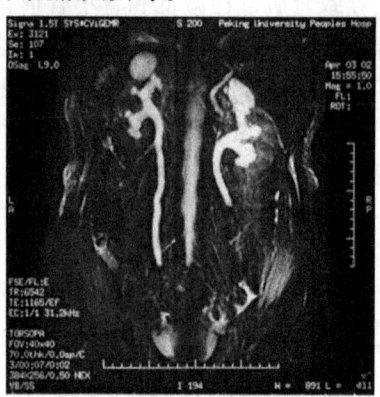

图 4-6 左肾结石 MR 成像

(八)放射性核素检查

肾图和肾动态显像可以评价肾功能,并不受肾功能异常的影响,在肾功能异常时可以进行该检查。肾动态显像可以了解肾脏血流灌注状况、测定分肾肾小球滤过率以及判断是否存在尿路梗阻以及梗阻性质等信息,因此对手术方案的选择以及手术疗效的评价具有一定价值。此外,甲状旁腺 ^{99m}Tc-MIBI(^{99}锝-甲氧异丁基异腈)显像是甲状旁腺功能亢进的定位诊断的最佳检查方法。

八、实验室检查

通过实验室检查可以辅助结石的诊断、了解患者的肾功能、是否合并感染、是否合并代谢性疾病等。

(一)尿常规

尿常规可以提供多种信息,在肾结石诊断中具有非常重要的意义。全部结石患者都应行尿常规检测。肾结石患者在绞痛发生后和运动后常出现镜下血尿。尿 WBC 增多和亚硝酸盐阳性表明结石合并细菌感染。尿 pH 与某些结石有关,如尿酸和胱氨酸在酸性尿中容易产生,用碱化尿液的方法进行溶石治疗时需要监测尿 pH;感染性结石患者的尿液呈碱性;如晨尿 pH 过高超过 5.8,应怀疑远端肾小管酸中毒的可能。尿中出现各种成分的结晶有助于结石的诊断。

(二)尿培养及细菌敏感药物试验

尿 WBC 增多者,应行此项检查,以指导临床进行敏感抗生素的选择。

(三)血常规

肾绞痛时可伴血 WBC 短时轻度增高。结石合并感染或发热时,血 WBC 可明显增高。结石导致肾功能不全时,可有贫血表现。

(四)血生化检查

血清肌酐、尿素氮和肾小球滤过率反映总肾功能。肾功能不全时可出现高血钾或二氧化碳结合力降低。远端肾小管酸中毒时,可出现低钾血症和血氯增高。甲状旁腺功能亢进时骨溶解增加,可导致血碱性磷酸酶增高。

(五)尿液代谢因素的检测

24 小时尿的尿量、钙、磷、镁、钠、钾、氯、草酸、枸橼酸、磷酸、尿酸、尿素、胱氨酸等。标本最好留两次。标本中加入适量盐酸可以预防尿液储存过程中析出草酸钙和磷酸钙沉淀,避免维生素 C 氧化成草酸,并预防尿液中细菌生长而改变尿液某些成分。在酸化尿液中尿酸和胱氨酸发生沉淀,如需检测其中的尿酸和胱氨酸,则必须加碱使其尿酸盐沉淀溶解。添加了叠氮化钠的尿液可以进行尿酸盐分析;由于尿液存放一段时间后其 pH 可能发生改变,检测尿 pH 时需要收集新鲜晨尿。

(六)血液代谢因素的有关检查

包括血钙、磷、钾、氯、尿酸、清蛋白等。测定血钙可以发现甲状旁腺功能亢进或其他导致高钙血症的原因,测定清蛋白可以矫正结合钙对血钙浓度的影响。如血钙浓度≥2.60 mmol/L,应怀疑甲状旁腺功能亢进的可能,可以重复测定血钙并测定甲状旁腺激素(parathyroid hormone,PTH)水平。尿酸结石患者血尿酸可能增高。肾小管酸中毒可以表现为低钾血症、高氯性酸中毒。

(七)尿酸化试验

早餐后服用氯化铵 0.1 g/kg 体重,饮水 150 mL,上午九点开始每小时收集尿液测定 pH 并饮水150 mL,共进行 5 次。如尿 pH≤5.4 则不存在肾小管酸中毒。

(八)结石成分分析

自发排出的结石、手术取石和体外碎石排出的结石应进行结石成分分析,以明确结石的性质,为溶石治疗和预防结石复发提供重要依据,还有助于缩小结石代谢异常的诊断范围。结石成分分析方法包括物理方法和化学方法两类。物理分析法比化学分析法精确,常用的物理分析法是 X 线晶体学和红外光谱法。红外光谱法既可分析各种有机成分和无机成分,又可分析晶体和非晶体成分,所需标本仅为 1 mg。化学分析法的主要缺点是所需标本量较多,而且分析结果不很精确,但该法简单价廉,可以基本满足临床需要。

九、肾结石的治疗原则

(1)肾结石治疗的总体原则:解除痛苦、解除梗阻、保护肾功能、有效祛除结石、治疗病因、预防复发。

(2)保护肾功能是结石治疗的中心。

(3)具体的治疗方法需要个体化,根据患者的具体情况选择适宜的治疗方法。

影响肾结石治疗的因素多样,包括患者的具体病情和医疗条件两大类。其中患者的病情包括结石的位置、数目、大小、形态、可能的成分、发作的急缓、肾脏功能、是否合并肾积水、是否合并尿路畸形、是否合并尿路感染、可能的病因、患者的身体状况以及既往治疗等情况,都影响结石治疗具体方法的选择。此外,医疗因素包括医师所掌握的治疗结石的技术和医院的医疗条件、仪器设备,也影响了结石的治疗方法的选择。

肾结石的治疗主要包括以下内容:严重梗阻的紧急处理、肾绞痛的处理、合理有效祛除结石、病因治疗等方面。

十、严重梗阻的紧急处理

结石引起的梗阻,如果造成肾积脓、肾功能不全、无尿等严重情况,危及患者生命,需要紧急处理。

梗阻合并感染可造成肾积脓、高热、甚至感染中毒性休克。体外冲击波碎石后输尿管"石街"形成时,容易造成急性梗阻感染。患者具有明显的腰部疼痛,体征出现明显肾区叩痛、腰大肌压迫征阳性,血白细胞数明显增高。如广谱抗生素不能控制感染,需要紧急行超声或 CT 引导下经皮肾穿刺造瘘,充分引流,同时根据血培养或脓液的细菌培养、药物敏感试验结果,选择敏感抗生素。此时留置输尿管导管或双猪尾管亦有一定效果,但由于脓液黏稠,引流可能不充分,甚至脓液堵塞管腔。如未能留置双猪尾管,或留置双猪尾管 3 天体温仍得不到有效控制,此时需行肾穿刺造瘘。如引流及时充分,感染通常可以得到控制。待病情稳定后,再处理结石。

孤立肾或双肾肾后性完全梗阻,可造成少尿、无尿、甚至肾功能不全及尿毒症。有时患者并无明显疼痛,以无尿、恶心呕吐等症状就诊,影像学检查发现肾积水,如患者无感染表现,可行留置输尿管双猪尾管引流,如逆行插管失败,行超声引导肾穿刺造瘘。如病变为双侧,通常急诊只需处理肾实质好的一侧即可。如为急性肾后性梗阻,影像学显示肾实质厚度正常,梗阻解除后肾功能可能恢复,不必行急诊血液透析,待肾功能恢复后再处理结石。如为慢性梗阻,影像学显示肾脏萎缩、肾实质结构紊乱,则肾功能是否能恢复及恢复的程度,需要持续引流观察,而且,在这种情况下,通常需要行双侧肾脏引流。如充分持续引流肾功能不恢复,则按照慢性肾功能不全处理。应当注意,在急性肾后性梗阻解除后,可出现多尿期,一般持续 2~4 天,尿量可能每天超过 4 000 mL,需要注意维持水、电解质平衡。

十一、肾绞痛的治疗

肾绞痛是泌尿外科的常见急症,需紧急处理。结石导致肾绞痛的原因通常为较小结石移动到肾盂输尿管连接部或进入输尿管所导致的上尿路急性梗阻。肾绞痛治疗前应与其他急腹症相鉴别。肾绞痛的主要治疗方法为药物镇痛、解痉。

肾绞痛急性发作期可以适当限制水的入量,利尿剂的应用和大量饮水可以加重肾绞痛的发作。

肾绞痛的镇痛药物的使用遵循三级镇痛原则。一级镇痛药物为非甾体类镇痛抗炎药物。常用药物有双氯芬酸钠(扶他林,50 mg,口服)、布洛芬(芬必得,0.3 g,口服)和吲哚美辛栓(消炎痛,100 mg,肛塞)等,具有中等程度的镇痛作用。双氯芬酸钠还能够减轻输尿管水肿,双氯芬酸钠50 mg 口服每天3次可明显减少肾绞痛的反复发作。但双氯芬酸钠会影响肾功能异常者的肾小球滤过率,但对肾功能正常者不会产生影响。二级药物为非吗啡类中枢镇痛剂,常用药物:曲马朵(50 mg,口服),该药无呼吸抑制作用,无便秘,耐受性和依赖性很低。三级镇痛药物为较强的阿片类受体激动剂,具有较强的镇痛和镇静作用。常用药物:布桂嗪(50~100 mg,肌内注射)、盐酸哌替啶(杜冷丁,50 mg,肌内注射)、盐酸吗啡(5 mg,皮下或肌内注射)等。阿片类药物具有眩晕、恶心、便秘、呼吸抑制等不良反应,对于慢性肺通气功能障碍、支气管哮喘患者禁用。该类药物可加重肾绞痛患者的恶心呕吐,在治疗肾绞痛时避免单独使用阿片类药物,一般需要配合硫酸阿托品、氢溴酸山莨菪碱(654-2)等解痉类药物一起使用。

常用解痉药物如下。①M 型胆碱受体阻滞剂,常用药物有硫酸阿托品(0.3~0.5 mg,皮下、肌肉或静脉注射)和氢溴酸山莨菪碱(654-2,10 mg,口服、肌内或静脉注射),可以松弛输尿管平滑肌、缓解痉挛。青光眼患者禁用该类药物。②黄体酮(20 mg,肌内注射)可以抑制平滑肌的收缩而缓解痉挛,对止痛和排石有一定的疗效,尤其适用于妊娠妇女肾绞痛者。③钙离子拮抗剂,硝苯地平(心痛定,10 mg,口服或舌下含化),对缓解肾绞痛有一定的作用。④α 受体阻滞剂(坦索罗辛 0.2 mg 口服、多沙唑嗪 4 mg 口服等),近期国内外的一些临床报道显示,α 受体阻滞剂在缓解输尿管平滑肌痉挛,治疗肾绞痛中具有一定的效果。

此外,针灸也有一定解痉止痛效果,常用穴位有肾俞、京门、三阴交或阿是穴等。

如经上述治疗肾绞痛不缓解,则可进行留置输尿管引流或急诊体外碎石、输尿管镜手术取石等处理。

十二、排石治疗

祛除肾结石的方法包括排石、溶石、体外冲击波碎石(extracorporeal shock-wave lithotripsy,ESWL)、输尿管镜碎石、经皮肾镜取石(percutaneous nephrolithotomy,PCNL)、腹腔镜或开放手术取石等方法。由于各种微创方法的不断发展和推广,ESWL、输尿管镜碎石、PCNL等技术的应用越来越普及,大多数肾结石可以通过上述微创方法得到有效治疗。传统的开放手术在肾结石的治疗中应用已逐步减少,但对那些需要同时解决解剖异常的结石患者,仍为一种有效治疗。具体采用何种方法治疗肾结石,主要取决于结石的大小、位置、数目、形态、成分。对于某位患者来说,应选择损伤相对更小、并发症发生率更低的治疗方式。此外,还要考虑肾脏功能、是否合并肾积水、是否合并尿路畸形、是否合并尿路感染、可能的病因、患者的身体状况以及既往治疗等情况。

(一)排石

排石治疗的适应证:肾结石直径≤6 mm、未导致尿路梗阻或感染、疼痛症状可以得到有效控制。直径≤4 mm 的结石自然排石率为80%,再辅以排石药物,可进一步提高排石率。直径

≥7 mm的结石自然排石率很低。

排石治疗的措施：①每天饮水3 000 mL以上，保持24小时尿量2 000 mL，且饮水量应24小时内均匀分配。②服用上述非甾体类药物或α-受体阻滞剂、钙离子拮抗剂。③服用利湿通淋的中药，主要药物为车前子，常用成药有排石颗粒、尿石通等；常用的方剂如八正散、三金排石汤和四逆散等。④辅助针灸疗法，常用穴位有肾俞、中脘、京门、三阴交和足三里等。

较小肾盏结石可长期滞留，无临床表现。应严密观察，定期复查。如果结石增大、或引起的严重症状、或造成肾积水或肾盏扩张、继发感染时，应行其他外科治疗。

（二）溶石

溶石治疗是通过化学的方法溶解结石或结石碎片，以达到完全清除结石的目的，是一种有效的辅助治疗方式，常作为体外冲击波碎石、经皮肾镜取石、输尿管镜碎石及开放手术取石后的辅助治疗。主要用于尿酸结石和胱氨酸结石的治疗。溶石手段包括口服药物、增加尿量、经肾造瘘管注入药物等。其他结石也可尝试溶石治疗。

1.尿酸结石

（1）碱化尿液：口服枸橼酸氢钾钠6～10 mmoL，每天3次，使尿液pH达到6.5～7.2。尿液pH过高可能导致感染性结石的发生。

（2）大量饮水，使24小时尿量超过2 500 mL。

（3）口服别嘌醇300 mg，每天1次，减少尿中尿酸排出。

（4）减少产生尿酸的食品的摄入，如动物内脏等，每天蛋白质入量限制在0.8 g/(kg·d)。

（5）经皮溶石可选用三羟甲基氨基甲烷(tris hydroxymethyl aminomethane,THAM)液。

2.胱氨酸结石

（1）碱化尿液：口服枸橼酸氢钾钠或$NaHCO_3$，使尿液pH维持在7.0以上。

（2）大量饮水，使24小时尿量超过3 000 mL，且饮水量在24小时内保持均匀分配。

（3）24小时尿胱氨酸排出高于3 mmoL时，可应用硫普罗宁(α-巯基丙酰甘氨酸)或卡托普利。

（4）经皮溶石可选用0.3 mol/L或0.6 mol/L的三羟甲基氨基甲烷(tris hydroxymethyl aminomethane,THAM)液，以及乙酰半胱氨酸。

3.感染性结石

磷酸镁铵和碳酸磷灰石能被10%的肾溶石酸素(pH 3.5～4)及Suby液所溶解。具体的方法是在有效的抗生素治疗的同时，溶石液从一根肾造瘘管流入，从另一根肾造瘘管流出。溶石时间的长短取决于结石的负荷，完全性鹿角形结石往往需要比较长的时间才能被溶解。冲击波碎石后结石的表面积增加，增加了结石和溶石化学液的接触面积，有利于结石的溶解。该疗法的最大优点是不需麻醉即可实施，因此，也可作为某些高危病例或者不宜施行麻醉和手术的病例的治疗选择。口服药物溶石的方案：①短期或长期的抗生素治疗。②酸化尿液：口服氯化铵1 g，每天2～3次，或者甲硫氨酸500 mg，每天2～4次。③对于严重感染者，使用尿酶抑制剂，如乙酰羟肟酸或羟基脲。建议使用乙酰羟肟酸250 mg，每天2次，服用3～4周。如果患者能耐受，则可将剂量增加到250 mg，每天3次。

（三）有效祛除结石

祛除结石适应证包括结石直径≥7 mm、结石造成尿路梗阻、感染、肾功能损害等。祛除结石的方法包括：体外冲击波碎石ESWL、输尿管镜碎石、经皮肾镜取石PCNL、手术取石等。CUA

尿路结石诊疗指南对这些方法的选择提出了推荐性意见。下面分别对这些方法进行介绍。

1.体外冲击波碎石(extracorporeal shock wave lithotripsy,ESWL)

体外冲击波碎石的出现,为肾结石的治疗带来了革命性变化。其原理是将液电、压电、超声或电磁波等能量,会聚到1个焦点上,打击结石,实现不开刀治疗肾结石。曾经 ESWL 几乎用于治疗全部肾结石,包括鹿角形肾结石。但随着经验积累,人们发现了 ESWL 的各种并发症,如肾被膜下血肿、肾破裂、肾萎缩、输尿管"石街"形成、肾积脓、大结石的治疗时间长等。多年来,随着临床经验的积累和碎石机技术的发展,对 ESWL 的适应证、治疗原则及并发症的认识有了新的改变。第 3 代碎石机与早期碎石机相比,碎石效率提高,更安全,费用降低,而且更灵巧,还实现了多功能化。现代体外碎石机可具备 X 线定位和 B 超定位双重方式。由于 ESWL 具有创伤小、并发症少、可门诊进行等优点。

(1)ESWL 的适应证:直径≥7 mm 的肾结石。对于直径 7~20 mm 大小的各种成分的肾结石,并且不合并肾积水和感染者,ESWL 是一线治疗。对于直径>20 mm 的肾结石,ESWL 虽然也能够成功碎石,但存在治疗次数多时间长、排石问题多等缺点,采用 PCNL 能够更快更有效地碎石。ESWL 可与 PCNL 联合应用于较大肾结石。

(2)ESWL 的禁忌证:妊娠妇女、未纠正的出血性疾病、未控制的尿路感染、结石远端存在尿路梗阻、高危患者如心力衰竭和严重心律失常、严重肥胖或骨骼畸形、腹主动脉瘤或肾动脉瘤、泌尿系统活动性结核等。

(3)治疗过程和复查:现代碎石机都采用干式碎石方式,患者平卧在碎石机上碎石。对于痛觉敏感或精神紧张者,可给予静脉镇痛药物。儿童患者,可给予全身麻醉。碎石后患者可出现血尿。可给予排石药物进行辅助。应收集尿液中的结石,进行结石成分分析。患者停止排石 2~3 天复查 KUB,以观察碎石效果,严密观察是否形成输尿管"石街"。残余结石较大者,可再次行 ESWL。残余结石较小者,应进行跟踪随访。

(4)ESWL 治疗次数和治疗时间间隔:ESWL 治疗肾结石一般不超过 3~5 次(具体情况依据所使用的碎石机而定),如结石较大或硬度较大,应该选择经皮肾镜取石术。ESWL 治疗肾结石的间隔时间目前无确定的标准,公认不能短于 1 周。通过研究肾损伤后修复的时间,现认为两次 ESWL 治疗肾结石的间隔以 10~14 天为宜。

(5)影响 ESWL 效果的因素:碎石效率除了与碎石机的效率有关,还与结石的大小、数目、位置和硬度有关。

结石的大小:结石越大,需要再次治疗的可能性就越大。直径<20 mm 的肾结石应首选 ESWL 治疗;直径>20 mm 的结石和鹿角形结石可采用 PCNL 或联合应用 ESWL。若单用 ESWL 治疗,建议于 ESWL 前插入双 J 管,防止"石街"形成阻塞输尿管。

结石的位置:肾盂结石容易粉碎,肾中盏和肾上盏结石的疗效较下盏结石好。对于下盏漏斗部与肾盂之间的夹角为锐角、漏斗部长度较长和漏斗部较窄者,ESWL 后结石的清除不利。可结合头低脚高位进行体位排石。

结石的成分:磷酸铵镁和二水草酸钙结石容易粉碎,尿酸结石可配合溶石疗法进行 ESWL,一水草酸钙和胱氨酸结石较难粉碎。

解剖异常:马蹄肾、异位肾和移植肾结石等肾脏集合系统的畸形会影响结石碎片的排出,可以采取辅助的排石治疗措施。

ESWL 的效果还与操作医师的经验有关:由于通常碎石治疗需要持续 30 分钟左右,患者可

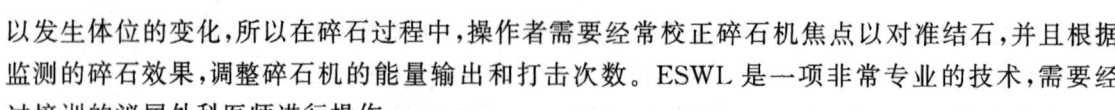

以发生体位的变化,所以在碎石过程中,操作者需要经常校正碎石机焦点以对准结石,并且根据监测的碎石效果,调整碎石机的能量输出和打击次数。ESWL 是一项非常专业的技术,需要经过培训的泌尿外科医师进行操作。

(6)ESWL 并发症:ESWL 可能出现肾绞痛、肾被膜下血肿、肾破裂、局部皮肤瘀斑、输尿管"石街"形成、肾积脓、败血症等。长期并发症有肾萎缩。

对于出现肾绞痛的患者,按前述药物治疗方法进行治疗。局部皮肤瘀斑可以自愈,一般不需处理。

如患者出现较剧烈的腰部胀痛,怀疑肾被膜下血肿、肾破裂时,行 CT 检查明确。确诊者,严密监测腰部症状、体征、血红蛋白和影像学,通常卧床休息 1~2 周,对症治疗好转。对于不能控制的出血,可行选择性肾动脉栓塞。

输尿管"石街"形成、肾积脓、败血症者,应紧急行肾穿刺造瘘,同时应用敏感抗生素,输尿管"石街"的处理见输尿管结石的内容。为避免这几种并发症,重点在于预防。尽量不对直径>20 mm的肾结石行 ESWL 治疗,如需进行 ESWL,事先留置输尿管支架管。对于感染性结石,有发热历史、或尿 WBC 增高者,ESWL 前预防性应用抗生素,并持续到碎石后至少 4 天。

2.经皮肾镜取石

经皮肾镜取石术(percutaneous nephrolithotomy,PCNL)于 20 世纪 80 年代中期开始在欧美一些国家开展。它是通过建立经皮肾操作通道,击碎并取出肾结石。由于可以迅速有效的祛除肾结石,很快得到推广。但是,早期的 PCNL 由于并发症较多、碎石效率低,经历了数年的低谷。随着各种肾镜的改进、激光、超声气压弹道碎石技术的开发,PCNL 在 20 世纪 90 年代以来,得到了更广泛的应用。国外学界提出微创经皮肾镜取石术(minimally invasive percutaneous nephrolithotomy,MPCNL),以减少手术并发症与肾实质的损伤,但仅用于治疗直径<2 cm的肾结石、小儿肾结石或需建立第 2 个经皮肾通道的病例。我国学者从多年前开始采用"经皮肾微造瘘、输尿管镜碎石取石术",随着手术技巧日趋熟练与腔镜设备的改进,后来提出有中国特点的微创经皮肾镜取石术(Chinese mPCNL),并逐步在全国推广应用,使经皮肾镜取石技术的适应证不断扩大,并应用于大部分 ESWL 和开放手术难以处理的上尿路结石。近年来大宗回顾性临床报道表明此方法较标准 PCNL 更易掌握和开展,成功率高,并发症较国外技术低。现在,经皮肾镜取石技术在肾结石的治疗中发挥着越来越重要的作用。

(1)PCNL 适应证:各种肾结石都可经 PCNL 治疗,对于直径>2 cm 的肾结石和>1.5 cm 的肾下盏结石是一线治疗(无论是否伴有肾积水)。还包括 ESWL 难以击碎的直径<2 cm 的肾结石、肾结石合并肾积水者,胱氨酸结石,有症状的肾盏或憩室内结石,蹄铁形肾结石,移植肾合并结石,各种鹿角形肾结石等。

(2)禁忌证。①凝血异常者:未纠正的全身出血性疾病;服用阿司匹林、华法林等抗凝药物者,需停药 2 周,复查凝血功能正常才可以进行手术。②未控制的感染:合并肾积脓者,先行肾穿刺造瘘,待感染控制后,行Ⅱ期 PCNL。③身体状态差,严重心脏疾病和肺功能不全,无法承受手术者。④未控制的糖尿病和高血压者。⑤脊柱严重后凸或侧凸畸形、极度肥胖或不能耐受俯卧位者为相对禁忌证,可以采用仰卧、侧卧或仰卧斜位等体位进行手术。

(3)PCNL 技术特点:PCNL 技术的核心是建立并维持合理的经皮肾通道。合理的经皮肾通道的基本组成:皮肤-肾皮质-肾乳头-肾盏-肾盂。皮肤穿刺点多选在腋后线,经肾的背外侧少血管区域(Brodel 线)进入肾实质,出血的风险较低。至于穿刺肾的上、中、下盏,要便于操作、能最大限度地取出肾结石。

PCNL 分为 I 期和 II 期。I 期 PCNL 是建立通道后马上进行碎石,适用于各种肾结石;II 期PCNL 是在建立通道 5～7 天后再行碎石,适用于合并感染、肾后性肾功能不全者需要引流者;I 期操作出血明显或残余结石者。I 期的优点:一次操作、患者痛苦小、住院时间短、费用低,结石是否合并肾积水都可进行。缺点:容易出血、视野不清,由于窦道未形成,操作鞘脱出后容易失败。II 期手术的优点:窦道已经形成,出血少、视野清晰。缺点是患者治疗时间长,对于不积水的肾结石不易建立通道,而且由非手术医师建立的皮肾通道可能不是最佳通道,不利于术者操作。

通道的大小可以 F14～F30。一般将 F14～F20 称为微造瘘 mPCNL,F22～F24 称为标准通道,F26～F30 称为大通道。大多数肾结石可以通过单个通道治疗,对于复杂肾结石可以建立两个或多个通道。

(4)术前准备。①影像学检查:术前需要进行必要的影像学检查,包括 KUB/IVP 加 CT 平扫,或 KUB 加 CT 增强。术前需要明确肾结石的数目、大小、分布,并对肾脏及周围器官的解剖进行仔细评估,以选择最佳穿刺通道,以避免并发症的发生。②控制感染:尿常规异常、与结石有关的发热者,需要控制感染。治疗前应根据尿培养药敏试验选择敏感的抗生素,即使尿培养阴性,手术当天也应选用广谱抗生素预防感染。③签署患者知情同意书:虽然 PCNL 是一种微创手术,但它仍然存在一定风险,手术前应将残余结石、出血、周围器官损伤、情况严重时需中转开放手术、甚至需要行肾切除等情况以书面的形式告知患者及其家属。

(5)I 期 PCNL 手术步骤如下。①麻醉:连续硬膜外麻醉,或蛛网膜下腔麻醉联合连续硬膜外麻醉,或全麻。②留置输尿管导管:膀胱镜下留置 F5～F7 输尿管导管,作用是:向肾盂内注水造成人工"肾积水",利于经皮肾穿刺,对于不积水的肾结石病例更有作用;注入造影剂使肾盂肾盏显影,指导 X 线引导穿刺针;指导肾盂输尿管的位置;碎石过程中防止结石碎块进入输尿管;碎石过程中,通过输尿管导管加压注水,利于碎石排出。③体位:多采用俯卧位,但俯卧位不便于施行全麻。也可采用侧卧位、斜侧卧位。④定位:建立经皮肾通道需要 B 超或 X 线定位。X 线的优点是直观;缺点是有放射性,而且不能观察穿刺是否损伤周围脏器。B 超的优点是无辐射、可以实时监测穿刺避免周围脏器损伤、熟练掌握后穿刺成功快;术中还能明确残余结石位置,指导寻找结石,提高结石取净机会;缺点是不够直观,需要经过特殊培训才能掌握。⑤穿刺:穿刺点可选择在 12 肋下至 10 肋间腋后线到肩胛线之间的区域,穿刺经后组肾盏入路,方向指向肾盂。对于输尿管上段结石、肾多发性结石以及合并输尿管肾盂的接合处 UPJ 狭窄需同时处理者,可首选经肾后组中盏入路,通常选 11 肋间腋后线和肩胛下线之间的区域做穿刺点。穿刺上、下组肾盏时,须注意可能会发生胸膜和肠管的损伤。穿刺成功后,有尿液溢出。将导丝经穿刺针送入肾盂。该导丝在 PCNL 中具有重要作用,在随后的操作中,必须保持导丝不脱出。撤穿刺针,记住穿刺针的方向和穿刺深度。⑥扩张:用扩张器沿导丝逐级扩张至所需的管径。扩张器进入的方向要与穿刺针进入的方向一致。扩张器进入的深度不能超过穿刺针进入的深度。否则,进入过深容易造成肾盂壁的损伤、或穿透对侧肾盂壁,造成出血,而且无法用肾造瘘管压迫止血。扩张器可使用筋膜扩张器、Amplatz 扩张器、高压球囊扩张器或金属扩张器扩张,具体使用哪种扩张器以及扩张通道的大小,必须根据医师的经验以及当时具备的器械条件决定。扩张成功后,将操作鞘置入肾盏。⑦腔内碎石与取石:较小结石可直接取出,较大结石可利用钬激光、气压弹道、超声、液电器械等击碎。碎石过程中需保持操作通道通畅,避免肾盂内压力增高,造成水中毒或菌血症。碎石可用冲洗和钳取方式取出。带吸引功能的超声气压弹道碎石器可在碎石同时吸出结石碎片，使肾内压降低，尤其适用于体积较大的感染性结石患者。根据情况决定是否放置双J管。手术结束时留置肾造瘘管可以压迫穿刺通道、引流肾集合系统、减少术后出血和尿外渗，有利于再次处理残石，而且不会增加患者疼痛的程度和延长住院的时间。有些医师尝试术后不留置造瘘管，对于初学者不适用。⑧术后处理：监测生命体征和引流液颜色，防治水中毒、感染等。术后1天复查KUB，如无残余结石，可于术后1～2天拔除肾造瘘管。如存在残余结石，根据情况进行Ⅱ期PCNL、或多通道PCNL、或联合ESWL，残余尿酸胱氨酸结石可通过造瘘管进行溶石治疗。

(6)常见并发症及其处理如下。①肾实质出血：是Ⅰ期经皮肾镜操作的常见并发症。通常为静脉性出血。术中肾实质出血常可通过操作鞘压迫控制，如术中出血严重，应停止手术，用气囊导管压迫控制，择期行Ⅱ期手术。术后出血可夹闭肾造瘘管，通常出血可得到控制。如出血较多，需要及时输血。动脉性出血较严重，如出血不能得到控制、血红蛋白进行性下降者，可行动脉造影检查，必要时行选择性肾动脉栓塞，若出血凶险难以控制，应及时改开放手术，以便探查止血，必要时切除患肾。②邻近脏器损伤：肋间穿刺可能损伤胸膜、肝、脾，利用超声引导穿刺可以避免。一旦发现患者出现胸痛、呼吸异常、怀疑气胸或液气胸，应立即停止手术，留置肾造瘘管并保持引流通畅，留置胸腔闭式引流。穿刺位点偏下或偏前，可能损伤肠管。重在预防和及时发现，并作出符合外科原则的处理。③集合系统穿孔：操作中器械移动幅度过大、碎石器械损可造成集合系统穿孔，如保持操作通道通畅，小的穿孔可不必处理。如穿孔造成出血、水吸收等应停止手术，放置输尿管支架管及肾造瘘管，充分引流。择期行Ⅱ期手术。④稀释性低钠血症：手术时间过长、高压灌注造成水吸收过多所致。停止手术，急查电解质，予高渗盐水、利尿、吸氧等治疗可缓解。⑤感染和肾周积脓：重在预防，术前控制泌尿系统感染，肾积水明显者予充分引流。手术后保持输尿管导管、肾造瘘管通常非常重要，并予抗生素治疗。

(7)开展PCNL注意事项：PCNL是一项技术要求很高的操作，需要术者具有相当的专业技术和经验，应在有条件的医院施行。开展PCNL前，应利用模拟器械、动物手术等进行模拟训练。开展手术早期宜选择简单病例，如：单发肾盂结石合并中度以上肾积水，患者体形中等，无其他伴随疾病。复杂或体积过大的肾结石手术难度较大，应在经验丰富的医师指导下手术。合并肾功能不全者或肾积脓先行经皮肾穿刺造瘘引流，待肾功能改善及感染控制后再Ⅱ期取石。完全鹿角形肾结石可分期多次多通道取石，但手术次数不宜过多(一般单侧取石不超过3次)，每次手术时间不宜过长，需视患者耐受程度而定。

3.开放手术或腹腔镜手术取石

近年来，随着体外冲击波碎石和腔内泌尿外科技术的发展，特别是经皮肾镜和输尿管镜碎石取石术的广泛应用，开放性手术在肾结石治疗中的运用已经显著减少。在某些医院，肾结石病例中开放手术仅占1%～5.4%。但是，开放性手术取石在某些情况下仍具有极其重要的临床应用价值。

(1)适应证：①ESWL、PCNL、URS手术或治疗失败，或上述治疗方式出现并发症须开放手术处理。②骨骼系统异常不能摆ESWL、PCNL、URS体位者。③肾结石合并解剖异常者，如肾盂输尿管连接部狭窄、漏斗部狭窄、肾盏憩室等。这些解剖异常需要在取石同时进行处理。④异位肾、马蹄肾等不易行ESWL、PCNL、URS等手术者。⑤同时需要开放手术治疗其他疾病。⑥无功能肾需行肾切除。⑦小儿巨大肾结石，开放手术简单，只需一次麻醉。

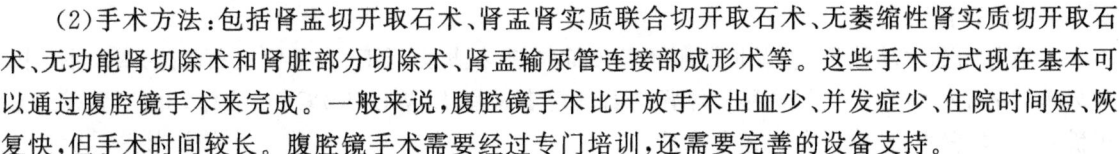

（2）手术方法：包括肾盂切开取石术、肾盂肾实质联合切开取石术、无萎缩性肾实质切开取石术、无功能肾切除术和肾脏部分切除术、肾盂输尿管连接部成形术等。这些手术方式现在基本可以通过腹腔镜手术来完成。一般来说，腹腔镜手术比开放手术出血少、并发症少、住院时间短、恢复快，但手术时间较长。腹腔镜手术需要经过专门培训，还需要完善的设备支持。

（四）特殊情况的治疗

1.鹿角形肾结石

鹿角形肾结石是指充满肾盂和至少 1 个肾盏的结石。部分性鹿角状结石仅仅填充部分集合系统，而完全性鹿角状结石则填充整个肾集合系统。新发的鹿角形肾结石都应该积极地治疗，患者必须被告知积极治疗的益处与相关的风险。在大多数的情况下，PCNL 应作为首选的治疗手段；若肾解剖正常，体积小的鹿角形肾结石可考虑单用 ESWL 治疗，碎石前应先保证充分的引流；若结石无法通过合理次数的微创技术处理，可考虑采用开放手术。

鹿角形肾结石以单通道的经皮肾取石术有时无法清除所有结石，可以建立第 2、第 3 条微创经皮肾通道，进行多通道碎石取石术。多通道的建立时间，通常在第一通道变为成熟通道的基础上才可以进行，一般在Ⅰ期手术后 5～7 天。对于操作熟练者如手术顺利，可一期进行多通道穿刺。由于第 2、3 通道仅需扩张至 F14～F18，损伤和出血的危险较小，安全性较高。多通道形成后可加快取石的速度，提高对鹿角形肾结石的清除能力。

完全性鹿角形肾结石可分期多次取石，对巨大的结石可采用多通道取石，但手术的次数不宜过多（一般单侧取石≤3 次），每次手术的时间不宜过长。必要时需视患者的耐受程度和医师的经验，联合应用 ESWL 辅助或 PCNL-ESWL-PCNL"三明治治疗法"。

若无很好的条件和经验开展 PCNL，鹿角形结石可采用开放性手术治疗。可以选择的手术包括扩大的肾盂肾盏切开取石术、无萎缩性肾实质切开取石术、复杂的放射状肾实质切开术和低温下肾脏手术。

2.马蹄肾肾结石

马蹄肾肾结石可采用 PCNL，也可采用开放手术取石。马蹄肾的两肾下极多在脊柱前方融合成峡部，输尿管与肾盂高位连接，伴有肾旋转不良，各组肾盏朝向背侧。因肾脏位置较正常低，肾上极更靠后外侧，故穿刺时多从背部经肾上盏或中盏入路。由于输尿管上段在峡部前侧位跨越行走并与肾盂连接，UPJ 处成坡状，肾盏漏斗部狭长，造成术后残石很难自行排出，尤其是肾下盏结石，所以手术中应尽量清除所有结石，必要时进行多通道碎石取石术。如果 UPJ 的高位连接未造成明显的功能性梗阻，一般可不予处理。

马蹄肾结石如需行 ESWL，应根据肾在体表的投影，取俯卧位行 ESWL 治疗（即冲击波从前腹进入体内）。

3.孤立肾肾结石

孤立肾肾结石孤立肾患者由于代偿性肾增大，肾皮质厚，在 PCNL 手术中，穿刺、扩张时容易出血。可采用微造瘘 mPCNL，建立 F14～F18 皮肾通道，对肾皮质的损伤减少、出血的概率较低。另外，分两期手术较安全。手术的关键在于解除梗阻，改善肾功能，采用合理的通道大小和取石次数。对于难以取净的残石可术后结合 ESWL 治疗。每次治疗后必须监测肾功能的变化，治疗间隔的时间适当延长。

若无很好的条件和经验开展 PCNL，也可采用开放手术取石。

4.移植肾肾结石

移植肾为孤立功能肾,患者长期服用免疫抑制剂,抵抗力低下,合并肾结石时应采取创伤小、效果确切的治疗方法。推荐肾移植伴肾结石的患者采用 ESWL 和 PCNL 治疗。由于移植肾位于髂窝,位置表浅,经皮肾穿刺容易成功。

移植肾及输尿管均处于去神经状态,因此,可以在局麻+静脉镇痛下进行手术。一般来说,患者采用仰卧位。但是,如果合并输尿管狭窄,则采用截石位。

移植肾的输尿管膀胱吻合口多位于膀胱顶侧壁,输尿管逆行插管不易成功。术中可先 B 超定位,穿刺成功后注入造影剂,然后在 X 线定位下穿刺目标肾盏。

手术时间不宜过长,出血明显时应待Ⅱ期手术取石。

5.肾盏憩室结石

肾盏憩室结石可采用 PCNL 或逆行输尿管软镜来处理。后腹腔镜手术也可用于治疗肾盏憩室结石。通常不采用 ESWL 治疗,因为肾集合系统和憩室之间的连接部相对狭窄,即使碎石效果较好,结石仍有可能停留在原处而无法排出。

mPCNL 治疗时,术中经预置的导管逆行注入亚甲蓝帮助寻找狭小的漏斗部开口,取石后将狭窄部切开或扩张,并放置一根 F6 双 J 管,并留置 30 天。

腹侧的肾盏憩室可以经腹腔镜下切除,祛除结石、缝合憩室口。

6.盆腔肾肾结石

对于肾脏位于盆腔的患者,推荐使用 ESWL 治疗。PCNL 的难度大,一般不宜采用,必要时可采取开放手术或腹腔镜手术。

7.髓质海绵肾结石

海绵肾表现为部分肾髓质集合管的囊状扩张,形成的结石一般位于肾乳头的近端,结石细小呈放射状分布。只要结石不引起梗阻,一般不需处理其肾结石。经皮肾取石术难以处理此类结石,而且极易损伤肾乳头,日后形成的瘢痕会造成集合管的梗阻。较大的结石或结石排至肾盂或肾盏引起梗阻时,可采用ESWL、RIRS 或 PCNL 治疗。口服枸橼酸制剂及维生素 B_6、增加液体的摄入以抑制结石的生长。

8.小儿肾结石

小儿肾结石一般可用 ESWL 治疗,因小儿的代偿能力较强,排石能力较成人强,单纯碎石的指征较成人稍宽。若结石较大而梗阻不严重,应先置双 J 管后碎石;如碎石效果不佳或结石梗阻严重,则可采取微创经皮肾取石解决。一般情况下不宜双侧同时碎石或经皮取石。

9.过度肥胖的患者

对于过度肥胖的患者,患者皮肤至结石的距离过大,ESWL 定位困难,因而不易成功,推荐选用 PNL 或开放手术。标准经皮肾取石术使用的肾镜太短,不适合这类患者的手术操作,过去曾被认为是手术的禁忌证。但是,微创经皮肾取石术由于使用了长而纤细的内镜,只需在扩张通道时使用加长的工作鞘。

肥胖患者对俯卧位耐受差,易发生通气障碍,体位可采用患侧垫高 45°的斜仰卧位,患者相对更易耐受手术。必要时可采取气管插管全麻。

由于皮肾通道较长,留置的肾造瘘管术后容易脱出,可以放置 F14～F16 的末端开口的气囊导尿管,向外轻轻牵引后皮肤缝线固定。X 线透视下注入造影剂,确保气囊位于肾盏内。

(五)结石治疗的注意事项

1.双侧上尿路结石的处理原则

双侧上尿路同时存在结石约占结石患者的 15%,传统的治疗方法一般是对两侧结石进行分期手术治疗,随着体外碎石、腔内碎石设备的更新与泌尿外科微创技术的进步,对于部分一般状况较好、结石清除相对容易的上尿路结石患者,可以同期微创手术治疗双侧上尿路结石。

双侧上尿路结石的治疗原则:①双侧输尿管结石,如果总肾功能正常或处于肾功能不全代偿期,血肌酐值<178.0 $\mu mol/L$,先处理梗阻严重一侧的结石;如果总肾功能较差,处于氮质血症或尿毒症期,先治疗肾功能较好一侧的结石,条件允许,可同时行对侧经皮肾穿刺造瘘,或同时处理双侧结石。②双侧输尿管结石的客观情况相似,先处理主观症状较重或技术上容易处理的一侧结石。③一侧输尿管结石,另一侧肾结石,先处理输尿管结石,处理过程中建议参考总肾功能、分肾功能与患者一般情况。④双侧肾结石,一般先治疗容易处理且安全的一侧,如果肾功能处于氮质血症或尿毒症期,梗阻严重,建议先行经皮肾穿刺造瘘,待肾功能与患者一般情况改善后再处理结石。⑤孤立肾上尿路结石或双侧上尿路结石致急性梗阻性无尿,只要患者情况许可,应及时外科处理,如不能耐受手术,应积极试行输尿管逆行插管或经皮肾穿刺造瘘术,待患者一般情况好转后再选择适当治疗方法。⑥对于肾功能处于尿毒症期,并有水、电解质和酸碱平衡紊乱的患者,建议先行血液透析,尽快纠正其内环境的紊乱,并同时行输尿管逆行插管或经皮肾穿刺造瘘术,引流肾脏,待病情稳定后再处理结石。

2.合并尿路感染的结石的处理原则

由于结石使尿液淤滞易并发感染,同时结石作为异物促进感染的发生,两者可相互促进,对肾功能造成严重破坏。在未祛除结石之前,感染不易控制,严重者可并发菌血症或脓毒血症,甚至危及生命。

所有结石患者都必须进行菌尿检查,必要时行尿培养。当菌尿试验阳性,或者尿培养提示细菌生长,或者怀疑细菌感染时,在取石之前应该使用抗生素治疗,对于梗阻表现明显、集合系统有感染的结石患者,需进行置入输尿管支架管或经皮肾穿刺造瘘术等处理。

上尿路结石梗阻并发感染,尤其是急性炎症期的患者不宜碎石,否则易发生炎症扩散甚至出现脓毒血症,而此类患者单用抗生素治疗又难以奏效,此时亦不宜行输尿管镜取石。通过经皮肾微穿刺造瘘及时行梗阻以上尿路引流可减轻炎症,使感染易于控制,避免感染及梗阻造成肾功能的进一步损害。经皮肾微穿刺造瘘术的应用扩大了体外冲击波碎石及腔镜取石的适应证,可减少并发症,提高成功率,两者合并应用是上尿路结石梗阻伴感染的理想治疗方法。

结石并发尿路真菌感染是临床治疗的难点,常见于广谱抗生素使用时间过长。出现尿路真菌感染时,应积极应用敏感的抗真菌药物。但是,全身应用抗真菌药物毒副作用大,可能加重肾功能的损害,采用局部灌注抗真菌药治疗上尿路结石并发真菌感染是控制真菌感染的好方法。

3.残石碎片的处理

残石碎片常见于 ESWL 术后,也可见于 PCNL、URS 术以及复杂性肾结石开放取石术后,最多见于下组肾盏。结石不论大小,经 ESWL 治疗后都有可能形成残石碎片。结石残余物的直径不超过 4 mm,定义为残余碎片,直径≥5 mm 的结石则称为残余结石。

残石碎片可导致血尿、疼痛、感染、输尿管梗阻及肾积水等并发症的发生。无症状的肾脏残余结石增加了结石复发的风险,残石可以为新结石的形成提供核心。感染性结石的患者在进行治疗后,如伴有结石残留,则结石复发的可能性更大。对于无症状、石块不能自行排出的患者,应该依据结石情况进行相应的处理。有症状的患者,应积极解除结石梗阻,妥善处理可能出现的问题;同时应采取必要的治疗措施以消除症状。有残余碎片或残余结石的应定期复查以确定其致病因素,并进行适当预防。

关于"无临床意义的残石碎片"的定义存在很多争论。对伴有残余结石碎片的患者,长期随访研究表明:随着时间延长,残片逐渐增大,结石复发率增加,部分患者需重复进行取石治疗。

对下组肾盏存在结石或碎片且功能丧失的患者,下极肾部分切除术可以作为治疗选择之一。对于上、中组肾盏的结石,可采用输尿管软镜直接碎石。经皮化学溶石主要适用于含有磷酸镁铵、碳酸盐、尿酸及胱氨酸和磷酸氢钙的结石。

对于残余结石直径>20 mm 的患者,可采用 ESWL 或 PCNL 治疗,在行 ESWL 前,推荐置入双 J 管,可以减少结石在输尿管的堆积,避免出现"石街"。

4."石街"的治疗

"石街"为大量碎石在输尿管与男性尿道内堆积没有及时排出,堆积形成"石街",阻碍尿液排出,以输尿管"石街"为多见。

输尿管"石街"形成的原因:①一次粉碎结石过多。②结石未能粉碎为很小的碎片。③两次碎石间隔时间太短。④输尿管有炎症、息肉、狭窄和结石等梗阻。⑤碎石后患者过早大量活动。⑥ESWL 引起肾功能损害,排出碎石块的动力减弱。⑦ESWL 术后综合治疗关注不够。如果"石街"形成 2 周后不及时处理,肾功能恢复将会受到影响;如果"石街"完全堵塞输尿管,6 周后肾功能将会完全丧失。

在对较大的肾结石进行 ESWL 之前常规放置双 J 管,"石街"的发生率大为降低。无感染的"石街"可继续用 ESWL 治疗,重点打击"石街"的远侧较大的碎石。对于有感染迹象的患者,给予抗生素治疗,并尽早予以充分引流,常采用经皮肾穿刺造瘘术,通常不宜放置输尿管支架管。待感染控制后,行输尿管镜手术,可联合 PCNL。

5.妊娠合并结石的治疗

妊娠合并尿路结石较少见,发病率<0.1%,其中,妊娠中、晚期合并泌尿系统结石较妊娠早期者多见。妊娠合并结石的临床表现主要有腰腹部疼痛、恶心呕吐、膀胱刺激征、肉眼血尿和发热等,与非妊娠期症状相似,且多以肾绞痛就诊。

鉴于 X 线对胎儿的致畸等影响,妊娠合并结石患者禁用放射线检查包括 CT。MRI 检查对肾衰竭患者以及胎儿是安全的,特别是结石引起的肾积水,采用磁共振泌尿系统水成像(MRU)能清楚地显示扩张的集合系统,能明确显示梗阻部位。B 超对结石的诊断准确率高且对胎儿无损害,可反复应用,为首选的方法。通过 B 超和尿常规检查结合临床表现诊断泌尿系统结石并不困难。

妊娠合并结石首选保守治疗,禁止行 ESWL(无论是否为 B 超定位)。应根据结石的大小、梗阻的部位、是否存在着感染、有无肾实质损害以及临床症状来确定治疗方法。原则上对于结石较小、没有引起严重肾功能损害者,采用综合排石治疗,包括多饮水、适当增加活动量、输液利尿、解痉、止痛和抗感染等措施促进排石。

对于妊娠的结石患者,保持尿流通畅是治疗的主要目的。通过局麻下经皮肾穿刺造瘘术、置入双 J 管或输尿管支架等方法引流尿液,可协助结石排出或为以后治疗结石争取时间。妊娠期间麻醉和手术的危险很难评估,妊娠前 3 个月(早期)全麻会导致畸胎的概率增加,但是,一般认为这种机会很小。提倡局麻下留置输尿管支架,建议每 2 个月更换 1 次支架管以防结石形成被覆于支架管。肾积水并感染积液者,妊娠 22 周前在局麻及 B 超引导下进行经皮肾造瘘术为最佳选择,引流的同时尚可进行细菌培养以指导治疗。与留置输尿管支架管一样,经皮肾穿刺造瘘也可避免在妊娠期进行对妊娠影响较大的碎石和取石治疗。

十三、尿路结石的预防

(一)含钙尿路结石的预防

由于目前对各种预防含钙结石复发的治疗措施仍然存在着一定的争议,而且,患者往往需要长期甚至终身接受治疗,因此,充分地认识各种预防措施的利弊是最重要的。对于任何一种预防性措施来说,不仅需要其临床效果确切,同时,还要求它简单易行,而且没有不良反应。否则,患者将难以遵从治疗。

含钙尿路结石患者的预防措施应该从改变生活习惯和调整饮食结构开始,保持合适的体重指数、适当的体力活动、保持营养平衡和增加富含枸橼酸的水果摄入是预防结石复发的重要措施。只有在改变生活习惯和调整饮食结构无效时,再考虑采用药物治疗。

1.增加液体的摄入

增加液体的摄入能增加尿量,从而降低尿路结石成分的过饱和状态,预防结石的复发。推荐每天的液体摄入量在 4 L 以上,使每天的尿量保持在 2.0～2.5 L 以上。建议尿石症患者在家中自行测量尿的比重,使尿的比重低于 1.010 为宜,以达到并维持可靠的尿液稀释度。

关于饮水的种类,一般认为以草酸含量少的非奶制品液体为宜。饮用硬水是否会增加含钙结石的形成,目前仍然存在不同的看法。应避免过多饮用咖啡因、红茶、葡萄汁、苹果汁和可口可乐。推荐多喝橙汁、柠檬水。

2.饮食调节

维持饮食营养的综合平衡,强调避免其中某一种营养成分的过度摄入。

(1)饮食钙的含量:饮食钙的含量低于 20 mmoL/d(800 mg/d)就会引起体内的负钙平衡。低钙饮食虽然能够降低尿钙的排泄,但是可能会导致骨质疏松和增加尿液草酸的排泄。摄入正常钙质含量的饮食、限制动物蛋白和钠盐的摄入比传统的低钙饮食具有更好的预防结石复发的作用。正常范围或者适当程度的高钙饮食对于预防尿路含钙结石的复发具有临床治疗的价值。但是,饮食含钙以外的补钙对于结石的预防可能不利,因为不加控制的高钙饮食会增加尿液的过饱和水平。通过药物补钙来预防含钙结石的复发仅适用于肠源性高草酸尿症,口服 200～400 mg 枸橼酸钙在抑制尿液草酸排泄的同时,可以增加尿液枸橼酸的排泄。推荐多食用乳制品(牛奶、干酪、酸乳酪等)、豆腐等食品。成人每天钙的摄入量应为 20～25 mmoL(800～1 000 mg)。推荐吸收性高钙尿症患者摄入低钙饮食,不推荐其他患者摄入限钙饮食。

(2)限制饮食中草酸的摄入:虽然仅有 10％～15％的尿液草酸来源于饮食,但是,大量摄入富含草酸的食物后,尿液中的草酸排泄量会明显地增加。草酸钙结石患者尤其是高草酸尿症的患者应该避免摄入诸如甘蓝、杏仁、花生、甜菜、欧芹、菠菜、大黄、红茶和可可粉等富含草酸的食物。其中,菠菜中草酸的含量是最高的,草酸钙结石患者更应该注意忌食菠菜。低钙饮食会促进肠道对草酸盐的吸收,增加尿液草酸盐的排泄。补钙对于减少肠道草酸盐的吸收是有利的,但仅适用于肠源性高草酸尿症患者。

(3)限制钠盐的摄入:高钠饮食会增加尿钙的排泄,每天钠的摄入量应少于 2 g。

(4)限制蛋白质的过量摄入:低碳水化合物和高动物蛋白饮食与含钙结石的形成有关。高蛋白质饮食引起尿钙和尿草酸盐排泄增多的同时,使尿的枸橼酸排泄减少,并降低尿的 pH,是诱发尿路含钙结石形成的重要危险因素之一。推荐摄入营养平衡的饮食,保持早、中、晚 3 餐营养的均衡性非常重要。避免过量摄入动物蛋白质,每天的动物蛋白质的摄入量应该限制在 150 g 以内。其中,复发性结石患者每天的蛋白质摄入量不应该超过 80 g。

(5)减轻体重:研究表明,超重是尿路结石形成的至关重要的因素之一。建议尿路结石患者维持适度的体重指数(bodymass index,BMI)。

(6)增加水果和蔬菜的摄入:饮食中水果和蔬菜的摄入可以稀释尿液中的成石危险因子,但并不影响尿钾和尿枸橼酸的浓度。因此,增加水果和蔬菜的摄入可以预防低枸橼酸尿症患者的结石复发。

(7)增加粗粮及纤维素饮食:米麸可以减少尿钙的排泄,降低尿路结石的复发率,但要避免诸如麦麸等富含草酸的纤维素食物。

(8)减少维生素 C 的摄入:维生素 C 经过自然转化后能够生成草酸。服用维生素 C 后尿草酸的排泄会显著增加,形成草酸钙结晶的危险程度也相应增加。尽管目前还没有资料表明大剂量的维生素 C 摄入与草酸钙结石的复发有关,建议复发性草酸钙结石患者避免摄入大剂量的维生素 C。推荐他们每天维生素 C 的摄入不要超过 1.0 g。

(9)限制高嘌呤饮食:伴高尿酸尿症的草酸钙结石患者应避免高嘌呤饮食,推荐每天食物中嘌呤的摄入量少于 500 mg。富含嘌呤的食物:动物的内脏(肝脏及肾脏)、家禽皮、带皮的鲱鱼、沙丁鱼、凤尾鱼等。

3.药物预防性治疗

用于含钙结石预防性治疗的药物虽然种类很多,但是,目前疗效较为肯定的只有碱性枸橼酸盐、噻嗪类利尿剂和别嘌醇。

(1)噻嗪类利尿药:如苯氟噻、三氯噻嗪、氢氯噻嗪和吲达帕胺等,可以降低尿钙正常患者的尿钙水平,降低尿液草酸盐的排泄水平,抑制钙的肠道吸收。另外,噻嗪类药物可以抑制骨质吸收,增加骨细胞的更新,防止伴高钙尿症结石患者发生骨质疏松现象。因此,噻嗪类利尿药的主要作用是减轻高钙尿症,适用于伴高钙尿症的含钙结石患者。常用剂量为氢氯噻嗪 25 mg,或者三氯噻嗪 4 mg/d。

噻嗪类利尿药的主要不良反应是低钾血症和低枸橼酸尿症,与枸橼酸钾一起应用可以减轻不良反应,并且可以增强预防结石复发的作用。部分患者长期应用后可能会出现低血压、疲倦和勃起障碍,应该注意用药后发生低镁血症和低镁尿症的可能性。

(2)正磷酸盐:能够降低 $1,25(OH)_2\text{-}D_3$ 的合成,主要作用是减少钙的排泄并增加磷酸盐及尿枸橼酸的排泄,可以抑制结石的形成。其中,中性正磷酸盐的效果比酸性正磷酸盐好。

正磷酸盐主要应用于伴有高钙尿症的尿路含钙结石患者,但是,目前还缺乏足够的证据来证明其治疗的有效性。因此,临床上可选择性地应用于某些尿路结石患者,不作为预防性治疗的首选药物。

(3)磷酸纤维素:和磷酸纤维钠可以通过与钙结合形成复合物而抑制肠道对钙的吸收,从而降低尿钙的排泄。主要适用于伴吸收性高钙尿症的结石患者,但临床效果还不肯定。由于用药后可能会出现高草酸尿症和低镁尿症,因此目前不推荐将磷酸纤维素用于预防结石复发的治疗。

(4)碱性枸橼酸盐:能够增加尿枸橼酸的排泄,降低尿液草酸钙、磷酸钙和尿酸盐的过饱和度,提高对结晶聚集和生长的抑制能力,能有效地减少含钙结石的复发。

临床上用于预防含钙结石复发的碱性枸橼酸盐种类包括枸橼酸氢钾钠、枸橼酸钾、枸橼酸钠、枸橼酸钾钠和枸橼酸钾镁等制剂。枸橼酸钾和枸橼酸钠都具有良好的治疗效果,但是,钠盐能够促进尿钙排泄,单纯应用枸橼酸钠盐时,降低尿钙的作用会有所减弱。临床研究也表明枸橼酸钾盐的碱化尿液效果比钠盐好,而且,钾离子不会增加尿钙的排泄。因此,枸橼酸钾预防结石复发的作用比枸橼酸钠强。枸橼酸氢钾钠(友来特)具有便于服用、口感较好等优点,患者依从性较高。

尽管碱性枸橼酸盐最适用于伴低枸橼酸尿症的结石患者,但是,目前认为其适应证可能可以扩大至所有类型的含钙结石患者。常用剂量为枸橼酸氢钾钠(友来特)1~2 g,每天 3 次,枸橼酸钾 1~2 g 或者枸橼酸钾钠 3 g,每天 2~3 次。

碱性枸橼酸盐的主要不良反应是腹泻,患者服用后依从性较差。

(5)别嘌醇:可以减少尿酸盐的产生,降低血清尿酸盐的浓度,减少尿液尿酸盐的排泄。此外,别嘌醇还可以减少尿液草酸盐的排泄。

推荐别嘌醇用于预防尿酸结石和伴高尿酸尿症的草酸钙结石患者,用法为 100 mg,每天 3 次,或者 300 mg,每天 1 次。

(6)镁剂:镁通过与草酸盐结合而降低草酸钙的过饱和度,从而抑制含钙尿路结石的形成。补充镁剂在促进尿镁增加的同时,可以增加尿枸橼酸的含量,并提高尿的 pH。因此,镁剂能有效地降低草酸钙结石的复发。适用于伴有低镁尿症或不伴有低镁尿症的草酸钙结石患者。由于含钙结石患者伴低镁尿症者并不多(<4%),因此,除枸橼酸盐以外,目前不推荐将其他的镁盐单独用于预防含钙尿路结石复发的治疗。

(7)葡胺聚糖:可以抑制草酸钙结石的生长,适用于复发性草酸钙结石的治疗,但目前还缺乏关于合成的或半合成的葡胺聚糖应用于预防含钙尿路结石复发的依据。

(8)维生素 B_6:是体内草酸代谢过程中的辅酶之一,体内维生素缺乏可以引起草酸的排泄增高。大剂量的维生素 B_6(300~500 mg/d)对于原发性高草酸尿症患者有治疗作用。维生素 B_6主要用于轻度高草酸尿症和原发性高草酸尿症的患者。

(9)中药:目前认为对含钙结石具有一定预防作用的中药包括泽泻、胖大海、金钱草、玉米须及芭蕉芯等。但是,尚缺乏临床疗效观察的报道。

(二)感染结石的预防

推荐低钙、低磷饮食。氢氧化铝或碳酸铝凝胶可与小肠内的磷离子结合形成不溶的磷酸铝,从而降低肠道对磷的吸收和尿磷的排泄量。对于由尿素酶细菌感染导致的磷酸铵镁和碳酸磷灰石结石,应尽可能用手术方法清除结石。

推荐根据药物敏感试验使用抗生素治疗感染。强调抗感染治疗需要足够的用药疗程。在抗生素疗法的起始阶段,抗生素的剂量相对较大(治疗量),通过 1~2 周的治疗,使尿液达到无菌状态,之后可将药物剂量减半(维持量)并维持 3 个月。要注意每月作细菌培养,如又发现细菌或患者有尿路感染症状,将药物恢复至治疗量以更好地控制感染。

酸化尿液能够提高磷酸盐的溶解度,可以用氯化铵 1 g,2~3 次/天或蛋氨酸 500 mg,2~3 次/天。严重感染的患者,应该使用尿酶抑制剂。推荐使用乙酰羟肟酸和羟基脲等,建议乙酰羟肟酸的首剂为 250 mg,每天 2 次持续 4 周,如果患者能耐受,可将剂量增加 250 mg,每天 3 次。

(三)尿酸结石的预防

预防尿酸结石的关键在于增加尿量、提高尿液的 pH 和减少尿酸的形成和排泄 3 个环节。

1.大量饮水

尿量保持在每天 2 000 mL 以上。

2.碱化尿液

使尿的 pH 维持在 6.5～6.8 之间,可以给予枸橼酸氢钾钠(友来特)1～2 g,3 次/天,枸橼酸钾 2～3 g 或者枸橼酸钾钠 3～6 g,2～3 次/天,或者 $NaHCO_3$ 1.0 g,3 次/天。

3.减少尿酸的形成

血尿酸或尿尿酸增高者,口服别嘌醇 300 mg/d。叶酸比别嘌醇能够更有效地抑制黄嘌呤氧化酶活性,推荐口服叶酸 5 mg/d。

(四)胱氨酸结石的预防

注意大量饮水以增加胱氨酸的溶解度,保证每天的尿量在 3 000 mL 以上,即饮水量至少要达到 150 mL/h。

碱化尿液,使尿的 pH 达到 7.5 以上。可以服枸橼酸氢钾钠(友来特)1～2 g,每天 3 次。避免进食富含蛋氨酸的食品,如大豆、小麦、鱼、肉、豆类和蘑菇等,低蛋白质饮食可减少胱氨酸的排泄。

限制钠盐的摄入,推荐钠盐的摄入量限制在 2 g/d 以下。

尿液胱氨酸的排泄高于 3 mmoL/24 h 时,应用硫普罗宁(α-巯基丙酰甘氨酸)250～2 000 mg/d 或者卡托普利 75～150 mg/d。

(五)其他少见结石的预防

1.药物结石的预防

含钙药物结石的预防:补钙和补充维生素 D 引起的结石与尿钙的排泄增加有关,补充大剂量的维生素 C 可能会促进尿液草酸的排泄。因此,含钙药物结石的预防主要是减少尿钙和尿草酸的排泄,降低尿液钙盐和草酸盐的饱和度。

非含钙药物结石的预防:预防茚地那韦结石的最好方法是充分饮水,每天进水量达到 3 000 mL 以上,可以防止药物晶体的析出。酸化尿液使尿 pH 在 5.5 以下,可能有利于药物晶体的溶解。

氨苯蝶啶、乙酰唑胺、磺胺类药物结石的预防方法是大量饮水以稀释尿液,适当应用碱性药物来提高尿液的 pH,从而增加药物结晶的溶解度。

2.嘌呤结石的预防

嘌呤结石(主要包括 2,8-二羟腺嘌呤结石和黄嘌呤结石)的预防上应该采取低嘌呤饮食;别嘌醇能够抑制黄嘌呤氧化酶,可减少 2,8-二羟腺嘌呤的排泄,从而起防止结石发生的作用。理论上说,碱化尿液可以促进 2,8-二羟腺嘌呤的溶解。

十四、尿路结石的随访

(一)尿路结石临床治疗后的随访

尿路结石临床治疗的目的是最大限度地祛除结石、控制尿路感染和保护肾功能。因此,无石率、远期并发症的发生情况和肾功能的恢复情况是临床随访复查的主要项目。

1.无石率

定期(1 周、1 个月、3 个月、半年)复查 X 线片、B 超或者 CT 扫描,并与术前对比,可以确认各种治疗方法的无石率。尿路结石临床治疗后总的无石率以 PNL 最高,开放性手术次之,联合治疗再次,而ESWL最低。

2.远期并发症

不同的治疗方法可能出现的并发症种类不一样,其中,PCNL的远期并发症主要是肾功能丧失、肾周积液、复发性尿路感染、集合系统狭窄、输尿管狭窄和结石复发等;联合治疗的远期并发症主要是肾功能丧失、复发性尿路感染、残石生长和结石复发等;单纯ESWL的远期并发症包括肾功能丧失和结石复发等;开放性手术的远期并发症有漏尿、输尿管梗阻、肾萎缩、结石复发和反复发作的尿路感染等。术后注意定期复查有利于尽早发现并发症的存在。

3.肾功能

术后3个月至半年复查排泄性尿路造影,以了解肾功能的恢复情况。

(二)尿路结石预防性治疗后的随访

尿路结石患者大致可以分为不复杂的和相对复杂的两类。第一类包括初发结石而结石已排出的患者以及轻度的复发性结石患者,第二类包括病情复杂、结石频繁复发、经治疗后肾脏仍有残留结石,或者有明显的诱发结石复发的危险因素存在的患者。其中,第一类患者不需要随访,第二类患者需要随访。

推荐2次重复收集24小时尿液标本做检查的做法,这样可以提高尿液成分异常诊断的准确性。

空腹晨尿(或早上某一时点的尿标本)pH>5.8时,则应怀疑伴有完全性或不完全性肾小管性酸中毒。同样,空腹晨尿或早上某一时点尿标本可以做细菌学检查和胱氨酸测定。测定血清钾浓度的目的主要是为诊断肾小管性酸中毒提供更多的依据。

(王可举)

第二节 输尿管结石

输尿管结石是泌尿系统结石中的常见疾病,发病年龄多为20~40岁,男性略高于女性。其发病率约占上尿路结石的65%。其中90%以上是继发性结石,即结石在肾内形成后降入输尿管。原发于输尿管的结石较少见,通常合并输尿管梗阻、憩室等其他病变。所以输尿管结石的病因与肾结石基本相同。从形态上看,由于输尿管的塑形作用,结石进入输尿管后常形成圆柱形或枣核形,亦可由于较多结石排入,形成结石串俗称"石街"。

解剖学上输尿管的3个狭窄部将其分为上、中、下3段:①肾盂输尿管连接部。②输尿管与髂血管交叉处。③输尿管的膀胱壁内段,此3处狭窄部常为结石停留的部位。除此之外,输尿管与男性输精管或女性子宫阔韧带底部交叉处以及输尿管与膀胱外侧缘交界处管径较狭窄,也容易造成结石停留或嵌顿。过去的观点认为,下段输尿管结石的发病率最高,上段次之,中段最少。但最新的临床研究发现,结石最易停留或嵌顿的部位是输尿管的上段,约占全部输尿管结石的58%,其中又以第3腰椎水平最多见;而下段输尿管结石仅占33%。在肾盂及肾盂输尿管连接部起搏细胞的影响下,输尿管有节奏的蠕动,推动尿流注入膀胱。因此,在结石下端无梗阻的情况下,直径≤0.4 cm的结石约有90%可自行降至膀胱随尿流排出,其他情况则多需要进行医疗干预。

一、症状

(一)疼痛

1.中、上段输尿管结石

当结石停留在 1 个特定区域而无移动时,常引起输尿管完全或不完全性的梗阻,尿液排出延迟引起肾脏积水,可出现腰部胀痛、压痛及叩痛。随着肾脏"安全阀"开放引起尿液静脉、淋巴管或肾周反流,肾内压力降低,疼痛可减轻,甚至完全消失。而当结石随输尿管蠕动和尿流影响,发生移动时,则表现为典型的输尿管绞痛。上段输尿管结石一般表现为腰区或胁腹部突发锐利的疼痛,并可放射到相应的皮肤区及脊神经支配区,如可向同侧下腹部、阴囊或大阴唇放射。值得注意的是,腰背部皮肤的带状疱疹经常以单侧腰胁部的疼痛出现,在疱疹出现前几乎无法确诊,因此常与肾脏或输尿管上段的结石相混淆,需要仔细询问病史以排除可能性。中段的输尿管结石表现为中、下腹部的剧烈疼痛。这种患者常以急腹症就诊,因此常需与腹部其他急症相鉴别。例如,右侧需考虑急性阑尾炎,胃、十二指肠溃疡穿孔;左侧需考虑急性肠憩室炎、肠梗阻、肠扭转等疾病。在女性还需要注意排除异位妊娠导致输卵管破裂、卵巢扭转、卵巢破裂等疾病,以免造成误诊。

2.下段输尿管结石

下段输尿管结石引起疼痛位于下腹部,并向同侧腹股沟放射。当结石位于输尿管膀胱连接处时,由于膀胱三角区的部分层次由双侧输尿管融合延续而来,因此可表现为耻骨上区的绞痛,伴有尿频、尿急、尿痛等膀胱刺激征,排尿困难。在男性还可放射至阴茎头。牵涉痛产生于髂腹股沟神经和生殖股神经的生殖支神经。因此在排除泌尿系统感染等疾病后,男性患者需要与睾丸扭转或睾丸炎相鉴别。在女性则需要与卵巢疾病相鉴别。

(二)血尿

约 90% 的患者可出现血尿,而其中 10% 为肉眼血尿,还有一部分患者由于输尿管完全梗阻而无血尿。输尿管结石产生血尿的原因:结石进入输尿管引起输尿管黏膜受损出血或引起感染。因此一般认为,先出现输尿管绞痛而后出现血尿的患者应首先考虑输尿管结石;而当先出现大量肉眼血尿,排出条索状或蚯蚓状血块,再表现为输尿管绞痛的患者则可能是由于梗阻上端来源的大量血液排入输尿管后未及时排出,凝固形成血块引起绞痛,因此需要首先排除肾脏出血性疾病,例如,肾盂恶性肿瘤或者肾小球肾炎等肾脏内科疾病。

(三)感染与发热

输尿管结石可引起梗阻导致继发感染引起发热,其热型以弛张热、间歇热或不规则发热为主。严重时还可引起中毒性休克症状,出现心动过速、低血压、意识障碍等症状。产脲酶的细菌感染(如变形杆菌、铜绿假单胞菌、枯草杆菌、产气肠杆菌等)还可形成感染性结石进一步加重梗阻。尽管抗生素治疗有时可以控制症状,但许多情况下,在解除梗阻以前,患者的发热不能得到有效的改善。

(四)恶心、呕吐

输尿管与胃肠有共同的神经支配,因此输尿管结石引起的绞痛常引起剧烈的胃肠症状,表现出恶心、呕吐等症状。这一方面为其诊断提供了重要的线索,但更多情况下往往易与胃肠或胆囊疾病相混淆,造成误诊。当与血尿等症状同时出现时,有助于鉴别。

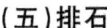

（五）排石

部分患者以排尿过程中发现结石为主诉就诊,其中有部分患者已确诊患有结石,行碎石治疗后,结石排出;还有部分患者既往无结石病史。排石的表现不一,从肉眼可见的结石颗粒到浑浊的尿液,常与治疗方式及结石的成分有关。

（六）其他

肾脏移植术后输尿管结石的患者,由于移植物在手术过程中神经、组织受到损伤,发生结石后一般无明显症状,多在移植术后随访过程中通过超声波探查发现。妊娠后子宫增大,压迫输尿管,导致尿液排出受阻可并发结石,其发病率<0.1%,其中又以妊娠中、晚期合并泌尿系统结石较多见。临床表现主要有腰腹部疼痛、恶心呕吐、膀胱刺激征、肉眼血尿和发热等,与非妊娠期症状相似,且多以急腹症就诊,但需要与妇产科急症相鉴别。尽管输尿管结石的患者多由于上述主诉而就医,但不可忽视少数患者可无任何临床症状,仅在体检或者治疗结石后随访中发现输尿管结石。

二、体征

输尿管绞痛的患者,表情痛苦,卧位、辗转反复变换体位。输尿管上段结石常可表现为肾区、胁腹部的压痛和叩击痛。输尿管走行区域可有深压痛,但除非伴有尿液外渗,否则无腹膜刺激征,可与腹膜腔内的脏器穿孔、感染相鉴别。有时经直肠指诊可触及输尿管末端的结石,是较方便的鉴别手段。

三、输尿管结石的诊断

与肾结石一样,完整的输尿管结石诊断应包括:①结石自身的诊断,包括结石部位、体积、数目、形状、成分等。②结石并发症的诊断,包括感染、梗阻的程度、肾功能损害等。③结石病因的评价。对通过病史、症状和体检后发现,具有泌尿系统结石或者排石病史,出现肉眼或镜下血尿和/或运动后输尿管绞痛的患者,应进入下述诊断过程。

（一）实验室检查

1.尿液检查

尿液常规检查可见镜下血尿,运动后血尿加重具有一定意义。伴感染时有脓尿。结晶尿多在肾绞痛时出现。尿液 pH 可为分析结石成分提供初步依据。尿液培养可指导尿路感染抗生素的使用。

2.血液常规检查

剧烈的输尿管绞痛可导致交感神经高度兴奋,机体发生应激反应,出现血白细胞数升高;当其升到 $13 \times 10^9/L$ 以上则提示存在尿路感染。血电解质、尿素和肌酐水平是评价总肾功能的重要指标,当由于输尿管梗阻导致肾脏积水、肾功能损害时,常需要结合上述指标指导制订诊疗方案。

（二）影像学检查

影像学检查是确诊结石的主要方法。目的在于明确结石的位置、数目、大小、可能的成分、可能的原因、肾功能、是否合并肾积水、是否合并感染、是否合并尿路畸形、既往治疗情况等。所有具有泌尿系统结石临床症状的患者都应该行影像学检查,其结果对于结石的进一步检查和治疗具有重要的参考价值。

1.B 超

超声波检查是一种简便、无创伤的检查,是使用最广泛的输尿管结石的筛查手段。它可以发现 2 mm 以上非 X 线透光结石即通常所称"阳性"结石及 X 线透光结石即"阴性"结石。超声波检查还可以了解结石以上尿路的扩张程度,间接了解肾皮质、实质厚度和集合系统的情况。超声检查能同时观察膀胱和前列腺,寻找结石形成的诱因和并发症。但输尿管壁薄,缺乏 1 个良好的"声窗"衬托结石的背景,因此输尿管结石检出率低于肾结石。不过一旦输尿管结石引起上尿路积水,则可沿积水扩张的输尿管下行,扫查到输尿管上段的结石或提示梗阻的部位。由于受肠道及内容物的影响,超声波检查诊断输尿管中段结石较困难。而采用充盈尿液的膀胱作为"声窗",则能发现输尿管末端的结石。此外,经直肠超声波检查(TRUS)也能发现输尿管末端的结石。尽管超声波检查存在一定的缺陷,但其仍是泌尿系统结石的常规检查方法,尤其是在肾绞痛时可作为首选方法。

2.尿路平片(KUB平片)

尿路平片可以发现 90% 左右非 X 线透光结石,能够大致地确定结石的位置、形态、大小和数量,并且通过结石影的明暗初步提示结石的化学性质。因此,可以作为结石检查的常规方法。在尿路平片上,不同成分的结石显影程度依次为:草酸钙、磷酸钙和磷酸铵镁、胱氨酸、含尿酸盐结石。单纯性尿酸结石和黄嘌呤结石能够透过 X 线,胱氨酸结石的密度低,后者在尿路平片上的显影比较淡。最近还有研究者采用双重 X 线吸光度法检测结石矿物质含量(stone mineral content,SMC)和密度(stone mineral density,SMD)。并在依据两者数值评估结石脆性的基础上,为碎石方法的选择提供重要依据。他们认为当结石 SMC>1.27 gm 时,应采用 PCNL 或 URSL 等方法,而不宜选择 ESWL。

与肾或膀胱结石相比,输尿管结石一般体积较小,同时输尿管的走形区域有脊椎横突及骨盆组织重叠,因此即使质量优良的 KUB 平片,尽管沿输尿管走行区域仔细寻找可能增加结石检出的概率,但仍有约 50% 急诊拍片的结石患者无法明确诊断。腹部侧位片有助于胆囊结石与输尿管结石的鉴别,前者结石影多位于脊柱的前侧;后者多位于脊柱的前缘之后。钙化的淋巴结、静脉石、骨岛等也可能被误认为结石,需仔细鉴别。可插入输尿管导管拍摄双曝光平片,如钙化影移动的距离和导管完全一致,则表明阴影在导管的同一平面。另外,由于输尿管的走行不完全位于 1 个冠状平面,因此 KUB 片上结石影存在不同的放大倍数,输尿管中段放大率最大,下段最小。因此,中段结石下移,结石影会缩小,此时不应认为结石溶解。

3.静脉尿路造影(IVU)

静脉尿路造影应该在尿路平片的基础上进行,其价值在于了解尿路的解剖,发现有无尿路的发育异常,如输尿管狭窄、输尿管瓣膜、输尿管膨出等。确定结石在尿路的位置,发现尿路平片上不能显示的X线透光结石,鉴别 KUB 平片上可疑的钙化灶。此外,还可以初步了解分侧肾脏的功能,确定肾积水程度。在一侧肾脏功能严重受损或者使用普通剂量造影剂而肾脏不显影的情况下,采用加大造影剂量或者延迟拍片的方法往往可以达到肾脏显影的目的。在肾绞痛发作时,由于急性尿路梗阻往往会导致肾脏排泄功能减退,尿路不显影或显影不良,进而轻易诊断为无肾功能。因此建议在肾绞痛发生 2 周后,梗阻导致的肾功能减退逐渐恢复时,再行 IVU 检查。

IVU 的禁忌证主要包括:①对碘剂过敏、总肾功能严重受损、妊娠早期(3 个月内)、全身状况衰竭者为 IVU 绝对禁忌证。②肝功能不全、心功能不全,活动性肺结核、甲状腺功能亢进、有哮喘史及其他药物过敏史者慎用。③总肾功能中度受损者、糖尿病、多发性骨髓瘤的患者肾功能不全时避免使用。如必须使用,应充分水化减少肾脏功能损害。

4.CT 扫描

随着 CT 技术的发展,越来越多复杂的泌尿系统结石需要做 CT 扫描以明确诊断。CT 扫描不受结石成分、肾功能和呼吸运动的影响,而且螺旋 CT 还能够同时对所获取的图像进行二维及三维重建,获得矢状或冠状位成像,因此,能够检出其他常规影像学检查中容易遗漏的微小结石(如 0.5 mm 的微结石)。关于 CT 扫描的厚度,有研究者认为,采用 3 mm 厚度扫描可能更易发现常规 5 mm 扫描容易遗漏的微小的无伴随症状的结石,因而推荐这一标准。而通过 CT 扫描后重建得到的冠状位图像能更好地显示结石的大小,为结石的治疗提供更为充分的依据,但这也将增加患者的额外费用。CT 诊断结石的敏感性比尿路平片及静脉尿路造影高,尤其适用于急性肾绞痛患者的确诊,可以作为 B 超、X 线检查的重要补充。CT 片下,输尿管结石表现为结石高密度影及其周围水肿的输尿管壁形成的"框边"现象。近期研究发现,双侧肾脏 CT 值相差 5.0 Hu 以上,CT 值较低一侧常伴随输尿管结石导致的梗阻。另外,结石的成分及脆性可以通过不同的 CT 值(Hu 单位)改变进行初步的评估,从而对治疗方法的选择提供参考。对于碘过敏或者存在其他 IVU 禁忌证的患者,增强 CT 能够显示肾脏积水的程度和肾实质的厚度,从而反映肾功能的改变情况。有的研究认为,增强 CT 扫描在评价总肾和分肾功能上,甚至可以替代放射性核素肾脏扫描。

5.逆行(RP)或经皮肾穿刺造影

属于有创性的检查方法,不作为常规检查手段,仅在静脉尿路造影不显影或显影不良以及怀疑是X线透光结石、需要做进一步的鉴别诊断时应用。逆行性尿路造影的适应证包括:①碘过敏无法施行 IVU。②IVU 检查显影效果不佳,影响结石诊断。③怀疑结石远端梗阻。④需经输尿管导管注入空气作为对比剂,通过提高影像反差显示 X 线透光结石。

6.磁共振水成像(MRU)

磁共振对尿路结石的诊断效果极差,因而一般不用于结石的检查。但是,磁共振水成像(MRU)能够了解上尿路梗阻的情况,而且不需要造影剂即可获得与静脉尿路造影同样的效果,不受肾功能改变的影响。因此,对于不适合做静脉尿路造影的患者(如碘造影剂过敏、严重肾功能损害、儿童和妊娠妇女等)可考虑采用。

7.放射性核素显像

放射性核素检查不能直接显示泌尿系统结石,但是,它可以显示泌尿系统的形态,提供肾脏血流灌注、肾功能及尿路梗阻情况等信息,因此对手术方案的选择以及手术疗效的评价具有一定价值。此外,肾动态显影还可以用于评估体外冲击波碎石对肾功能的影响情况。

8.膀胱镜、输尿管镜检查

输尿管结石一般不需要进行膀胱镜检查,其主要适应证:①需要行 IVU 或输尿管插管拍双曝光片。②需要了解碎石后结石是否排入膀胱。

四、治疗方法的选择

目前治疗输尿管结石的主要方法有保守治疗(药物治疗和溶石治疗)、体外冲击波碎石(ES-WL)、输尿管镜(URSL)、经皮肾镜碎石术(PCNL)、开放及腹腔镜手术。大部分输尿管结石通过微创治疗如体外冲击波碎石和/或输尿管镜、经皮肾镜碎石术治疗均可取得满意的疗效。输尿管结石位于输尿管憩室内、狭窄段输尿管近端的结石以及需要同时手术处理先天畸形等结石病因导致微创治疗失败的患者往往需要开放或腹腔镜手术取石。

对于结石体积较小（一般认为直径＜0.6 cm）可通过水化疗法，口服药物排石。较大的结石，除纯尿酸结石外，其他成分的结石，包括含尿酸铵或尿酸钠的结石，溶石治疗效果不佳，多不主张通过口服溶石药物溶石。对于 X 线下显示低密度影的结石，可以利用输尿管导管或双 J 管协助定位试行 ESWL。尿酸结石在行逆行输尿管插管进行诊断及引流治疗时，如导管成功到达结石上方，可在严密观察下行碱性药物局部灌注溶石，此方法较口服药物溶石速度更快。

关于 ESWL 和输尿管镜碎石两者在治疗输尿管结石上哪种更优的争论一直存在。相对于输尿管镜碎石术而言，ESWL 再次治疗的可能性较大，但其拥有微创、无须麻醉、不需住院、价格低廉等优点，即使加上各种辅助治疗措施，ESWL 仍然属于微创的治疗方法。另一方面，越来越多的文献认为，输尿管镜是一种在麻醉下进行的能够"一步到位"的治疗方法。有多篇文献报道了输尿管镜和 ESWL 之间的对照研究，对于直径≤1 cm 的上段输尿管结石，意见较一致，推荐 ESWL 作为一线治疗方案；而争论焦点主要集中在中、下段输尿管结石的治疗上。对于泌尿外科医师而言，一位患者具体选择何种诊疗方法最合适，取决于经验及所拥有的设备等。

五、保守治疗

（一）药物治疗

临床上多数尿路结石需要通过微创的治疗方法将结石粉碎并排出体外，少数比较小的尿路结石可以选择药物排石。排石治疗的适应证：①结石直径＜0.6 cm。②结石表面光滑。③结石以下无尿路梗阻。④结石未引起尿路完全梗阻，局部停留少于 2 周。⑤特殊成分（尿酸结石和胱氨酸结石）推荐采用排石疗法。⑥经皮肾镜、输尿管镜碎石及 ESWL 术后的辅助治疗。

排石方法主要包括：①每天饮水 2 000～3 000 mL，保持昼夜均匀。②双氯芬酸钠栓剂肛塞：双氯芬酸钠能够减轻输尿管水肿，减少疼痛发作风险，促进结石排出，推荐应用于输尿管结石，但对于有哮喘及肝肾功能严重损害的患者应禁用或慎用。③口服 α-受体阻滞剂（如坦索罗辛）或钙离子通道拮抗剂。坦索罗辛是一种高选择性 α-肾上腺素能受体阻滞剂，使输尿管下段平滑肌松弛，尤其可促进输尿管下段结石的排出。此外，越来越多的研究表明口服 α-受体阻滞剂作为其他碎石术后的辅助治疗，有利于结石碎片，特别是位于输尿管下段的结石排出。④中医中药。治疗以清热利湿，通淋排石为主，佐以理气活血、软坚散结。常用的成药有尿石通等；常用的方剂如八正散、三金排石汤和四逆散等。针灸疗法无循证医学的证据，可以作为辅助疗法。包括体针、电针、穴位注射等。常用穴位有肾俞、中脘、京门、三阴交和足三里等。⑤适度运动。根据结石部位的不同选择体位排石。

（二）溶石治疗

近年来，我国在溶石治疗方面处于领先地位。其主要应用于纯尿酸结石和胱氨酸结石。尿酸结石：口服别嘌醇，根据血、尿的尿酸值调整药量；口服枸橼酸氢钾钠或 $NaHCO_3$ 片，以碱化尿液维持尿液 pH 在6.5～6.8。胱氨酸结石：口服枸橼酸氢钾钠或 $NaHCO_3$ 片，以碱化尿液，维持尿液 pH 在 7.0 以上。治疗无效者，应用青霉胺，但应注意药物不良反应。

六、体外冲击波碎石术

体外冲击波碎石术（ESWL）可使大多数输尿管结石行原位碎石治疗即可获得满意疗效，并发症发生率较低。但由于输尿管结石在尿路管腔内往往处于相对嵌顿的状态，其周围缺少 1 个有利于结石粉碎的液体环境,与同等大小的肾结石相比,粉碎的难度较大。因此,许多学者对ESWL 治疗输尿管结石的冲击波能量和次数等治疗参数进行了有益的研究和探讨。以往的观点认为冲击波能量、次数越高治疗效果越好。但最近,有研究表明,当结石大小处于 1~2 cm 之间时,低频率冲击波(SR 60~80 次/分)较高频率(FR 100~120 次/分)效果更好。这样一来,相同时间下冲击波对输尿管及周围组织的损伤总次数减少,因而出现并发症的概率随之降低。

ESWL 疗效与结石的大小、结石被组织包裹程度及结石成分有关,大而致密的结石再次治疗率比较高。大多数输尿管结石原位碎石治疗即可获得满意的疗效。有些输尿管结石需放置输尿管支架管通过结石或者留置于结石的下方进行原位碎石;也可以将输尿管结石逆行推入肾盂后再行 ESWL 治疗。但 ESWL 的总治疗次数应限制在 3 次以内。对直径≤1 cm 的上段输尿管结石首选 ESWL,>1 cm 的结石可选择 ESWL、输尿管镜(URSL)和经皮肾镜碎石术(PCNL);对中、下段输尿管结石可选用 ESWL 和 URSL。当结石嵌顿后刺激输尿管壁,引起炎症反应,导致纤维组织增生,常可引起结石下端输尿管的梗阻,影响 ESWL 术后结石排出。因此对于结石过大或纤维组织包裹严重,需联合应用 ESWL 和其他微创治疗方式(如输尿管支架或输尿管镜、经皮肾镜碎石术)。

随着计算机技术和医学统计学以及循证医学的发展,研究者在计算机软件对输尿管结石ESWL 术预后的评估方面进行了有益的探索。Gomha 等人将结石部位、结石长度、宽度、术后是否留置双 J 管等数据纳入了人工神经网络(artificial neural network,ANN)和 logistic 回归模型(logistic regression model,LR)系统,对比两者在输尿管结石 ESWL 术后无结石生存情况方面的预测能力。结果显示,两者在 ESWL 有效患者的评估中均具有较高价值,两者无明显差别。但对于 ESWL 碎石失败的输尿管结石患者 ANN 的评估效果更好。

七、输尿管镜

自输尿管镜应用于临床以来,输尿管结石的治疗发生了根本性的变化。新型小口径硬性、半硬性和软性输尿管镜的应用,与新型碎石设备如超声碎石、液电碎石、气压弹道碎石和激光碎石的广泛结合,以及输尿管镜直视下套石篮取石等方法的应用,极大地提高了输尿管结石微创治疗的成功率。

(一)适应证及禁忌证

(1)输尿管镜取石术的适应证包括:①输尿管中、下段结石。②ESWL 失败后的输尿管上段结石。③ESWL 术后产生的"石街"。④结石并发可疑的尿路上皮肿瘤。⑤X 线透光的输尿管结石。⑥停留时间超过 2 周的嵌顿性结石。

(2)禁忌证包括:①不能控制的全身出血性疾病。②严重的心、肺功能不全,手术耐受差。③未控制的泌尿道感染。④腔内手术后仍无法解决的严重尿道狭窄。⑤严重髋关节畸形,摆放截石位困难。

(二)操作方法

1.输尿管镜的选择

输尿管镜下取石或碎石方法的选择,应根据结石的部位、大小、成分、合并感染情况、可供使用的仪器设备、泌尿外科医师的技术水平和临床经验以及患者本身的情况和意愿等综合考虑。目前使用的输尿管镜有硬性、半硬性和软性 3 类。硬性和半硬性输尿管镜适用于输尿管中、下段输尿管结石的碎石取石,而软输尿管镜则多适用于肾脏、输尿管中、上段结石特别是上段的碎石及取石。

2.手术步骤

患者取截石位,先用输尿管镜行膀胱检查,然后在安全导丝的引导下,置入输尿管镜。输尿管口是否需要扩张,取决于输尿管镜的粗细和输尿管腔的大小。输尿管硬镜或半硬性输尿管镜均可以在荧光屏监视下逆行插入上尿路。软输尿管镜需要借助 1 个 10～13 F 的输尿管镜镜鞘或通过接头导入一根安全导丝,在其引导下插入输尿管。在入镜过程中,利用注射器或者液体灌注泵调节灌洗液体的压力和流量,保持手术视野清晰。经输尿管镜发现结石后,利用碎石设备(激光、气压弹道、超声、液电等)将结石粉碎成 0.3 cm 以下的碎片。对于小结石以及直径≤0.5 cm 的碎片也可用套石篮或取石钳取出。目前较常用的设备有激光、气压弹道等,超声、液电碎石的使用已逐渐减少。钬激光为高能脉冲式激光,激光器工作介质是包含在钇铝石榴石(YAG)晶体中的钬,其激光波长 2 100 nm,脉冲持续时间为 0.25 毫秒,瞬间功率可达 10 kW,具有以下特点:①功率强大,可粉碎各种成分的结石,包括坚硬的胱氨酸结石。②钬激光的组织穿透深度仅为 0.4 mm,很少发生输尿管穿孔,较其他设备安全。③钬激光经软光纤传输,与输尿管软、硬镜配合可减少输尿管创伤。④具有切割、气化及凝血等功能,对肉芽组织、息肉和输尿管狭窄的处理方便,出血少,笔者推荐使用。但在无该设备的条件下,气压弹道等碎石设备也具有同样的治疗效果。最近还有研究人员在体外低温环境中对移植肾脏进行输尿管镜检及碎石,从很大程度上减低了对移植肾脏的损伤。

3.术后留置双J管

输尿管镜下碎石术后是否放置双J管,目前尚存在争议。有研究者认为,放置双J管会增加术后并发症,而且并不能通过引流而降低泌尿系统感染的发病率。但下列情况下,建议留置双J管:①较大的嵌顿性结石(>1 cm)。②输尿管黏膜明显水肿或有出血。③术中发生输尿管损伤或穿孔。④伴有输尿管息肉形成。⑤术前诊断输尿管狭窄,有(无)同时行输尿管狭窄内切开术。⑥较大结石碎石后碎块负荷明显,需待术后排石。⑦碎石不完全或碎石失败,术后需行 ESWL 治疗。⑧伴有明显的上尿路感染,一般放置双J管 1～2 周。如同时行输尿管狭窄内切开术,则需放置 4～6 周。如果留置时间少于 1 周,还可放置输尿管导管,一方面降低患者费用,另一方面有利于观察管腔是否通畅。

留置双J管常见的并发症及其防治主要有以下几点。①血尿:留置双J管可因异物刺激,致输尿管、膀胱黏膜充血、水肿,导致血尿。就诊者多数为肉眼血尿。经卧床、增加饮水量、口服抗生素 2～3 天后,大部分患者血尿可减轻,少数患者可延迟至拔管后,无须特殊处理。②尿道刺激症状:患者常可出现不同程度的尿频、尿急、尿痛等尿路刺激征,还可能同时伴有下尿路感染。这可能与双J管膀胱端激惹膀胱三角区或后尿道有关,口服解痉药物后,少部分患者症状能暂时缓解,但大多患者只能在拔管后完全解除症状。③尿路感染:输尿管腔内碎石术可导致输尿管损伤,留置双J管后肾盂输尿管蠕动减弱,易引起膀胱尿液输尿管反流,引起逆行性上尿路感染。术后可给予抗感染对症处理。感染严重者在明确为置管导致的前提下可提前拔管。④膀胱输尿管反流:留置双J管后,膀胱输尿管抗反流机制消失,膀胱内尿液随着膀胱收缩产生与输尿管的压力差而发生反流,因此,建议置管后应持续导尿约 7 天,使膀胱处于空虚的低压状态,防止术后因反流导致上尿路感染或尿瘘等并发症。⑤双J管阻塞引流不畅:如术中出血较多,血凝块易阻塞管腔,导致引流不畅,引起尿路感染。患者常表现为发热、腰痛等症状,一旦怀疑双J管阻塞应及时予以更换。⑥双J管移位:双J管放置正确到位,很少发生移动。双J管上移者,多由于管末端圆环未放入膀胱内,可在预定拔管日期经输尿管镜拔管;管下移者,多由于上端圆环未放入肾盂,还可见到由于身材矮小的女性患者双J管长度不匹配而脱出尿道的病例,可拔管后重新置管,并酌情留置导尿管。⑦管周及管腔结石生成:由于双J管制作工艺差别很大,部分产品的质量欠佳,表面光洁度不够,使尿液中的盐溶质易于沉积。此外,随着置管时间的延长,输尿管蠕动功能受到的影响逐渐增大。因此,医师应于出院前反复、详细告知患者拔管时间,有条件的地区可做好随访工作,置普通双J管时间一般不宜超过6周,如需长期留置可在内镜下更换或选用质量高的可长期留置型号的双J管。术后适当给予抗感染、碱化尿液药物,嘱患者多饮水,预防结石生成。一旦结石产生,较轻者应果断拔管给予抗感染治疗;严重者可出现结石大量附着,双J管无法拔除。此时可沿双J管两端来回行ESWL粉碎附着结石后,膀胱镜下将其拔出。对于形成单发的较大结石可采用输尿管镜碎石术后拔管,还可考虑开放手术取管,但绝不可暴力强行拔管,以免造成输尿管黏膜撕脱等更严重的损伤。

4.输尿管镜碎石术失败的原因及对策

与中、下段结石相比,输尿管镜碎石术治疗输尿管上段结石的清除率最低。手术失败的主要原因如下。

(1)输尿管结石或较大碎石块易随水流返回肾盂,落入肾下盏内,输尿管上段结石返回率可高达16.1%。一般认为直径≥0.5 cm的结石碎块为碎石不彻底,术后需进一步治疗。对此应注意:①术前、术中预防为主。术前常规KUB定位片,确定结石位置。手术开始后头高臀低位,在保持视野清楚的前提下尽量减慢冲水速度及压力。对于中下段较大结石(直径≥1 cm)可以采用较大功率和"钻孔法"碎石以提高效率,即从结石中间钻洞,贯穿洞孔,然后向四周蚕食,分次将结石击碎。然而对于上段结石或体积较小(直径<1 cm)、表面光滑、质地硬、活动度大的结石宜采用小功率(<1.0 J/8 Hz,功率过大可能产生较大碎石块,不利于结石的粉碎,而且易于结石移位)、细光纤、"虫噬法"碎石,即用光纤抵住结石的侧面,从边缘开始,先产生1个小腔隙,再逐渐扩大碎石范围,使多数结石碎块<0.1 cm。必要时用"三爪钳"或套石篮将结石固定防止结石移位。结石松动后较大碎块易冲回肾内,此时用光纤压在结石表面,从结石近端向远端逐渐击碎。②如果手术时看不到结石或发现结石已被冲回肾内,这时输尿管硬镜应置入肾盂内或换用软输尿管镜以寻找结石,找到后再采用"虫噬法"碎石,如肾积水严重或结石进入肾盏,可用注射器抽水,抬高肾脏,部分结石可能重新回到视野。

(2)肾脏和上段输尿管具有一定的活动性,受积水肾脏和扩张输尿管的影响,结石上、下段输尿管容易扭曲、成角,肾积水越重,角度越大,输尿管镜进镜受阻。具体情况:①输尿管开口角度过大,若导管能进入输尿管口,这时导管尖一般顶在壁内段的内侧壁,不要贸然入镜,可借助灌注泵的压力冲开输尿管口,缓慢将镜体转为中立位,常可在视野外侧方找到管腔,将导管后撤重新置入,再沿导管进镜;无法将导管插入输尿管口时,可用电钩切开输尿管口游离缘,再试行入镜。②输尿管开口、壁内段狭窄且导丝能通过的病例,先用镜体扩张,不成功再用金属橄榄头扩张器进行扩张,扩张后入镜若感觉镜体较紧,管壁随用力方向同向运动,不要强行进镜,可在膀胱镜下电切输尿管开口前壁0.5～1.0 cm扩大开口,或者先留置输尿管导管1周后再行处理。③结石远端输尿管狭窄,在导丝引导下保持视野在输尿管腔内,适当增加注水压力,用输尿管硬镜扩张狭窄处,切忌暴力以防损伤输尿管壁。如狭窄较重,可用钬激光纵向切开输尿管壁至通过输尿管镜。④结石远端息肉或被息肉包裹,导致肾脏积水、肾功能较差,术后结石排净率相对较低。可绕过较小息肉碎石,如息肉阻挡影响碎石,需用钬激光先对息肉进行气化凝固。⑤输尿管扭曲,选用 7 F 细输尿管和"泥鳅"导丝,试插导丝通过后扭曲可被纠正;如导丝不能通过,换用软输尿管镜,调整好角度再试插导丝,一旦导丝通过,注意不可轻易拔除导丝,若无法碎石可单纯留置双 J 管,这样既可改善肾积水,又能扩张狭窄和纠正扭曲,术后带双 J 管 ESWL 或 1 个月后再行输尿管镜检。中、上段迂曲成角的病例,可等待该处输尿管节段蠕动时或呼气末寻找管腔,并将体位转为头低位,使输尿管拉直便于镜体进入,必要时由助手用手托起肾区;若重度肾积水造成输尿管迂曲角度过大,导管与导丝均不能置入,可行肾穿刺造瘘或转为开放手术。

(三)并发症及其处理

并发症的发生率与所用的设备、术者的技术水平和患者本身的条件等因素有关。目前文献报道并发症的发生率为 5%~9%,较为严重的并发症发生率 0.6%~1%。

1.近期并发症及其处理

(1)血尿:一般不严重,为输尿管黏膜挫伤造成,可自愈。

(2)胁腹疼痛:多由术中灌注压力过高造成,仅需对症处理或不需处理。

(3)发热:术后发热≥38 ℃者,原因如下。①术前尿路感染或脓肾。②结石体积大、结石返回肾盂内等因素增加了手术时间,视野不清加大了冲水压力。体外研究表明压力>4.7 kPa(35 mmHg)会引起持续的肾盂-静脉、淋巴管反流,当存在感染或冲洗温度较高时,更低的压力即可造成反流。

处理方法:①针对术前尿培养、药敏结果应用抗生素,控制尿路感染。如术前怀疑脓肾,可先行肾造瘘术,二期处理输尿管结石以避免发生脓毒症。②术中如发现梗阻近端尿液呈浑浊,应回抽尿液,查看有无脓尿并送细菌培养和抗酸染色检查,呋喃西林或生理盐水冲洗,必要时加用抗生素。尽量缩短手术时间,减小冲水压力。

(4)黏膜下损伤:放置双 J 支架管引流 1~2 周。

(5)假道:放置双 J 支架管引流 4~6 周。

(6)穿孔:为主要的急性并发症之一,小的穿孔可放置双 J 管引流 2~4 周,如穿孔严重,应进行输尿管端端吻合术等进行输尿管修复。

(7)输尿管黏膜撕脱:为最严重的急性并发症之一,应积极手术重建(如自体肾移植、输尿管膀胱吻合术或回肠代输尿管术等)。

2.远期并发症及其处理

输尿管狭窄为主要的远期并发症之一,其发生率为 0.6%~1%,输尿管黏膜损伤、假道形成或者穿孔、输尿管结石嵌顿伴息肉形成、多次 ESWL 致输尿管黏膜破坏等是输尿管狭窄的主要危险因素。远期并发症及其处理如下。

(1)输尿管狭窄:输尿管狭窄内(激光)切开或狭窄段切除端端吻合术。

(2)输尿管闭塞:狭窄段切除端端吻合术,下段闭塞,应行输尿管膀胱再植术。

(3)输尿管反流:轻度者随访每 3~6 个月行 B 超检查,了解是否存在肾脏积水和/或输尿管扩张;重度者宜行输尿管膀胱再植术。

八、经皮肾镜取石术

经皮肾镜取石术(PCNL)能快速去除结石,但术后康复时间较长以及手术并发症相对较高。其主要适应证:①上段输尿管体积巨大的结石(第 3 腰椎水平以上)。②远段输尿管狭窄。③行各种尿流改道手术的输尿管上段结石患者。

对于伴有肾积水的嵌顿性输尿管上段结石，PCNL 具有明显的优势，理由如下：①对于伴有肾脏积水的输尿管上段结石，积水的肾脏行穿刺、扩张简单，不容易造成肾脏损伤，只要从肾脏中、上盏进针，即能进入输尿管上段进行碎石，部分肾重度积水患者，无须超声或 X 线引导，盲穿即可进行。术中处理完肾脏结石后将扩张鞘推入输尿管，使其紧靠结石，可避免碎石块随水流冲击返回肾盂，引起结石残留。②结石被息肉包裹的患者，逆行输尿管硬镜碎石须先处理息肉后才能发现结石，可能造成输尿管穿孔，导致碎石不完全或者需转为其他手术方式；PCNL 在内镜进入输尿管后可直接窥见结石，碎石过程直接、安全。③结石取净率高，无须考虑肾功能以及输尿管息肉对术后排石的影响，短期内就可以达到较好的疗效。④对结石体积大的患者，与 URSL 相比 PCNL 手术时间较短。⑤可同时处理同侧肾结石。

九、开放手术、腹腔镜手术

输尿管结石的开放手术仅用在需要同时进行输尿管自身疾病的手术治疗，如输尿管成形术或者 ESWL 和输尿管镜碎石、取石治疗失败的情况下。此外，开放手术还可应用于输尿管镜取石或 ESWL 存在着禁忌证的情况下。后腹腔镜下的输尿管切开取石可以作为开放手术的另一种选择。

十、双侧上尿路结石的处理原则

双侧上尿路同时存在结石约占泌尿系统结石患者的 15%，传统的治疗方法一般是对两侧结石进行分期手术治疗，随着体外碎石、腔内碎石设备的更新与泌尿外科微创技术的进步，对于部分一般状况较好、结石清除相对容易的上尿路结石患者，可以同期微创手术治疗双侧上尿路结石。

双侧上尿路结石的治疗原则：①双侧输尿管结石，如果总肾功能正常或处于肾功能不全代偿期，血肌酐值<178.0 μmol/L，先处理梗阻严重一侧的结石；如果总肾功能较差，处于氮质血症或尿毒症期，先治疗肾功能较好一侧的结石，条件允许，可同时行对侧经皮肾穿刺造瘘，或同时处理双侧结石。②双侧输尿管结石的客观情况相似，先处理主观症状较重或技术上容易处理的一侧结石。③一侧输尿管结石，另一侧肾结石，先处理输尿管结石，处理过程中建议参考总肾功能、分肾功能与患者一般情况。④双侧肾结石，一般先治疗容易处理且安全的一侧，如果肾功能处于氮质血症或尿毒症期，梗阻严重，建议先行经皮肾穿刺造瘘，待肾功能与患者一般情况改善后再处理结石。⑤孤立肾上尿路结石或双侧上尿路结石致急性梗阻性无尿，只要患者情况许可，应及时外科处理，如不能耐受手术，应积极试行输尿管逆行插管或经皮肾穿刺造瘘术，待患者一般情况好转后再选择适当治疗方法。⑥对于肾功能处于尿毒症期，并有水、电解质和酸碱平衡紊乱的患者，建议先行血液透析，尽快纠正其内环境的紊乱，并同时行输尿管逆行插管或经皮肾穿刺造瘘术，引流肾脏，待病情稳定后再处理结石。

十一、"石街"的治疗

"石街"为大量碎石在输尿管与男性尿道内堆积没有及时排出，堆积形成"石街"，阻碍尿液排出，以输尿管"石街"为多见。输尿管"石街"形成的原因：①一次粉碎结石过多。②结石未能粉碎为很小的碎片。③两次碎石间隔时间太短。④输尿管有炎症、息肉、狭窄和结石等梗阻。⑤碎石后患者过早大量活动。⑥ESWL引起肾功能损害，排出碎石块的动力减弱。⑦ESWL术后综合治疗关注不够。如果"石街"形成3周后不及时处理,肾功能恢复将会受到影响;如果"石街"完全堵塞输尿管,6周后肾功能将会完全丧失。

在对较大的肾结石进行ESWL之前常规放置双J管,"石街"的发生率明显降低。对于有感染迹象的患者,给予抗生素治疗,并尽早予以充分引流。通过经皮肾穿刺造瘘术放置造瘘管通常能使结石碎片排出。对于输尿管远端的"石街",可以用输尿管镜碎石以便将其最前端的结石击碎。总之,URSL治疗为主,联合ESWL、PCNL是治疗复杂性输尿管"石街"的好方法。

十二、妊娠合并输尿管结石的治疗

妊娠合并输尿管结石临床发病率不高,但由于妊娠期的病理、生理改变,增加了治疗难度。妊娠期间体内雌、孕激素的分泌大量增加,雌激素使输尿管等肌层肥厚,孕激素则使输尿管扩张及平滑肌张力降低导致蠕动减弱,尿流减慢。孕期膨大的子宫压迫盆腔内输尿管而形成机械性梗阻,影响尿流,并易发生尿路感染。

妊娠合并结石首选保守治疗,应根据结石的大小、梗阻的部位、是否存在着感染、有无肾实质损害以及临床症状来确定治疗方法。原则上对于结石较小、没有引起严重肾功能损害者,采用综合排石治疗,包括多饮水、补液、解痉、止痛和抗感染等措施促进排石。

对于妊娠的结石患者,保持尿流通畅是治疗的主要目的。通过局麻下经皮肾穿刺造瘘术、置入双J管或输尿管支架等方法引流尿液,可协助结石排出或为以后治疗结石争取时间。妊娠期间麻醉和手术的危险很难评估,妊娠前3个月(早期)全麻会导致畸胎的风险增加。提倡局麻下留置双J管,并且建议每4周更换1次,防止结石形成被覆于双J管。肾积水并感染积液者,妊娠22周前在局麻及B超引导下进行经皮肾造瘘术为最佳选择,引流的同时尚可进行细菌培养以指导治疗。与留置双J管一样,经皮肾穿刺造瘘也可避免在妊娠期进行对妊娠影响较大的碎石和取石治疗。还要强调的是,抗生素的使用应谨慎,即使有细菌培养、药敏作为证据,也必须注意各种药物对胎儿的致畸作用。

约30%的患者因保守治疗失败或结石梗阻而并发严重感染、急性肾衰竭而最终需要手术治疗。妊娠合并结石不推荐进行ESWL、PCNL与URSL治疗。但也有报道对妊娠合并结石患者进行手术,包括经皮肾穿刺造瘘术、置入双J管或输尿管支架管、脓肾切除术、肾盂输尿管切开取石术、输尿管镜取石或碎石甚至经皮肾镜取石术。但是,如果术中一旦出现并发症则较难处理。

(孟祥来)

第三节 膀 胱 结 石

膀胱结石是较常见的泌尿系统结石,好发于男性,男女比例约为10:1。膀胱结石的发病率有明显的地区和年龄差异。总的来说,在经济落后地区,膀胱结石以婴幼儿为常见,主要由营养不良所致。随着我国经济的发展,膀胱结石的总发病率已显著下降,多见于50岁以上的老年人。

一、病因

膀胱结石分为原发性和继发性两种。原发性膀胱结石多由营养不良所致,现在除了少数发展中国家及我国一些边远地区外,其他地区该病已少见。继发性膀胱结石主要继发于下尿路梗阻、膀胱异物等。

(一)营养不良

婴幼儿原发性膀胱结石主要发生于贫困饥荒年代,营养缺乏,尤其是动物蛋白摄入不足是其主要原因。只要改善婴幼儿的营养,使新生儿有足够的母乳或牛乳喂养,婴幼儿膀胱结石是可以预防的。

(二)下尿路梗阻

一般情况下,膀胱内的小结石以及在过饱和状态下形成的尿盐沉淀常可随尿流排出。但当有下尿路梗阻时,如良性前列腺增生、膀胱颈部梗阻、尿道狭窄、先天畸形、膀胱膨出、憩室、肿瘤等,均可使小结石和尿盐结晶沉积于膀胱而形成结石。

此外,造成尿流不畅的神经性膀胱功能障碍、长期卧床等,都可能诱发膀胱结石的出现。尿液潴留容易并发感染,以细菌团、炎症坏死组织及脓块为核心,可诱发晶体物质在其表面沉积而形成结石。

(三)膀胱异物

医源性的膀胱异物主要有长期留置的导尿管、被遗忘取出的输尿管支架管、不被机体吸收的残留缝线、膀胱悬吊物、由子宫内穿至膀胱的 Lippes 环等,非医源性异物如发夹、蜡块等。膀胱异物可作为结石的核心而使尿盐晶体物质沉积于其周围而形成结石。此外,膀胱异物也容易诱发感染,继而发生结石。

当发生血吸虫病时,其虫卵亦可成为结石的核心而诱发膀胱结石。

(四)尿路感染

继发于尿液潴留及膀胱异物的感染,尤其是分泌尿素酶的细菌感染,由于能分解尿素产生氨,使尿 pH 升高,使尿磷酸钙、铵和镁盐的沉淀而形成膀胱结石。这种由产生尿素酶的微生物感染所引起、由磷酸镁铵和碳磷灰石组成的结石,又称为感染性结石。

含尿素酶的细菌大多数属于肠杆菌属,其中最常见的是奇异变形杆菌,其次是克雷伯杆菌、假单胞菌属及某些葡萄球菌。少数大肠埃希菌、某些厌氧细菌及支原体也可以产生尿素酶。

(五)代谢性疾病

膀胱结石由人体代谢产物组成,与代谢性疾病有着极其密切的关系,包括胱氨酸尿症、原发性高草酸尿症、特发性高尿钙、原发性甲状旁腺功能亢进症、黄嘌呤尿症、特发性低柠檬酸尿症等。

(六)肠道膀胱扩大术

肠道膀胱扩大术后膀胱结石的发生率达 36%～50%,主要原因是肠道分泌黏液所致。

(七)膀胱外翻-尿道上裂

膀胱外翻-尿道上裂患者在膀胱尿道重建术前因存在解剖及功能方面的异常,易发生膀胱结石。在重建术后,手术引流管、尿路感染、尿液潴留等又增加了结石形成的危险因素。

二、病理

膀胱结石的继发性病理改变主要表现为局部损害、梗阻和感染。由于结石的机械性刺激,膀胱黏膜往往呈慢性炎症改变。继发感染时,可出现滤泡样炎性病变、出血和溃疡,膀胱底部和结石表面均可见脓苔。偶可发生严重的膀胱溃疡,甚至穿破到阴道、直肠,形成尿瘘。晚期可发生膀胱周围炎,使膀胱和周围组织粘连,甚至发生穿孔。

膀胱结石易堵塞于膀胱出口、膀胱颈及后尿道,导致排尿困难。长期持续的下尿路梗阻可使膀胱逼尿肌出现代偿性肥厚,并逐渐形成小梁、小房和憩室,使膀胱壁增厚和肌层纤维组织增生。长期下尿路梗阻还可损害膀胱输尿管的抗反流机制,导致双侧输尿管扩张和肾积水,使肾功能受损,甚至发展为尿毒症。肾盂输尿管扩张积水可继发感染而发生肾盂肾炎及输尿管炎。

当尿路移行上皮长期受到结石、炎症和尿源性致癌物质刺激时,局部上皮组织可发生增生性改变,甚至出现乳头样增生或者鳞状上皮化生,最后发展为鳞状上皮癌。

三、临床表现

膀胱结石的主要症状是排尿疼痛、排尿困难和血尿。疼痛可为耻骨上或会阴部疼痛,由结石刺激膀胱底部黏膜而引起,常伴有尿频和尿急,排尿终末时疼痛加剧。如并发感染,则尿频、尿急更加明显,并可发生血尿和脓尿。排尿过程中结石常堵塞膀胱出口,使排尿突然中断并突发剧痛,疼痛可向阴茎、阴茎头和会阴部放射。排尿中断后,患者须晃动身体或采取蹲位或卧位,移开堵塞的结石,才能继续排尿,并可缓解疼痛。

小儿发生结石堵塞,往往疼痛难忍,大声哭喊,大汗淋漓,常用手牵扯阴茎或手抓会阴部,并变换各种体位以减轻痛苦。结石嵌顿于膀胱颈口或后尿道,则出现明显排尿困难,尿流呈滴沥状,严重时发生急性尿潴留。

膀胱壁由于结石的机械性刺激,可出现血尿,并往往表现为终末血尿。尿流中断后再继续排尿亦常伴有血尿。

老年男性膀胱结石多继发于前列腺增生症,可同时伴有前列腺增生症的症状;神经性膀胱功能障碍、尿道狭窄等引起的膀胱结石亦伴有相应的症状。

少数患者,尤其是结石较大、且有下尿路梗阻及残余尿者,可无明显的症状,仅在做 B 超或 X 线检查时发现结石。

四、诊断

根据膀胱结石的典型症状,如排尿终末疼痛、排尿突然中断,或小儿排尿时啼哭牵拉阴茎等,可做出膀胱结石的初步诊断。但这些症状绝非膀胱结石所独有,常需辅以 B 超或 X 线检查才能确诊,必要时做膀胱镜检查。

体检对膀胱结石的诊断帮助不大,多数病例无明显的阳性体征。结石较大者,经双合诊可扪及结石。婴幼儿直肠指检有时亦可摸到结石。经尿道将金属探条插入膀胱,可探出金属碰击结石的感觉和声音。目前此法已被 B 超及 X 线检查取代而很少采用。

实验室检查可发现尿中有红细胞或脓细胞,伴有肾功能损害时可见血肌酐、尿素氮升高。

超声检查简单实用,结石呈强光团并有明显的声影。当患者转动身体时,可见到结石在膀胱内移动。膀胱憩室结石则变动不大。

腹部平片亦是诊断膀胱结石的重要手段,结合 B 超检查可了解结石大小、位置、形态和数目,还可了解双肾、输尿管有无结石。应注意区分平片上的盆部静脉石、输尿管下段结石、淋巴结钙化影、肿瘤钙化影及粪石。必要时行静脉肾盂造影检查以了解上尿路情况,作膀胱尿道造影以了解膀胱及尿道情况。纯尿酸和胱氨酸结石为透 X 线的阴性结石,用淡的造影剂进行膀胱造影有助于诊断。

尿道膀胱镜检查是诊断膀胱结石最可靠的方法,尤其对于透 X 线的结石。结石在膀胱镜可一目了然,不仅可查清结石的大小、数目及其具体特征,还可明确有无其他病变,如前列腺增生、尿道狭窄、膀胱憩室、炎症改变、异物、癌变、先天性后尿道瓣膜及神经性膀胱功能障碍等。膀胱镜检查后,还可同时进行膀胱结石的碎石治疗。

五、治疗

膀胱结石的治疗应遵循两个原则,一是取出结石,二是去除结石形成的病因。膀胱结石如果来源于肾、输尿管结石,则同时处理;来源于下尿路梗阻或异物等病因时,在清除结石的同时必须去除这些病因。有的病因则需另行处理或取石后继续处理,如感染、代谢紊乱和营养失调等。

一般来说,直径<0.6 cm,表面光滑,无下尿路梗阻的膀胱结石可自行排出体外。绝大多数的膀胱结石均需行外科治疗,方法包括体外冲击波碎石术、内腔镜手术和开放性手术。

(一)体外冲击波碎石术

小儿膀胱结石多为原发性结石,可首选体外冲击波碎石术;成人原发性膀胱结石≤3 cm 者亦可以采用体外冲击波碎石术。膀胱结石进行体外冲击波碎石时多采用俯卧位或蛙式坐位,对阴囊部位应做好防护措施。由于膀胱空间大,结石易移动,碎石时应注意定位。较大的结石碎石前膀胱需放置 Foley 尿管,如需作第 2 次碎石,两次治疗间断时间应>1 周。

(二)腔内治疗

几乎所有类型的膀胱结石都可以采用经尿道手术治疗。在内镜直视下经尿道碎石是目前治疗膀胱结石的主要方法,可以同时处理下尿路梗阻病变,如前列腺增生、尿道狭窄、先天性后尿道瓣膜等,亦可以同时取出膀胱异物。

相对禁忌证:①严重尿道狭窄经扩张仍不能置镜者。②合并膀胱挛缩者,容易造成膀胱损伤和破裂。③伴严重出血倾向者。④泌尿系统急性感染期。⑤严重全身性感染。⑥全身情况差不能耐受手术者。⑦膀胱结石合并多发性憩室应视为机械碎石的禁忌证。

一般采用蛛网膜下腔麻醉、骶管阻滞麻醉或硬膜外麻醉均可,对于较小、单发的结石亦可选择尿道黏膜表面麻醉。小儿患者可采用全身静脉麻醉。手术体位取截石位。

目前常用的经尿道碎石方式包括机械碎石、液电碎石、气压弹道碎石、超声碎石、激光碎石等。

1.经尿道机械碎石术

经尿道机械碎石是用器械经尿道用机械力将结石击碎。常用器械有大力碎石钳(图 4-7)及冲压式碎石钳(图 4-8),适用于 2 cm 左右的膀胱结石。如同时伴有前列腺增生,尤其是中叶增生者,最好先行前列腺切除,再行膀胱碎石,两种手术可同时或分期进行。

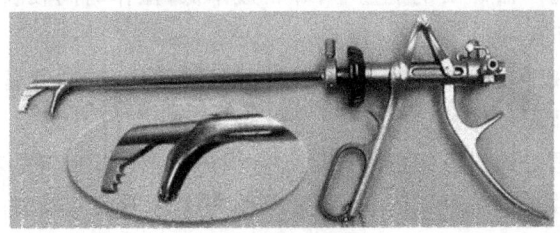

图 4-7 大力碎石钳

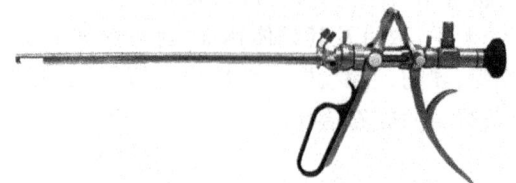

图 4-8　冲压式碎石钳

机械碎石有盲目碎石和直视碎石两种,盲目碎石现已很少使用,基本上被直视碎石所取代。直视碎石是先插入带内镜的碎石钳,充盈膀胱后,在镜下观察结石的情况并在直视下将碎石钳碎。操作简便,效果满意且安全。

由于膀胱结石常伴有膀胱黏膜的充血水肿,若碎石过程中不慎夹伤黏膜或结石刺破黏膜血管,有可能导致膀胱出血。因此,碎石前必须充盈膀胱,使黏膜皱襞消失,尽量避免夹到黏膜;碎石钳夹住结石后,应稍上抬离开膀胱壁,再用力钳碎结石。术后如无出血,一般无须留置导尿管。如伴有出血或同时做经尿道前列腺切除手术,则需留置导尿管引流,必要时冲洗膀胱。

膀胱穿通伤是较严重的并发症,由碎石钳直接戳穿或钳破膀胱壁所致。此时灌注液外渗,患者下腹部出现包块,有压痛,伴有血尿。如穿通至腹膜外,只需停留导尿管引流膀胱进行保守治疗和观察即可;如出现明显腹胀及大量腹水,说明穿通至腹腔内,需行开放手术修补膀胱。

2.经尿道液电碎石术

液电碎石的原理是通过置入水中的电极瞬间放电,产生电火花,生成热能制造出空化气泡,并进一步诱发形成球形的冲击波来碎石。

液电的碎石效果不如激光和气压弹道,而且其热量的非定向传播往往容易导致周围组织损伤,轰击结石时如果探头与膀胱直接接触可造成膀胱的严重损伤甚至穿孔,目前已很少使用。

3.经尿道超声碎石术

超声碎石是利用超声转换器,将电能转变为声波,声波沿着金属探条传至碎石探头,碎石探头产生高频震动使与其接触的结石碎裂。超声碎石常用内含管腔的碎石探头,其末端接负压泵,能反复抽吸进入膀胱的灌注液,一方面吸出碎石,另一方面使视野清晰并可使超声转换器降温,碎石、抽吸和冷却同时进行。

在膀胱镜直视下,将碎石探头紧触结石,并将结石压向膀胱壁而可进行碎石。注意碎石探头与结石间不能有间隙。探头不可直接接触膀胱壁,以减少其淤血和水肿。负压管道进出端不能接错,否则会使膀胱变成正压,导致膀胱破裂。

超声碎石的特点是简单、安全性高,碎石时术者能利用碎石探头将结石稳住,同时可以边碎边吸出碎石块。但由于超声波碎石的能量小,碎石效率低,操作时间较长。

4.经尿道气压弹道碎石术

气压弹道碎石首先在瑞士研制成功,至今已发展到第3代、同时兼备超声碎石和气压弹道碎石的超声气压弹道碎石清石一体机。

气压弹道碎石的原理是通过压缩的空气驱动金属碎石杆,以一定的频率不断撞击结石而使之破碎。气压弹道能有效击碎各种结石,整个过程不产生热能及有害波,是一种安全、高效的碎石方法。其缺点是碎石杆容易推动结石,结石碎片较大,常需取石钳配合使用。膀胱结石用气压弹道碎石时结石在膀胱内易移动,较大的结石需要时间相对比较长,碎石后需要用冲洗器冲洗或用取石钳将结石碎片取出膀胱。

使用超声气压弹道碎石清石一体机可同时进行超声碎石和气压弹道碎石,大大加快碎石和清石的速度,有效缩短手术时间。

5.经尿道激光碎石术

激光碎石是目前治疗膀胱结石的首选方法,目前常用的激光有钕-钇铝石榴石(Nd:YAG)激光、Nd:YAG 双频激光(FREDDY 波长 532 nm 和 1 064 nm)和钬-钇铝石榴石(Ho:YAG)激光,使用最多的是钬激光。

钬激光是一种脉冲式近红外线激光,波长为 2 140 nm,组织穿透深度不超过 0.5 mm,对周围组织热损伤极小。有直射及侧射光纤,365 μm 的光纤主要用于半硬式内镜,220 μm 的光纤用于软镜。钬激光能够粉碎各种成分的结石,碎石速度较快,碎石充分,出血极少,其治疗膀胱结石的安全性、有效性和易用性已得到确认,成功率可达 100%。同时,钬激光还能治疗引起结石的其他疾病,如前列腺增生、尿道狭窄等。

膀胱镜下激光碎石术只要视野清晰,常不易伤及膀胱黏膜组织,术后无需作任何特殊治疗,嘱患者多饮水冲洗膀胱即可。

(三)开放手术治疗

耻骨上膀胱切开取石术不需特殊设备,简单易行,安全可靠,但随着腔内技术的发展,目前采用开放手术取石已逐渐减少,开放手术取石不应作为膀胱结石的常规治疗方法,仅适用于需要同时处理膀胱内其他病变时使用。

开放手术治疗的相对适应证:①较复杂的儿童膀胱结石。②4 cm 以上的大结石。③严重的前列腺增生、尿道狭窄或膀胱颈挛缩者。④膀胱憩室内结石。⑤膀胱内围绕异物形成的大结石。⑥同时合并需开放手术的膀胱肿瘤。⑦经腔内碎石不能击碎的膀胱结石。⑧肾功能严重受损伴输尿管反流者。⑨全身情况差不能耐受长时间手术操作者。

开放手术治疗的相对禁忌证:①合并严重内科疾病者,先行导尿或耻骨上膀胱穿刺造瘘,待内科疾病好转后再行腔内或开放取石手术。②膀胱内感染严重者,先行控制感染,再行手术取石。③全身情况极差,体内重要器官有严重病变,不能耐受手术者。

(孟祥来)

第四节　尿 道 结 石

尿道结石占泌尿系统结石的 0.3%,绝大部分尿道结石为男性患者,女性只有在有尿道憩室、尿道异物和尿道阴道瘘等特殊情况下才出现。尿道结石分原发性和继发性两种,传统认为尿道结石常继发于膀胱结石,多见于儿童与老年人。一般认为,尿道结石在发展中国家以六水合磷酸镁铵和尿酸结石多见,发达国家草酸钙和胱氨酸结石多见。

男性尿道结石中,结石多见于前列腺部尿道,球部尿道,会阴尿道的阴茎阴囊交界处后方和舟状窝。有报道,后尿道占 88%(图 4-9),阴囊阴茎部尿道占 8%,舟状窝占 4%。

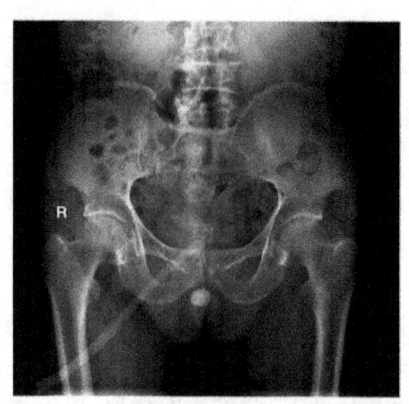

图 4-9　后尿道结石,图中可见膀胱造瘘管

一、临床表现

(一)疼痛

原发性尿道结石常是逐渐长大,或位于尿道憩室内,早期可无疼痛症状。继发性结石多系上尿路排石排入尿道时,突然嵌入尿道内,常常突然感到局部剧烈疼痛及排尿痛,常放射至阴茎头部。阴茎部结石在疼痛部位可触及结石,位于后尿道内的结石,则会出现会阴部和阴囊部疼痛,可呈刀割样剧烈疼痛。

(二)排尿困难

尿道结石阻塞尿道发生不同程度的排尿困难。表现为排尿费力,可呈滴沥状,尿线变细或分叉,射出无力,有时骤然出现尿流中断,并有强烈尿意,阻塞严重时出现残余尿和尿潴留,出现充盈性尿失禁。有时可出现急迫性尿失禁。

(三)血尿及尿道分泌物

急症病例常有终末血尿或初始血尿,或排尿终末有少许鲜血滴出,伴有剧烈疼痛。慢性病例或伴有尿道憩室者,尿道口可有分泌物溢出,结石对尿道的刺激及尿道壁炎症溃疡,亦可出现脓尿。

(四)尿道硬结与压痛

前尿道结石可在结石部位扪及硬结,并有压痛,后尿道结石应通过直肠指诊扪及后尿道部位的硬结。

(五)其他症状

结石长期对局部的刺激,可引起尿道炎症、狭窄、尿道周围脓肿及尿道皮肤瘘、尿道直肠瘘,甚至引起一系列上尿路损害。后尿道结石可产生性交痛及性功能障碍。

二、诊断

(一)病史及体检

除上述症状外,患者既往多有肾绞痛病史及尿道排出结石史。男性患者如发生排尿困难,排尿疼痛者,应考虑此病。男性前尿道结石在阴茎或会阴部可以摸到结石,后尿道结石可经直肠摸到。女性患者经阴道可摸到尿道憩室内结石。

(二)金属尿道探杆检查

在结石部位能探知尿道梗阻和结石的粗糙摩擦感。

(三)尿道镜检查

能直接观察到结石,肯定尿道结石的诊断,并可发现尿道并发症。

(四)X 线检查

X 线检查是尿道结石的主要诊断依据。因为绝大部分尿道结石是 X 线阳性结石,平片检查即可显示结石阴影和结石的部位、大小、形状。应行全尿路平片检查以明确有无上尿路结石,必要时行尿道造影或泌尿系统造影,以明确尿路有无其他病变。

三、治疗

治疗应根据尿道结石的大小、形态、部位,尿道局部病变,以及有无并发症等情况而决定。有自行排石、尿道内注入麻醉润滑剂协助排石、尿道内原位或推入膀胱内行腔内碎石和开放手术切开取石等多种方法。新近进入尿道内的较小的继发性尿道结石,如尿道无明显病变,结石有自行排出的可能,或者经尿道注入利多卡因凝胶或者其他润滑剂将结石挤出。位置较深者,可插入细橡胶导尿管于结石停留之处,低压注入润滑剂数毫升,排尿时可能将结石冲出。前尿道的结石,可经止血钳夹出,但切忌盲目钳夹牵拉,或粗暴地企图用手法挤出,否则,会造成尿道黏膜的广泛损伤,继发炎症、狭窄。

后尿道的结石可先推至膀胱再行碎石治疗,如结石过大或固定于后尿道内,不能推入膀胱,可通过耻骨上切开膀胱,以示指探入后尿道内轻轻松动结石并扩张膀胱颈部,再将其取出。尿道憩室结石,处理结石的同时憩室应一并切除。随着腔内泌尿外科的发展,目前已可采用尿道镜或输尿镜气压弹道碎石或液电、钬激光碎石等腔内手术的方法处理前、后尿道结石。国内报道较多的有输尿管镜直视下钬激光碎石术,具有损伤小、成功率高、并发症少的优点,国内连惠波等报道用海绵体麻醉加尿道黏膜表面麻醉下行输尿管镜下尿道结石气压弹道碎石术,对于处理急诊尿道结石成功率高,安全方便。开放性手术仅适用于合并有尿道憩室、尿道狭窄、脓肿、尿道瘘等尿道生殖道解剖异常的病例及医疗技术条件较差,无法实施腔内技术的地区。

(董光涛)

第五章

泌尿生殖系统损伤

第一节　肾脏损伤

一、病因与分类

(一)闭合性损伤

造成肾脏闭合性损伤的外力因素可以是直接外力,也可以是间接外力。直接外力引起的闭合性损伤往往是钝性外力直接撞击腹部、腰部或背部造成的肾实质损伤。由交通事故、体育活动撞击或暴力冲突等产生的外力挤压肾脏,并导致肾脏与脊柱、肋骨相撞引起肾实质损伤或裂伤。

间接外力引起的闭合性损伤主要是指身体剧烈运动或体位变化导致的肾实质损伤。机动车突然减速、高处坠落等可以诱发瞬间的肾脏过度活动,进而导致肾实质裂伤、肾血管内膜撕脱或肾盂输尿管连接部断裂等。由于轻微外力引起肾损伤的患者往往提示其肾脏可能存在某种先天性或病理性改变如肾盂输尿管连接部狭窄导致的肾积水、肾肿瘤等。

(二)开放性损伤

开放性肾脏损伤主要以刀刺伤、枪击伤多见。刀刺伤引起的肾损伤往往为肾脏贯通伤,严重时可以同时穿透肾实质、集合系统及肾血管。此外,肾损伤的程度与刀具或匕首的长短、粗细、刺入部位和深度密切相关。枪击伤引起的肾脏贯通伤通常伴有延迟性出血、尿外渗、感染及脓肿形成等表现。这是由于子弹穿过肾脏可产生放射性或爆炸性能量,其气流冲击作用使软组织呈洞状损坏,其组织破坏程度与发射子弹的速度相关,并易出现延迟性组织坏死。

(三)医源性损伤

医源性损伤是指在疾病诊断或治疗过程中发生的肾损伤。如体外冲击波碎石、肾盂输尿管镜、经皮肾镜及腹腔镜检查或治疗时造成的损伤。常见的医源性肾损伤是肾血管损伤引起的大量出血、肾实质损伤引起的肾周血肿、肾裂伤以及肾脏集合系统损伤引起的尿外渗等。

(四)自发性肾破裂

自发性肾破裂是指在无明显外伤情况下突然发生的肾实质、集合系统或肾血管的损伤,临床较罕见。自发性肾破裂的发生往往由肾脏本身病变所致,如巨大肾错构瘤或肾癌、肾动脉瘤、肾积水以及肾囊肿等疾病引起。

二、发病机制

肾损伤的发生机制和肾损伤的分类密切相关。

对于闭合性肾损伤的患者来讲,直接外力和间接外力引起损伤的机制也有所不同。直接外力引起的闭合性肾损伤是由于肾脏局部承受的压力突然增加导致肾脏移位并撞击邻近骨骼,或肾被膜破裂而产生。间接外力引起的闭合性肾损伤主要是由于肾脏随呼吸正常活动的范围突然加大导致肾脏过度活动而产生。

显而易见,开放性肾损伤的发生就是肾脏直接受到外界创伤的结果。一般认为贯通性肾损伤约 80% 同时合并多处脏器的损伤。肾损伤的发生机制也与是否发生泌尿系以外的脏器损伤相关,腹部贯通伤涉及肾脏的占 6%～17%。文献报道贯通性肾损伤合并胸腔或腹腔脏器损伤的比例高达 85%～95%。而贯通性肾损伤的发生与体表受伤的部位相关。当刀刺进入部位在腋前线或腋后线时,肾损伤同时合并其他脏器损伤的仅占 12%。

肾蒂血管损伤的发生主要见于开放性肾损伤的患者,但是也有 20% 左右闭合性肾损伤的患者可以表现为肾血管损伤。国内外的文献报道显示在肾蒂血管损伤的患者中,肾动脉、肾静脉均损伤者占 47%,肾静脉损伤者占 34%,而肾动脉损伤者仅占 19%。

三、诊断

在肾损伤的诊断中最主要的一项内容就是创伤或外伤史的了解,同时配合全面的体格检查和各种辅助检查对患者进行全面的评估,获得明确的诊断。

(一)创伤史

创伤史的了解应该首先考虑患者的受伤程度和病情的危急状况,尽可能在较短的时间内了解外伤或创伤现场的情况,有无体表创伤的发生,体表创伤的部位,深度和利器的种类。无论损伤是来自钝器直接暴力或刀刺贯通伤,根据体表解剖特点,如果受伤部位是从后背、侧腰部、上腹部或下胸部,均可能导致肾损伤。贯通伤的利器或子弹类型等也是询问并记录的重要内容,这不仅可评估损伤程度,也有助于考虑对失去血供组织清创术的范围。如因机动车交通事故所致,需了解机动车车速、伤者是司机、乘客或是行人。高处坠落伤应了解坠落高度及坠落现场地面情况。无论是机动车或高处坠落突然减速致伤,虽然未出现血尿也不能忽略有肾损伤的可能,必须进一步检查以明确有无肾损伤和是否需要外科治疗。

(二)临床表现

患者受到各种创伤后的临床表现非常复杂,同时临床表现会随时发生变化,因此在了解创伤史的同时应该掌握其临床表现的特征,做到不延误治疗时机的目的。

1.休克

患者受到各种创伤后发生的休克分为创伤性休克和失血性休克。创伤性休克是由于创伤后腹腔神经丛受到创伤引起的强烈刺激,导致血管张力下降和心排血量下降出现暂时性血压下降所致,一般情况下经输液治疗后可以获得恢复。而失血性休克是因为肾损伤伴随的大量出血和血容量的减少导致血压下降,需要及时输血补充患者的血容量,并同时采用各种方法止血,迅速达到救治目的。

2.血尿

尽管血尿被认为是肾损伤最常见,也是最重要的临床表现,但是不能忽略的是,有 5%～

10％肾损伤的患者可以暂时没有血尿的表现。出现肉眼血尿通常预示患者有较严重的肾损伤，但是血尿的严重程度并不完全和损伤机制及肾损伤的程度相关。某些重度肾损伤如肾血管断裂、肾盂输尿管连接部破裂、输尿管断裂或血块阻塞输尿管，可能表现为镜下血尿，甚至无血尿。而在受到创伤前明确有肾脏疾病的患者如肾肿瘤、肾血管畸形、肾囊肿等，有时较轻的创伤也会出现不同程度的血尿。

3.疼痛

疼痛往往是患者受到外伤之后的第一个症状。一般情况下，疼痛部位和程度与受创伤的部位和程度是一致的。疼痛症状可以由肾被膜下出血导致的张力增加引起，表现为腹部或伤侧腰部的剧烈胀痛等疼痛症状。输尿管血块梗阻引起的疼痛常表现为钝痛。血块在输尿管内移动可导致痉挛，出现肾绞痛症状。肾损伤后出现的肾周血肿和尿外渗通常伴随明显的进行性的局部胀痛，在部分患者可以触及腰部或侧腹部肿块。

如果肾损伤引起的出血仅局限于腹膜后，疼痛症状以腰肌紧张、僵直以及较剧烈的疼痛为主。如果腹膜后血肿或尿液刺激腹膜或后腹膜破裂，血肿进入腹膜腔就会出现明显的腹痛和腹膜刺激征。同时合并腹腔脏器损伤的患者也会表现为明显的腹膜刺激征，但是应该注意的是出现腹膜刺激征并非一定有腹腔脏器损伤。在我国一项250例肾损伤中有腰痛症状者占96％，有腹膜刺激者占30％，而合并有腹腔脏器损伤者仅占8.8％。

4.多脏器损伤

肾损伤合并其他脏器损伤的发生率和创伤部位与创伤程度有关。与肾损伤同时出现的合并伤主要涉及与肾相邻的脏器如肝、脾、胰腺、胸腔、腔静脉、主动脉、胃肠道、骨骼及神经系统等。有合并伤的肾损伤患者其临床表现更为复杂。合并腹腔内脏器损伤者主要表现为急腹症及腹胀等症状。合并胸腔脏器损伤者多表现为呼吸循环系统症状。合并大血管损伤的患者可以表现为失血性休克，合并不同部位骨折及神经系统损伤的患者也会出现相应的临床表现。国内近期多篇报道肾损伤合并其他脏器损伤占14％～41％，而国外报道明显高于国内，闭合性损伤合并其他脏器损伤者44％～100％。贯通性肾损伤合并腹腔胸腔脏器损伤者80％～95％，其中枪伤全部合并其他脏器损伤。

（三）体格检查

对所有创伤患者首先应该积极监测各项生命体征的变化。定时监测患者的血压、脉搏、呼吸及意识等。如果患者的收缩压＜12.0 kPa（90 mmHg）应该考虑有发生休克的可能。在进行全面体格检查时，注意观察创伤的部位和创伤程度。如果受伤部位在下胸部、上腹部、腰部并伴随有血尿等症状时，应考虑有肾损伤的可能。腰部或腹部触及肿块表明有严重肾损伤和腹膜后出血的可能。对于体表或体内有利器残留的患者，应该观察利器扎入体内的深度，是否伴随有出血或尿液样体液的流出，以及利器是否随呼吸移动等特征。

因肾损伤同时合并腹部脏器损伤发生率高达80％，临床检查时要除外是否合并腹部脏器损伤。对于已经明确有腹部脏器损伤的患者，应该注意有无同时发生肾损伤的可能。

（四）尿液检查与分析

对于疑有肾损伤的患者应尽早获取尿液标本进行检测，判断有无血尿的发生。血尿的判断分为肉眼血尿和镜下血尿两种，出现肉眼血尿的患者同时还应该通过血尿的状况，如有无血块等初步判断出血量的多少及是否需要留置尿管进行膀胱冲洗等。尿液标本收取过程中应该特别注意收集伤后第一次尿液进行检测，因为有些伤者在受伤后第一次排尿为血尿，而之后的几次排尿

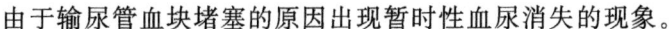

由于输尿管血块堵塞的原因出现暂时性血尿消失的现象。

(五)影像学检查

影像学检查包括腹部平片、静脉尿路造影、计算机断层扫描(CT)、肾动脉造影、超声检查、磁共振成像(MRI)及逆行造影等各种类型检查手段。

1.B超

由于B超检查的普及以及快捷方便的特点,对于怀疑有肾损伤,尤其是闭合性损伤的患者应该尽早进行B超检查。必要时可以反复进行B超检查进行动态对比,目的就是对肾损伤获得早期诊断。由于方便可靠的特点,在肾损伤的影像学检查中B超检查被认为是首选检查手段。

B超检查可以判断肾脏体积或大小的变化,有无严重肾实质损伤的存在,肾血管的血流是否正常等,同时也能够对肾脏有无积水,肿瘤占位等病变作出判断。对造影剂过敏、不能接受X线检查的患者(如妊娠妇女)及有群体伤员时可以作为一种筛查性手段。

2.腹部平片与静脉尿路造影

腹部平片应包括双肾区、双侧输尿管及膀胱区。在获得腹部平片后应该首先观察骨骼系统有无异常、伤侧膈肌是否增高等泌尿系统之外的变化,及时判断有无多脏器损伤的可能。对于开放性肾损伤的患者,通过腹部平片还可以了解体内有无金属利器,断裂刀具以及子弹或碎弹片的残留。

静脉尿路造影通常采用大剂量造影剂快速静脉推入后连续观察的手段。当静脉尿路造影显示患肾不显影表明功能严重受损,可能为肾损伤严重或肾动脉栓塞,而肾动脉栓塞的可能性约占50%。

3.CT

CT对肾周血肿及尿外渗范围的判断能力均优于静脉尿路造影。采用增强扫描可观察肾实质缺损部位、程度,辨别有无肾动脉或分支的损伤和栓塞。采用螺旋CT可更清晰地显示复杂肾损伤的生理解剖学图像。CT应包括全腹及盆腔,必要时口服对比剂或灌肠以排除胃肠道的破裂,达到了解腹膜内脏器有无合并伤的目的,为重度肾损伤患者是否能采用非手术治疗提供更多信息,避免过多开放手术导致肾切除的风险,尤其是孤立肾及双肾损伤患者。

CT平扫对创伤部位、深度、肾血管损伤,有无尿外渗及肾功能的判断效果差,常需增强扫描补充。临床经验认为无论是闭合性还是贯通性损伤常常以CT作为首选,减少过多地搬动患者,并能为医师对病情判断提供更快更有价值的信息。

四、分级

肾损伤的分级在肾损伤的诊断与治疗中意义重大,对肾损伤严重程度的正确评估是制订合理的进一步检查和处理措施的基础。而根据肾损伤的分级判断患者能否进行进一步检查,选择何种治疗手段,最大限度地达到救治患者及保护患肾的目的。

最初肾损伤按其损伤机制进行分类,即分为闭合性损伤及贯通性损伤,其中包括医源性损伤及自发性肾破裂等。

为了临床诊治的方便,有学者提出肾损伤只分轻度和重度。轻度损伤为肾挫伤、被膜下少量血肿、肾浅表裂伤。重度损伤为肾深层实质裂伤、裂伤深达髓质及集合系统、肾血管肾蒂损伤、肾破碎、肾周大量血肿。并认为轻度损伤占70%,破碎肾和肾蒂损伤占10%~15%。也有学者将肾损伤分为轻度、中度、重度。轻度为肾挫伤和小裂伤占70%,中度为较大裂伤,约占20%,重度为破碎伤及肾蒂损伤,约占10%。

然而,这些分级及分类方法只是根据肾脏本身的损伤程度限定的,并不完全反映伤者的整体状况。创伤患者的特点和整体状况密切相关,如肾损伤常常同时合并多脏器的损伤。然而,目前关注更多的问题是对肾损伤的评估应该建立在对患者全身状况正确评估的基础上,尤其是合并多脏器损伤的患者,在进一步的临床检查和治疗过程中常常需要多个科室医师的密切配合。因此,不论何种肾损伤的分级方法都不能替代对患者全身状况的评估。

五、肾脏损伤的治疗

在肾损伤的临床治疗中,如何选择手术时机和手术方法一直都是泌尿外科医师关注的问题。在决定治疗方式之前,更重要的一点就是需要判断患者是否具有手术适应证。而手术适应证的判断主要是根据患者的创伤史、损伤的种类与程度、送入急诊室后的临床表现及全面检查的结果决定。

(一)急诊救治

实际上,对送入急诊室的创伤患者来讲,临床治疗和检查是同步进行的。通过对血压、脉搏、呼吸及体温等生命体征的监测,需要立即决定患者是否需要输血、输液或复苏处理。在询问创伤史的同时,完成各项常规检查。根据创伤的分类即闭合性或开放性损伤,初步判断患者是单纯肾损伤还是多脏器损伤。对于仅怀疑为单纯肾损伤的患者,应该根据患者有无血尿以及血尿常规检查和B超等辅助检查的结果决定患者进一步的治疗计划。如果是多脏器损伤需要与相关科室的医师取得联系,共同决定下一步临床检查的内容和救治方案。

(二)保守治疗

肾脏闭合性损伤的患者90%以上可以通过保守治疗获得治疗效果。近年来随着影像技术的进展与普及,尤其是CT检查,对闭合性肾损伤患者肾脏损伤的程度能够获得明确的判断,手术探查发生率明显下降。手术探查往往会出现难以控制的出血而导致患肾切除,因此,需要严格把握手术探查的适应证。一般认为接受保守治疗的患者应该具备以下条件:①各项生命体征平稳。②闭合性损伤。③影像学检查结果显示肾损伤分期为Ⅰ、Ⅱ期的轻度损伤。④无多脏器损伤的发生。

在保守治疗期间应密切观察各项生命体征是否平稳,采取输液,必要时输血补充血容量和维持水、电解质平衡等支持疗法,并给以抗生素预防感染。注意血尿的轻重腹部肿块扩展及血红蛋白、血细胞比容的改变。患者尿量减少,要注意患者有无休克或伤后休克期过长发生急性肾衰可能。患者有先天性畸形或伤前有病理性肾病如先天性孤立肾,对侧肾有病理性肾功能丧失而发生肾血管栓塞,尿路血块梗阻等均可导致尿量减少或无尿。必要时进行影像学检查或复查,随时对肾损伤是否出现进展或并发症进行临床判断和救治。在观察期间病情有恶化趋势时应及时处理或手术探查。

接受保守治疗的患者需要绝对卧床2周以上,直到尿液变清,并限制活动至镜下血尿消失。因伤后损伤组织脆弱,或局部血肿,尿外渗易发生感染,因此往往在伤后1~3周内因活动不当常可导致继发出血。

(三)介入治疗

随着血管外科介入治疗的发展,越来越多的肾损伤患者可以通过介入治疗获得明确的效果。当肾损伤合并出血但血流动力学平稳,由于其他损伤不适宜开腹探查或延迟性再出血,术后肾动静脉瘘及肾动脉分支损伤,均可采用选择性动脉插管技术,在动脉造影的同时栓塞出血的肾动脉。由于介入治疗失败后还存在外科治疗的可能,因此对暂时不具备外科治疗适应证,同时存在出血风险的患者可以考虑进行血管造影及介入治疗。目前介入治疗可以达到超选择性血管栓塞的效果,对止血以及保护肾功能都具有临床意义。介入治疗尤其适用于对侧肾缺如,或对侧肾功能不全的肾损伤患者。肾损伤患者介入治疗后需要卧床休养和观察,在此期间一旦病情发生变化需要外科治疗时应该积极准备下一步外科治疗的实施。

(四)外科治疗

对于肾损伤患者,在决定外科治疗时应该考虑的几个问题是该患者是否需要手术治疗,手术治疗的目的是外科探查还是目标明确的肾修补术。在外科治疗之前一定要明确对侧肾脏的状况,同时要告知患者及其家属伤侧肾脏有切除的可能。因为不论是手术探查还是肾修补术,手术前都很难判断伤侧肾脏的具体情况,必要时术者需要术中和向患者家属交代病情,决定手术方式。

1.外科探查

外科探查主要见于下列几种状况。

(1)难以控制的出血:由于肾外伤导致大量的持续性显性出血或全身支持疗法不能矫正休克状态的患者,应立即手术止血挽救生命。可以在手术中进行静脉尿路造影了解双肾功能。

(2)腹部多脏器损伤:腹部脏器损伤是手术适应证。肾损伤往往伴有腹部多脏器损伤。腹部多脏器损伤采用 CT、超声波等综合诊断后可以进行手术,同时探查肾脏损伤状况。

(3)大量尿外渗:尿外渗是由于肾损伤导致肾脏集合系统包括肾盂、输尿管连接部损伤断裂所致。少量的尿外渗大部分可以自然愈合,大量的尿外渗可形成尿性囊肿,若继发感染后导致脓肿及肾出血。肾损伤后出现大量尿外渗的患者,应该积极进行手术探查尽早修补集合系统的损伤。

2.外科探查原则

(1)外科探查前或打开腹膜后血肿前未做影像学检查者应手术中行大剂量静脉尿路造影,了解肾损伤严重程度及对侧肾功能。对侧肾脏有病理性改变及先天缺如者应尽力保留伤肾。对侧肾功能正常者原则上也须尽力保留,不能轻易切除伤肾。

(2)在打开后腹膜清除肾周血肿暴露肾脏前必须控制肾脏的血液循环,以避免出现难以控制的出血而导致生命危险及患肾切除。

(3)探查时肾血管控制温缺血时间不应超过 60 分钟,如超时需用无菌冰降温并给予肌苷以保护肾功能的恢复。

(4)暴露整个肾脏并仔细检查肾实质、肾盂、输尿管及肾血管,并评估损伤程度,注意有无失去活力组织及尿外渗。

(5)需彻底清创,尤其是因枪伤所致的肾损伤。清除因子弹爆炸效应出现的组织缺血坏死,可减少术后感染、出血及高血压等并发症。

(6)腹膜后留置导管引流。因肾损伤常累及集合系统,术后尿外渗及渗血可经引流管导出,避免术后尿性囊肿及感染等并发症。

3.外科探查手术入路

(1)急性肾创伤的手术探查最好采取经腹途径,以便探查腹腔脏器和肠管。通常取剑突下至耻骨的腹正中切口,此入路能在打开肾周筋膜清理血肿前较易游离并控制双肾的动脉及静脉。

（2）迅速进入腹腔，在出血不严重时探查腹腔脏器并可修补。在探查肾脏之前，如有必要，应先对大血管、肝脏、脾脏、胰腺和肠管创伤进行探查及处理。当出血证实主要来自肾脏应尽快暴露肾血管及肾脏控制出血。

（3）由于腹膜后有大量血肿使正常解剖关系破坏变形，需仔细辨别标志。可提起小肠暴露后腹膜，在肠系膜下动脉、主动脉前壁向下剪开后腹膜。血肿过大难以辨认主动脉时可以肠系膜静脉作为标志，祛除血肿找到主动脉前壁向下剪开后腹膜。

（4）从左肾静脉与下腔静脉连接处提起左肾静脉较易暴露双侧肾动脉和腹主动脉。游离双肾的动脉静脉，注意约 25％患者双侧有多个肾动脉而 15％患者有多个肾静脉。多个肾静脉者约 80％发生在右侧肾脏。

（5）将游离的肾脏血管分别用橡皮带提起或用无损伤血管钳夹住。确保肾血管已得到控制后，提起伤肾侧结肠，剪开侧腹膜并打开肾周筋膜清理肾周血肿并完全暴露肾脏，观察肾脏损伤程度及范围。也可分别从升结肠或降结肠外侧腹膜处剪开上至肝区或脾区，将结肠推向中线，暴露肾脏血管。

4.肾修补缝合术和肾部分切除术

当肾裂伤比较限局时可行肾脏修补缝合术控制出血。在肾上极或下极有严重裂伤也可采用肾部分切除术。在控制肾血管及暴露肾脏之后，剥离肾包膜并尽可能保留肾包膜，锐性清除破碎及无活力组织。肾创伤断面有撕裂肾盏或肾盂及较大血管可用蚊式钳夹住并以 4-0 可吸收铬制线间断缝扎关闭破碎集合系统及止血。再以 2-0 铬制缝线通过肾包膜贯穿褥式缝合裂开肾实质，以游离的包膜遮盖肾裂伤处，避免术后出血。结扎缝线时应松紧适度，于裂伤及缝线处置垫备好的脂肪或吸收性明胶海绵，避免结扎缝线用力过度，撕裂肾实质。包膜短缺也可用带蒂网膜或邻近裂伤处腹膜遮盖创面并缝合止血。网膜中间切开勿损伤主要血管。将其网膜片由外侧裹向前方，可用 1-0 可吸收肠线绑扎数道避免大网膜滑脱。开放肾循环观察无出血后，冲洗伤口并腹膜后留置引流管一根，缝合伤口。大网膜包裹伤肾，取材方便，能增加伤肾血供，可促进其恢复。

肾脏损伤后的修复技术可影响损伤的愈合。过多的缝合肾实质可能导致局部压迫性坏死，破坏肾实质的结构。因此尽可能缝合肾包膜而少缝肾实质。包膜不够时可用腹膜或大网膜移植皮片或特殊结构网套（polyglycolic，聚乙醇酸网）包绕肾脏。应用该网套 60 天可完全吸收。肾被膜重建完整而用肠线缝合三个月仍有肠线残留且伴炎性反应。因此采用合成缝线较铬制肠线更佳。

5.肾切除术

术中发生难以控制的出血，肾蒂损伤，集合系统断裂无法修复与吻合，或肾栓塞时间过长，功能难以恢复时，在对侧肾功能良好的情况下可考虑肾切除术。以肾蒂钳双重钳夹肾蒂，剪断肾蒂血管，用 10 号丝线双重结扎及缝扎肾蒂血管，钳夹及剪断上段输尿管，以 7 号丝线结扎输尿管远端。切除伤肾后清除血肿并冲洗肾窝，如止血充分可不置引流管。如放置引流可于术后 1～3 天祛除。

6.肾切除术的适应证

肾创伤修补术受很多因素影响。体温低、凝血功能差的病情不稳定患者，如果对侧肾脏功能良好则不应冒险进行肾修补术。如前所述，24 小时内有计划的紧急处理（包扎伤口、控制出血和纠正代谢和凝血异常）为治疗提供了选择机会。对于广泛肾创伤，如行肾修补术危及患者生命时,应立即采取完整肾切除术。Nash 和同伴回顾由于肾创伤行肾切除术的病例时发现,77%的肾切除是因为肾实质、血管创伤和严重的复合伤,其余的 23% 是在肾修补术中因血流动力学不稳定而被迫施行肾切除术。

7.肾损伤外科治疗术后观察要点

(1)注意观察生命体征,包括血压、脉搏、体温、尿量、尿颜色、伤口出血、血红蛋白、血细胞比容等变化,必要时可用止血药物。

(2)保持卧床 2 周以上,直到尿液变清。

(3)引流管无血性液体或尿外渗等分泌物排出可于术后 5~10 天祛除。

(4)采用抗感染治疗一个月。

(5)定期检测肾功能及影像学检查。

(6)观察可能发生的并发症如延迟性出血,局部血肿,尿性囊肿,脓肿形成及高血压等,必要时应用超声及 CT 检查。根据不同情况选用穿刺引流,选择性肾动脉栓塞或再次手术肾切除等方法治疗。

(五)医源性损伤的救治

在医源性损伤的救治过程中,及时明确诊断非常重要。由于医源性损伤主要是由于各种腔镜操作不当引起,因此规范化的腔镜操作是预防医源性损伤的唯一途径。一旦发生医源性损伤,应该及时进行治疗,以免延误最佳治疗时机。

1.肾血管损伤引起的大量出血

腔镜操作引起肾血管或腔静脉损伤并继发的大量出血往往来势迅猛,突然之间腔镜的视野全部被出血掩盖。这时就需要迅速判断可能的出血部位。经过迅速腔内处理仍然达不到止血效果时应该及时改开放手术,在清晰的视野下完成损伤血管的修复手术。

腹腔镜操作引起肾静脉或腔静脉损伤的另一个特点是由于气腹的高压状态,即使发生了损伤也有可能无明显的出血。当解除或降低气腹压力后,才能表现出明显的出血。对于这类状况最好的处理也是及时发现出血,可以在降低气腹压力后再次观察,或及时观察引流管的引流液,一旦确认有活动性出血应该积极处理。

2.肾周血肿、肾裂伤或尿外渗

腔镜操作引起的肾周血肿、肾裂伤或尿外渗一般通过手术中的缝合处理都能够达到救治的目的,但是需要引起重视的是手术后应该按照肾外伤的处理原则观察引流液的状况、必要的卧床休息和追加的抗感染治疗。

六、肾脏损伤的并发症

(一)尿外渗和尿性囊肿

国外报道闭合性肾损伤尿外渗发生率为 2%~18%,而贯通伤为 11%~26%。未处理的尿外渗一般伤后 2~5 天可在腹膜后脂肪组织蓄积,随着尿液蓄积增多,周围组织纤维化反应,形成纤维包膜或囊壁而成尿性囊肿。尿性囊肿可在伤后数周内形成,也可在数年后形成,尿外渗或尿性囊肿的出现表明肾的集合系统损伤,也可能因血块、输尿管壁及周围血肿压迫导致尿液引流不畅而外渗。

持久的尿外渗可以导致尿囊肿、肾周感染和肾功能受损。这些患者应早期给予全身抗生素治疗,同时严密观察病情。在多数情况下,尿外渗会自然消退。如果尿外渗持续存在,那么置入输尿管支架常常可以解决问题。尿性囊肿可采用在超声或 CT 引导下的穿刺引流,将 22 号穿刺针,经腰部皮肤进入囊腔,抽取液体标本做常规检查、培养,用扩张器逐个扩张通道至使 F12～F16 导管等进入囊内,排空渗出的尿液。长期引流尿液不能减少或消失,应考虑损伤严重或远端输尿管有狭窄或梗阻因素。尿性囊肿长期刺激和梗阻可使肾周组织纤维化,影响肾脏功能,当肾已失去功能,破坏严重,在对侧肾功能良好情况下可考虑肾切除术。

(二)延迟性出血

迟发的肾脏出血在创伤后数周内都有可能发生,但通常不会超过 3 周。最基本的处理方法为绝对卧床和补液。迟发性出血的处理应该根据患者全身状况,出血严重程度及影像学检查结果而定,大量出血危及生命应急诊手术。如果表现为持续性的出血,可以进行血管造影确定出血部位后栓塞相应的血管。

(三)肾周脓肿

肾创伤后肾周脓肿极少发生,但持续性的尿外渗和尿囊肿是其典型的前兆。肾周脓肿可有急性及慢性表现两种。急性表现可在伤后 5～7 天出现高热、腰背疼痛、叩击痛,甚至腹胀、肠梗阻症状。慢性特点仅表现为低烧、盗汗、食欲下降、体重下降,出现感染迹象时应特别注意有可能发生继发性出血。其诊断主要根据超声与 CT 检查。

早期可以经皮穿刺引流,必要时切开引流。应注意肾周脓肿往往是多房性,当引流不畅时,应手术将其间隔破坏,保证引流通畅,或切除已破坏的肾脏。根据感染细菌类型及敏感性选用相应抗生素控制感染。

(四)肾性高血压

创伤后早期发生高血压很少有报道,多数患者出现肾损伤后高血压,一般在伤后一年内。然而临床发现有早在伤后一天内就有高血压表现,也有在 20 年后才出现高血压。创伤后发生肾性高血压的机制:①肾血管外伤直接导致血管狭窄或阻塞。②尿外渗压迫肾实质。③创伤后发生的肾动静脉瘘。在以上因素的作用下,肾素-血管紧张素系统由于部分肾缺血而受到刺激,进而引起高血压。

(王可举)

第二节　输尿管损伤

一、病因

输尿管是位于腹膜后间隙的细长管状器官,位置较深,有一定的活动范围,一般不易受外力损伤。输尿管损伤多为医源性。

(一)外伤损伤

1.开放性损伤

外界暴力所致输尿管损伤率约为 4%,主要是由刀伤、枪伤、刃器刺割伤引起。损伤不仅可以直接造成输尿管的穿孔、割裂或切断,而且继发感染,导致输尿管狭窄或漏尿。

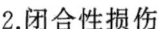

2.闭合性损伤

多发生于车祸、高处坠落及极度减速事件中，损伤常造成胸腰椎错位、腰部骨折等。损伤机制有两方面：一方面由于腰椎的过度侧弯或伸展直接造成输尿管的撕脱或断裂；另一方面由于肾脏有一定的活动余地，可以向上移位，而相对固定的输尿管则被强制牵拉，造成输尿管的断裂，最常见的就是肾盂输尿管连接处断裂。

（二）手术损伤

医源性损伤是输尿管损伤最常见的原因，常见于外科、妇产科的腹膜后手术或盆腔手术，如子宫切除术、卵巢切除术、剖宫产、髂血管手术、结肠或直肠的肿瘤切除术等。临床上尤以子宫切除术和直肠癌根治术损伤输尿管最为常见。

（三）器械损伤

随着腔内泌尿外科的发展及输尿管镜技术的不断进步，输尿管镜引起输尿管损伤率也由7％下降至1％～5％。

1.输尿管插管损伤

在逆行肾盂造影、PCNL术前准备、留置肾盂尿标本等检查或操作时需行输尿管插管，若输尿管导管选择不当、操作不熟练会引起输尿管损伤，尤其是在狭窄段和交界段。轻者黏膜充血水肿，重者撕裂穿孔。

2.输尿管镜检查损伤

输尿管扭曲成角或连接、交界处处于弯曲时，行硬性输尿管镜检查，如果操作不当或输尿管镜型号选择不当，就会损伤输尿管，形成假道或穿孔，甚至输尿管完全断裂。

3.输尿管碎石损伤

无论是选择取石钳、套石篮还是输尿管镜下钬激光碎石，较大的结石长期嵌顿刺激，结石周围黏膜水肿，甚至形成息肉，对于这种情况如果强制通过输尿管镜或导丝可能损伤输尿管。

4.其他碎石损伤

腔镜下使用激光或体外冲击波碎石治疗输尿管结石，可能会发生不同程度的管壁损伤。

（四）放疗损伤

宫颈癌、前列腺癌等放疗后，输尿管管壁易水肿、出血、坏死，进而形成纤维瘢痕或尿瘘。

二、临床表现

输尿管损伤的临床表现复杂多样，有可能出现较晚，也有可能不典型或者被其他脏器损伤所掩盖。常见的临床表现如下。

（一）尿外渗

开放性手术所致输尿管穿孔、断裂，或其他原因引起输尿管全层坏死、断离者，都会有尿液从伤口中流出。尿液流入腹腔会引起腹膜炎，出现腹膜刺激征；流入后腹膜，则引起腹部、腰部或直肠周围肿胀、疼痛，甚至形成积液或尿性囊肿。

（二）血尿

血尿在部分输尿管损伤中会出现，可表现为镜下或肉眼血尿，具体情况要视输尿管损伤类型而定。输尿管完全离断时，可以表现为无血尿。

（三）尿瘘

溢尿的瘘口一周左右就会形成瘘管。瘘管形成后常难以完全愈合，尿液不断流出，常见的尿瘘有输尿管皮肤瘘、输尿管腹膜瘘和输尿管阴道瘘等。

(四)感染症状

输尿管损伤后,自身炎症反应、尿外渗及尿液聚集等很快引起机体炎症反应,轻者局部疼痛、发热、脓肿形成,重者发生败血症或休克。

(五)无尿

如果双侧输尿管完全断裂或被误扎,伤后或术后就会导致无尿,但也要与严重外伤后所致休克、急性肾衰竭引起的无尿相鉴别。

(六)梗阻症状

放射性或腔内器械操作等所致输尿管损伤,由于长期炎症、水肿、粘连等,晚期会出现受损段输尿管狭窄甚至完全闭合,进而引起患侧上尿路梗阻,表现为输尿管扩张、肾积水、腰痛、肾衰竭等。

(七)合并伤表现

表现为受损器官的相应症状,严重外伤者会有休克表现。

三、诊断

(一)病史

外伤、腹盆腔手术及腔内泌尿外科器械操作后,如果出现伤口内流出尿液或一侧持续性腹痛、腹胀等症状时,均应警惕输尿管损伤的可能性。

(二)辅助检查

1.静脉尿路造影

部分输尿管损伤可以通过静脉尿路造影显示。

(1)输尿管误扎:误扎的输尿管可能完全梗阻或者通过率极低,因而造影剂排泄障碍,出现输尿管不显影或造影剂排泄受阻。

(2)输尿管扭曲:输尿管可以表现为单纯弯曲,也可以表现为弯曲处合并狭窄引起完全或不完全梗阻。前者造影剂可以显示扭曲部位,后者表现为病变上方输尿管扩张,造影剂排泄受阻。

(3)输尿管穿孔、撕脱、完全断裂:表现为造影剂外渗。

2.逆行肾盂造影

表现为在受损段输尿管插管比较困难,通过受阻。造影剂无法显示,自破裂处流入周围组织。该检查可以明确损伤部位,了解有无尿外渗及外渗范围,需要时可以直接留置导管引流尿液。

3.膀胱镜检查

膀胱镜不仅可以直视下了解输尿管开口损伤情况,观察有无水肿、黏膜充血,而且可以观察输尿管口有无喷尿或喷血尿,判断中上段输尿管损伤、梗阻的情况。

4.CT

可以良好显示输尿管的梗阻、尿外渗范围、尿瘘及肾积水等,尤其配合增强影像可以进一步提高诊断准确率。

5.B超

B超简易方便,可以初步了解患侧肾脏、输尿管梗阻情况,同时发现尿外渗。

6.放射性核素肾图

对了解患侧肾功能及病变段以上尿路梗阻情况有帮助。

(三)术中辨别

手术中,如果高度怀疑输尿管损伤时,可以应用亚甲蓝注射来定位诊断。方法是将1～2 mL亚甲蓝从肾盂注入,仔细观察输尿管外是否有蓝色液体出现。注射时不宜太多太快,因为过多亚甲蓝可以直接溢出或污染周围组织,影响判断。

四、治疗

输尿管损伤的处理既要考虑输尿管损伤的部位、程度、时间及肾脏膀胱情况,又要考虑患者的全身情况,了解有无严重合并伤及休克。

(一)急诊处理

(1)首先抗休克治疗,积极处理引起输尿管损伤的病因。

(2)术中发现的新鲜无感染输尿管伤口,应一期修复。

(3)如果输尿管损伤24小时以上,组织发生水肿或伤口有污染,一期修复困难时,可以先行肾脏造瘘术,引流外渗尿液,避免继发感染,待情况好转后再修复输尿管。

(二)手术治疗

1.输尿管支架置放术

对于输尿管小穿孔、部分断裂或误扎松解者,可放置双J管或输尿管导管,保留2周以上,一般能愈合。

2.肾造瘘术

对于输尿管损伤所致完全梗阻不能解除时,可以肾脏造瘘引流尿液,待情况好转后再修复输尿管。

3.输尿管成形术

对于完全断裂、坏死、缺损的输尿管损伤者,或保守治疗失败者,应尽早手术修复损伤的输尿管,恢复尿液引流通畅,保护肾功能。同时,彻底引流外渗尿液,防止感染或形成尿液囊肿。

手术中可以通过向肾盂注射亚甲蓝,观察术野蓝色液体流出,来寻找断裂的输尿管口。输尿管吻合时需要仔细分离输尿管并尽可能多保留其外膜,以保证营养与存活。

(1)输尿管-肾盂吻合术:上段近肾盂处输尿管或肾盂输尿管连接处撕脱断裂者可以行输尿管-肾盂吻合术,但要保证无张力。若吻合处狭窄明显时,可以留置双J管作支架,2周后取出。近年来,腹腔镜下输尿管-肾盂吻合术取得了成功,将是一个新的治疗方式。

(2)输尿管-输尿管吻合术:若输尿管损伤范围在2 cm以内,则可以行输尿管端端吻合术。输尿管一定要游离充分,保证无张力的吻合。双J管留置2周。

(3)输尿管-膀胱吻合术:输尿管下段的损伤,如果损伤长度在3 cm之内,尽量选择输尿管-膀胱吻合术。该手术并发症少,但要保证无张力及抗反流。双J管留置时间依具体情况而定。

(4)交叉输尿管-输尿管端侧吻合术:如果一侧输尿管中端或下端损伤超过1/2,端端吻合张力过大或长度不足时,可以将损伤侧输尿管游离,跨越脊柱后与对侧输尿管行端侧吻合术。尽管该手术成功率高,但也有学者认为不适合泌尿系统肿瘤和结石的患者,以免累及对侧正常输尿管,提倡输尿管替代术或自体肾脏移植术。

(5)输尿管替代术:如果输尿管损伤较长,一侧或双侧病变较重,无法或不适宜行上述各种术式时,可以选择输尿管替代术。常见的替代物为回肠,也有报道应用阑尾替代输尿管取得手术成功者。近年来,组织工程学材料的不断研制与使用,极大地方便并降低了该手术的难度。

4.放疗性输尿管损伤

长期放疗往往会使输尿管形成狭窄性瘢痕,输尿管周围也会纤维化或硬化,且范围较大,一般手术修补输尿管困难,且患者身体情况较差时,宜尽早行尿流改道术。

5.自体肾脏移植术

当输尿管广泛损伤,长度明显不足以完成以上手术时,可以将肾脏移植到髂窝中,以缩短距离。手术要将肾脏缝在腰肌上,注意保护输尿管营养血管及外膜。不过需要注意的是,有8%的自体移植肾者术后出现移植肾无功能。

6.肾脏切除术

损伤侧输尿管所致肾脏严重积水或感染,肾功能严重受损或肾脏萎缩者,如对侧肾脏正常,则可施行肾脏切除术。另外,内脏严重损伤且累及肾脏无法修复者,或长期输尿管瘘存在无法重建者,也可以行肾脏切除术。

(王可举)

第三节　前列腺与精囊损伤

一、前列腺损伤

前列腺深藏于盆腔、膀胱下面,单独损伤极为少见。通常由会阴或直肠开放性外伤引起,如刺伤、枪弹穿透伤,或骨盆骨折,造成膀胱、后尿道撕裂伤时,同时合并前列腺损伤。此外,膀胱-尿道镜检查、腔内镜手术、尿道扩张等经尿道器械操作时,因操作失误或用力过大可致前列腺损伤,有时合并直肠损伤。

(一)临床表现

1.疼痛

表现为耻骨上区或会阴部剧烈疼痛,由于前列腺损伤多伴有邻近器官损伤,往往被其他症状掩盖。

2.出血

多为持续性尿道口滴血,与排尿无关或与排尿伴随。前列腺部尿道断裂时,血液可流入膀胱周围间隙,引起大出血,严重时可出现休克。

3.排尿困难

前列腺损伤常合并后尿道部分或全部断裂,以及局部血肿、水肿等均可导致排尿困难或急性尿潴留。

4.尿外渗及感染

如前列腺损伤伴有后尿道或膀胱颈损伤时,可有尿外渗到前列腺与膀胱周围间隙,引起炎症反应及继发性感染。

(二)诊断

应仔细询问病史,如果有骨盆骨折、会阴部外伤或经尿道器械操作史,同时出现尿道滴血或排尿困难、会阴和阴囊出现血肿时,应考虑前列腺损伤。直肠指检可发现前列腺浮动或碎裂感,或前列腺触及不清且有波动感。CT 等影像学检查可明确诊断。

(三)治疗

(1)患者多急诊入院,应积极抗休克治疗,包括补液、镇痛、输血等。

(2)可以先尝试经尿道能否顺利插入 Foley 导尿管,气囊注水 20～40 mL,持续牵引压迫止血,并保持 1 周以上。如导尿失败,出血量大时,应急症手术。如出血难以控制,危及生命时,可行髂内动脉结扎术。

(3)出现急性尿潴留,如导尿失败,则行耻骨上膀胱造瘘术。

(4)合并伤的处理清除会阴和阴囊血肿,预防和控制感染,同时处理直肠和会阴部的损伤。常见并发症。①尿瘘:前列腺部尿道损伤后,如伴有尿外渗而未能充分引流,继发感染时将会发生尿瘘。②尿失禁:多为尿道括约肌受损的原因。③前列腺尿道部狭窄:当前列腺部尿道损伤修复时,局部炎症及纤维化可形成瘢痕,引起尿路梗阻。治疗上可以行尿道扩张术或经尿道冷刀切开术。

二、精囊损伤

精囊损伤临床极少见。精囊损伤多继发与周围脏器损伤,如膀胱、直肠、尿道等,故出血较多。盆腔手术时也可能损伤精囊。

精囊损伤往往是复合伤,表现为其他脏器损伤,很难在术前明确诊断,通常是在手术探查过程中发现的。

治疗上,如果是开放性损伤,则在处理邻近脏器损伤的同时进行精囊止血及修补,对于闭合性损伤,常规保守治疗,予以止血、镇痛、抗炎等药物。

(郭绍洪)

第四节 膀 胱 损 伤

一、病因

膀胱位于盆腔深部,耻骨联合后方,周围有骨盆保护,通常很少发生损伤。究其受伤原因大体分为以下三种。

(一)外伤性

最常见的原因为各种因素引起的骨盆骨折,如车祸、高处坠落等;其次为膀胱在充盈状态下突然遭到外来打击,如下腹部遭受撞击、摔倒等;少见原因尚有火器、利刃所致穿通伤等。

(二)医源性

最常见于妇产科、下腹部手术,以及某些泌尿外科手术,如 TURBT、TURP 及输尿管镜检查等均可导致膀胱损伤。尤其是近年来随着腹腔镜手术的日益开展,医源性损伤更加不容忽视。

(三)自身疾病

比较少见,可由意识障碍引起,如醉酒或精神疾病;病理性膀胱如肿瘤、结核等可致自发性破裂。

二、临床表现

无论何种原因,膀胱损伤病理上大体分为挫伤及破裂两类。前者伤及膀胱黏膜或肌层,后者根据破裂部位分为腹膜外型、腹膜内型及两者兼有的混合型,从而有不同的临床表现。

轻微损伤仅出现血尿、耻骨上或下腹部疼痛等;损伤重者可出现血尿、无尿、排尿困难、腹膜炎等。

(一)血尿

可表现为肉眼或镜下血尿,其中肉眼血尿最具有提示意义。有时伴有血凝块,大量血尿者少见。

(二)疼痛

多为下腹部或耻骨后的疼痛,伴有骨盆骨折时,疼痛较剧。腹膜外破裂者,疼痛主要位于盆腔及下腹部,可有放射痛,如放射至会阴部、下肢等。膀胱破裂至腹腔者,表现为腹膜炎的症状及体征:全腹疼痛、压痛及反跳痛、腹肌紧张、肠鸣音减弱或消失等。

(三)无尿或排尿困难

膀胱发生破裂,尿液外渗,表现为无尿或尿量减少,部分患者表现为排尿困难,与疼痛、恐惧或卧床排尿不习惯等有关。

(四)休克

常见于严重损伤者。由创伤及大出血所致,如腹膜炎或骨盆骨折。

三、诊断

膀胱损伤的病理类型关系到治疗效果,因而应尽量做出准确诊断。和其他疾病一样,需结合病史(如外伤、手术史等)及症状、体征,以及辅助检查,综合分析,做出诊断。

膀胱损伤常被腹部、骨盆外伤引起的症状干扰或被其所掩盖。当患者诉耻骨上或下腹部疼痛,排尿困难,结合外伤、手术史,耻骨上区触疼,腹肌紧张,以及肠鸣音减弱等,应考虑膀胱损伤的可能。

(一)导尿检查

一旦怀疑膀胱损伤,即应马上给予导尿,如尿液清亮,可初步排除膀胱损伤;如尿液很少或无尿,应行注水试验:向膀胱内注入 200~300 mL 生理盐水,稍待片刻后抽出,如出入量相差很大,提示膀胱破裂。该方法尽管简便,但准确性差,易受干扰。

(二)膀胱造影

膀胱造影是诊断膀胱破裂最有价值的方法,尤其是对于骨盆骨折合并肉眼血尿的患者。导尿成功后,经尿管注入稀释后的造影剂(如 15%~30% 的复方泛影葡胺),分别行前后位及左右斜位摄片,将造影前后 X 线片比较,观察有无造影剂外溢及其部位。腹膜内破裂者,造影剂溢出至肠系膜间相对较低的位置或到达膈肌下方;腹膜外破裂者可见造影剂积聚在膀胱颈周围。亦有人采用膀胱注气造影法,向膀胱内注气,观察气腹症,以帮助诊断。需要指出的是,由于 10%~29% 的患者常同时出现膀胱和尿道损伤,故在发现血尿或导尿困难时,尚应行逆行尿道造影,以

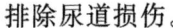

排除尿道损伤。

(三)CT 及 MRI

临床应用价值低于膀胱造影,不推荐使用。但患者合并其他伤需行 CT 或 MRI 检查,有时可发现膀胱破口或难以解释的腹部积液,应想到膀胱破裂的可能。

(四)静脉尿路造影

在考虑合并有肾脏或输尿管损伤时,行 IVU 检查,同时观察膀胱区有无造影剂外溢,可辅助诊断。

四、治疗

除积极处理原发病及危及生命的并发症外,对于膀胱损伤,应根据不同的病理损伤类型,采用不同的治疗方法。

(一)膀胱挫伤

一般仅需保守治疗,卧床休息,多饮水,视病情持续导尿数天,预防性应用抗生素。

(二)腹膜外膀胱破裂

钝性暴力所致下腹部闭合性损伤,如患者情况较好,不伴有并发症,可仅予以尿管引流。主张采用大口径尿管(22 Fr),以确保充分引流。2 周后拔除尿管,但拔除尿管前推荐行膀胱造影。同时应用抗生素持续至尿管拔除后 3 天。

以下情况应考虑行膀胱修补术:①钝性暴力所致腹膜外破裂,有发生膀胱瘘、伤口不愈合、菌血症的潜在可能性时。②因其他脏器损伤行手术探查时,如怀疑膀胱损伤,应同时探查膀胱,发现破裂,予以修补。③骨盆骨折在行内固定时,应对破裂的膀胱同时修补,防止尿外渗,从而减少内固定器械发生感染的机会。而对于膀胱周围血肿,除非手术必需,否则不予处理。

(三)腹膜内膀胱破裂

腹膜内膀胱破裂其裂口往往比膀胱造影所见要大得多,往往难于自行愈合,因而一旦怀疑腹膜内破裂,即应马上手术探查,同时检查有无其他脏器损伤。术中发现破裂,应用可吸收线分层修补,并在膀胱周围放置引流管。根据情况决定是单纯行留置导尿,还是加行耻骨上膀胱高位造瘘,但最近观点认为后者并不优于单独留置导尿。术后应用抗生素。有时,膀胱造影提示膀胱裂口很小,或患者病情不允许,可暂时行尿管引流,根据病情决定下一步是否行手术探查或修补。

以下两点需注意:①术中在修补膀胱裂口前,应检查输尿管有无损伤,通过观察输尿管口喷尿情况,静脉注射亚甲蓝或试行逆行插管来判定。输尿管壁内段或邻近管口的损伤,放置双 J 管或行膀胱输尿管再植术。②术中如发现直肠或阴道损伤,应将损伤的肠壁或阴道壁游离,重叠缝合加以修补,同时在膀胱与损伤部位之间填塞有活力的邻近组织,或者在修补的膀胱壁处注入生物胶,尽量减少膀胱直肠(阴道)瘘的发生;但结肠或直肠损伤时,如粪便污染较重,应改行结肠造瘘,二期修补。

(四)膀胱穿通伤

应马上手术探查,目的有两个:①观察有无腹内脏器损伤。②观察有无尿路损伤。发现膀胱破裂,分层修补;同时观察有无三角区、膀胱颈部或输尿管损伤,视损伤情况做对应处理。当并发直肠或阴道损伤时,处理同上。

对于膀胱周围的血肿,应予以清除。留置的引流管需在腹壁另外戳洞引出。术后应用抗生素。

(曾庆山)

第五节 尿 道 损 伤

一、前尿道损伤

(一)病因

1.尿道外暴力闭合性损伤

此类损伤最多见,主要原因是会阴部骑跨伤,损伤前尿道的尿道球部。典型的会阴部骑跨伤多发生于高处跌落或摔倒时,会阴部骑跨于硬物上,或会阴部踢伤、会阴部直接钝性打击伤,球部尿道被挤压在硬物与耻骨下缘之间,造成球部尿道损伤,少数伤及球膜部尿道。阴茎折断伤者有10%~20%合并有尿道损伤,阴茎折断伤发生在勃起状态时,在性生活时突发阴茎海绵体破裂,可能同时有前尿道损伤。

2.尿道内暴力损伤

多为医源性损伤,由于经尿道手术或操作的增多,近年此类损伤有增加趋势。前后尿道均有可能被损伤,大部分是尿道内的器械操作损伤,保留导尿时导尿管的压迫、感染和化学刺激,导尿管气囊段未插到膀胱而充盈气囊或气囊未抽尽强行拔出气囊导尿管、经尿道前列腺或膀胱肿瘤切除等操作和输尿管镜检查通过尿道时和尿道内尖锐湿疣电灼有时会发生前尿道损伤,有的前尿道损伤当时未发现,过一段时间后直接表现为前尿道狭窄,尿道外口附近的尖锐湿疣电灼易引起尿道外口狭窄。尿道内异物摩擦也会引起尿道黏膜损伤。

3.尿道外暴力开放性损伤

枪伤和刺伤等穿透性损伤引起,但少见,偶可见于牲畜咬伤、牛角刺伤,往往伤情重,合并伤多,治疗较为困难。儿童包皮环切术后有少数出现尿瘘和尿道外口损伤。阴茎部没有感觉的截瘫患者使用阴茎夹时间过长可能引起阴茎和尿道的缺血坏死性损伤。

4.非暴力性尿道损伤

非暴力性尿道损伤较为少见,常见原因有化学药物烧伤、热灼伤等。体外循环的心脏手术患者有出现尿道缺血,此后可能出现长段尿道狭窄。胰腺或胰肾联合移植胰液从尿液引流者由于胰酶的作用有出现尿道黏膜损伤甚至前尿道断裂的报道。

(二)病理

1.按损伤部位

包括球部尿道损伤、阴茎部尿道损伤和尿道外口损伤。球部尿道起于尿生殖膈,止于阴茎悬韧带,位于会阴部比较固定,是前尿道易损伤的部位,常由骑跨伤引起损伤。阴茎部尿道是全尿道最为活动的部分,较不易发生损伤,尿道外口损伤常由于尿道外口附近的手术引起。

2.按损伤程度

(1)尿道挫伤:仅为尿道黏膜或尿道深入海绵体部分损伤,局部肿胀和淤血。

(2)尿道破裂:尿道部分全层裂伤,尚有部分尿道连续性未完全破坏。

(3)尿道断裂:尿道伤处完全断离,连续性丧失,其发病率为全部尿道损伤的40%~70%。

3.病理分期

分为损伤期、炎症期和狭窄期。

(三)临床表现

阴茎或会阴部的损伤都要怀疑有前尿道损伤的可能,如果阴茎或会阴部没有瘀斑或青肿,尿道外口也无滴血,插入导尿管保留导尿作为进一步排除前尿道损伤的方法,常是诊治急症患者的重要措施。

1.尿道滴血及血尿

尿道滴血及血尿为前尿道损伤最常见症状,75％以上的前尿道损伤有尿道外口滴血。前尿道损伤患者在不排尿时即有血液从尿道口滴出或溢出,或出现尿初血尿,特别是伤后第一次排尿见初血尿强烈提示有前尿道损伤的可能。尿道黏膜的挫裂伤可出现较大量的血尿,尿道完全断裂有时反而可仅见到少量血尿。

2.疼痛

前尿道损伤者,局部有疼痛及压痛,排尿时疼痛加重向阴茎头及会阴部放射。

3.排尿困难及尿潴留

轻度挫伤可无排尿困难,严重挫伤或尿道破裂者,因局部水肿或外括约肌痉挛而发生排尿困难和尿痛,有时在数次排尿后出现完全尿潴留,尿道断裂伤因尿道已完全失去连续性而完全不能排尿,膀胱充盈,有强烈尿意,下腹部膨隆。

4.血肿及瘀斑

伤处皮下见瘀斑。会阴部骑跨伤患者血肿可积聚于会阴及阴囊部,会阴阴囊肿胀及青紫。阴茎折断伤引起的前尿道损伤患者出现袖套状阴茎肿胀说明 Buck 筋膜完整,若出现会阴部蝶形肿胀说明 Buck 筋膜已破裂,血肿被 Colles 筋膜所局限。

5.尿外渗

尿外渗的程度取决于尿道损伤的程度及伤后是否频繁排尿。伤前膀胱充盈者尿道破裂或断裂且伤后频繁排尿者尿外渗出现较早且较广泛。一般伤后尿道外括约肌痉挛,数小时内不发生尿外渗,多在 12 小时后仍未解除尿潴留者才出现尿外渗。尿外渗未及时处理或继发感染,导致局部组织坏死、化脓,出现全身中毒症状甚至全身感染,局部坏死后可能出现尿瘘。

6.休克

前尿道损伤一般不出现休克,合并有其他内脏损伤或尿道口滴血和血尿重而时间长者也应观察患者血压、脉搏、呼吸和尿量等,密切注意有无休克发生。

(四)诊断

前尿道损伤的诊断应根据外伤史、受伤时的体位、暴力性质等病史;尿道外口滴血、血尿、局部疼痛和排尿困难等临床症状;阴茎和会阴尿外渗及血肿等体征,结合尿道造影或其他 X 线检查等明确诊断。

1.外伤史和临床表现

会阴部骑跨伤、尿道内操作或检查后出现尿道出血、排尿困难者首先要想到尿道损伤。伤后时间较长者耻骨上能触到膨胀的膀胱。会阴部骑跨伤者绝大部分为尿道球部,一般临床症状较轻,伤员都可持重及步行,很少发生休克,可表现为尿道外口滴血,不能排尿,尿外渗和血肿引起的阴茎或会阴肿胀,Buck 筋膜完整时仅表现为阴茎肿胀,Buck 筋膜破裂后 Colles 筋膜作为尿外渗或血肿的限制组织,形成会阴阴囊血肿,有时见会阴部典型的蝶形肿胀。女性尿道损伤罕见,但骨盆骨折患者出现小阴唇青肿者应注意有尿道损伤的可能。

2.尿道造影

怀疑前尿道损伤时逆行尿道造影是首选的诊断方法。逆行尿道造影可以清晰和确切地显示尿道损伤部位、程度、长度和各种可能的并发症,是一种最为可靠的诊断方法。摄片时首先摄取骨盆平片后,45°斜位,应用水溶性造影剂,在尿道充盈状态下行连续动态摄片,无法进行实时动态摄片时应进行分次摄片,每次注入60%碘剂10～20 mL,在急症抢救室也能进行。临床上诊断有前尿道损伤的患者若逆行尿道造影正常可诊断为前尿道挫伤,有尿外渗同时有造影剂进入膀胱者为前尿道部分裂伤,有尿外渗但造影剂不能进入膀胱者可诊断为前尿道完全断裂。

3.导尿检查

尿道挫伤或较小的破裂患者有可能置入导尿管,但要有经验的泌尿外科专科医师进行,仔细轻柔地试放导尿管,如果置入尿管较为困难,应该马上终止,在确定已放入膀胱前不能充盈气囊,一旦置入不可轻易拔出,导尿管至少留7～14天,拔除导尿管后常规做一次膀胱尿道造影。拔管后仍有出现尿道狭窄的可能,要密切随访,轻度的狭窄可以通过定期尿道扩张达到治疗目的。另有许多学者认为诊断性导尿有可能使部分尿道裂伤成为完全裂伤,加重出血并诱发感染,还有可能使导尿管从断裂处穿出,而误认为放入膀胱并充盈气囊导致进一步加重损伤,因此在诊断不明时不要进行导尿检查,若有尿潴留应采用耻骨上膀胱穿刺造瘘。

4.超声检查

超声可评价会阴及阴囊血肿范围、是否伴有阴囊内容物的损伤、膀胱的位置高低和膀胱是否充盈等情况。特别在进行耻骨上膀胱穿刺造瘘前,了解膀胱充盈度和位置有较大价值。近年报道超声在了解尿道周围和尿道海绵体纤维化方面有潜在优势。

5.膀胱尿道镜检查

膀胱尿道镜检查是诊断尿道损伤最为直观的方法,单纯的急症诊断性膀胱尿道镜检查尽量不做,应由经验丰富的泌尿外科医师进行,同时做好内镜下尿道会师术的准备,用比膀胱镜细的输尿管镜检查尿道更有优势。女性尿道短不适合尿道造影检查,尿道镜检查是诊断女性尿道损伤的有效方法。

(五)治疗

前尿道损伤的治疗目标是提供恰当的尿液引流,恢复尿道的连续性,有可能时争取解剖复位,把形成尿道狭窄、感染和尿瘘的可能性降低到最小。

1.前尿道灼伤

当腐蚀性或强烈刺激性化学物质进入尿道时,有剧烈疼痛应立即停止注入,嘱患者排尿以排出残留在尿道内的化学物质,并用等渗盐水低压灌注尿道进行冲洗。给予强效止痛剂,避免留置导尿,排尿困难者行耻骨上膀胱造瘘引流尿液。无继发感染者2周后开始定期尿道扩张,防治尿道狭窄,狭窄严重尿道扩张治疗失败者行手术治疗。

2.前尿道挫伤

轻微挫伤,出血不多排尿通畅者密切观察。出血较多者,局部加压与冷敷,排尿困难或尿潴留者保留导尿7～14天。

3.前尿道破裂与断裂

轻度破裂无明显尿外渗和血肿且能插入导尿管者,保留导尿1～2周后拔除,以后间断尿道扩张。若导尿失败、有明显血肿或尿外渗者均应行急症尿道修补或端端吻合术。尿道修补或端端吻合术是治疗前尿道破裂或断裂的最好方法,愈合后很少需要进行尿道扩张治疗。血流动力学稳定的无泌尿生殖器官以外脏器损伤的开放性前尿道损伤也必须行前尿道修补或吻合术,缝合时要用细的缝合材料,缝合足够的尿道海绵体,利用周围血供丰富的组织覆盖避免尿瘘形成,较重的部分裂伤和完全断裂可作修剪再吻合术,需要做移植或皮瓣的长段尿道缺损不宜在急症手术进行,因为污染和不良血供将影响此类手术的效果,若术中探查发现尿道缺损范围大不能作一期吻合或损伤已过 72 小时者仅行耻骨上膀胱造瘘术及尿外渗引流术,2~3 个月后再视情况决定行择期性尿道修复手术。

二、后尿道损伤

(一)病因

1.尿道外暴力闭合性损伤

此类损伤最多见,主要是骨盆骨折。4%~14%骨盆骨折伴有后尿道损伤,80%~90%后尿道损伤伴有骨盆骨折。后尿道损伤中 65%是完全断裂,另外 10%~17%后尿道损伤患者同时有膀胱损伤。

骨盆骨折的常见原因是交通事故、高处坠落和挤压伤,损伤部位在后尿道,常伴其他脏器的严重创伤。不稳定骨盆骨折比稳定骨盆骨折损伤后尿道多,坐骨耻骨支的蝶形骨折伴骶髂关节骨折或分离时后尿道损伤的机会最大,其次为坐骨耻骨支的蝶形骨折、Malgaigne's 骨折、同侧坐骨耻骨支骨折和单支坐骨或耻骨支骨折。后尿道有两处较为固定,一是膜部尿道通过尿生殖膈固定于坐骨耻骨支,另一是前列腺部尿道通过耻骨前列腺韧带固定于耻骨联合。骨盆骨折时,骨盆变形,前列腺移位,前列腺从尿生殖膈处被撕离时,膜部尿道被牵拉伸长,耻骨前列腺韧带撕裂时更甚,最终使尿道前列腺部和膜部交界处部分或全部撕断,全部撕断后前列腺向上方移位,尿道外括约肌机制可尿生殖膈也撕裂时可伤及球部尿道,前列腺背侧静脉丛撕裂时引起严重的盆腔内血肿使前列腺向上和背侧推移,活动度较大的膀胱和前列腺之间的牵拉可引起膀胱颈损伤,骨盆骨折碎片刺破尿道很少见。另一种观点认为尿道球部和膜部交界处较为薄弱,损伤往往发生于此处,尿道的前列腺部、膜部和外括约肌为一个解剖单位,骨盆骨折时此解剖单位移位,牵拉膜部尿道,而球部尿道相对固定于会阴筋膜上,使尿道的膜部和球部交界处撕裂,严重时损伤延伸到球部尿道。另外高达 85%的尿道损伤患者行尿道成形手术后尿道外括约肌保存完好也支持后一种观点。

膀胱颈部、前列腺部尿道损伤通常仅发生于儿童,而且儿童发生坐骨耻骨支蝶形骨折、Malgaigne 骨折和坐骨耻骨支的蝶形骨折伴骶髂关节骨折比成人多见。骨折儿童骨盆骨折时损伤尿道机制有两种可能:一种是活动的膀胱和相对固定的前列腺之间的牵拉而损伤膀胱颈部和尿道;另一种是儿童前列腺未发育,前列腺部尿道短,与成人一样的机制撕裂损伤膜部尿道时蔓延到前列腺部尿道和膀胱颈部。尿道损伤离膀胱颈部越近,发生创伤性尿道狭窄、勃起功能障碍和尿失禁的机会越大。

骨盆骨折损伤女性尿道极少见,占骨盆骨折的 1%以下。女性尿道短,活动度大,无耻骨韧带的固定,不易受伤。女性尿道损伤大部分是尿道前壁的部分纵行裂伤,完全裂伤常位于近膀胱颈部的近端尿道,常伴阴道和/或直肠撕裂伤,所以女性尿道损伤患者应常规作阴道与直肠检查。女性尿道损伤机制通常由骨盆骨折碎片刺伤引起,而非男性那样的牵拉撕裂伤。

2.尿道内暴力损伤

多为医源性损伤,由于经尿道手术或操作的增多,近年此类损伤有增加趋势。大部分是尿道内的器械操作损伤,保留导尿时导尿管气囊段未插到膀胱就充盈气囊或气囊未抽尽就强行拔出气囊导尿管,或经尿道前列腺或膀胱肿瘤切除等操作和输尿管镜检查通过尿道时和尿道内时,或尖锐湿疣电灼时,均有可能发生尿道损伤,有的尿道损伤当时未发现,过一段时间后直接表现为尿道狭窄,尿道内异物也会引起尿道黏膜损伤。

3.尿道外暴力开放性损伤

枪伤和刺伤等穿透性损伤引起,但少见,偶可见于牲畜咬伤、牛角刺伤,往往伤情重,合并伤多,治疗较为困难。妇科或会阴手术有损伤尿道的可能,近年有报道经阴道无张力尿道中段悬吊术患者在术中或术后损伤尿道。长时难产尿道和膀胱颈部也有可能受压引起缺血性尿道和膀胱颈部损伤。

4.非暴力性尿道损伤

较为少见,常见原因有化学药物烧伤、热灼伤、放射线损伤等。体外循环的心脏手术患者有出现尿道缺血和发生尿道狭窄的可能,胰腺或胰肾联合移植胰液从尿液引流者由于胰酶的作用有出现尿道黏膜损伤甚至尿道断裂的报道。

(二)病理分类

1.按损伤部位

包括膜部尿道损伤和前列腺部尿道损伤。可分为四型:Ⅰ型是后尿道受盆腔内血肿压迫与牵拉伸长,但黏膜完整;Ⅱ型是后尿道损伤指泌尿生殖膈上方前列腺和/或膜部尿道撕裂伤;Ⅲ型是后尿道完全裂伤伴有尿生殖膈的损伤;Ⅳ型是膀胱颈损伤累及后尿道(图 5-1)。

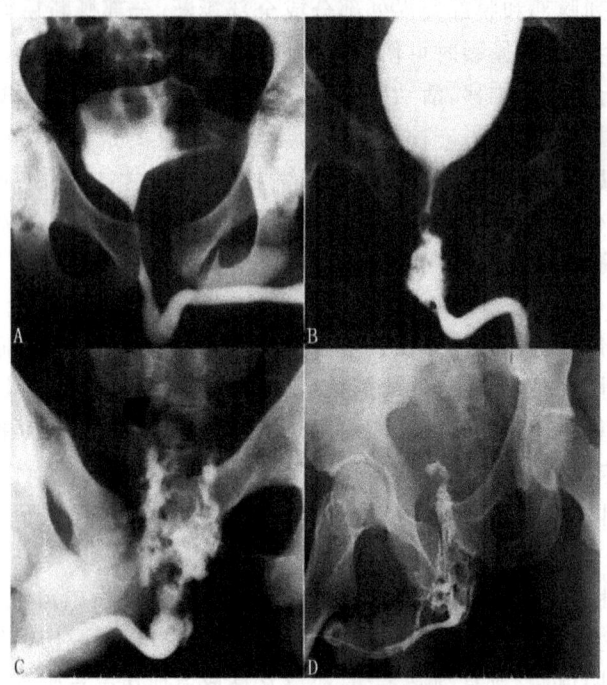

图 5-1　后尿道损伤

A.Ⅰ型;B.Ⅱ型;C.Ⅲ型;D.Ⅳ型

2.按损伤程度

(1)尿道挫伤:仅为尿道黏膜损伤,局部肿胀和淤血。

(2)尿道破裂:尿道部分全层裂伤,尚有部分尿道连续性未完全破坏。

(3)尿道断裂:尿道伤处完全断离,连续性丧失,其发病率为全部尿道损伤的40%~70%。

3.病理分期

(1)损伤期:伤后72小时之内的闭合性尿道损伤为损伤期。此期的病理生理改变是出血和创伤性休克,尿道组织破坏和缺损,尿道失去完整性和连续性,引起排尿困难和尿潴留,血液和尿液经损伤处外渗到尿道周围组织,此期行尿道修补术或恢复尿道连续性的手术效果较为满意。限制血尿外渗部位和蔓延的筋膜:①阴茎筋膜(Buck筋膜)。②会阴浅筋膜(Colles筋膜)。③腹壁浅筋膜深层(Scarpa筋膜)。④尿生殖膈(三角韧带)。⑤膀胱直肠筋膜(Denonvilliers筋膜)。会阴浅筋膜和向前与腹壁浅筋膜的深层会合。会阴浅筋膜与尿生殖膈之间的间隙称会阴浅袋。阴茎部尿道破裂或断裂若阴茎筋膜完整,血尿外渗仅局限在阴茎部,出现阴茎肿胀及紫褐色,若阴茎筋膜破裂则血尿外渗范围与球部尿道破裂时相同。球部尿道损伤伴阴茎筋膜破裂后血尿外渗先到会阴浅袋内并可向腹壁浅筋膜的深层之下发展,形成下腹部肿胀。后尿道损伤若位于前列腺尖部或前列腺部尿道而尿生殖膈完整时,血尿外渗于前列腺和膀胱周围疏松结缔组织内,向前上可发展到下腹部腹膜外组织,向后上可达腹膜后组织,膜部尿道损伤时若尿生殖膈上下筋膜完整,血尿外渗位于尿道膜部及周围,若尿生殖膈完整仅有尿生殖膈上筋膜破裂,血尿外渗至前列腺膀胱周围,若尿生殖膈及其上下筋膜都破裂,血尿外渗还可渗到会阴浅袋。

(2)炎症期:闭合性尿道损伤后72小时到3周,开放性尿道损伤有时虽未达72小时,有明显感染迹象者也称炎症期。创伤性炎症反应达到高峰,可伴细菌感染,全身病理生理变化以中毒和感染为主,可出现高热和血白细胞数升高。损伤局部血管扩张,渗透性增加,组织水肿,白细胞浸润,尿外渗未引流可能出现化学性蜂窝织炎,创伤性组织液化坏死等。临床上以控制感染为主,尿外渗引流和膀胱造瘘使尿液改道,不宜进行尿道有关的手术或尿道内操作。

(3)狭窄期:尿道损伤3周后损伤部位炎症逐渐消退,纤维组织增生,瘢痕形成,导致尿道狭窄,称创伤性尿道狭窄。尿道破裂或断裂未经适当早期处理,均出现不同程度的尿道狭窄,引起尿道梗阻,时间久者出现上尿路积水、尿路感染和结石形成,一般在3个月后局部炎症反应基本消退,可进行恢复尿道连续性的尿道修复成形手术。

(三)临床表现

1.休克

骨盆骨折后尿道损伤常合并其他内脏损伤发生休克。休克主要原因为严重出血及广泛损伤。骨盆骨折、后尿道损伤、前列腺静脉丛撕裂及盆腔内血管损伤等,均可导致大量出血。内出血可在膀胱周围及后腹膜形成巨大血肿。凡外伤患者都应密切注意生命体征,包括神志、皮肤黏膜指甲色泽等外周血管充盈情况,观察患者血压、脉搏、呼吸和尿量等,密切注意有无休克发生。

2.尿道滴血及血尿

尿道滴血及血尿为后尿道损伤最常见症状。尿道滴血及血尿程度与后尿道损伤严重程度不相一致,有时尿道部分断裂时血尿比完全断裂还要严重。后尿道损伤多表现为尿初及终末血尿,或尿终末滴血,尿道滴血或血尿常在导尿失败或因排尿困难而用力排尿而加重,后尿道断裂伤可因排尿困难和外括约肌痉挛而不表现为尿道滴血或血尿。

3.疼痛

后尿道损伤疼痛可放射至肛门周围、耻骨区及下腹部,直肠指检有明显压痛,骨盆骨折者有骨盆叩压痛及牵引痛,站立或抬举下肢时疼痛加重,耻骨联合骨折者耻骨联合处变软,有明显压痛、肿胀。

4.排尿困难及尿潴留

轻度挫伤可无排尿困难,严重挫伤或尿道破裂者,因局部水肿或外括约肌痉挛而发生排尿困难,有时在数次排尿后出现完全尿潴留,尿道断裂伤因尿道已完全失去连续性而完全不能排尿,膀胱充盈,有强烈尿意,下腹部膨隆。

5.血肿及瘀斑

伤处皮下见瘀斑。后尿道损伤血肿一般位于耻骨后膀胱及前列腺周围,严重者引起下腹部腹膜外血肿而隆起,有尿生殖膈破裂者血肿可蔓延至坐骨直肠窝甚至会阴部。

6.尿外渗

尿外渗的程度取决于尿道损伤的程度及伤后是否频繁排尿。伤前膀胱充盈者尿道破裂或断裂且伤后频繁排尿者尿外渗出现较早且较广泛。一般伤后尿道外括约肌痉挛,数小时内不发生尿外渗,多在 12 小时后仍未解除尿潴留者才出现尿外渗。盆腔内尿外渗可出现直肠刺激症状和下腹部腹膜刺激症状。尿外渗未及时处理或继发感染,导致局部组织坏死、化脓,出现全身中毒症状甚至全身感染,局部坏死后可能出现尿瘘。

(四)诊断

后尿道损伤的诊断应根据外伤史、受伤时的体位、暴力性质、临床表现、尿外渗及血肿部位、直肠指检、导尿检查、尿道造影或其他 X 线检查等明确诊断,确定尿道损伤的部位、程度和其他合并伤等。

1.外伤史和临床表现

尿道内操作或检查后出现尿道出血、排尿困难,骨盆骨折后有排尿困难、尿潴留、尿道外口滴血者首先要想到尿道损伤。伤后时间较长者耻骨上能触到膨胀的膀胱。骨盆骨折患者都应怀疑有后尿道损伤,有下列情况者要高度怀疑有后尿道损伤:尿道外口滴血,排尿困难或不能排尿,膀胱区充盈,血尿外渗常在耻骨膀胱周围,体表青紫肿胀可不明显,有时见会阴部典型的蝶形肿胀。

2.直肠指诊

直肠指诊在尿道损伤的诊断中具有重要意义,可以判断前列腺的移位、盆腔血肿等。后尿道损伤时前列腺位置升高,但在盆腔血肿时可难以判定,骨折导致耻骨或坐骨支移位,有时在直肠指诊时可触及,尿外渗和血肿引起的肿胀可能掩盖前列腺的正常位置,因此直肠指诊的更主要意义是作为一种筛查有无直肠损伤的手段,指套有血迹提示有直肠损伤。

3.尿道造影

怀疑后尿道损伤时逆行尿道造影是首选的诊断方法。逆行尿道造影可以清晰和确切地显示后尿道损伤部位、程度和各种可能的并发症,是一种最为可靠的诊断方法。摄片时应首先摄取骨盆平片,了解是否有骨盆骨折及是否为稳定骨折,有无骨折碎片和异物残留,12～14 号 Foley 尿管气囊置于舟状窝并注水 1～3 mL,然后患者置 25°～35°斜位,应用水溶性造影剂,在荧光透视下用 60%碘剂 20～30 mL 注入尿道,在尿道充盈状态下行连续动态摄片,无法进行实时动态摄片时应进行分次摄片,每次注入 60%碘剂 10 mL,在急症抢救室也能进行。同时行耻骨上膀胱造影和逆行尿道造影可精确了解尿道损伤的位置、严重性和长度,若进行延迟修补术,应在伤后

1 周内进行,若进行晚期修复手术应在伤后 3 个月以上进行。

4.导尿检查

后尿道挫伤或较小的破裂患者有可能置入导尿管,但要有经验的泌尿外科专科医师进行,仔细轻柔地试放导尿管,如果置入尿管较为困难,应该马上终止,在确定已放入膀胱前不能充盈气囊,一旦置入不可轻易拔出,导尿管至少留置 7～14 天,拔除导尿管后常规做一次膀胱尿道造影。能顺利置入导尿管者,拔管后仍有出现尿道狭窄的可能,要密切随访,轻度的狭窄可以通过定期尿道扩张达到治疗目的。另有许多学者认为诊断性导尿有可能使部分尿道裂伤成为完全裂伤,加重出血并诱发感染,还有可能使导尿管从断裂处穿出,而误认为放入膀胱并充盈气囊导致进一步加重损伤,因此在诊断不明时不宜采用。

5.超声检查

超声在尿道损伤的急症诊治工作中不是常规检查方法,仅用于评价盆腔内血肿范围、膀胱的位置高低和膀胱是否充盈等情况。特别在进行耻骨上膀胱穿刺造瘘前,了解膀胱充盈度和位置有较大价值。近年报道超声在了解尿道周围和尿道海绵体纤维化方面有潜在优势。

6.膀胱尿道镜检查

膀胱尿道镜检查是诊断后尿道损伤最为直观的方法,单纯的急症诊断性膀胱尿道镜检查尽量不做,应由经验丰富的泌尿外科医师进行,同时做好内镜下尿道会师术的准备,用比膀胱镜细的输尿管镜检查尿道更有优势。女性尿道短不适合尿道造影检查,尿道镜检查是诊断女性尿道损伤的有效方法。后期进行后尿道修复性成形手术前,怀疑有膀胱颈部功能异常时,可通过膀胱造瘘口检查膀胱颈部和后尿道,有很大价值,通过膀胱造瘘口仔细观察膀胱颈部的完整性和功能,但有时膀胱颈部的外形完整性与功能不一定完全一致。

7.CT 和 MRI 检查

在诊断尿道损伤本身的意义不大,但可详细了解骨盆骨折、阴茎海绵体、膀胱、肾脏及其他腹内脏器的损伤。

(五)治疗

后尿道损伤的治疗应根据患者的全身情况,受伤时间,尿道损伤的部位、严重程度以及合并伤的情况等,综合考虑制订治疗方案,对威胁生命的严重出血和脏器损伤应先于尿道损伤予以处理。

1.全身治疗

(1)防治休克:及时建立输液通道、纠正低血容量,补充全血和其他血液代用品,受伤早期休克主要是严重创伤出血或其他内脏损伤。

(2)防治感染:全身应用抗菌药物,时间长者根据尿及分泌物培养结果选用最有效的抗菌药物。

(3)预防创伤后并发症:预防肺部感染、肺不张,保持大便通畅,避免腹压升高引起继发性出血,对于骨盆骨折或其他肢体骨折卧床较久的患者,注意改变体位,避免发生压疮和泌尿系统结石。

2.损伤尿道的局部治疗

原则是恢复尿道的连续性,引流膀胱尿液,引流尿外渗。在损伤期内的患者应设法积极恢复尿道连续性。后尿道破裂或断裂应根据伤情及医疗条件,有可能时争取解剖复位。炎症期(闭合性尿道损伤 72 小时后和开放性尿道损伤 48 小时后)的患者仅行耻骨上膀胱造瘘和尿外渗切开引流,待炎症消退后再行尿道手术。

(1)尿道灼伤的治疗:当腐蚀性或强烈刺激性化学物质进入尿道时,有剧烈疼痛应立即停止注入,嘱患者排尿以排出残留在尿道内的化学物质,并用等渗盐水低压灌注尿道进行冲洗。给予强效止痛剂,避免留置导尿,排尿困难者行耻骨上膀胱造瘘引流尿液。如无继发感染,2周后开始定期尿道扩张,防治尿道狭窄,狭窄严重尿道扩张治疗失败者行手术治疗。

(2)尿道挫伤的治疗:轻微挫伤,出血不多排尿通畅者密切观察。出血较多者,局部加压与冷敷,排尿困难或尿潴留者保留导尿3～7天。

(3)后尿道破裂的治疗:试插导尿管成功者留置2～4周,不能插入导尿管者行耻骨上膀胱造瘘,2～3周后试排尿和行排泄性膀胱尿道造影,若排尿通畅无尿外渗可拔除膀胱造瘘管,尿道会师术也可以用于治疗后尿道破裂,尿道会师法置一18～20号气囊导尿管,气囊充水25～30 mL,稍加牵引,使前列腺向尿生殖膈靠拢,一般牵引5～7天。导尿管留置3～4周。以后根据排尿情况进行尿道扩张。

(4)后尿道断裂的治疗:这类患者多系骨盆骨折引起,一般伤情重,休克发病率高,且尿道完全断离,有分离和移位,使其处理比其他尿道损伤复杂得多。目前对后尿道断裂伤的局部治疗有三种观点:①耻骨上膀胱穿刺或开放造瘘术,3～6个月后行后尿道修复成形术。②尿道会师术。③急症后尿道吻合术。

所有尿道外伤的最初处理是患者的复苏,先处理可能危及患者生命的其他损伤,后尿道损伤更是如此,因为后尿道损伤往往伴有骨盆骨折、腹内脏器损伤和肢体骨折等。尿道损伤急症处理的第二步是分流膀胱内尿液。从尿道破裂口外渗的血液和尿液可能引起炎症反应,有发展成脓肿的可能,外伤受损的筋膜层次决定了可能发生感染的范围,感染可能发生于腹腔、胸部、会阴部和股内侧等,这些感染可能导致尿瘘、尿道周围憩室,甚至少见的坏死性筋膜炎,早期诊断尿道损伤、及时的尿液改道引流和适当应用抗生素降低了这些并发症发生的可能性。及时的分流膀胱内尿液可防止更多的尿液外渗到尿道周围组织中,并可准确记录尿液排出量。耻骨上膀胱穿刺造瘘是尿液改道引流的简单方法,大部分泌尿外科医师和专业外科医师都熟悉其操作技术,若耻骨上膀胱是否充盈不能扪清,膀胱穿刺造瘘术可在B超引导下进行,开放性耻骨上膀胱造瘘术只在膀胱空虚、合并有膀胱破裂或膀胱颈部损伤时进行,开放手术时应避免进入耻骨后膀胱前间隙,从膀胱顶部切开膀胱,在膀胱腔内探查有无膀胱或膀胱颈部裂伤,若有也应从膀胱内部用可吸收线加以修补,4周后先行排尿性膀胱尿道顺行造影,若尿道通畅可试夹管,排尿正常可安全拔除造瘘管。否则3个月后行后尿道瘢痕切除成形术。

伤后3～6个月的后尿道瘢痕切除再吻合手术采用经会阴的倒"人"字形切口,损伤部位确定后切除瘢痕和血供不良组织,游离远近端尿道,在骨盆骨折后尿道断裂断端完全分离情况下,前列腺远侧血肿肌化瘢痕远端的球部尿道游离到阴茎根部可获得4～5 cm的尿道长度,足够有2～2.5 cm左右长瘢痕的尿道行瘢痕切除,两断端劈开或作斜面的无张力吻合。后尿道断裂前列腺移位位置高造成前列腺远端断端与球部尿道断端距离大于2～3 cm者,或由于外伤或以前手术造成粘连球部尿道不能游离延长进行无张力断端吻合时,可考虑球部尿道改道,从一侧阴茎脚上方或切除耻骨支,通常耻骨联合下方耻骨部分切除足以使后尿道两断端无张力吻合,极少数情况下可用耻骨联合全切除,极少见的耻骨骨髓炎是耻骨部分切除的反指征。90%以上的后尿道断裂,特别是膀胱颈部功能正常者经会阴径路足以完成手术,不必联合经腹径路。经会阴后尿道瘢痕切除两断端再吻合的后尿道成形修复手术效果良好,术后10年发生再狭窄的概率约12%。

后尿道修复成形手术的原则：①瘢痕切除彻底。②黏膜对黏膜缝合。③吻合口血供良好。④缝合处组织健康不被缝线切割。⑤熟练的手术技巧。

处理可能伴有外括约肌机制受损的后尿道断裂缺损要保护膀胱颈部功能,对伤后 3 个月以上的后尿道损伤经会阴一期后尿道成形修复术是推荐的首选方法,此时尿道损伤外其他器官的合并损伤,包括皮肤、软组织损伤和血肿已愈合和吸收,至于受伤到后尿道决定性成形修复手术要间隔多长时间目前还有争议。绝大多数前列腺远端后尿道断裂导致的尿道断离瘢痕较短,可以通过经会阴切口一期瘢痕切除再吻合术,若有广泛的血肿纤维化和膀胱颈部的结构和功能受损就不适合行经会阴瘢痕切除再吻合术。

尿道会师术可以早期恢复尿道连续性,可通过牵引固定前列腺位置缩短尿道分离长度。主要有两种牵引方法,一是气囊尿管与躯体纵轴 45°,300～750 g 重量牵引 5～7 天;另一是前列腺被膜或前列腺尖部缝线牵引固定于会阴部。但该手术术后尿道狭窄和阳痿发生率高,国外较少采用。

内镜窥视下尿道内会师术运用导丝引导置入导尿管治疗后尿道断裂成为一种新的手术方式,后尿道断裂甚至前尿道断裂都可试用,内镜下会师可能减少缺损的距离,一般用输尿管镜可以直接在断裂处找到近端,先放入导丝或输尿管导管,然后沿导丝或输尿管导管置入 F18～F20 号三腔导尿管,如在断裂处找不到尿道近端,行耻骨上膀胱穿刺造瘘置入软性膀胱镜或输尿管镜,从后尿道插入导丝或输尿管导管引导尿道内置入的膀胱镜或输尿管镜进入膀胱,或直接拉出导丝或输尿管导管引导置入导尿管。内镜窥视下尿道内会师术须经验丰富的泌尿外科专科医师进行,否则有潜在的并发症,远期通畅率比急症膀胱造瘘3 个月以后再行后尿道成形修复手术低,尿道会师术后总的术后勃起功能障碍、再狭窄和尿失禁发病率分别约 35%、60% 和 5%。耻骨上膀胱造瘘待 3 个月后再行后尿道修复成形术仍是大部分泌尿外科医师治疗后尿道断裂的首选方法。

后尿道损伤的急症开放性吻合手术,术后狭窄、再缩窄、尿失禁和勃起功能障碍发病率高,损伤时尿道周围组织血肿和水肿,组织结构层次不清,判别困难,尿道断端游离困难影响两断端的正确对位。Webster总结 15 组病例共 301 例行急症手术,术后尿道狭窄发病率 69%,勃起功能障碍 44%,尿失禁 20%。

目前认为,急症后尿道吻合术仅在下列情况下进行:①有开放性伤口。②合并有骨盆内血管损伤需开放手术。③合并的骨折或骨折引起的出血等情况需手术处理者。④合并有膀胱破裂。⑤合并直肠损伤。

(贾作庆)

第六章

泌尿生殖系统非特异性感染

第一节 肾盂肾炎

一、急性肾盂肾炎

(一)与发病有关的因素

1.年龄和性别

发病率随年龄的增长而增加。不论年龄如何,女性发病率均高于男性,其原因与女性尿道短,尿道口易被粪便污染,妊娠、性交及分娩时易损伤尿道等因素有关。而男性因前列腺液有杀菌作用,在一定程度上起到防止感染的作用。

2.导尿、泌尿系统器械检查及手术

导尿、泌尿系统器械检查及手术可将尿道内的细菌带入膀胱,引起膀胱炎及肾盂肾炎,且多由医院内的耐药细菌引起。一次导尿可以有 $4\%\sim5\%$ 的患者发生膀胱炎,如放置保留尿管,3~4 天内就有 95% 的患者发生尿道炎及膀胱炎,以后再向上蔓延引起肾盂肾炎。泌尿系统手术及外伤可破坏黏膜的屏障作用,亦易发生感染。

3.泌尿系统梗阻

泌尿系统梗阻是重要的发病诱因。患尿道狭窄、先天性尿道瓣膜、前列腺肥大、泌尿系统结石及肿瘤等梗阻性疾病的患者,发生急性肾盂肾炎的机会比无梗阻者高 12~20 倍。Bell 的尸体解剖统计资料,发现梗阻型肾盂肾炎较非梗阻型多 12 倍。从尿道口至肾组织中的肾单位,在整个通道内的任何一个部位出现梗阻,都易招致感染的发生,而下尿路梗阻较上尿路梗阻更易发生。尿道或膀胱梗阻较输尿管梗阻发生感染的机会大 2 倍。妇女妊娠后感染的易感性大为增加,有人认为与尿路梗阻有关。妊娠 3 个月以上多发生输尿管及肾盂扩张、扩张的位置在骨盆边缘的上方,右侧较左侧多见。输尿管扩张的原因有人认为是由增大的子宫在盆骨边缘处压迫输尿管所致;除此以外,还有人认为妊娠引起的内分泌不平衡可导致平滑肌无张力及输尿管蠕动减弱,以及输尿管下端纵行肌肥厚等原因也可能有关。

尿道梗阻使肾易发生感染的机制还不完全清楚,可能与多种因素有关,例如,尿液的淤积为细菌提供良好的培养条件,并有利于细菌在泌尿系统中扩散;尿道梗阻引起膀胱内压增加及扩

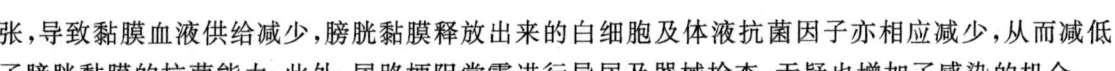

张,导致黏膜血液供给减少,膀胱黏膜释放出来的白细胞及体液抗菌因子亦相应减少,从而减低了膀胱黏膜的抗菌能力;此外,尿路梗阻常需进行导尿及器械检查,无疑也增加了感染的机会。

很早以前就通过动物试验了解到肾实质的损伤及瘢痕形成使肾组织对细菌感染的易感性大为增加,感染常发生于肾瘢痕的四周组织,这种情况被认为是由于肾小管阻塞、肾单位内尿流受阻(称为肾内肾盂积水),与泌尿系统较低部位的梗阻相类似。患肾盂肾炎后,肾内有瘢痕形成,可又使肾易于遭受重复感染而出现多次反复的急性肾盂肾炎发作。

4.膀胱自主神经功能障碍

患截瘫、脊髓灰质炎、脊髓痨等患者膀胱不能排空,经常有残尿存在,同时尿道-膀胱反流的发病率也相应地增加,故易发生肾盂肾炎。由于尿潴留而行导尿或保留尿管也导致感染。这类患者还由于长期卧床、骨骼脱钙,易发生泌尿系统结石,也增加了感染的机会。

5.膀胱-输尿管反流

正常人输尿管在膀胱壁内穿行一段距离,然后才开口于膀胱腔内,在膀胱收缩时,压迫这一段输尿管,阻断了膀胱与输尿管的沟通,从而防止尿液由膀胱反流至输尿管。如果输尿管从膀胱径直穿出,膀胱收缩时就不能阻断膀胱与输尿管的沟通而发生膀胱-输尿管反流。这种人易患肾盂肾炎,且往往反复发作,不易治愈。膀胱-输尿管反流可见于正常人。有人应用排尿时尿道-膀胱造影技术,在445例儿童中发现61例有膀胱-输尿管反流,其中30例经过详细检查未发现泌尿系统有任何异常。有膀胱-输尿管反流的患者,当咳嗽及解大、小便用力时,腹压及膀胱内压增加,可使尿液由膀胱反流到达肾盂。感染本身可以诱发膀胱-输尿管反流,这是由于膀胱壁的慢性炎症使膀胱收缩时不能完全压迫及阻断输尿管。尿路梗阻及泌尿系统的先天性畸形亦可发生膀胱-输尿管反流。

6.先天性发育异常

有肾脏先天性发育异常的患者,肾盂肾炎的发病率显著升高。感染多发生于发育异常的肾组织。一侧肾一般性发育不良(肾小、有部分正常组织及不同程度的功能)的患者常常合并有对侧所谓"正常"肾发育异常,对侧肾常常增大及肾盂发育异常,两侧肾脏均易发生感染,发病率高达 $60\%\sim70\%$。先天性肾脏囊性疾病(多囊肾)并发感染的发病率高达 $50\%\sim70\%$。

7.糖尿病

早已知道糖尿病患者对感染的易感性增加。一般认为糖尿病患者患肾盂肾炎较正常人为多。但也有人持不同的意见,认为如在性别及年龄相同的条件下进行比较,糖尿病患者及非糖尿病患者的肾盂肾炎发病率无差别。患糖尿病的儿童与同年龄的非糖尿病儿童比较,肾盂肾炎的发病率亦一样。尸检发现的肾间质瘢痕是由感染引起抑或由糖尿病本身引起,难以鉴别,这可能是尸检时发现糖尿病合并肾盂肾炎增多的原因。但应注意的是糖尿病患者一旦发生肾盂肾炎,极易发展成为致死性的肾乳突坏死。应尽可能避免给糖尿病患者进行导尿及泌尿系统器械检查。过去处理糖尿病酸中毒时,常规放置保留尿管定时留取尿标本的方法应予废除。

8.其他因素

高血压及肾血管硬化、低钾性肾病、肾血管阻塞、药物(如磺胺、镇痛剂)引起的肾损伤等肾脏疾病均使肾脏对感染的易感性增加。有镰状细胞贫血遗传特征的患者发生急性肾盂肾炎比正常人增多,患者的红细胞在高渗透压环境中易变成镰状,肾髓质渗透压高,因此红细胞在其中易形成镰状细胞及血栓形成,从而使肾易于发生感染。痛风患者亦易并发肾盂肾炎,这是由于尿酸在肾小管中沉淀引起阻塞的结果;尿酸结石偶可出现于肾盂及输尿管,亦增加感染的机会。在动物中可观察到维生素 A 缺乏症可使肾小管上皮细胞再生不良及上皮脱落而阻塞肾小管,从而易发生肾盂肾炎。人类是否有这种情况,尚不能肯定。肾钙质沉着症、结节病引起的肾损害、免疫球蛋白缺乏症等疾病亦易发生肾盂肾炎。

(二)病理

一侧或两侧肾脏均可受到侵犯。肾实质病变呈楔形,尖端指向肾髓质,呈局灶性分布,病变与周围的正常肾组织分界清晰。组织学改变的特征是急性炎症区域的微小脓肿形成,有些脓肿较大,从肾包膜表面突起,但不会穿破至肾周围组织。在肾小管腔内及其周围有许多中性多核白细胞。肾小球无病变,但由于肾小管遭到破坏。肾小球亦失去功能。炎症局限于细菌侵入的节段,不扩散,在 1～3 周内逐渐消散。在愈合的过程中,中性多核白细胞逐渐被单核细胞所代替,有纤维组织增生,最后收缩形成索条状瘢痕。在纤维组织中有残存下来的肾小球及肾小管,其中充满胶状物质。肾盂及肾盏黏膜有弥漫性炎症,输尿管及膀胱黏膜亦可有炎症反应。由于急性肾盂肾炎在肾中易造成局灶性损害,仍有大量的正常肾组织存在,故肾功能仍然保持正常。在急性肾盂肾炎的早期可发生血管痉挛,动物试验还证实有短期的血管阻塞,可导致病变区域的缺血,这与瘢痕的形成有关。

根据动物试验的结果,肾脏的急性感染首先发生在肾髓质,然后波及皮质,髓质的病变远较皮质严重。例如,将活的大肠埃希菌直接注射入不同部位的肾组织,仅注射 10～100 个活菌就可使肾髓质发生感染,须注射 10^5 个活菌才能使肾皮质发生感染;如将细菌做静脉注射,几乎无例外地只有在肾髓质中发现细菌,而肾皮质中无细菌,肾髓质的这种特性与下列因素有关:①肾髓质合成氨,氨可使补体(C_4)灭活,使组织对细菌抵抗力减低。②肾髓质渗透压高,影响补体活性,妨碍抗原、抗体结合及白细胞对细菌的吞噬作用。③肾髓质血液供给远较皮质为少,细菌容易在其中立足。

急性肾盂肾炎的一个极为严重的并发症是肾乳突坏死,病变包括肾乳突尖端或中间部分的缺血性坏死,坏死的肾乳突碎片可以脱落至肾盂,有时阻塞输尿管而引起肾绞痛及肾盂积水,并可从尿中排出,由于肾单位的终末端均通过微小的肾乳突,故肾乳突的病变可严重地损害肾功能,常常引起少尿、无尿及尿毒症,患者全身情况迅速恶化。

(三)临床表现

1.典型急性肾盂肾炎

患者多为 15～40 岁的妇女。该病起病急,发冷、寒战、体温迅速上升至 39～40 ℃;有一侧或两侧腰痛及肋脊角压痛;并常伴有不同程度的尿频、尿急、尿痛、排尿困难等下尿路感染症状。尿混浊,有少量蛋白,显微镜下可见大量成堆的白细胞及管型,可以有肉眼血尿或显微镜下血尿。尿沉淀染色涂片可见到细菌,常是革兰阴性杆菌。少数患者起病 1～2 天尿化验无异常,这是由于感染的肾组织不与肾盂肾盏系统交通,以致白细胞及细菌不能排出。外周血中性白细胞计数明显升高。

急性肾盂肾炎一般不伴有高血压及水肿。无合并症的急性肾盂肾炎也不出现氮质血症。如有血浆尿素氮升高,则应考虑原有其他肾脏疾病及尿路梗阻的基础上发生感染。如并发革兰阴性杆菌菌血症及休克,则血浆尿素氮常升高。

急性肾盂肾炎的自然病程变化很大,不论治疗与否,一般急性症状仅持续存在 2～5 天,以后体温逐渐下降,症状逐渐消失,但细菌尿依然存在,偶然可暂时消失,不久又再出现。无症状细菌尿可持续存在达数年之久,在此期间可以有症状的复发。故尽管症状完全消失,只要细菌尿仍然存在,就不能认为急性肾盂肾炎已治愈。有症状复发时,如尿培养出与原先不同的致病菌,则有可能是重新感染而不是复发。

2.不典型急性肾盂肾炎

不典型的急性肾盂肾炎远较典型为多见,且常易误诊。临床表现多种多样,可归纳为以下几种类型。

(1)无泌尿生殖系统症状和体征,只有发热、食欲缺乏、全身不适等全身症状。多见于同时患其他严重疾病的住院患者或老年人。患者表现为不明原因的发热,病情进行性恶化,只有通过尿液常规化验及细菌培养才能做出诊断。这类患者相当多见。在临床未能做出诊断而经尸检证实为急性肾盂肾炎的病例中,有78%属于这一类型。

(2)不发热,只有全身症状如昏睡、厌食、衰弱无力、体重减轻等,泌尿-生殖道症状不典型或没有,多见于老年人。由于不发热,往往使人忽略肾脏感染的存在。

(3)以明显的胃肠道症状及不典型的疼痛部位为主要表现,伴有恶心、呕吐、厌食、腹胀、肠麻痹等症状。疼痛不在腰部而在上腹部,或左、右下腹部。临床表现类似腹腔内炎症性疾病,因而常被误诊为急性胆囊炎、急性阑尾炎、急性憩室炎。2岁以下的婴幼儿患急性肾盂肾炎常以胃肠道症状最为突出。糖尿病合并急性肾盂肾炎常诱发糖尿病酸中毒,这时肾脏感染加重了糖尿病酸中毒的胃肠道症状,常常掩盖了泌尿生殖道症状。

(4)只有尿频、尿急、尿痛及排尿困难等下泌尿道感染症状而无腰痛、肋脊角压痛等上尿路(肾脏)感染症状,常误诊为下泌尿道感染,而忽略了急性肾盂肾炎的存在。这种情况常见于下泌尿道同时存在有其他疾病的患者,如前列腺肥大、膀胱膨出、膀胱或前列腺癌、后尿道狭窄及保留尿管后感染。另外偶有急性肾盂肾炎并无下泌尿道疾病的患者也表现明显的下泌尿道刺激症状,经大量饮水,尿量充足后,下泌尿道刺激症状随即消失,这是由于尿少、尿中细菌数目过高、高浓度细菌产物刺激膀胱黏膜而产生的症状。

(5)尿沉淀检查没有异常发现,无白细胞、红细胞及管型,常常使人不易考虑肾脏感染的存在。对急性肾盂肾炎的患者每天进行新鲜尿液检查,就可见到脓尿可以呈间歇性出现,故1~2次尿液检查正常不能除外急性肾盂肾炎。

(6)严重的高血压,见于原发性高血压的患者患急性肾盂肾炎,患病后无急性肾盂肾炎症状,而表现为血压较患病前显著升高,出现严重的高血压症状。如果不做尿沉渣检查及细菌培养,就不可能做出诊断。

(7)类似急性肾小球肾炎的临床表现。一般急性肾盂肾炎尿中只有少量蛋白,偶有些患者发生大量蛋白尿,达 2~4 g/24 h,甚至短期内达 6 g/4 h,再加上尿沉渣有红细胞、白细胞和管型及高血压,极易误诊为急性肾小球肾炎。

(8)以血尿为主要症状。患急性肾盂肾炎时,由于肾盂、肾盏及膀胱黏膜下出血,可出现明显的血尿,这种患者占 10%~15%,极易误诊为其他肾脏疾病。

(9)暴发性败血症及急性肾衰竭。这是一种弥漫性化脓性肾盂肾炎,整个肾组织几乎完全被大小不等的脓肿所破坏。患者有高热等严重中毒症状,迅速出现少尿、无尿及尿毒症。慢性肾盂肾炎患者重复发生急性感染及急性尿路感染的患者在进行逆行性肾盂造影后,均易发生这一严重类型。

(10)坏死性肾乳突炎。这是急性肾盂肾炎的严重并发症,大多数患者有严重的中毒症状、败血症及进行性氮质血症,并常有肉眼血尿。坏死的肾乳突组织脱落可引起肾绞痛。有糖尿病和/或泌尿系统梗阻者易发生这一并发症,病死率很高,但也有症状轻的。有些患者有多次发作的肾绞痛及肉眼血尿,不发热,临床表现似肾结石。

(11)在其他肾脏疾病的基础上并发急性肾盂肾炎。肾小球肾炎、多发性骨髓瘤肾病、肾淀粉样变性、多囊肾、糖尿病肾小球毛细血管间硬化症、急性肾小管坏死等疾病都可合并发生急性肾盂肾炎,使临床表现更为复杂。

根据上述急性肾盂肾炎的临床表现的多样化,典型病例占少数,大多数患者不典型,所以常被误诊。在尸检证实诊断的病例中,临床诊断错误者可高达85%。特别是儿童及老年人,症状多不典型。不能做出诊断的原因主要有:①临床表现以胃肠道症状突出,无泌尿生殖系统症状。②体征很少。③一次或两次检查未发现脓尿。④合并存在其他严重疾病,没有注意到肾盂肾炎的存在。但是也有些病例临床表现及实验室检查资料均足以提示肾盂肾炎的诊断而仍然被误诊,这是由于临床医师对该病的自然过程及多种类型的临床表现缺乏了解及对实验室检查的结果解释不当所致。

(四)诊断

1.症状及体征

当有高热、尿频、尿急、尿痛、腰痛及肋脊角压痛时,诊断为急性肾盂肾炎不难。发热伴有腰痛及肋脊角压痛被认为是肾脏感染的临床特征,但有些患者没有这一特征。尿频、尿急、尿痛是下泌尿生殖道感染(膀胱炎、尿道炎、前列腺炎)的症状,不能单独根据这些症状诊断急性肾盂肾炎。除此而外,有些肾脏有感染的患者无症状,唯一的表现是有意义细菌尿。故急性肾盂肾炎的诊断在一定程度上有赖于尿液。

2.尿液的化验检查

在收集标本时应注意清洁外阴部,以免白带或男性患者的包皮垢污染。尿排出后最好立即进行检查,不宜放置超过1小时以上,否则尿中的有形成分(细胞、管型)很快破坏。离心沉淀时应注意每次所用的尿量,离心的速度和时间应固定不变。离心沉淀后应准确量取0.5 mL的尿液使沉淀重新混悬,然后取上述混悬液一滴置于盖玻片下进行检查,这样才能做出比较。

(1)尿液的肉眼观察:可以有尿液混浊及血尿。

(2)尿比重:可降低,治疗后恢复正常。

(3)蛋白尿:只有少量蛋白尿。一般24小时尿蛋白定量不超过1~2 g。如出现大量蛋白尿,提示同时有其他肾脏疾病存在的可能,特别是肾小球肾炎、糖尿病性肾硬化症或肾盂肾炎合并恶性高血压或心力衰竭。

(4)红细胞:急性肾盂肾炎尿中经常有红细胞,数目多少不一,可以有肉眼血尿。

(5)白细胞:由于急性肾盂肾炎是化脓性病变,故尿沉淀有大量的中性多核白细胞(又称为脓尿),可凝集成团。在常规尿沉淀检查中见到数目多少的中性多核白细胞才有诊断意义还没有一致的意见。一般认为在离心沉淀的尿标本中,每高倍视野平均中性多核白细胞大于或等于10个就有意义。急性肾盂肾炎时,尿中排出中性多核白细胞可以是间歇性,须连续进行多次检查。

脓尿虽然是急性肾盂肾炎的特征,但不具有肯定诊断意义,因泌尿系统任何部位的炎症均可出现脓尿。

急性肾盂肾炎患者的尿沉淀用龙胆紫-沙黄染色可见到一种苍白的白细胞,细胞浆中的颗粒呈现明显的勃朗宁运动,称为闪光细胞。有人认为闪光细胞是一种蜕变的中性多核白细胞,来源于肾脏的化脓性感染,泌尿生殖系统其他部位的炎症很少见到。这种细胞,故认为对诊断肾脏内感染很有帮助。但闪光细胞亦可出现于正常人的尿液中,还可存在于前列腺炎、阴道炎、肾小球肾炎、肾结核等患者的尿液中,故没有特异性诊断意义。不过在急性肾盂肾炎时,尿中闪光细胞的数目较多,如每小时从尿排出闪光细胞超过$4×10^4$个,对诊断有参考价值。有人认为闪光细胞不是蜕变的中性多核白细胞,而是新鲜的,在很短期内从毛细血管进入肾组织炎症区域及尿液中的白细胞,它的染色特征与新鲜染色的血循环中的中性多核白细胞极为相似。血液、脓液及尿液中的中性多核白细胞如放置于等渗盐水溶液3~4小时,则细胞染色苍白的特征消失,代之以体积小、染色深,故在寻找闪光细胞时,应采用新鲜的尿标本进行检查。

当尿沉淀检查发现中性多核白细胞的数目不多,难以肯定诊断时,可做一小时尿细胞排泄率,即收集患者3小时尿,计算每小时白细胞总数,正常人在$2×10^5$以下,如超过$4×10^5$,即有诊断意义,尿白细胞计数,如白细胞数超过$10×10^5$也有诊断意义。

(6)管型尿:当炎症分泌物流经近曲及远曲小管时,可在其中形成中性多核白细胞管型,这种管型有定位诊断意义,因在肾以下的泌尿道炎症不会出现白细胞管型,故在尿液检查时,发现大量中性多核白细胞的同时,还发现白细胞管型,对诊断肾脏内感染有很大的价值,但可惜的是有1/4的急性肾盂肾炎患者找不到白细胞管型,只找到由白细胞管型蜕变后形成的粗颗粒管型。由于其他肾脏疾病也能引起肾间质及肾小球炎症,也可出现白细胞管型,故无鉴别诊断意义。急性肾盂肾炎时还可见到透明管型及细颗粒管型,一般不出现红细胞管型。

3.尿的细菌学检查

(1)直接涂片:用尿沉渣(离心或不离心沉淀)作涂片,直接用高倍镜观察,或革兰染色后用油镜观察可见到许多细菌,对初步诊断有帮助。自解尿标本虽然受到外阴部及尿道细菌污染,但细菌的数目很少,一般涂片检查时看不到细菌,而感染时尿中细菌数目很多,直接涂片极易见到,在离心沉淀直接镜检的标本中每高倍视野能见到细菌20个以上就有诊断意义。涂片检查与培养结果(尿细菌数目在10^4/mL以上)比较,有85%的符合率。

(2)尿定量细菌培养:尽管对外阴部进行充分的清洁,自解尿标本仍然不能避免外阴部及尿道细菌的污染。无尿路感染的男患者,清洁自解中段尿培养82%发现细菌。正常人尿道中有菌,导尿时可将细菌送入膀胱,尿标本亦受到污染,而导尿本身还可诱发感染。通过耻骨上穿刺膀胱抽取尿液可避免细菌污染,对尿路感染的病原诊断价值最大,可惜这种方法对组织有损伤,不宜普遍开展,只在婴幼儿偶然使用。

尿由肾脏分泌出来后,在膀胱中停留一定时间,然后才排出体外,在此期间内,细菌在体温条件下,在膀胱尿中迅速繁殖,细菌的数目大大增加。直接从肾盂取肾盂肾炎患者的尿液进行培养,细菌的数目常少于10^4/mL,而同时取膀胱尿液培养则细菌数目远远超过此数,可达10^8/mL。在收集尿标本时如受到污染,则尿中含菌数目很少,因此,应用尿定量细菌培养方法可区分污染与感染。

目前,自解中段尿定量细菌培养法已列为尿路感染的常规诊断方法,它代替了过去习惯应用的导尿留取标本送培养的方法,消除了导尿后感染给患者带来的危害。经过大量的研究工作,可以肯定每毫升尿含细菌数目达到10^5或更多,则可以诊断为泌尿系统细菌感染。这类患者一般都有尿路感染症状或病史,或进行过导尿、泌尿系统器械检查或手术,培养出来的细菌主要是肠道革兰阴性杆菌,即尿路感染的主要病原菌,如果不经治疗,则重复进行尿细菌培养时常能获得相同的细菌。如每毫升尿液含细菌数目为10^4或更少,则属于污染,无诊断意义,这类患者无尿路感染的任何表现,过去也无尿路感染病史或进行过泌尿系统器械检查,培养得到的细菌常常是表皮性葡萄球菌、类白喉杆菌、肠球菌或其他链球菌,在随后的复查中,细菌的种类常有变化。如每毫升尿细菌数目为 $10^4 \sim 10^5$,不能肯定是感染或是污染,但重复多次检查就能鉴别。根据一次尿细菌定量培养细菌数目达到或超过 $10^4/mL$,诊断为感染的准确性为 80%,2 次培养为 95%,3 次培养为 99%。因此两次以上培养细菌数目均达到 $10^5/mL$,且均分离得到同一细菌,则诊断为尿路感染更为可靠。

收集自解中段尿标本送培养时,必须充分清洁外阴部,并由医师、护士或有专业训练的人员取尿,这样才能避免严重污染造成的假阳性。先用肥皂及清水清洁外阴部,然后用灭菌的水冲洗两次,排尿时让患者将大阴唇分开,然后由医务人员用灭菌的容器接取中段尿,加盖后立即送检。实验室接到标本后,应尽快接种于培养基,最迟不得超过 1 小时,以免在放置的过程中细菌大量繁殖。清洁外阴部不宜应用消毒剂。

自解中段尿细菌定量培养的诊断价值受到以下因素的影响:①排尿过勤,使细菌没有一个充足的时间在膀胱内繁殖,在这种情况下,最好采用清晨第一次尿液送检。②尿过于酸性(pH 4.5~5.0),或过于稀释(尿比重 1.003),细菌繁殖不好。③某些细菌,如葡萄球菌及各型链球菌比革兰阴性杆菌繁殖慢,且分裂后常黏在一起不分开,因此由这些细菌引起的感染,尿细菌定量培养可能达不到 $10^5/mL$ 的诊断标准。如果多次重复培养始终得到同一细菌。则仍有可能是致病菌。④尿中存在抗菌药物可阻碍细菌的繁殖,故在应用抗菌药物治疗尿路感染的过程中,培养结果,细菌数目在 $10^5/mL$ 以下时,不能排除尿路感染的持续存在,故最好在检查前,停用抗菌药物2 天以上。⑤有尿路完全梗阻时,或肾间质有与肾小管不相通的局灶性炎性病灶时,可无细菌排入膀胱,放尿培养无细菌生长不能除外肾脏感染。⑥厌氧菌感染(以类杆菌及厌氧链球菌多见)也可以引起肾盂肾炎,常规的细菌培养方法不能分离出细菌。对有明显的脓尿及感染症状的患者,多次常规培养阴性时,须进行厌氧培养。

(3)尿中存在细菌的间接检查方法:主要通过测定尿液中的细菌代谢产物或炎症产物,有亚硝酸盐还原试验、氯化三苯四唑试验、过氧化酶试验、过氧化氢酶试验等。这些试验只适用于大批患者的初步筛选,对一个具体患者的诊断并无价值,更不能取代尿液细菌培养。

4.其他诊断方法

除了暴发败血症感染,并发坏死性乳突炎及同时存在其他泌尿系统疾病外,急性肾盂肾炎一般无肾功能,试验异常或只有尿浓缩功能不好。静脉肾盂造影通常无异常表现,但可以帮助了解泌尿系统有无先天性异常、梗阻及解剖异常。急性期进行膀胱镜及逆行肾盂造影检查是不适宜的,可引起严重的后果,前面已提到过。由于急性肾盂肾炎的病理改变是肾脏内分散的孤立的炎性病灶。这就限制了肾脏穿刺活体组织检查的诊断价值,而且有扩散感染的可能。部分急性肾盂肾炎患者血培养可分离出细菌,对病原学诊断有帮助,因此血培养应列为常规检查项目。

5.尿路感染的定位诊断

在临床工作中,因治疗方法不同,确定感染是在肾脏内(肾盂肾炎)还是在下尿路(膀胱炎、尿道炎)是必要的。但目前仍然缺乏简便易行的方法。尿液定量细菌培养不能鉴别炎症的部位。最可靠的方法是通过膀胱镜检查,除了直接观察膀胱黏膜变化外,还可收集两侧输尿管尿液进行检查,如果发现脓尿及细菌尿,就可诊断肾脏内感染,还可确定感染发生于哪一侧肾脏,但对所有患者都进行膀胱镜检查尚有一定困难,而且已如上述,对急性期患者进行膀胱镜检查可能给患者带来危害。膀胱冲洗试验有一定参考价值,方法是通过导尿管用 0.2%新霉素及生理盐水冲洗膀胱,然后每 10 分钟收集尿液做细菌培养,连续 3 次,膀胱炎时冲洗后细菌培养阴性,如为肾盂肾炎则培养为阳性,且细菌数目依次上升,但这个方法须插入导尿管,这样可将尿道细菌带入膀胱,使感染复杂化。

大肠埃希菌是尿路感染的最常见的致病菌,但仅有少数菌株(约占 5%)能侵入肾脏。进一步研究发现能侵入肾脏的菌株比引起下尿路感染的菌株含有更为丰富的 K 抗原。因此,有人提出测定尿液中 K 抗原的含量可以鉴别肾脏内感染及下尿路感染,但其实用价值有待于证实,而且这个方法不适用于大肠埃希菌以外的其他细菌引起的感染。

由此可见目前还没有一个简便可靠的鉴别上尿路及下尿路感染的方法。一般只有通过临床表现及常规化验检查结果做出判断,虽然不可能完全正确,但也有参考价值。鉴别诊断要点如下。

(1)症状及体征:急性肾盂肾炎及膀胱炎均有尿频、尿急、尿痛等下尿路感染症状,但如有发冷、发热、腰痛及肋脊角压痛则应考虑为急性肾盂肾炎;膀胱炎一般不发热,无肋脊角压痛,常有耻骨上胀痛及压痛。但应注意的是急性肾盂肾炎也可不发热。

(2)实验室检查:有下尿路梗阻的尿路感染者,绝大多数均有肾脏内感染。①尿内有白细胞管型提示感染发生于肾脏内。②闪光细胞:虽不能完全肯定来自肾脏,但也有参考价值。③尿比重:尿液浓缩功能减退可能为肾脏内感染。④细菌种类:变形杆菌和白色葡萄球菌为肾脏内感染。⑤复发及再感染:如尿培养为同一种细菌,多为复发,多见于肾盂肾炎,如为新的细菌则再感染的机会大,多见于膀胱炎。

(五)治疗

急性肾盂肾炎的治疗要求做到消除症状、消灭致病菌、预防复发及防止肾组织与肾功能的进行性损害。在应用抗菌药物前,应采取尿液及血液进去培养,只有分离出致病菌及根据药物敏感试验来指导用药,才能获得较好的疗效,治疗必须充分。控制症状是比较容易的,不管用什么药,甚至不予治疗,多数患者于 3~4 天内症状缓解,但必须彻底消除有意义的细菌尿,才能治愈,否则还有可能复发。停止治疗后还应定期进行尿培养,一旦再次出现有意义的细菌尿,虽然没有症状,应再次进行治疗,以免肾组织进一步受损害。急性期过去后,要对泌尿系统进行全面检查,如发现有尿路梗阻或解剖学异常,应给予纠治。如同时存在其他全身性疾病、免疫缺陷及代谢缺陷,应及时给予相应的治疗。

1.抗菌药物的应用

根据细菌的种类及药物敏感试验来选择抗菌药物可望获得良好效果,但药物敏感试验与临床应用的实际效果并非完全一致,因大多数抗菌药物在尿中的浓度远较血清浓度高,而一般药敏试验系根据通常剂量的抗菌药物服用后在血清能达到的药物浓度来判断,故不完全符合实际情况。如用尿中的药物浓度来进行判断,可能更有参考价值。

肾实质细菌感染的治疗有赖于抗菌药物在血清中维持较高的浓度,这样才能有足够量的药物渗入肾组织中以消灭炎症病变中的细菌,磺胺药及各种抗生素在血和尿中均有较高的浓度,适用于治疗急性肾盂肾炎。有些抗菌药物如呋喃妥因、萘啶酸、苦杏仁酸及乌罗托品等尿中的药物浓度高而组织浓度低,一般适用于治疗泌尿系统黏膜的炎症,治疗急性肾实质感染效果较差,可应用于急性肾盂肾炎的缓解期及预防复发。动物试验证实应用具有杀菌作用的抗菌药物较抑菌的抗菌药物更能有效地清除细菌。常用的抗菌药物如下。

(1)磺胺类:磺胺类药物能很好地从血液渗透入组织,在尿中虽然大部分是无抗菌活性的乙酰化磺胺,但有抗菌活性的游离磺胺仍达到很高的浓度,再加上服用方便,目前仍普遍应用。

在引起肾盂肾炎的常见致病菌中,磺胺对大肠埃希菌、变形杆菌、溶血性链球菌、葡萄球菌有抗菌作用,体外药物敏感试验显示抗药菌株占百分比很高,但用以测定磺胺药敏感试验的实验室标准培养基含有抑制物质,结果不可靠。近年来发现甲氧苄啶(TMP)与磺胺药联合可增强抗菌作用几倍至几十倍,疗效显著提高,对某些细菌还可产生杀菌作用。目前最常用的制剂是磺胺甲基异噁唑与 TMP 的 4∶1 合剂(也称复方新诺明),每片含磺胺甲基异噁唑 0.4 g 及 TMP 0.1 g,每天 2 次,每次 2 片,可与小苏打 1 g,每天 4 次同服。碱化尿液可增强抗菌作用,还可预防磺胺结晶的形成。在短效磺胺中以磺胺异噁唑 1 g,每天 4 次较好。磺胺异噁唑在尿中溶解度大,不产生结晶,不需加小苏打同服,抗菌效果亦较好。磺胺三甲氧嘧啶(SMD)及磺胺六甲氧嘧啶(sMM 或 DS-36)是长效磺胺药,服用方便,抗菌效果好,亦常应用,剂量为 0.5~1.0 g,每天 1 次。

(2)青霉素 G:青霉素 G 在血清及尿中有较高的浓度,尿中浓度尤高,可用于葡萄球菌、溶血性链球菌、草绿性链球菌、粪肠球菌、大肠埃希菌、变形杆菌的尿路感染。近年来葡萄球菌对青霉素 G 多抗药,故只有药物敏感证实对青霉素 G 敏感才可应用。如抗药则换用新青霉素。极大剂量的青霉素 G(如 6×10^7 U/d)对大肠埃希菌败血症也有效。由于尿中青霉素 G 的浓度极高,用通常剂量的青霉素 G 治疗大肠埃希菌尿路感染也可取得良好效果。青霉素 G 与氨基苷类抗生素联合应用对肠球菌有协同作用,可用于肠球菌引起的尿路感染。同时服用维生素,氯化铵或蛋氨酸使尿液维持酸性可增强青霉素的抗菌作用。

(3)氨苄西林:为广谱抗生素,对大肠埃希菌、奇异变形杆菌、不产青霉素酶的葡萄球菌、肠球菌有效。对吲哚阳性变形杆菌、肠杆菌属、克雷伯氏菌属、铜绿假单胞菌均抗药。近年来大肠埃希菌抗药菌株亦显著增加。上述革兰阴性杆菌对氨苄西林抗药的部分原因是这些细菌能产生破坏氨苄西林的 β-内酰胺酶(即青霉素酶)。近年来体外试验发现氨苄西林与氯唑西林联合应用可克服这些细菌的抗药性,甚至对铜绿假单胞菌有效。氯唑西林本身对这些细菌无抗菌作用,但可与 β-内酰胺酶结合,从而防止了氨苄西林被破坏而发挥抗菌作用。但是这两种抗生素的联合应用并不是对所有菌株均出现协同作用,就大肠埃希菌而言,仅对不携带 R 因子的菌株有效,对携带 R 因子的菌株无效。由于氯唑西林及氨苄西林在尿中有很高的浓度,联合应用于尿路感染有可能显示出协同作用,在血清中这两种抗生素的浓度远较尿中浓度为低,很难获得协同作用。氨苄西林的剂量为 50~100 mg/(kg·d),分 4 次口服或肌内注射。酸化尿液可增强抗菌作用。联合应用氨苄及氯唑西林治疗尿路感染的实际疗效有待于进一步研究。

(4)羧苄及黄苄青霉素:仅适用于铜绿假单胞菌及变形杆菌属感染,大肠埃希菌等其他致病菌感染均可用其他抗生素代替,故一般不用。最近生产的呋布西林疗效更好。

(5)先锋霉素类:对大肠埃希菌、奇异变形杆菌,分泌青霉素酶葡萄球菌引起尿路感染有效。先锋霉素主要从尿中排出,故尿中有很高的浓度。先锋霉素制剂有多种,常用者有先锋霉素Ⅱ号(肌内注射及静脉注射)、Ⅳ号(口服)、Ⅴ号(肌内注射及静脉注射)、Ⅵ号(口服、肌内注射及静脉注射),剂量为每只 2~4 g,分 4 次。先锋霉素在碱性尿中作用增强。

(6)四环素族:四环素族抗生素有广谱抗菌作用,除变形杆菌及铜绿假单胞菌外,对常见的尿路感染致病菌均有效。四环素类可以口服、应用方便。服药后在组织及尿中均能达到有效浓度。由于上述优点,四环素族是治疗尿路感染的理想药物。但近年来细菌对四环素族多抗药,故临床应用受到了限制,只适用于经药物敏感试验证实敏感的菌株引起的感染。常用的制剂为四环素,0.5 g,每天 4 次,或多西环素或米诺环素 0.1 mg,每天 2 次或 0.2 g,每天 1 次。四环素族在酸性尿中抗菌作用增强。

　　(7)氯霉素:除铜绿假单胞菌外,氯霉素对常见的尿路感染的致病菌均有效,氯霉素在肝脏中与葡萄糖醛酸结合后从尿中排出,在尿中具有抗菌活力的氯霉素仅占 5％～10％,虽然如此,由于肾小管的浓缩作用,仍能达到抗菌浓度。由于氯霉素对骨髓的毒性,且近年来治疗尿路感染的抗菌药物种类增多,故尽可能不用氯霉素。尿液的酸碱度对氯霉素的抗菌作用无影响。

　　(8)链霉素:在用药的过程中,细菌很快对链霉素产生抗药性,故不适用于治疗尿路感染。在处理肠球菌感染时,可与青霉素 G 联合应用,碱化尿液可使链霉素的抗菌活性增强。

　　(9)庆大霉素及托布拉霉素:庆大霉素及托布拉霉素有相似的抗菌谱,对尿路感染的常见病原菌如大肠埃希菌、奇异变形杆菌、产气肠杆菌、葡萄球菌有抗菌作用。尤其是对铜绿假单胞菌有效。托布拉霉素对铜绿假单胞菌的抗菌作用较庆大霉素强。对肠球菌无效,但与青霉素 G 联合应用可产生协同作用。用药后在肾组织及尿中均有较高的浓度,用以治疗肾盂肾炎有较好的疗效。这两种抗生素对肾及第Ⅷ对颅神经有一定程度的毒性。在用药的过程中,细菌容易产生抗药。庆大霉素及托布拉霉素的剂量均为 40～80 mg,肌内注射,每 8 小时一次,同时应用小苏打碱化尿液可增强抗菌作用。

　　(10)卡那霉素:卡那霉素对大肠埃希菌、变形杆菌属、产气肠杆菌、克雷伯氏菌属、葡萄球菌有抗菌作用,对铜绿假单胞菌及肠球菌无效。用药后在肾组织及尿中均有较高的浓度。卡那霉素对肾及第Ⅷ对颅神经有显著的毒性作用。用药的过程中细菌易产生抗药性。剂量为 0.5 g 肌内注射,每天 2 次。同时服碱性药物使尿液碱化可增强抗菌效果。

　　(11)阿米卡星:是卡那霉素的衍生物,抗菌谱与庆大霉素相似,对大肠埃希菌、产气肠杆菌、变形杆菌属、铜绿假单胞菌、葡萄球菌均有效。适用于对庆大霉素及卡那霉素抗药菌株的感染,这种菌株多见于医院内感染。剂量为 200～400 g/d,分两次肌内注射。对肾及第Ⅷ对颅神经的毒性与卡那霉素相似。

　　(12)多黏菌素 B 及多黏菌素 E:对大肠埃希菌、肠杆菌属、克雷伯氏菌属、铜绿假单胞菌引起的尿路感染有良好效果,对变形杆菌及革兰阳性球菌无效。多黏菌素与磺胺联合应用对革兰阴性杆菌有显著协同作用,如加用 TMF,则效果更好,对多黏菌素抗药的变形杆菌属及黏质沙雷氏菌,大多数(78％)联合应用多黏菌素及磺胺可将其抑制;联合应用多黏菌素、磺胺及 TMP 以处理严重的革兰阴性杆菌肾盂肾炎常获得满意效果。由于多黏菌素对肾脏有较高的毒性,不宜作为首选。多黏菌素 B(硫酸盐)的剂量为 50～100 mg/d,静脉滴注;多黏菌素 E 的剂量为 100～150 mg/d,分次肌内注射,亦可静脉滴注。在酸性尿中,多黏菌素对铜绿假单胞菌的抗菌作用增强,在碱性尿中对大肠埃希菌的抗菌作用增强。

　　(13)呋喃妥因:在常见的尿路感染病菌中,呋喃妥因对大肠埃希菌最为敏感,对产气肠杆菌及克雷伯氏菌属敏感度较低,对变形杆菌不定,多数中度抗药,铜绿假单胞菌通常抗药,葡萄球菌及肠球菌敏感。呋喃妥因在尿中有较高的浓度,适用于治疗泌尿系统黏膜的炎症。呋喃妥因经胃肠吸收进入血液后很快与蛋白结合,渗入组织很少,但近年来发现呋喃妥因在肾小管中重吸收,在肾组织中形成再循环,故对肾组织感染也有效,而肾以外的组织感染无效。呋喃妥因的另一优点是抗药菌株发生很慢,可长期服用,但可产生周围神经炎,故长期服药期间应对患者进行密切观察。剂量为 0.1～0.2 g,每天 3～4 次。长期用药宜减量为 0.1～0.2 g/d。

　　(14)萘啶酸:对大肠埃希菌、肠杆菌属、克雷伯氏菌属、变形杆菌属有抗菌作用。而铜绿假单胞菌、葡萄球菌抗药。萘啶酸在血清中的浓度,不同患者变化很大。但最近报道口服萘啶酸 1 g 后 2 小时,血清浓度能达到抗菌水平(21～50 g/mL)。萘啶酸在组织中的浓度较血清低,只有肾组织例外,较血清浓度高。部分萘啶酸在体内转变为羟萘啶酸,但仍有抗菌活性。从尿中排出的萘啶酸 85%～90%系无抗菌活性的葡萄糖醛酸结合物,但有抗菌活性的游离萘啶酸及其羟化产物在尿中仍然有较高的浓度。萘啶酸与卡那霉素、庆大霉素或黏菌素合用对肠道细菌科的细菌有协同作用。萘啶酸与呋喃妥因联合应用则有拮抗作用,与氯霉素或四环素联合应用亦常发生拮抗,与青霉素类或先锋霉素类联合应用无协同作用,也无拮抗作用。萘啶酸治疗对其敏感的细菌引起的急性尿路感染有良好效果,但与其他抗菌药物一样,对慢性及复发性病例效果不太理想。长期应用以抑制慢性细菌尿有一定效果,但不易彻底清除细菌尿。成人剂量为每天 4 g,分 4 次服。较长期服用可改为每天 2 g。用于长期抑制慢性细菌尿疗法,每天可服 1 g。

(15)孟德立胺:本品为孟德立酸与乌罗托品的混合剂。孟德立酸使尿维持酸性,在酸性尿中蚁醛自乌罗托品中释出,酸性尿及蚁醛均可抑制细菌的繁殖。服药后尿液的酸碱度应达到 pH 5 左右。如达不到应加服维生素 C、氯化铵或蛋氨酸。常用剂量为每天 2 g,分 4 次服。本品多用于长期抑制疗法。

(16)其他抗生素:苯唑或氯唑西林及红霉素适用于耐药葡萄球菌引起的感染。红霉素还可用于处理厌氧菌及细菌 L-型。环丝氨酸对大肠埃希菌、产气杆菌、葡萄球菌所致的尿路感染有效,但由于毒性高,可引起中毒性精神病,一般不用。创新霉素及春雷霉素对大肠埃希菌感染有效,春雷霉素还对铜绿假单胞菌有效。

2.初发病例的治疗

初发病例的治疗应根据细菌种类、药物敏感试验、诱发因素及患者的临床表现来考虑抗菌药物的选择。在培养未获结束前,对医院外感染的病例,有明显的发热、腰痛及压痛等肾组织感染症状者,可选用磺胺甲基异噁唑加 TMP、青霉素 G 或四环素加链霉素;有菌血症征象或休克的患者,可给予氨苄西林、先锋霉素、庆大霉素或卡那霉素等。对于无症状或症状轻微的患者,或仅有下尿路症状的患者,可先给予磺胺药、呋喃妥因或萘啶酸,待细菌培养及药物敏感试验获得结果后,再行换药。医院内及医源性感染大多数由耐药菌株引起,在药敏感试验未报道前,可先用氨苄西林、先锋霉素、庆大霉素、卡那霉素、多黏菌素等,以后根据药敏感试验加以调整。对有严重全身中毒症状的病例,可以联合应用抗生素,如氨苄西林加庆大霉素或卡那霉素,氨苄西林加先锋霉素,多黏菌素加磺胺及 TMP 等,导尿及泌尿道器械操作后的感染由铜绿假单胞菌引起的可能性最大,可应用羧苄或黄苄青霉素、庆大霉素(或脱氧卡那霉素)、阿米卡星或多黏菌素,必要时可联合应用羧苄(或黄苄)青霉素及庆大霉素。

抗菌药物的疗程一般为 10～14 天,也有人主张一个月。在治疗期间应密切观察抗菌药物的毒性反应,特别是那些对肾脏有毒的抗菌药物。在应用抗菌药物的过程中,细菌常出现耐药,还可能出现另一种细菌代替原先的细菌,故应每 3～4 天重复尿培养及药物敏感试验一次,以便及时调整药物。不管应用什么治疗方法,大多数患者于 3～4 天内症状好转甚至消失,应向患者解释要坚持治疗,不能过早停药,应按时来院复查。症状及脓尿的消失不能认为痊愈,必须彻底清除细菌尿才能防止复发。另一方面,如果多次尿定量细菌培养无菌而症状及脓尿持续存在,则可能为在其他肾脏疾病的基础上附加细菌感染。

抗菌药物疗程结束后,如症状及脓尿消失,可于停药 2～3 天后送尿培养连续 2 次,如无菌,以后每 1～2 月重做培养一次,追踪观察半年至一年。通过大宗病例治疗后的长期观察,发现即使应用经体外试验有效的抗生素,患者又无尿路梗阻等并发症,但经过 1 个疗程的抗菌药物治疗后,大约只有 50%的患者能维持无菌。由此可见治疗后长期复查的重要性。

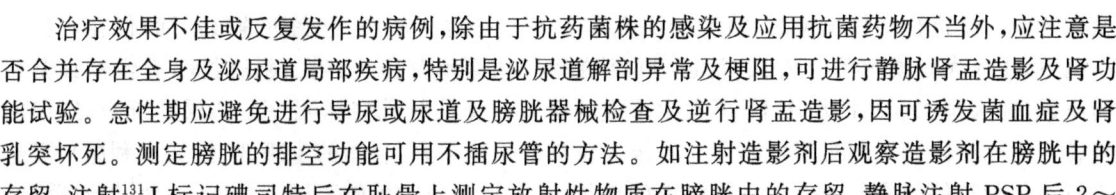

治疗效果不佳或反复发作的病例,除由于抗药菌株的感染及应用抗菌药物不当外,应注意是否合并存在全身及泌尿道局部疾病,特别是泌尿道解剖异常及梗阻,可进行静脉肾盂造影及肾功能试验。急性期应避免进行导尿或尿道及膀胱器械检查及逆行肾盂造影,因可诱发菌血症及肾乳突坏死。测定膀胱的排空功能可用不插尿管的方法。如注射造影剂后观察造影剂在膀胱中的存留,注射[131]I 标记碘司特后在耻骨上测定放射性物质在膀胱中的存留,静脉注射 PSP 后 2～4 小时测定 PSP 在尿中的含量等。

3.复发及再感染的治疗

鉴别复发及再感染有一定困难。一般认为尿培养获得与原先相同的细菌(菌型亦相同),则复发的可能性大,如细菌的种类不断改变则可能为再感染。此外,有原发泌尿系统疾病者(如肾结石)则常常是同一细菌的复发;年轻的妇女在性生活活跃时期,多数发生细菌种类不同的再感染。复发的病例先按初发的治疗方法进行治疗。在应用抗菌药物 1 个疗程后,继以应用长期药物抑制疗法,用小剂量抗菌药物维持半年至一年。常用的药物有磺胺(磺胺异噁唑、磺胺嘧啶等)0.5 g,每天 2～3 次,或每晚服一次,每次 1 g;呋喃妥因 0.05 g,每天 2～3 次,或每晚服一次,萘啶酸 0.5 g,每天 2 次,或每晚服一次,每次 1 g。以上 3 种药物可交替应用,每半月至一月换药一次。

4.细菌 L-型(包括原浆体及原球体)引起的复发病例的治疗

细菌 L-型引起的复发的治疗部分病例经治疗后仍不能彻底治愈,反复复发是由于病原菌转变为细菌 L-型。由于大多数医院细菌实验室还没有开展细菌 L-型的培养工作,故不易做出诊断。临床上遇到以下情况可考虑细菌 L-型的存在:①曾应用作用于细胞壁的抗生素(青霉素族、先锋霉素族、D-环丝氨酸、杆菌肽、万古霉素)治疗的患者。②有症状复发而反复应用常规尿细菌培养方法均分离不出病原菌。治疗细菌 L-型可应用红霉素、四环素或氯霉素 1 个疗程。有人主张急性期应用作用于细胞壁的抗生素治疗至症状消失后,应常规应用作用予细胞内蛋白质合成的抗生素,以预防细菌 L-型的形成而使症状迁延不愈或复发。

5.妊娠期抗菌药物的应用

不少药可通过胎盘屏障引起胎儿中毒。新生儿的肝脏对氯霉素的解毒功能不全,孕妇在将要分娩的 24 小时内不宜服氯霉素。磺胺与胆红素竞争与蛋白结合,可引起孕妇及胎儿黄疸,如必须应用,可选择应用与白蛋白结合率低的磺胺,如磺胺三甲氧吡嗪(SMPZ)及磺胺六甲氧嘧啶。孕妇在妊娠 25 周以后服用四环素可使胎儿乳齿黄染。妊娠期应用氨基苷类有可能使胎儿发生不可逆的先天性耳聋。呋喃妥因有可能引起胎儿溶血。

6.其他治疗措施

急性期有发热的患者应卧床休息。如同时存在泌尿生殖系统其他部位的炎性病灶,如前列腺炎、尿道旁腺炎、盆腔炎、阴道炎等应积极给予治疗。合并糖尿病者应控制血糖及尿糖至接近正常水平。高血压病患者合并急性肾盂肾炎时,血压可明显升高,应根据血压升高的程度给予降压药物。

(1)补水利尿:给予足够水分以维持正常尿量(每天 1 500 mL 左右)是必须的。传统的治疗方法要求给予患者大量水分(必要时静脉输液),使患者大量排尿,认为这是一项重要的辅助治疗措施,其优点:①尿液呈低渗透性,大肠埃希菌在低渗尿中繁殖减少。②频繁的排尿起到冲洗作用,使尿中细菌的数目减少。③透压降低不利于细菌 L-型的形成。

尽管习惯于这样做,但补水利尿在动物试验及人类的尿路感染及肾盂肾炎的治疗作用仍然没有定论。在进行动物试验时,将大肠埃希菌 1×10^7 个注入膀胱,细菌迅速被消除,但在利尿的作用下,注入大肠埃希菌少至 10 个也可见到在膀胱内繁殖及持续存在很长时间,有慢性细菌尿的小鼠,在大量水利尿的作用下,可发生严重的肾盂肾炎及肾乳突坏死。在泌尿系统中,细菌的繁殖与机体的防御机制之间可能存在着极为精细的平衡关系,轻微的生理改变(如水利尿),可造成机体防御机能的降低。但是不同种类的动物,水利尿的影响可能不同。总之,动物试验还没有得出大量饮水对革兰阴性杆菌尿路感染的治疗有效的结论。在抗生素的治疗过程中,低渗尿使细菌对抗生素更为敏感,但尿量过多又使抗生素在尿中的浓度降低,不利于灭菌,得失如何,有待于进一步研究。但是尿量过少显然是不利的,细菌毒素及炎性分泌物的浓缩对泌尿系统黏膜的刺激作用加重。此外,有人发现在高渗透压及高尿素溶液中,抗原-抗体结合、白细胞黏附作用、吞噬作用及血清其他杀菌系统都受到妨碍,大大削弱了机体的抗菌机能。

(2)尿路梗阻的治疗:在急性感染控制后,应对尿路梗阻进行处理。泌尿系统结石及狭窄、先天性尿道瓣膜、肿瘤、憩室、良性前列腺肥大、异物等应行手术治疗。关于膀胱-输尿管反流及其他病变的处理将在儿童肾盂肾炎的治疗中讨论。

(3)导尿及长期留置尿管的感染问题:导尿及长期留置尿管的危害性前面已提到。不必要的导尿应予避免。过去分娩时及治疗糖尿病酸中毒时常规采用导尿及留置尿管的方法现已不用。抗菌药物并不能预防感染。当必须长期留置尿管时,宜采用无菌的封闭系统进行引流。有人提倡用 0.2% 的新霉素溶液进行膀胱冲洗可以减少膀胱内细菌繁殖以预防上行性感染,亦可用 0.25% 的硼酸进行膀胱冲洗。在进行泌尿系统器械检查时应严格按无菌技术进行操作。

7.儿童肾盂肾炎的治疗

儿童患尿路感染常症状不典型,而且多为上尿路感染,并常伴有泌尿系统梗阻性病变。

儿童无症状细菌尿的发病率随年龄而增加,女孩高于男孩,但在生后第一年,男女性并无差别。尸检中发现儿童患肾盂肾炎并不多见。

多次复发或重新感染的病例绝大多数有尿路梗阻,以膀胱-输尿管反流最多见(占 35%),其他病变有后尿道瓣膜、膀胱憩室或结石等,其他尿路先天性畸形亦可见到,部分病例还由于脊髓功能异常,特别以隐性脊柱裂最为常见。

儿童肾盂肾炎症状多不典型。发热常是唯一的症状。婴幼儿及年幼的小儿只有拒食、啼哭不安、衰弱无力、胃肠不适及发热,常易误诊。另一方面在儿科的急症室中,有 2/3 的病例按这些非特异症状被诊断为尿路感染进行治疗,但随后尿培养阴性,证明不是尿路感染。较大的儿童则可以出现急性发热、腰痛及压痛、尿频、尿痛、血尿及脓尿等典型症状。如果肾盂肾炎继发于尿路梗阻,症状常严重,甚至可危及生命。

清洁留取中段尿进行定量细菌培养同样是诊断儿童尿路感染的主要方法。但是婴幼儿不合作,留取标本困难,耻骨上穿刺膀胱取尿送培养是最可靠的诊断方法,只要培养出细菌就可证实存在着感染,但是动物试验指出当膀胱尿存在着大量细菌时,穿刺膀胱有诱发菌血症的可能,必须慎用。在操作过程中如无菌技术不严格,也有发生细菌污染的可能,如发现类白喉杆菌、血浆凝固酶阴性葡萄球菌或多种细菌则有可能是污染。较大儿童可以充分清洁外阴部及尿道口后取中段尿送定量细菌培养,但污染的机会仍然很大,故多次重复培养甚为重要。

由于儿童肾盂肾炎合并泌尿系统先天性解剖异常及梗阻机会很大,很多学者主张急性症状控制后,应对每一个病例进行静脉肾盂造影,但比较实际可行的办法是抗菌药物 7~10 天,如感染不能清除,尿培养仍然长期有菌,或恢复后又复发或重新感染,再行静脉肾盂造影,应同时做排尿时膀胱-输尿管造影,观察有无膀胱-输尿管反流。

抗菌药物的应用已如前述。治疗后短期复发者可用长期抑制疗法。婴儿服氯霉素易引起中毒,特别是早产儿,最好避免,或减量使用。氨基苷类可损害第 8 对颅神经而造成耳聋,应慎用。6～7 岁以前的儿童,不宜用四环素,因可引起牙齿色素沉着,婴儿还可发生骨发育暂时抑制。

尿路梗阻的纠治非常必要,如不用外科手术治疗常常无法清除感染。但有些梗阻性病变可能是炎症的结果,通过抗菌疗法有可能自行消失。大约有 35％的儿童有膀胱-输尿管反流,是否必须进行手术纠正,尚无一致意见。对人及动物的观察的结果,说明膀胱-输尿管反流有可能是感染本身引起,长期抗菌疗法控制感染后可以消失。在用抗菌药物控制急性感染后,可进行长期的药物抑制疗法,以后经过多次复查排尿时膀胱-输尿管造影,如发现膀胱-输尿管反流消失,就可停药观察。如感染不能用药物控制,则可以考虑手术治疗。有些泌尿系统病变如巨膀胱、膀胱颈梗阻、尿道口狭窄等的定义含糊不清,虽然已有不少学者应用了手术治疗,但手术的效果尚难做出正确的评价。有效的抗菌药物治疗也有可能使这一类梗阻病变解除。有报道称不少患者有非梗阻性肾盂积水及输尿管积水,如不用外科手术纠正这种非梗阻性扩张,则感染难以控制。对于患有先天性解剖畸形、泌尿系统结石、膀胱憩室等梗阻性病变,采用手术治疗是合理的。

经过长期随访观察,X 线检查显示泌尿系统无异常发现的病例,预后非常好,极少发生进行性肾损害而成为慢性肾盂肾炎。

二、慢性肾盂肾炎

(一)病理

慢性肾盂肾炎的病理改变以瘢痕形成为特征。病变多样化,肾间质、肾小管及肾小球均有改变。尸检时可见到肾脏呈对称性或不对称性萎缩,表面不平、切面可见肾实质中有许多索条状瘢痕,由肾髓质伸展至肾皮质,在瘢痕病变的区域内,肾小管及肾小球完全破坏,被致密的结缔组织所代替,几乎看不见任何细胞成分,但有时也可见到许多淋巴细胞及浆细胞。这些瘢痕病变显然是急性化脓性病变愈合的结果,在其边缘有时还能见到急性间质性炎症。在病变的外围可见到外表正常的肾小球,其四周有萎缩的变形的肾小管。有时肾小管密集成堆,其中完全没有或只有很少几个肾小球。肾小管上皮萎缩,管腔变空或充满外观均匀一致的玻璃管型,这种管型是由白细胞管型退化变成,说明在急性期,与这些肾小管联结的肾小球被急性化脓过程破坏,致其中的白细胞管型不能随尿排出而滞留在肾小管腔中,最后变成玻璃管型。瘢痕组织的周围,有些肾小管呈囊性扩张,这是瘢痕组织压迫的结果,或由急性肾小管阻塞所造成(称为"肾内肾盂积水")。动物试验证实这种组织对感染的易感性增加,由此形成感染－瘢痕－感染的恶性循环。在扩张的肾小管的管腔中充满冻胶状物质,这是急性期肾小管阻塞后,脓性分泌物不能排出而变成。在肾锥体的尖端及肾髓质中,可见到收集管变形,其周围结缔组织增生,呈黏液水肿样,无炎细胞浸润,而与其相邻的皮质组织中却有许多炎细胞。

疾病的晚期,肾小球也有病理改变,被称为坏变性肾小球炎,是一种硬化性及增殖性病变,呈局灶性分布,有时也可以很广泛,几乎呈弥漫性。在有显著的增殖性动脉内膜炎的区域中,坏变性肾小球炎最显著。发病机制不明,可能与增殖性动脉内膜炎造成缺血有关,根据动物试验资料,可能还有免疫机制参与作用。坏变性肾小球炎常见于因迅速进行性尿毒症而死亡的患者,生前均有严重的高血压,但是有严重高血压的患者不一定均有坏变性肾小球炎。当患者的病情迅速进行性恶化时,如果不能用充血性心力衰竭、水盐代谢紊乱、恶性高血压、肾盂肾炎急性发作,或尿路梗阻等原因来解释,应考虑有坏变性肾小球炎的存在。

慢性肾盂肾炎还有另两种肾小球病理改变:①由于恶性高血压引起的肾小球血管丛的坏死性小动脉炎和纤维蛋白样坏死。②肾小球周围纤维组织增生,侵入肾小球,导致肾小球闭塞。

慢性肾盂肾炎的另一种突出的病理改变是增殖性动脉内膜炎,与在恶性高血压所见到的小动脉病理改变非常相似,但在无高血压的慢性肾盂肾炎病例中,增殖性动脉内膜炎仍然极为显著,且常常存在于慢性肾盂肾炎病理改变最为严重的区域。有人认为这是一种炎症性动脉内膜炎。动脉内膜炎可造成组织缺血,甚至造成慢性血管闭塞而导致肾小球节段性缺血性萎缩。

有些病例的肾脏病理改变除瘢痕组织外,还可见到有些区域仍然呈现急性肾盂肾炎的病理改变,这种患者可持续有脓尿及细菌尿。但是大多数患者都不是这样,而是感染已不复存在,但肾实质的组织破坏仍然继续进行。有人提出慢性肾盂肾炎的病理改变,如肾组织的慢性炎症反应、肾小球炎、肾小管退化变性、动脉内膜炎等,与移植肾的病理变化十分相似,移植肾的病理变化是由自身免疫机制引起。因此,推测慢性肾盂肾炎的组织损害,是由于感染破坏了肾组织后,释放出来肾组织抗原诱发自身免疫反应,这一说法尚待证实。

慢性肾盂肾炎引起肾组织进行性破坏,有功能的肾单位的数目逐渐减少,最终导致肾功能减退及慢性肾衰竭。除了感染本身对肾组织的直接破坏作用外,细菌内毒素使肾小管强烈收缩,高血压对血管的损害,增殖性动脉炎引起管腔狭窄等因素使肾血流量明显地减少,导致肾组织缺血,在这种情况下,即使感染已消失,肾功能仍然发生进行性损害。肾脏内的感染首先从肾髓质开始,故肾髓质的病变常较皮质严重。肾小管受到肾间质炎症及瘢痕的损害比肾小球严重。

(二)病理生理

1.氮质血症及尿毒症

在慢性肾盂肾炎的病程中,肾组织逐渐受到破坏,肾单位的数目逐渐减少,但残存的肾单位增大,功能代偿性增加,当代偿功能充足时,患者能维持良好的状态,这时只能通过肾清除率检查才能发现有功能的肾组织减少。最后,当肾组织破坏过多,代偿功能不充分时,就逐渐出现氮质血症及尿毒症。慢性肾盂肾炎引起的尿毒症与其他肾脏疾病引起的尿毒症无区别。

2.尿浓缩功能障碍及肾源性尿崩症

在正常情况下肾小球滤液中的水分及其他溶质有 $80\%\sim85\%$ 在近曲小管中以等渗液的形式被重吸收,不受体内水分的需要量的影响,从近曲小管进入汉勒氏袢(髓袢)的滤液仍然是等渗液,在汉勒氏袢的升支,大量钠以高渗液的形式被重吸收,使滤液变成低渗性,滤液进入远曲小管后,水及残存的溶质被重吸收,滤液又变成等渗性而进入收集管。收集管周围的肾髓质间质是高渗性,于是水分通过收集管壁进入髓质,使管腔中的滤液浓缩成为尿液而排出。远曲小管及收集管对水的重吸收受到抗利尿激素的调节,如缺乏抗利尿激素、水分,不能在这部分肾小管中重吸收,于是排出大量比重低的尿液。

慢性肾盂肾炎常发生尿浓缩功能障碍,而且在病程的早期就可出现。在肾衰竭前,早已存在尿比重偏低的现象。尿浓缩功能损害显著时,出现多尿、口渴及尿比重固定于 1.010。引起尿浓缩功能不良的机制有以下三种可能:①由于肾单位数目大大减少,残存的有功能的肾单位就需担负排出更多溶质的任务,形成了渗透性利尿,滤液在肾小管中的流速大为增加,使重吸收不充分。②慢性肾盂肾炎引起的病理改变使肾髓质维持高渗性的生理机制遭到破坏,肾髓质的渗透压降低,使水从收集管进入肾髓质受到影响。③由于远曲小管及收集管的损害,失去对抗利尿激素的反应性,这是一种很罕见的情况,临床表现有烦渴、多尿、尿比重低,与缺乏抗利尿激素相似,称为肾源性尿崩症,但患者的多尿及低比重尿不能用静脉滴注抗利尿激素来纠正。这种病可能是由于远曲小管及收集管本身及其周围组织的特殊病理变化造成,有些病例可见到肾曲小管极度萎缩,肾间质广泛纤维化及慢性炎症。此外,由于极度渗透性利尿,肾小管中的滤液流速过快,也可使远曲小管及收集管对抗利尿激素反应差。除了慢性肾盂肾炎外,其他肾脏损害如高血钙症、多发性骨髓瘤等病亦可引起肾源性尿崩症,而慢性肾小球肾炎及肾动脉硬化症则不发生这种并发症。

3.钠平衡失调及失盐性肾炎

正常肾脏能有效地根据体内的需要排出及保留每天从膳食摄入的钠,使细胞外液钠保持恒定。血清钠由肾小球滤出,然后由肾小管重吸收。约55%的肾小球滤液中的钠在近曲小管中被重吸收,余下的钠主要在汉勒氏袢的升支中以高渗液的形式被重吸收,滤液到达远曲小管后,残存钠通过远曲小管分泌 H^+ 及 K^+ 与其交换而被重吸收入体内。醛固酮及人工合成的11-去氧皮质酮及9-氟氢化可的松作用于远曲小管能促进钠的重吸收。慢性肾盂肾炎可引起钠潴留,也可引起钠排出过多,甚至可出现低钠综合征的临床表现,称为失盐性肾病或失盐性肾炎。

(1)钠潴留:这种情况见于慢性肾衰竭的终末期,由于有功能的肾单位剩余无几,肾小球滤过率严重降低,再加上合并充血性心力衰竭和/或坏死性或变性肾小球炎,使钠的排出严重受到障碍。

(2)钠排出过多及失盐性肾炎:这是由于肾小管不能充分回吸收钠,结果尿钠增多,细胞外液钠降低。钠排出过多在慢性肾盂肾炎是很常见的,大多数程度均较轻,只有限制钠摄入5～7天才表现出来。

在慢性肾盂肾炎进行性恶化的过程中,随着肾组织的进行性破坏,肾单位的数目日益减少,残存的有功能的肾单位溶质负荷相应增加,这就引起渗透性利尿,在这种情况下,肾小球滤液中的钠被肾小管重吸收的百分比减少,就易引起钠排出过多。这种因素是存在的,但显然不是低血钠的主要原因,因这种渗透性利尿现象见于肾组织遭受破坏的任何肾脏疾病,不能解释为什么肾脏保钠能力降低多见于慢性肾盂肾炎。在其他肾脏疾病中,有功能的肾单位数目已很少,但肾保钠功能仍然正常。故除了渗透性利尿这一因素外,慢性肾盂肾炎钠的丢失过多的原因可能是肾小管对钠的重吸收功能的一种特殊缺陷所造成。

尿钠量固定及排出过多是由于汉勒氏袢升支及远曲小管功能缺陷所致。肾小球仍然能滤出相当量的钠,但不能被相应的肾小管充分吸收,形成肾小球与肾小管之间的功能不平衡。肾小管保钠功能缺陷的病理基础是什么还没有充分了解。有学者认为失盐性肾炎的主要病理学特征是严重的肾小管萎缩及肾间质纤维化,伴有外观完整的肾小球。这种病理特征支持保钠功能缺陷是由于肾小球与肾小管之间失去功能平衡的观点。

4.酸中毒

慢性肾盂肾炎与其他肾脏疾病一样,肾组织严重破坏后,就可出现氮质血症和代谢性酸中毒,有两种类型的代谢性酸中毒。最常见的是由于体内代谢酸性产物不能排出而积存于体内,称为存留性酸中毒;另一较少见的类型是由于 HCO_3^- 排出过多而形成高氯性酸中毒。

肾脏是调节酸碱平衡的重要器官,由于日常摄入的膳食有明显的酸性特性,每天必须从肾脏排出 H^+ 50～100 mmol才能维持体内环境的酸碱平衡。H^+ 是以可滴定酸(主要为磷酸、硫酸等无机酸及一小部分枸橼酸、肌酸等有机酸)及铵(NH_4^+)的形式排出的。前者约占1/3,后者约占2/3。尿中的 H^+ 主要由肾小管细胞分泌至滤液中,与滤液中的阳离子(主要为 Na^+)交换而排出,使尿液酸化,Na^+ 则被回收入体内。

根据以上所述的肾脏对酸、碱排出的调节作用,慢性肾盂肾炎发生酸中毒的机制有两个:①肾组织破坏过多,滤过面积减少,合成及分泌 H^+ 和/或 NH_4^+ 的组织亦严重减少。②肾脏仍保留有一定量的滤过面积,但肾小管合成、分泌 H^+ 和/或 NH_4^+ 的功能有特殊缺陷。

当肾小球滤过面积降低于正常的 1/4,加上肾小管的破坏,则机体的组织及食物中的酸性代谢产物就不能全部排出面积存于体内,达到一定浓度超过血浆缓冲系统的代偿能力时,血浆 pH 下降,HCO_3^- 减少就产生酸中毒,这一类型的酸中毒称为存留性酸中毒。代谢产生的酸性物质主要是磷酸、硫酸,以酸性盐的形式存留于血浆中。血浆 HCO_3^- 减少的量,如以 mmol/L 表示,约等于未测定的阴离子(几乎全部是磷酸、硫酸根)增加的量。Na^+ 及 Cl^- 的比例仍维持正常,如 Na^+ 减少,则二者的比例不变。这类患者不论氮质血症如何严重,尿几乎总是酸性,pH 为 4.5～5.5。这是因为残存的有功能的肾单位仍然有一定的分泌 H^+ 的能力而 NH_4^+ 的排出则受到损害。另一方面,血清 HCO_3^- 降低后,肾小球滤液中 HCO_3^- 相应的减少而磷酸缓冲剂增多,为了重吸收 HCO_3^- 所需要的 H^+ 就用不着这么多,可提供较多的 H^+ 与磷酸盐缓冲剂结合,故尿液仍呈酸性。

另一类型的酸中毒称高氯性酸中毒,不如存留性酸中毒多见,是由于肾小管对 HCO_3^- 的重吸收发生了障碍,大量的 HCO_3^- 从尿中流失,患者尿的 HCO_3^-/Cl^- 比值大于血清的比值,血清 Cl^- 绝对地或相对地升高,这种情况如同给正常人口服醋氮酰胺。醋氮酰胺是一种碳酸酐酶抑制剂,服后可使肾小管不能生产及分泌 H^+,还可影响 NH_4^+ 的合成及转运,于是使 HCO_3^- 不能被肾小管重吸收而从尿排出,遂发生高氯性酸中毒。开始时患者的尿渣呈碱性反应,随后血清 HCO_3^- 严重降低,又恢复酸性反应。当肾组织进一步遭受破坏,肾脏滤过面积进一步减少,高氯性酸中毒随之消失,代之以存留性酸中毒。

5.钾代谢紊乱

正常人 K^+ 由肾小球滤出后又几乎全部被近曲小管重吸收,随后又由远端小管分泌而排出。在远端小管中 K^+ 与 H^+ 竞争与 Na^+ 置换,将 Na^+ 回收。由此可见 K^+ 的清除率实际上是由远端小管分泌的速度所决定。慢性肾盂肾炎患者如无尿量不足或胃肠道的额外丢失,血清 K^+ 一般保持正常水平,无钾存留的现象。这可能是由于近曲小管损害后,重吸收 K^+ 减少,K^+ 从尿中排出多,也可能由于有功能的残存肾单位的远曲小管分泌 K^+ 高于正常。以上两种可能都还没有得到进一步证实。另外还有一个特殊现象是高氯性酸中毒的患者的血清 K^+ 常偏高,血清 K^+ 浓度常在 5.7～7.5 mmol/L,机制也不明。有氮质血症的慢性肾盂肾炎患者,服利尿剂克尿噻后,可引起 K^+ 的大量排出,短期内可引起严重的低血钾,特别是进食较少的患者,要密切注意。

(三)临床表现

1.症状与体征

急性肾盂肾炎经过治疗后症状及细菌尿消失,可以完全恢复,除由于肾组织的瘢痕形成使肾组织对感染的易感性增加外,不留下任何不良后果。但如果肾内感染不能彻底消除,持续有症状或间断有急性发作,超过 6 个月以上,就形成慢性肾盂肾炎。但是临床上,有明显的急性发作症状的慢性肾盂肾炎患者并不多见,而绝大多数非梗阻性慢性肾盂肾炎无尿路感染的任何症状(又称原发性萎缩性肾盂肾炎),通常患者一直感觉很好,疾病以隐匿的方式进行,一直进行到慢性肾衰竭才出现症状。临床表现有全身无力、食欲缺乏、体重减轻、头昏头痛、恶心呕吐、口渴多尿、贫血、氮质血症、代谢性酸中毒、肾性骨病等，与其他肾脏疾病引起的慢性肾衰竭无区别。患者缺乏肾脏内感染的临床表现，甚至无脓尿及细菌尿。血压多数正常，晚期可升高。眼底亦多数正常（终末期也可有改变）。如不合并心力衰竭，一般无水肿。少数患者可追溯至儿童期或妊娠时有过尿路感染病史，以后时有不明原因的发热、腰痛或蛋白尿。儿童可生长缓慢及营养不良。至于有泌尿系统梗阻的慢性肾盂肾炎患者则有排尿困难、血尿、肾绞痛及排出结石等临床表现、诊断较易。另外，还有一些患者有反复发作典型的急性肾盂肾炎、膀胱炎多年而肾功能正常或损害很轻，这类患者与上述原发性萎缩性肾盂肾炎形成鲜明的对比，代表慢性肾盂肾炎临床表现的两个极端。

慢性肾盂肾炎进行缓慢，患者可存活许多年，虽然两侧肾脏已有显著的病理改变，但可无肾功能障碍的临床表现，即使肾功能已失代偿，病情进行也缓慢，患者虽然有氮质血症数年，仍能维持一定的活动。死亡的原因是尿毒症或继发感染。有血压高者，病程进展较快，死亡的原因可以是冠状动脉硬化性心脏病及脑血管病。

2.慢性肾盂肾炎与高血压

慢性肾盂肾炎作为高血压的病因尚无一致意见，有 3 种可能：①无关。②慢性肾盂肾炎是高血压的原因。③慢性肾盂肾炎使原先已存在的高血压（不论什么原因引起）加重。

肾盂肾炎合并高血压占全部病例的 $11.8\%\sim84.5\%$，各家报道差别很大，一般认为约 15%。发病率的影响因素：①选择患者的方法及肾盂肾炎与高血压的诊断标准。②患者的年龄。③高血压家族史。④肾盂肾炎的病期。⑤肾盂肾炎的类型（萎缩型、梗阻型）等因素的影响。动物试验发现只有感染严重及广泛时，肾盂肾炎才引起或加重高血压，但临床上有单侧肾盂肾炎引起高血压的个别病例报道，切除病肾后血压即恢复正常。

通过大宗病例的统计，有人发现慢性肾盂肾炎患者合并高血压显著高于无慢性肾盂肾炎的患者；两侧萎缩性肾盂肾炎的患者合并高血压亦较无肾萎缩的肾盂肾炎患者显著增高，因而认为慢性肾盂肾炎，特别是伴有肾萎缩者，可产生高血压。但是很多病情严重的肾盂肾炎患者在整个病程中始终血压不高。如果肾萎缩是高血压的原因的话，则血压升高的程度应与血清肌酐的水平有明显相关，但实际上二者之间并无关系。那些病史明确的萎缩性肾盂肾炎病例，病程与高血压之间也无关系。

有人观察到在萎缩性肾盂肾炎的肾组织中，常常有严重的增殖性动脉内膜炎，这种病变造成血管狭窄及肾组织缺血，从而引起高血压。但是也有人报道有高血压的慢性肾盂肾炎患者，通过肾活体组织检查未见有增殖性动脉内膜炎，而在有广泛增殖性动脉内膜炎的患者中，也有血压不高的。此外，高血压本身引起的过度增生的动脉硬化症与增殖性动脉内膜炎有时极难区别。

任何原因引起的肾衰竭均可发生高血压，因此病情严重的萎缩性肾盂肾炎合并高血压并不能说明二者之间的关系。

动物试验证实高血压使肾脏对感染的易感性增加。通过调查发现有高血压的肾盂肾炎患者大多数有高血压家族史，阳性率与原发性高血压一样高，而肾小球肾炎患者就没有这样高，说明原发性高血压患者易患肾盂肾炎。另一方面，肾盂肾炎可使原已存在的原发性高血压加重。有高血压家族史的人患肾盂肾炎时，高血压的发生率显著升高。原发性高血压患者患肾盂肾炎时，血压亦高于原先水平。肾盂肾炎还可诱发恶性高血压。在全部高血压患者中，恶性高血压只占 2%，而萎缩性肾盂肾炎患者中有 $15\%\sim20\%$ 合并恶性高血压。慢性肾盂肾炎者的舒张期血压及肾小动脉硬化的程度均较无慢性肾盂肾炎者严重,说明不管这两种疾病那一种发生在前,当同时存在时,高血压更为严重。

综上所述,慢性肾盂肾炎与高血压的因果关系尚难做出肯定的答复。目前只能做出以下结论,有些慢性肾盂肾炎患者合并有高血压,在肾衰竭前即可出现;此外,原发性高血压患者比较容易发生肾盂肾炎;当高血压与慢性肾盂肾炎同时存在时(不管因果关系如何),病情往往较严重。

(四)辅助检查

梗阻性慢性肾盂肾炎有泌尿生殖系统症状,容易做出诊断。有些患者有急性尿路感染史,进行检查时还可发现脓尿及细菌尿,亦容易做出诊断。但是大多数非梗阻性慢性肾盂肾炎既往无急性泌尿系统病史,也无肾脏疾病的症状,肾衰竭是最早出现的症状,尿中细胞成分也很少,不容易做出诊断。

1.尿常规化验

如无充血性心力衰竭及恶性高血压,尿蛋白不太多,如尿排出蛋白多于 3 g/d,则反对慢性肾盂肾炎的诊断。尿沉检查可以有少量红细胞及白细胞,但亦可以无任何发现,甚至用定量计数的方法,红细胞及白细胞数目亦不高。尿沉渣见到白细胞管型说明肾实质发炎,对诊断慢性肾盂肾炎有助,但白细胞管型也可见于其他肾脏疾病,并非慢性肾盂肾炎所特有。同样闪光细胞的发现也无特异性。

2.白细胞排泄激发试验

静脉注射细菌内毒素后半小时,白细胞及非鳞状上皮细胞从尿中排出大大增多,可以帮助诊断。但细菌内毒素可引起发热及其他反应,研究发现注射肾上腺皮质激素亦有激发作用。试验方法:令患者排空膀胱尿液,2 小时后收集一次尿标本,然后静脉注射磷酸泼尼松龙 40 mg(溶于生理盐水 10 mL,3~5 分钟注射完),此后每小时收集尿标本一次,共 2~4 次。收集标本时注意清洁外阴,记录尿量,并取少量中段尿作细胞计数。如注射后尿白细胞排出明显增多,大于 10^5/h 对诊断有参考价值。有时还可出现尿路刺激症状或细菌培养阳性。

3.尿培养

尿定量细菌培养的诊断价值已如前述,但是慢性肾盂肾炎尿培养常常无菌。

4.肾盂造影

排泄性肾盂造影可见到肾脏缩小、表面不平,有肾盂积水及由于粗大的瘢痕使相应的肾乳突回缩等现象。同时还可了解泌尿系统有无先天性畸形及尿路梗阻。对于反复急性发作的患者。可行排尿时膀胱尿道造影,可诊断膀胱-输尿管反流。对于已有慢性肾衰竭的患者,排泄性肾盂造影不显影,没有诊断价值,而逆行性肾盂造影虽非禁忌,但可招致上行性感染及诱发坏死性肾乳突炎,使病情恶化,故尽可能不做。

5.肾活检

针穿刺肾活检见到慢性肾盂肾炎的病理改变可做出慢性肾盂肾炎的诊断,但是任何原因引起的慢性间质性肾炎有相似的病理改变,无法鉴别。由于病变呈灶性分布,不一定能抽出有病变的组织,故肾活检正常不能除外慢性肾盂肾炎。肾活检的组织标本有可能培养出细菌,但大多数患者感染已消失,不能培养出细菌。

(五)治疗

当从尿中培养出致病菌时,应根据细菌敏感试验选用抗菌药物,细菌尿控制后,采用长期抑制疗法半年至一年,以防止肾组织的进行性破坏。应仔细寻找可以修复的尿路梗阻,给予纠正。但在进行检查时,要注意不要把细菌带入泌尿系统。应避免对肾有潜在毒性的药物。患者患其他疾病(如感冒、胃肠道疾病等)要进行细致的治疗。任何有可能引起脱水的疾病都有可能使肾功能进一步破坏。

(董光涛)

第二节　肾皮质多发性脓肿

肾皮质因严重的葡萄球菌感染而形成多个脓肿称肾皮质多发性脓肿。细菌多由体内其他部位如上呼吸道、肾邻近组织、尿路梗阻或皮肤脓性病灶随血行而进入肾脏。

一、临床表现

(1)发病突然,伴有寒战、高热、食欲缺乏和菌血症症状。因感染灶在肾皮质,初期可无尿路刺激症状,尿常规亦可无脓尿。

(2)患侧腰痛、叩击痛明显,有时可触及肿大肾脏。肾区皮肤水肿,肋脊角有压痛。

(3)发病一段时间后尿内可发现脓细胞,尿中培养可有球菌生长,尿沉渣涂片染色可找到细菌。血常规白细胞计数增多,以分叶核细胞增多为主,血液细菌培养可呈阳性。

(4)部分患者开始时仅是亚急性或慢性炎症,以至诊断困难,延误治疗,所以病程往往较长。

二、诊断要点

除上述病史、临床症状和体征外,还应进行下列检查。

(一)KUB检查

患侧肾脏增大,周围水肿,使肾影模糊,腰大肌阴影不清楚或消失。当脓肿破裂到肾周围时,腰椎可呈侧弯。

(二)IVU检查

可显示肾皮质脓肿压迫肾盂肾盏,使之变形。

(三)CT检查

肾扫描显示肾皮质有多个脓腔,CT值介于囊肿和肿瘤之间,有时难与肿瘤内坏死或肾结核相区别。

(四)超声诊断

B超可见肾皮质内有多个不规则的脓肿轮廓,肾窦回声偏移,稍向肾边缘凸出,脓肿为低回声区,超声诊断有时也难以与肿瘤内坏死相区别。

三、治疗方案及原则

(一)抗生素治疗

(1)一旦确诊为金黄色葡萄球菌引起,应选用耐青霉素酶及对乙内酰胺酶有抵抗力的抗生素治疗,如羧苄西林和先锋霉素等,早期常能治愈。

(2)如肾皮质化脓性感染继发于慢性肾盂肾炎,治疗可根据血液、尿液或脓肿穿刺细胞培养和抗生素敏感试验结果选用合适的抗生素。

(二)手术治疗

(1)切开引流:如药物治疗无效时,可行脓肿切开引流。并发肾周围脓肿时,应做肾周围引流术。

(2)肾切除:肾实质已严重破坏时,可做肾切除术。

(董光涛)

第三节　肾周围炎与肾周围脓肿

肾周围炎是指炎症位于肾包膜与周围筋膜之间的脂肪组织中,如感染未能及时控制,则可能发展成为脓肿,称为肾周围脓肿。

一、病因

肾周围炎致病菌可能来自肾脏本身或肾脏外病灶。肾源性者包括肾皮质化脓性感染、肾内脓肿、肾积脓,慢性或复发性肾盂肾炎(由于存在尿路梗阻)和黄色肉芽肿性肾盂肾炎等因溃破而进入肾周围间隙,致病菌多数为大肠埃希菌、变形菌属和铜绿假单胞菌等。

肾外来源者包括以下几方面。①血行种植:从体内其他部位的感染病灶,经血行进入肾周围间隙引起感染。常见的有皮肤感染、上呼吸道感染等,致病菌几乎都是金黄色葡萄球菌。②经腹膜后淋巴系统侵入。来自膀胱、精囊、前列腺、直肠周围、输卵管或其他盆腔组织的感染,再由淋巴管上升到肾周围,引发感染。③来自肾脏邻近组织的感染,如肝、胆囊、胰腺和高位盲肠后阑尾炎等。肾周感染有时为肾外伤后及肾、肾上腺手术后引起的感染。

有学者认为近年来由于广泛应用广谱抗生素,血运感染日趋减少,因此致病菌由过去以金黄色葡萄球菌为主,后来,转换为以大肠埃希菌及变形菌属为主。国内情况有所不同,国内报道80例肾周围炎和肾周围脓肿,其中52例行脓液培养,34例为金黄色葡萄球菌,7例为表皮葡萄球菌,占78.8%,多数患者来自农村。

肾周围炎、肾周围脓肿较少见,在住院患者中,发生率为0.1%～0.4%,占泌尿外科手术的0.2%。以单侧性多见,双侧少见,右侧多于左侧,男性较多。国内报道80例,均为单侧,右侧42例,左侧38例,男性52例,女性28例,年龄常见于20～50岁。

二、病理

肾周围炎如原发病灶经抗菌药物控制感染后,炎症可在数周内逐渐消失,仅遗留纤维组织。如炎症继续发展,则形成脓肿。脓肿如在肾上部周围,离膈肌较近,可引起病侧胸膜腔积液、肺基底部炎症,或穿破膈肌、胸膜和支气管形成支气管胸膜瘘。肾旁间隙脓肿可向上形成膈下脓肿,如脓肿位于肾下后方,可刺激腰肌,脓液沿腰大肌向下蔓延,可破入髂腰间隙、腹腔或肠道。

三、临床症状

肾周围炎如继发于严重慢性肾脏感染,则常有持续或反复发作的尿路感染病史。如为金黄色葡萄球菌感染,则常有体内其他部位病灶(如皮肤感染等)。肾周围炎症进程缓慢,主要表现为腰部钝痛,患侧肾区有叩痛。2周后当肾周围脓肿开始形成时,患者则可有寒战、发热等症状,患侧腰部和上腹部疼痛,常有患侧肋脊角叩痛,患侧腰部肌肉紧张和皮肤水肿,并可触及肿块。当患侧下肢屈伸及躯干向健侧弯曲时,均可引起剧痛。

四、诊断

凡有较长时间的发热伴腰部疼痛、肿胀及脊肋角叩痛(尤其存在尿路结石及梗阻或长期服用糖皮质激素类药物、糖尿病患者等),要考虑到该病的可能。肾周围炎的诊断除根据病史和体征外,还应行实验室检查。血常规可发现有贫血、白细胞总数和分叶核粒细胞升高,如为金黄色葡萄球菌感染,因系血运扩散,尿中无白细胞或细菌尿。如继发于肾脏本身感染,则尿中可找到脓细胞和细菌,血液培养可发现细菌生长。X线检查腹部平片显示肾外形不清,肾区密度增加,腰椎向一侧弯曲,凹向患侧,腰大肌阴影模糊;静脉尿路造影显示患侧肾显影差或不显影,摄片时如令患者做吸气动作,由于患侧肾脏固定显影不受影响;相反,健侧肾由于可自由活动反而影像变模糊。有时可见肾盂或输尿管移位,肾盏拉长,如有结石则可伴有尿路梗阻、积水;胸片有时可见患侧肺下叶浸润,胸膜积液,膈肌升高,胸部透视可发现膈肌活动受限。近年来,B型超声波检查和CT扫描对肾周围脓肿诊断和定位具有特殊意义。B型超声检查可显示肾周围有一低回声的肿块,壁常不规则。如脓肿由产气菌引起,肿块内可能有强回声区。可在超声引导下行穿刺诊断,并可放入导管引流作为治疗手段。CT对肾周脓肿的诊断敏感性为92%,CT肾区扫描可见肾移位和肾周围有低密度肿块和密度稍高的炎性壁,患侧肾脏增大,肾周围筋膜增厚,有时病变内有气体或气液面。CT扫描还可明确脓肿的部位、脓肿的大小和分隔的程度及脓肿与周围的关系(有助于治疗方法的选择)。

五、鉴别诊断

肾周围脓肿有时容易误诊,严培荣报道29例肾周围脓肿中,有9例拟诊为其他疾病。例如,胸膜炎、膈下脓肿、腹膜炎和腰椎结核引起腰大肌脓肿等。

急性肾盂肾炎与肾周围脓肿的区别在于前者经抗生素治疗后,病程较后者为短,B超和CT检查可区别肾内和肾周围感染。

六、并发症

肾周围脓肿延误治疗,脓肿向上可穿过横膈进入胸腔形成支气管瘘,向下可延伸到髂嵴或腹股沟部;偶尔脓肿可越过脊椎侵入对侧肾周围间隙。脓肿压迫输尿管可导致肾积水。脓肿引流后,在愈合过程中,由于纤维组织生长可引起输尿管狭窄。

七、治疗

早期肾周围炎在脓肿未形成前,若能及时应用合适的抗生素和局部理疗,炎症可被吸收。一旦脓肿形成,自行吸收而愈合的机会较少,应行切开引流术。目前,腔内泌尿外科发展也可在

B 超导引下置管引流，引流术后继续配合有效的抗菌药物治疗。症状好转，体温和血液中白细胞数逐渐下降至正常范围，引流管内无分泌物，重复 B 型超声检查或者 CT 扫描证明脓肿消失，可作为拔除引流管的适应证。肾周围脓肿若继发于尿路结石而引起脓肾，或者继发于感染的肾积水，该侧肾功能严重损害，应考虑做肾切除术。切开引流术和肾切除术是同时进行，还是分两期进行，应根据病情决定。

八、预后

如不是继发于肾脏疾病的肾周围脓肿，早期进行切开引流术，预后良好；若延误诊断和治疗，预后欠佳，病死率可高达 57%。

（董光涛）

第四节　脓　　肾

脓肾为肾脏的严重化脓性感染，肾实质全部破坏，形成一个充满脓液的"肾囊"。

一、病因与病理

以上尿路结石引起梗阻，继发感染为最常见原因；其次是肾和输尿管畸形引起感染性肾积水；亦可继发于肾盂肾炎。有报道 38 例脓肾中，60.5% 是由于尿路结石引起，致病菌以大肠埃希菌为多见。

肾组织遭到严重破坏，肾全部或一部分成为脓性囊。

二、临床症状

临床表现有两大类型：一类为急性发作型，以寒战、高热、全身乏力、呕吐和腰部疼痛为主；另一类为慢性病程型，患者常有长期肾感染病史，或有上尿路结石病史，反复发作腰痛，腰部可扪及肿块，血液中白细胞计数升高，患者均有不同程度的贫血。如尿路有不完全梗阻，尿液常规检查有大量脓细胞，尿液培养阳性；如果尿路已完全梗阻，则尿液常规检查可表现正常，尿液细菌培养可呈阴性。

三、诊断

脓肾的诊断除根据病史、体征和实验室检查外，还可进行以下检查。

（一）腹部平片

腹部平片表现为患侧肾影显示不清，有时可发现上尿路结石。

（二）静脉尿路造影

静脉尿路造影显示患侧肾显影差或不显影，如对侧肾同时合并有结石，对侧肾显影亦差，临床则表现为肾功能不全或尿毒症。

（三）B 超检查

B 型超声波检查对脓肾的诊断比尿路造影更有帮助。

(四)CT 扫描

CT 肾扫描可显示肾脏内有脓液聚积、肾积水,有时还可发现肾脏结石。

四、鉴别诊断

脓肾的急性发作型需与急性肾盂肾炎、阑尾炎、肠梗阻和胆石症等区别。脓肾慢性病程型需与肾结核、肾积水和肾肿瘤等区别。

五、并发症

脓肾如不及时治疗,可穿透肾包膜而形成肾周围脓肿。

六、治疗

既往有较多学者认为大多数脓肾需早期切除,曾有报道肾切除率达 86.8%。由于近年来多种广谱抗生素的问世、引流方法的改进、腔内技术的进展及诊断手段的提高,使保留患肾的可能性增加。有学者报道 40 例脓肾,有 31 例行保肾手术,其中 28 例获得良好效果,肾切除率为 30%。

脓肾患者是否保留患肾主要视其功能而定。对患肾已严重破坏、功能丧失而健肾功能代偿良好、能耐受手术者,应及早切除病肾。若肾功能破坏不严重,则应尽量保留肾脏。如患肾尿比重>1.010,pH<7.0,肾皮质厚度≥5 mm,术中见肾色泽红润,手感实质弹性较好,提示患肾功能尚可,应予保留。如术前不能确定肾功能,可先行经皮肾造瘘持续引流尿液。若 24 小时尿量>300 mL,表示患肾功能好,应予保留。如果 24 小时尿量<300 mL,由于患肾缺乏尿液的有效冲刷,感染易反复发作,甚至继发脓毒血症,后果严重,应行患肾切除。

术前经皮肾造瘘可控制感染,使多数患肾功能得到不同程度的改善,为保肾手术创造了条件。有学者对 315 例上尿路感染病例进行经皮肾造瘘辅助治疗,取得了良好的效果。术中应彻底冲洗肾盂肾盏,并在解除梗阻后常规放置双 J 管,保持引流通畅,则感染易于控制,有利于肾功能的恢复。如果肾积脓重,应同时放置肾造瘘管,并且在术后行造瘘管低压冲洗,保持引流通畅,有利于术后脓苔、残留结石排出,有助于减少漏尿、感染及狭窄。围术期抗感染支持治疗也很重要,首先使用广谱抗生素,再视细菌培养结果调整用药。

肾切除时,应密切注意脓肾周围重要脏器和大血管之间粘连情况,仔细分离,以免损伤,必要时可行肾包膜内切除术。

（董光涛）

第五节 膀 胱 炎

一、细菌性膀胱炎

(一)急性细菌性膀胱炎

细菌性膀胱炎是膀胱黏膜发生的感染,常伴有尿道炎,统称为下尿路感染,是泌尿外科最常见的疾病之一。结石、异物、损伤、肿瘤、膀胱颈以下的尿路梗阻、神经系统损伤引起的排尿困难等,均易引起膀胱炎。感染途径以上行性最常见,发病率女性远高于男性。致病菌以革兰阴性杆菌多见,革兰阳性球菌少见。年轻女性发病常与性生活有关,故称"蜜月性膀胱炎"。病理上可分为急性膀胱炎和慢性膀胱炎。

1.诊断依据

(1)尿频、尿急、尿痛:症状常突然发生,排尿时尿道有烧灼痛,排尿末疼痛加剧,尿道痉挛,严重时类似尿失禁。会阴部、耻骨上区疼痛,膀胱区轻压痛。

(2)脓尿:可伴有肉眼血尿,但无管型。

(3)全身症状不明显,无发热,白细胞计数不增高。

(4)中段尿培养+药敏试验+菌落计数可明确致病菌,指导抗生素的临床使用。

2.鉴别诊断

(1)急性肾盂肾炎:除有膀胱刺激症状外,还有寒战、高热、肾区叩击痛等表现。

(2)间质性膀胱炎:有明显的尿频症状。膀胱充盈时剧痛,耻骨上膀胱区有明显疼痛与压痛,可触及饱满的膀胱。尿清,尿常规检查多数正常,极少有脓细胞,尿培养无细菌生长。

(3)嗜酸性膀胱炎:临床膀胱镜检查见膀胱黏膜有 Hunner 溃疡或多片状出血,表现与急性膀胱炎相似,但嗜酸性膀胱炎尿液检查有嗜酸性粒细胞,膀胱黏膜活组织检查见有大量嗜酸性粒细胞浸润为其特征。

(4)腺性膀胱炎:为较少见的膀胱上皮增生性病变,膀胱镜检查和黏膜活组织检查可鉴别。

3.治疗方案

(1)膀胱炎患者需卧床休息。多饮水,加强营养,避免刺激性食物。

(2)热水坐浴或下腹部热敷,促进血液循环,对改善症状有良效。

(3)碱化尿液常用药物有碳酸氢钠、枸橼酸钾,能碱化尿液、缓解膀胱痉挛。

(4)适当应用解痉止痛药物如颠茄酊、丙胺太林、泌尿灵、托特罗啶等,以解除膀胱刺激症状,必要时可服用镇静、止痛药。

(5)选择有效的抗生素,尿细菌培养及药物敏感试验可作为选择有效抗生素的依据。疗程一般为5～7天。用药后1周、2周分别行尿常规和细菌培养,阴性说明治愈。

(二)慢性细菌性膀胱炎

1.概述

慢性细菌性膀胱炎常是上尿路慢性感染的继发改变,也可能是急性膀胱炎未彻底治愈而转为慢性或为某些下尿路病变的并发症,如良性前列腺增生、膀胱内剩余尿量增多、尿道狭窄等。在女性,处女膜伞、尿道口处女膜融合也是诱发该病的重要因素。

2.诊断依据

(1)持续性的或反复发作的膀胱刺激症状,但症状较轻。

(2)尿常规多次检查见少量或中等量白细胞、红细胞,中段尿培养反复阳性。

(3)女性多见,常有泌尿系统其他病史,部分患者有急性膀胱炎病史。

(4)体检可有耻骨上区压痛,尤以膀胱充盈时明显。

(5)膀胱镜检查见膀胱黏膜轻度充血水肿,血管纹理不清,黏膜粗糙增厚,有时可见伪膜样渗出物。

3.鉴别诊断

(1)结核性膀胱炎:常继发于肾结核,起病缓慢,有尿路刺激症状,血尿多为终末血尿,脓尿为米汤样混浊,沉渣可查到结核杆菌,普通尿培养阴性,静脉尿路造影显示肾盂肾盏有结核的破坏性改变。

(2)女性尿道综合征有尿路刺激症状,无发热、腹痛,尿常规无异常,尿培养阴性。

4.治疗方案

(1)全身支持疗法:注意休息,多饮水,并保证每天尿量>2 000 mL。加强营养,禁食刺激性食物。

(2)找出病原,去除病因,保持排尿通畅,控制原发感染灶。

(3)抗菌药物一般口服药物 10～14 天,尿常规阴性后再予 1/2 量服用 1～2 周,再次培养阴性后停药。对于反复发作的中青年女患者,可于性交前后服用抗菌药物。

二、间质性膀胱炎

间质性膀胱炎亦称膀胱黏膜下纤维化或 Hunner's 溃疡,由 Hunner 首先报道。多见于中年以上妇女。其特点是膀胱肌层纤维化,表现为膀胱容量减少,尿频、夜尿、耻骨上区疼痛等症状。国内较少见。

(一)发病机制与病理改变

该病病因迄今仍不十分清楚。曾设想膀胱肌层纤维化是由于盆腔手术或感染引起膀胱壁内淋巴管堵塞所致,但缺乏足够的证据;亦可能继发于盆腔器官感染引起栓塞性脉管炎或由于血管炎所致的持久性小动脉痉挛或神经源性因素、内分泌因素;由于该病对皮质醇治疗反应良好,很久以前有学者疑为自身免疫性结缔组织病。由于膀胱壁肌层纤维化,致使膀胱容量明显缩小。膀胱黏膜变薄,尤其在顶部更为明显,有时可见小的黏膜溃疡。严重病例,输尿管开口正常机能被破坏,导致膀胱输尿管反流及随之而来的肾积水或肾盂肾炎。显微镜下可见黏膜变薄或剥落,黏膜下层毛细血管扩张,呈现炎症征象。肌层中血管减少,淋巴管扩张,可见肥大细胞及淋巴细胞浸润。

(二)临床表现

患者多为中年以上妇女,发病隐匿、病程漫长。主要症状为严重尿频、夜尿、耻骨上区疼痛,膀胱充盈时加重。亦可有尿道或会阴部疼痛,排尿后减轻。强制性控制排尿,可引起程度不同的肉眼血尿。有的病例有过敏史,体格检查无异常发现。有时耻骨上区有压痛。阴道指诊,膀胱部位有触痛,尿液检查无感染征象,尿培养无细菌生长,偶可发现镜下血尿,肾功能正常。膀胱造影显示容量减少,有时发现膀胱输尿管反流。膀胱镜检查,当膀胱充盈时,耻骨上区疼痛加重。膀胱容量可减少至 50～60 mL。未经治疗的病例,膀胱黏膜外观尚属正常,有时顶部可见有小出血点,如继续过度充盈膀胱,则可致黏膜破裂、出血。

根据临床表现及活检可明确诊断。需注意与结核性膀胱炎、非特异性膀胱炎、浸润性膀胱癌鉴别。细菌学检查、膀胱镜检查及活检,可做出鉴别。

(三)治疗

间质性膀胱炎治疗方法很多。膀胱充水扩张治疗,使膀胱逐渐扩大;药物灌注可用 1∶5 000 硝酸银或 50%二甲基亚砜(dimethyl sulforxide,DMSO)50 mL 注入膀胱保留 15 分钟,每 2 周1次;亦可于麻醉下用 0.4%羟氯生钠(Clorpactin WCS-90)以 10 cm 高度水柱压力多次重复灌注,可使膀胱容量扩至 1 L。上述药物灌注治疗前,必须做膀胱造影检查,排除膀胱输尿管反流后方可施行,全身药物治疗可用醋酸考地松 100 mg/d 或泼尼松每天 10～20 mg 分次口服,3 周后减量再继续服用3周,可获明显疗效。有应用抗组胺药物,如曲吡那敏50 mg每天4次而获缓解者。有报道应用具有长作用时间的钠盐肝素每天2万U静脉滴注每天1次,亦起阻断组胺作用。手术治疗包括肠道膀胱扩大术、尿道改道术等。若膀胱容量变小可考虑行肠道膀胱扩大术。膀胱输尿管反流或输尿管狭窄所致肾积水或肾盂肾炎,且发展迅猛严重者,以及时行尿流改道术是良好的选择。大多数病例经治疗后好转或治愈,一般不需要尿流改道,经尿道行膀胱黏膜溃疡电灼能使疼痛暂时缓解。

三、腺性膀胱炎

(一)病因

腺性膀胱炎病因尚有争论,目前一般认为是膀胱感染、梗阻、结石及过敏体质等刺激引起的一种黏膜增生性病变。其次可能为由于膀胱黏膜上皮细胞化生和胚胎残余的发展。正常的膀胱黏膜无腺体存在,当有长期的细菌感染或膀胱慢性炎症及异物刺激时,黏膜上皮首先形成上皮芽,逐渐形成移行上皮巢,即BRUNNS巢,接着巢内发生腺体化生。黏膜逐渐累积以至形成小囊肿,最后形成由柱状上皮细胞围绕的囊肿或真正的腺体。

(二)症状与诊断

该病临床表现为尿频、尿急、尿痛和肉眼血尿及下腹部隐痛。这些症状为长期尿路感染、膀胱内的慢性炎症刺激或膀胱颈部梗阻引起,均为非特异性的表现。确诊主要靠膀胱镜检查加活检。膀胱镜检查可见膀胱腔内有较多的絮状物,局部可呈乳头状、滤泡状、菜花状改变。其中乳头状的腺性膀胱炎需与膀胱乳头状肿瘤相鉴别,前者乳头肿块可被深沟分隔,乳头较透明,无血管分支,乳头周围可见水肿。滤泡样改变多在膀胱三角区及尿道内口周围,偶尔也可在膀胱的侧壁和顶部,滤泡可单个或成群出现。菜花样的腺性膀胱炎与膀胱肿瘤需做病理活检才能鉴别。B超检查对腺性膀胱炎的诊断也有一定的帮助。表现:①结节型,膀胱呈局限性结节隆起,病变内部呈均匀的中等水平回声,与膀胱肿瘤很难鉴别。②乳头型,膀胱壁局部呈突起状或息肉样增生,突入膀胱腔内。③弥漫增生型,声像图为膀胱壁呈不同程度的增厚。CT与静脉肾盂造影对该病的诊断意义不大。

(三)治疗和预后

腺性膀胱炎治疗方法较多,有膀胱黏膜剥脱术、膀胱部分切除术、各种药物膀胱腔内灌注及电切或激光疗法等。尤其是近年来随着腔内泌尿外科技术的不断发展,经尿道电切汽化为腺性膀胱炎的治疗开辟了新的途径。由于腺性膀胱炎为顽固性疾病,病变深达膀胱固有膜下层,因此在电切汽化过程中,应根据病变类型、病变累及的深度和范围,采用不同的方式进行操作。切除全部病变黏膜及相邻的正常黏膜,深度要达到固有膜下层。我们认为经尿道电切汽化治疗腺性膀胱炎具有简便、出血少、痛苦小、恢复快、疗效显著的特点。腺性膀胱炎本身是一种增生性非肿瘤性病变,并认为腺性膀胱炎的上皮细胞巢和囊肿是癌前期病变的先兆,最终可发展成膀胱腺癌。确有文献报道腺性膀胱炎发展为膀胱腺癌,但癌变可能极少,只要定期做膀胱镜检查,以及时发现及时治疗,预后是良好的。

四、嗜酸细胞性膀胱炎

嗜酸细胞性膀胱炎是膀胱局部嗜酸性粒细胞发生变态反应引起的疾病。病因不清,多数认为与细菌、药物、异体蛋白及食物变应原有关。血吸虫卵沉积于膀胱壁,可形成血吸虫性嗜酸性肉芽肿。

(一)诊断依据

(1)尿频、尿急、尿痛、排尿困难,严重者出现尿潴留,尿痛不因排尿而减轻。

(2)血尿或脓尿较常见,尿常规见蛋白尿。血常规检查可有嗜酸性粒细胞增多。

(3)症状反复发作而趋于慢性,多有过敏史及哮喘史,有过敏时尿路刺激症状加重。

(4)膀胱镜检查见膀胱黏膜红斑、水肿、溃疡、天鹅绒样改变,当为增生性损害时可见乳头状或葡萄状广基肿块。病理检查可见膀胱黏膜内有大量嗜酸性粒细胞浸润而确诊。

(二)治疗方案

(1)抗组胺及类固醇药物应用。

(2)认真寻找变应原,避免抗原刺激,并行脱敏疗法。

(3)继发感染应用抗生素,尿路刺激症状明显可用舍尼亭等。

(4)局部病灶可行电灼、电切或膀胱部分切除术。

五、出血性膀胱炎

出血性膀胱炎是因某些药物或化学制剂在尿中产生对膀胱的急性或慢性损伤,导致膀胱广泛炎症性出血,是一种多病因的并发症,常见于肿瘤患者治疗过程中。多因抗肿瘤药物的毒性或变态反应,盆腔高剂量照射引起的放射损伤所致。另外还见于某些病毒感染,如腺病毒、流感病毒感染等。

(一)诊断依据

1.血尿

血尿可轻可重,轻者仅有镜下血尿,重度可造成贫血及血流动力学改变。出血可为突发性大量血尿,亦可为顽固性反复血尿。

2.病史

患者往往有肿瘤后放疗、化学治疗(简称化疗)及其他药物、毒物接触史。

3.B超、膀胱镜检查

B超、膀胱镜检查排除占位性病变,可见黏膜充血水肿,有溃疡坏死灶。

(二)治疗方案

(1)当出现镜下血尿时应立即停用治疗原发病的药物。

(2)多饮水,勤排尿,减少代谢产物的浓度和与膀胱接触的时间。

(3)膀胱药物灌洗以减少出血,如1%硝酸银溶液、1%明矾溶液、4%或5%甲醛溶液等。并行持续膀胱冲洗,冲洗液可加去甲肾上腺素,以助止血。

(4)全身应用止血药物。

(5)应用抗生素控制感染。

(6)支持疗法,给予输血、补液等。

(7)出血严重时可考虑双侧髂内动脉栓塞术或结扎术,必要时行膀胱切除术。

六、气肿性膀胱炎

(一)概述

气肿性膀胱炎是膀胱壁内或腔内有气体存在的一种膀胱炎症,亦称原发性气尿症。病原菌主要是大肠埃希菌、产气杆菌、变形杆菌、金黄色葡萄球菌等。通过血行或尿路上皮的损伤途径进入泌尿系统,尿中葡萄糖酵解和蛋白质分解产生气体,此气体经分析证实为二氧化碳。此病的诱因多为糖尿病或长期大量输注葡萄糖,其次为尿路梗阻长期导尿或尿路损伤而致感染。

(二)诊断依据

(1)在排尿或导尿时发现气泡样尿液是最大特点。

(2)多有长期糖尿病、尿路感染或导尿史。老年女性多见。

(3)尿频、尿急、尿痛明显,严重时可出现寒战、高热等全身表现。

(4)化验检查尿中见大量脓细胞、红细胞。中段尿培养可明确致病菌,以产气杆菌多见。

(5)X线检查对诊断有重要意义。X线表现分为三期:Ⅰ期,膀胱造影可见围绕膀胱腔有一圈约1 mm宽的清晰透亮带;Ⅱ期,气体增多,膀胱壁边缘不规则,壁增厚,除有透亮带外还有一个气泡;Ⅲ期,膀胱壁气泡破裂进入膀胱腔,腔内气体增多,此时可排出气尿。

(三)治疗方案

(1)积极治疗原发病如糖尿病、尿潴留等,去除诱因。

(2)控制感染,选择高效抗生素,特别是根据药敏结果选用,尽快控制感染。

(3)引流尿液,解除梗阻,亦可选用抗生素溶液冲洗膀胱。

(4)全身支持疗法,纠正营养状况,增强机体的抵抗能力。

七、放射性膀胱炎

放射性膀胱炎多见于盆腔肿瘤放疗后,发生率为2.1%～8.5%。一般认为,膀胱组织对射线的耐受量为60 Gy,超过此剂量易发生放射性膀胱炎。放射性膀胱炎的发生时间多数在放疗结束后2～3年,短则照射后数月,长则10～20年。病变部位常见于膀胱后壁、三角区及其周围组织,因其靠近照射部位及血液供应较少。病理变化主要是黏膜溃疡伴出血、大量炎性细胞浸润,上皮细胞萎缩或增生。

(一)诊断依据

(1)有明确的放疗史,照射剂量在55 Gy以上。

(2)突发性、无痛性血尿,多伴有尿频、尿急,尿中带有大小不等的血凝块,少数患者出现排尿困难。

(3)患者可有明显下腹触痛,严重贫血者出现双下肢凹陷性水肿,伴有细菌感染者可有发热及白细胞计数升高。

(4)晚期形成溃疡并继发膀胱穿孔,形成腹膜炎。

(5)如远端输尿管受侵犯,发生狭窄可引起肾盂积水,重者发展成尿毒症。

(6)膀胱镜检查:排除肿瘤,并可见膀胱黏膜溃疡、出血。

(二)治疗方案

1.一般疗法

注意饮食,忌刺激性食物,酸化尿液可口服大量维生素C或酸性橘汁、氯化铵,并可防止感染性结石的生长。

2.对症治疗

对症治疗如补液、输血、止血及抗炎等。对轻度放射性膀胱炎患者的有效率可达73%。

3.血块的清除及膀胱内药物灌注

可在麻醉状态下用前列腺切除器清除凝血块。发现明显出血点可在直视下电凝止血,或以5%甲醛棉球放在出血处15分钟,多可止血。对弥漫性多灶性出血点可用1%明矾溶液或4%～5%的甲醛溶液膀胱灌注,保留20分钟后以生理盐水冲洗干净,效果良好。

4.高压氧

高压氧能使放射线引起的膀胱血管病变逆向发展,它可使膀胱壁形成新血管,增加组织的供氧。可用于预防和治疗,治愈率为64%～75%,有效率可达92%,且不会促使癌肿增长。

5.血管栓塞

选择性髂内动脉栓塞对顽固的、严重的膀胱大出血效果良好。

6.中医疗法

用清热解毒、凉血止血的中药配以缓解痉挛、止疼、消炎作用的西药,将药物灌注入膀胱内,直接作用于受损伤的膀胱黏膜局部,不仅疗效好、见效快,而且全身不良反应小,用药方便、经济,不失为一种较好的治疗方法。有报道治愈率达93%。

7.预防

膀胱过量照射是导致放射性膀胱炎的主要因素,因此减少膀胱照射剂量可以减少放射性膀胱炎的发生。例如,腔内照射不超过50 Gy,给予适当填塞以保护膀胱,可避免放射性膀胱炎的发生。Sanchiz等用超氧化物歧化酶(SOD)预防放射性膀胱炎,发现SOD在降低急性放射损伤方面有效。

八、膀胱软斑症

(一)概述

膀胱软斑症在尿路软斑症中约占40%,为罕见的炎症性疾病。其发病与免疫缺陷或自身免疫失调、体内吞噬细胞缺陷有关,如恶性肿瘤、慢性严重疾病、类风湿性关节炎、应用免疫抑制剂等。

(二)诊断依据

1.性别比例

该患者多见于成年女性,男女比例1∶4。好发年龄女性在30岁以上,男性在50岁以上。

2.临床表现

反复发作尿频、尿急、尿痛症状,可有间歇性血尿和排尿困难等表现,下腹部胀感不适,有时症状不典型或无临床表现。

3.尿液检查

尿常规检查有少量到多量的红细胞和白细胞;尿细菌学检查,尿沉渣涂片或中段尿细菌培养可查到致病菌,常见为大肠埃希菌;尿脱落细胞检查可见典型的软斑组织细胞。

4.X线检查

静脉尿路造影显示病变累及输尿管口,引起上尿路梗阻、肾功能减退。膀胱造影可显示膀胱内有充盈缺损。

5.B型超声和CT检查

B型超声和CT可显示膀胱内有占位性病变。

6.膀胱镜检查

膀胱镜检查可见高出黏膜的斑或结节,中间部分表面呈脐状凹陷,如同火山口样溃疡,通常围绕病灶有一圈炎性晕,颜色从淡灰黄到棕色,面积可达 $1\sim12\ cm^2$,一般情况可以看到 $2\sim3$ 个斑块,有时合并溃疡和出血。病理特征为软斑组织细胞。

(三)鉴别诊断

1.非特异性膀胱炎

临床表现与膀胱软斑症相似,两者均有膀胱刺激症状及血尿,鉴别主要依据膀胱镜和活组织检查。

2.膀胱肿瘤

临床表现有血尿和排尿困难症状,继发感染时有膀胱刺激症状,与膀胱软斑症表现相似。膀胱镜检查诊断并活检可资鉴别。

(四)治疗方案

1.药物治疗

膀胱软斑症属于炎症性病变,需长期应用抗生素治疗,尤其要选用能进入细胞内的抗生素,如利福平、TMP 等,疗程半年以上。

2.胆碱能药物和维生素 C

胆碱能药物和维生素 C 能纠正体内吞噬细胞的功能缺陷,临床应用卡巴胆碱每次 $10\sim25\ mg$,每天 4 次,与维生素 C 合并应用治疗软斑症有不同程度的疗效。

3.外科治疗

经尿道行膀胱内病变电灼或开放手术切除,可获治愈。但应注意防止复发。

(董光涛)

第六节　尿　道　炎

尿道炎是指多种原因引起的尿道炎症。病因主要有细菌、真菌及寄生虫等引起的感染及物理性、化学性和机械性损伤等,其中以各种病原体引起的感染最常见,包括非特异性尿道炎和特异性尿道炎。尿道炎可以造成患者尿道瘙痒、疼痛、红肿、异常分泌物、排尿不适等临床表现。由于尿道具有适宜微生物生长繁殖的条件及尿道口直接与外界相通,因此十分容易受到微生物或寄生虫的感染,但并不是任何一种微生物一旦感染尿道,都能够引起尿道的显性感染症状。在感染尿道的各种微生物中,有一些仅仅能够在宿主的前段尿道内暂时停留或栖生,这些栖生性微生物往往在数天或数周后自行消失。另一些微生物感染尿道后则能够在宿主的前尿道内长期寄居,并且成为宿主前段尿道内的正常菌群,当宿主机体处于正常生理状态时,这些正常菌群微生物虽然不能引起尿道明显的炎症反应,但却能够造成尿道不同程度的亚临床炎性损害。

一、分类

尿道炎分类包括临床分类、病原学分类。

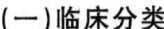

(一)临床分类

根据患者尿道局部及全身的症状与体征不同,将尿道炎分为急性尿道炎、慢性尿道炎。

(1)急性尿道炎:是指由于细菌等病原体感染尿道引起的尿道急性炎症反应,患者常常表现为突发尿道疼痛及尿道口红肿、黏液性或脓性分泌物、尿频、尿急和尿痛等。

(2)慢性尿道炎:是指由于细菌等病原体感染尿道引起的尿道慢性炎症反应,患者的临床表现主要为尿道不适、灼热或疼痛,黏液性分泌物,排尿不尽或尿线分叉等。

(二)病原学分类

1.非特异性尿道炎

非特异性尿道炎即通常所说的尿道炎,病原体主要有大肠埃希菌、链球菌属及葡萄球菌属等。感染途径多为逆行感染,即由病原体直接侵入尿道所致。在女性,常与性生活有关。另外,还与一些诱因有关:①尿道先天性畸形,如尿道憩室、尿道狭窄和尿道瓣膜等引起的尿道梗阻。②邻近器官感染,如前列腺炎、精囊炎、子宫颈炎和阴道炎等。③尿道外伤、结石、异物、肿瘤及留置导尿管等引起的继发感染。

通常急性尿道炎尿路刺激症状较明显,临床表现与膀胱炎相似,包括尿频、尿急和尿痛等。慢性尿道炎在男性常缺乏临床症状,仅在尿涂片检查时偶然发现有大量中性粒细胞;在女性则常具有明显的尿路刺激症状,尿涂片检查有助于确诊。

病理上,急性尿道炎可见黏膜充血、水肿,或有糜烂及浅表溃疡形成,固有层有数量不等的中性粒细胞浸润。严重者炎症可累及黏膜下层,甚至形成脓肿,穿透尿道壁引起尿道周围炎或尿道周围脓肿。有时还可波及尿道周围器官,如引起急性附睾炎、急性精索炎等。

慢性尿道炎可见黏膜内淋巴细胞、浆细胞及单核细胞等慢性炎细胞浸润,尿道上皮不同程度增生或组织转化(化生),并可伴有炎性息肉形成。严重者,炎症广泛累及尿道黏膜下组织,尿道壁结构破坏,肉芽组织及结缔组织增生修复,可导致瘢痕性尿道狭窄。

2.特异性尿道炎

特异性尿道炎为淋病奈瑟球菌、结核分枝杆菌、毛滴虫、真菌等特殊病原体引起的尿道炎。

(1)尿道淋病:是由淋菌感染引起的特异性尿道炎。依病程分为急性和慢性淋病。①急性淋病:是成人较常见的性病之一,主要经性交途径传播。小儿多由含菌分泌物接触尿道口而感染。淋菌通常在前尿道内繁殖,侵犯黏膜及黏膜下组织,引起急性前尿道炎,进而引起急性后尿道炎、急性前列腺炎及急性精囊炎等病变,并可导致腹股沟淋巴结炎、心内膜炎、关节炎、眼结合膜炎及败血症等。在女性还可并发阴道炎、子宫颈炎、盆腔炎及急性尿道旁腺炎等。临床上,以中、青年多见,5%～30%的患者无自觉症状。感染潜伏期2～10天,平均为4～5天。通常呈急性前尿道炎表现,如尿道口痒、痛、红肿及尿道有黏液或脓性分泌物。进一步发展有尿路刺激征、血尿及排尿困难等症状。尿涂片及尿培养可查见淋菌。病理改变与一般急性非特异性尿道炎相似。当感染严重或反复发作时,黏膜下组织可发生坏死,纤维组织增生修复,导致瘢痕性尿道狭窄。②慢性淋病:是淋菌所引起的泌尿生殖系统的慢性感染。多为急性淋病迁延不愈所致,病程>6个月。两性均可发病,男性较多。淋菌潜伏于尿道黏膜下、前列腺、尿道附属腺及子宫颈等处,形成慢性尿道炎及慢性前列腺炎等,可急性发作,经久不愈。主要临床表现为尿道内刺痛伴有尿道口稀薄黏液状分泌物。急性发作时,可有脓性分泌物、尿路刺激征及尿道梗阻等症状。病理上,慢性尿道淋病可有黏膜水肿、肉芽组织形成及上皮息肉样增生等改变。病程长者,可因局部黏膜及黏膜下层组织炎性纤维性增生,瘢痕形成,引起尿道狭窄,且常影响整个前尿道。

(2)结核性尿道炎:又称尿道结核,是由结核菌引起的尿道炎症。男性较多见,好发年龄为30～50岁,往往继发于泌尿生殖系统结核,并常伴有肺结核。

常见的感染途径有2种:①由肾、输尿管、膀胱结核的含菌尿下行感染。②由尿道邻近器官,如前列腺、精囊的结核直接蔓延所致。

尿道结核主要累及后尿道,前尿道较少发生。

临床上,尿道结核的主要症状与泌尿生殖系统结核相似,常见有尿频、尿急、尿痛、血尿和脓尿等。较重者可发生尿道狭窄,狭窄段以上尿道扩张,出现尿淋漓不尽、排尿困难及尿潴留等症状。甚至可穿破皮肤,形成尿道皮肤瘘管。

病理上,尿道壁可见结核性肉芽肿及干酪样坏死等结核特征性的改变,并常形成溃疡。抗酸染色可查见结核菌。病程较长者可因尿道壁纤维化而导致瘢痕性尿道狭窄。

此外,尿道结核可向尿道周围蔓延,引起结核性尿道周围炎,若尿道腺及尿道海绵体严重受累,瘢痕形成,也可继发多发性尿道狭窄,甚至造成尿路梗阻,引起肾积水。

(3)真菌性尿道炎:是由真菌感染引起的尿道炎。正常人体在皮肤、口咽、结肠,阴道等部位可有真菌寄生。当机体抵抗力低下或长期大量应用广谱抗生素及激素时,可引起菌群失调,体内真菌乘机生长繁殖,引起真菌性感染,包括真菌性尿道炎。

该病的主要临床表现有尿道痒感及排尿时烧灼感。尿道口可有水样、黏液样分泌物。尿涂片检查及尿培养可查见真菌。

病理上,真菌性尿道炎可与非特异性尿道炎相似或为肉芽肿性炎症,后者较具特征。肉芽肿中央常见坏死,并伴有中性粒细胞浸润,这一特点与结核性干酪样坏死缺乏急性炎细胞浸润明显不同。若病变部位间质及巨噬细胞内查见真菌菌丝及孢子,则可以确诊。

(4)滴虫性尿道炎:又称尿道滴虫病,是由毛滴虫引起的一种特异性尿道炎。女性多见,主要通过性交、游泳和洗浴等途径感染阴道毛滴虫。感染后滴虫首先寄生在阴道内,然后引起尿道感染,可通过性交传染给男性。

滴虫性尿道炎主要症状有尿道痒感、烧灼痛,伴尿路刺激征与终末血尿。尿道口可有黏液性稀薄分泌物。尿道分泌物或尿涂片查见毛滴虫有助于确诊。组织病理学改变与非特异性尿道炎相似。有时在病灶区内,油镜观察可发现毛滴虫病原体,有助确诊。

二、病因

尿道炎多见于女性。尿道炎常因尿道口或尿道内梗阻所引起,如包茎、后尿道瓣膜、尿道狭窄和尿道内结石和肿瘤等,或因邻近器官的炎症蔓延到尿道,如前列腺精囊炎、阴道炎和子宫颈炎等;有时可因机械或化学性刺激引起尿道炎,如器械检查和留置导尿管等。致病菌以大肠埃希菌葡萄球菌属最为常见。

(一)病原体

(1)细菌:引起男性尿道炎的病原性细菌常见有淋病奈瑟球菌、金黄色葡萄球菌、乙型溶血性链球菌、结核分枝杆菌、白喉棒杆菌。条件致病性细菌包括凝固酶阴性葡萄球菌、棒杆菌属的某些菌、粪肠球菌(旧称粪链球菌)等肠球菌属的某些菌、大肠埃希菌、变形菌属、肠杆菌属、假单胞菌属的某些菌、杜氏嗜血菌等。

(2)支原体:引起男性尿道炎常见的支原体为解脲支原体,人支原体及生殖道支原体等也常常可在男性尿道炎患者的尿道或尿道分泌物中分离得到。

(3)衣原体:引起男性尿道炎的病原性衣原体包括沙眼衣原体生物变种的 D、Da,E、F、G、H、I、Ia,J、K 及 L_{a2} 血清型及性病淋巴肉芽肿衣原体生物变种的 L_1、L_2、L_3 血清型。

(4)真菌:通常在尿道正常菌群失调、宿生机体的抵抗力降低或尿道黏膜损伤等情况下引起尿道的炎症反应,常见包括白念珠菌等念珠菌、曲霉、青霉及其他条件致病性的丝状菌。

(5)螺旋体:常见为疏螺旋体。在一期梅毒患者,苍白密螺旋体(梅毒螺旋体)也可侵犯男性尿道,并引起尿道或尿道口的炎症反应及硬性下疳。

(6)病毒:常见为单纯疱疹病毒和人乳头瘤病毒。

(二)化学损伤

化学损伤所致的尿道炎是指由于将具有较强刺激性或腐蚀性的化学药物或化学试剂注入尿道而引起的尿道炎症反应。常见为在治疗尿道炎、前列腺炎、膀胱炎等生殖系统器官或泌尿系统器官的感染性疾病时将高浓度的某些抗菌药物注入尿道,或进行阴茎、尿道或尿道口消毒时将酸、碱、某些化学消毒剂等化学试剂注入或流入尿道。这些具有较强刺激性或腐蚀性的化学药物或化学试剂进入尿道后,常常可造成尿道黏膜的化学性损伤而引起尿道的急性或慢性炎症反应,以及发生细菌等微生物的继发感染。

(三)外伤

外伤所致的尿道炎常见于将较坚硬的或表面粗糙的物体插入尿道所致。例如,不适当操作导尿管或内镜插入尿道、儿童或精神病患者将棍棒插入尿道等,可造成尿道黏膜受到损伤而引起尿道的疼痛、出血和炎症反应。

三、诱因

除受到毒力较强的病原性微生物或寄生虫感染外,对于绝大多数频繁感染尿道的毒力较弱的或条件致病性的微生物来说,引起尿道的炎症反应常常需要具备有利于其大量生长繁殖的一种或多种辅助因素或诱因。导致这些毒力较弱的或条件致病性的微生物引起尿道炎症反应的常见因素为抗菌药物滥用、机体抵抗力降低及尿道黏膜损伤。

四、诊断

(一)临床症状

(1)急性尿道炎:急性尿道炎患者可由于病原体不同而导致临床表现有所差异。一般来说,患者在发病初期可表现为尿道不适,自觉尿道或尿道口瘙痒或疼痛,尤其在排尿时可加剧。随后很快可发生尿道疼痛及尿道口红肿明显,尿痛、尿频、尿急,出现黏液性或脓性分泌物及分泌物在尿道口或内裤上形成结痂,严重者可发生阴茎肿胀甚至排尿困难,有尿道黏膜损伤或波及膀胱者,可发生尿道流血或血尿。

(2)慢性尿道炎:慢性尿道炎患者常常缺乏明显的临床症状,也可表现为尿道不适、瘙痒或灼热感,晨起可见尿道口有黏液性分泌物,尿线分叉或变细,尿频、尿痛或尿滴沥,尿道口可有轻度红肿或无明显异常,尿道形成脓肿或瘘管,病变波及膀胱者可出现下腹部或膀胱区域的坠胀或压痛。

(3)淋菌性尿道炎:急性淋菌性尿道炎经过 2～8 天的潜伏期可发病,早期表现为尿道口红肿、瘙痒或轻微疼痛。尿道分泌物多为黏液性的,但在 1～2 天后可转为黄色脓性。随后红肿可发展到整个阴茎头和形成尿道口外翻,排尿次数增多及明显的尿痛,双侧腹股沟淋巴结红肿、疼痛甚至可发生化脓,包皮过长或包茎者可发生阴茎头包皮炎。慢性淋菌性尿道炎可由急性淋菌性尿道炎经过 1 周后自然转变形成,此时患者急性男性生殖系统感染的症状显著减轻,尿道口及阴茎头的红肿消退,分泌物为黏液状,可有尿道不适或疼痛。

(4)非淋菌性尿道炎:非淋菌性尿道炎患者的潜伏期一般较长,平均为 2 周甚至有达 5 周者。发病的早期可见尿道口有白色或清亮的黏液性分泌物,多于晨起或挤压时出现。患者可没有排尿刺激症状或仅有轻微的疼痛,但严重者也可发生明显的尿道口红肿及尿道疼痛的症状。

(5)结核性尿道炎:结核性尿道炎常常由于前列腺结核、精囊结核、泌尿系统结核或阴茎结核的病灶内结核分枝杆菌扩散到后尿道所致。患者可表现为尿道分泌物、尿频、尿痛、血尿或尿道流血,如果发生尿道狭窄可出现尿线变细、尿射程缩短、排尿无力、排尿困难,检查可在会阴部触及粗而硬的条索状尿道。尿道狭窄可导致尿道的继发感染和脓肿,偶尔可形成尿道直肠瘘。

(6)细菌性尿道炎:细菌性尿道炎常见发生于使用抗菌药物治疗过程中或治疗之后,包皮过长或包茎,过强与过度的手淫,导尿管及内镜或其他硬物插入尿道,尿道结石,刺激性或腐蚀性化学药物或试剂注入尿道等情况下。患者的临床表现主要为尿道口红肿或疼痛,尿道瘙痒,不适或疼痛,尿痛、尿急、尿频,尿道口少量黏液性分泌物,但也可逐渐转变为脓性。

(7)病毒性尿道炎:由单纯疱疹病毒或人乳头瘤病毒感染所致的尿道炎患者,在其尿道口可形成丘疹或水疱疹。患者可没有明显的尿道症状,但也可有轻微的疼痛、排尿不适等。

(二)病原学诊断

1.标本采集

不论是急性尿道炎还是慢性尿道炎的患者,均可采集其尿道黏液性或脓性分泌物、尿道拭子、分段尿液或病变组织标本。尿道分泌物或尿道拭子标本尤其适用于对疑为淋病奈瑟球菌、结核分枝杆菌、放线菌属、衣原体属、支原体属、阴道毛滴虫及念珠菌属感染者的早期初步病原学诊断和鉴别诊断;分段尿液标本则有利于对疑为其他细菌、病毒或丝状菌感染者的诊断及与肾盂肾炎或膀胱炎的鉴别诊断。尿液标本应当是患者随到随取而不必要求晨尿。一般情况下,也不必过于强调患者必须首先清洗尿道口或阴茎再采集分泌物或尿液标本。标本应当在患者使用抗菌药物之前采集,并且将采集的各种标本尽快送检,以避免由于标本中含有高浓度抗菌药物而影响病原体的分离培养,以及由于病原体死亡或生长繁殖而造成标本中病原体的数量发生改变。对于疑为淋菌性尿道炎的患者,在采集标本进行分离培养时,应当注意使用细菌学接种环或无毒性的棉签,以避免造成标本中淋病奈瑟球菌死亡。

2.涂片镜检

患者尿道的分泌物或拭子标本可直接涂片,初段或全段尿液标本需首先离心集菌后取沉渣涂片,病变组织需制备病理学组织切片或直接涂片。根据患者的临床表现或临床的初步诊断,可分别选择革兰染色、抗酸染色、乳酸亚甲蓝(美蓝)染色、吉姆萨染色等染色方法对涂片或切片标本进行染色和镜检。通过观察标本中病原体的形态与染色性、病变细胞、细胞学变化等特征,初步判断病原体(细菌、真菌、衣原体、阴道毛滴虫或病毒)的种类与性质。

对于疑为梅毒螺旋体感染者的尿道分泌物或拭子标本,可进行镀银染色镜检或暗视野显微镜观察。疑为酵母菌感染者的标本也可进行负染色后镜检。疑为病毒感染者的病变组织切片可在电子显微镜下直接观察病毒颗粒。

3.分离培养

(1)细菌分离培养:患者尿道分泌物或尿道拭子标本可直接接种于血琼脂培养基平板,置普通温箱内 37 ℃培养 24～48 小时分离各种需氧性的一般细菌。如果需分离培养淋病奈瑟球菌，则需将标本接种于淋菌分离培养基或含有万古霉素（能够抑制革兰阳性细菌的生长）及多黏菌素 E 和甲氧苄啶（能够抑制革兰阴性杆菌的生长）及制霉菌素的 10％血琼脂或巧克力色琼脂培养基平板，置烛缸或 CO_2 培养箱内37 ℃培养 24～48 小时；分离培养结核分枝杆菌可将标本接种于罗氏培养基斜面或苏通培养基，置 37 ℃温箱内培养1～3 周。

分段尿液标本需分别取 3 段尿液各 0.1 mL，并分别接种于培养基平板，培养 24～48 小时后观察各培养基上生长的菌落数量和判断感染部位及其程度。一般来说，如果患者初段尿液标本中生长的菌落数量明显多于中段及末段尿液标本中的生长菌落数，并且各标本中细菌的数量形成明显的由初段-中段-末段逐渐减少的分布，表示患者为尿道炎而不是膀胱炎或肾盂肾炎；如果患者中段尿液标本中生长的菌落数量明显多于初段和末段尿液标本中的生长菌落数，并且各标本中细菌的数量形成明显的由中段-末段-初段逐渐减少的分布，此特征有助于排除患者是原发性尿道炎，而可考虑为来自膀胱的感染所致；如果患者末段尿液标本中生长的菌落数明显多于其他各段或各段尿液标本中生长的菌落数无明显差别，则可考虑患者为前列腺炎、肾盂肾炎或是膀胱炎与尿道炎。但对于分离培养结果意义，应当结合患者的临床表现进行判断。

在判断尿液标本分离培养结果时，还应当注意排除由于操作因素造成的影响。例如，标本是否受到污染，分段尿液是否分布适当，标本接种方法及接种量是否正确无误，是否存在有病原体拮抗现象等。尤其在对淋菌分离培养时，培养基中生长的尿道正常菌群将对淋菌的生长产生明显的抑制作用。

各种细菌分离培养物均可根据形态与染色特征、生化反应或血清学试验进行菌种或菌型的鉴定，淋菌、结核菌等细菌及其稳定 L 型还可采用聚合酶链反应（PCR）方法进行特异性基因的鉴定。

（2）真菌分离培养：将尿道分泌物或拭子标本直接接种、分段尿液标本分别定量接种于萨布保罗琼脂培养基平板，置温箱内 37 ℃（酵母菌）培养 24～48 小时或 28 ℃（丝状菌）培养 3～7 天后，根据菌落及其显微镜下形态特征、生化反应及培养物涂片革兰染色或乳酸亚甲蓝染色液染色的特征进行菌种或菌型的鉴定。

（3）支原体分离培养：将尿道分泌物或拭子标本直接接种于固体或液体支原体分离培养基，置烛缸或 CO_2 培养箱内 37 ℃培养 2～3 天。固体培养基培养物可直接在显微镜下观察支原体菌落，并接种支原体鉴别培养基传代培养，液体培养基培养物则需经滤菌器过滤后接种固体培养基或液体鉴别培养基传代培养。根据培养物的生长情况或菌落及生化反应特征、血清学试验或特异性 PCR，鉴定培养物的种或型。

（4）衣原体分离培养：衣原体通常采用标本涂片染色法进行诊断，特殊情况下也可将标本接种于细胞单层培养物或鸡胚卵黄囊进行分离培养。标本中的衣原体或衣原体分离培养物可根据其生物学特性或采用特异性 PCR 进行种或型的鉴定。

（5）寄生虫分离培养：疑为阴道毛滴虫感染者的尿道分泌物或拭子标本可直接接种于 Diamond TYM 或 CPLM 培养基进行分离培养。

（6）细菌 L 型分离培养：细菌 L 型分离培养适用于近期或正在接受抗菌药物，尤其是 β-内酰胺类抗生素治疗的尿道炎患者。对于那些用常规分离培养结果难以解释其临床表现的患者，也可进行细胞壁缺陷细菌的分离培养。细菌 L 型分离培养可将尿道分泌物、尿道拭子或尿离心沉渣标本接种于 L 型琼脂平板，置烛缸或 CO_2 培养箱内进行高渗分离培养。也可将标本滤过后接种 PG 液、肝消化液、牛肉浸液或苏通液体培养基等进行非高渗分离培养。对于分离培养物可采用返祖法或 PCR 的方法进行菌种或菌型的鉴定。

4.药物敏感试验

一般来说,对于患者标本中分离的病原菌都应当进行药物敏感试验,检测其药物敏感性以作为临床医师选择抗菌药物对患者进行治疗的重要依据。若无特殊要求,支原体、衣原体、真菌、结核菌、L 型细菌、寄生虫通常不需要常规进行药物敏感试验。

(三)实验室诊断

(1)尿道分泌物检查:尿道分泌物或尿道拭子标本涂片染色镜检通常可发现较多的白细胞、红细胞或脓细胞,细菌、酵母菌或滴虫感染者还可见有大量细菌、酵母菌或阴道毛滴虫。急性尿道炎患者的尿道分泌物或尿道拭子标本涂片中常常可见大量多形核白细胞和/或浆细胞与淋巴细胞,慢性尿道炎患者的尿道分泌物或尿道拭子涂片中则多见淋巴细胞、浆细胞及少量多形核白细胞或巨噬细胞。

(2)尿液检查:急性尿道炎如果是由于大肠埃希菌、克雷伯菌等肠道菌及某些能够迅速生长繁殖的细菌感染所致者,其尿液通常可呈明显的混浊状态。尿液离心沉渣镜检可见大量白细胞(10 mL 晨尿标本离心沉渣每高倍镜视野下中性粒细胞数量>15 个),并且可有红细胞或脓细胞。

慢性尿道炎患者的尿液通常清亮透明、淡黄或黄色,尿液标本离心沉渣镜检可见为数不多的白细胞和/或红细胞。值得注意的是,由于尿道正常菌群的存在,以致在正常人的晨尿标本中也常常可发现有少量白细胞存在。因此如果采集的是晨尿标本检查,其结果应当与临床医师联系,或直接了解受检者的疾病情况。如果受检者具有较典型的尿道炎症状,即有助于尿液细胞学检查结果的判断。

(3)血液检查:尿道炎患者的血液学检查通常没有异常发现。但如果患者具有生殖系统器官或泌尿系统的广泛感染及全身感染或中毒症状,也可发生血液白细胞数量增多的情况。

(四)鉴别诊断

急性肾盂肾炎需与急性膀胱炎鉴别,前者除有膀胱刺激症状外,还有寒战、高热和肾区叩痛。结核性膀胱炎发展缓慢,呈慢性膀胱炎症状,对药物治疗的反应不佳,尿液中可找到抗酸杆菌,尿路造影显示患侧肾有结核病变。膀胱炎与间质性膀胱炎的鉴别在于后者尿液清晰,极少脓细胞,无细菌,膀胱充盈时有剧痛,耻骨上膀胱区可触及饱满而有压痛的膀胱。嗜酸性膀胱炎的临床表现与一般膀胱炎相似,鉴别在于前者尿中有嗜酸性粒细胞,并大量浸润膀胱黏膜。膀胱炎与腺性膀胱炎的鉴别诊断,主要依靠膀胱镜检查和活体组织检查。

(五)并发症

少数女孩患急性膀胱炎伴有膀胱输尿管反流,感染可上行引起急性肾盂肾炎,成人比较少见。

少数糖尿病患者因留置导尿管而引起膀胱炎,有时可并发气性膀胱炎,膀胱内气体多由产气肠杆菌引起。

五、治疗

急性膀胱炎患者需卧床休息,多饮水,避免刺激性食物,热水坐浴可改善会阴部血液循环,减轻症状。用碳酸氢钠或枸橼酸钾碱性药物,降低尿液酸度,缓解膀胱痉挛。黄酮哌酯盐(泌尿灵)

可解除痉挛,减轻排尿刺激症状。根据致病菌属,选用合适的抗菌药物。经治疗后,病情一般可迅速好转,尿中脓细胞消失,细菌培养转阴。单纯膀胱炎国外提倡单次剂量或 3 天 1 个疗程,避免不必要的长期服药而产生耐药细菌和增加不良反应,但要加强预防复发的措施。若症状不消失,尿脓细胞继续存在,培养仍为阳性,应考虑细菌耐药或有感染的诱因,要及时调整更合适的抗菌药物,延长应用时间以期早日达到彻底治愈。感染控制后,尤其对久治不愈或反复发作的慢性膀胱炎,则需做详细全面的泌尿系统检查,主要解除梗阻,控制原发病灶,使尿路通畅。对神经系统疾病所引起的尿潴留和膀胱炎,根据其功能障碍类型进行治疗。

对于淋病奈瑟球菌、白喉棒杆菌、结核分枝杆菌、支原体、衣原体、念珠菌、梅毒螺旋体、单纯疱疹病毒、人乳头瘤病毒、阴道毛滴虫等病原性病原体感染者,还应当注意对其妻(夫)或性伴侣进行病原学检查,阳性者须同时给予治疗。

(一)抗感染治疗

(1)细菌感染:对细菌感染所致尿道炎患者的治疗应当根据病原学诊断及其药物敏感试验的结果合理选择使用抗菌药物,不论以口服、肌内注射或是静脉注射给药通常都能够获得理想的治疗效果。但对于急性细菌性尿道炎患者,可在首先采集标本之后进行经验性给药治疗。推荐使用的抗菌药物包括氟喹诺酮类、呋喃类、头孢菌素类等。由于引起尿道炎的绝大多数细菌通常可对磺胺类及青霉素类具有耐药性,因此不宜作为经验性治疗的首选药物。各种抗菌药物主要为全身用药,尿道口感染者可同时使用 1 : 5 000 的高锰酸钾溶液或 0.05%~0.1% 的苯扎溴铵(新洁尔灭)溶液局部清洗或浸泡治疗。

(2)真菌感染:真菌感染所致的尿道炎可使用酮康唑、氟康唑、伊曲康吐等咪唑类或三唑类抗真菌药物全身用药治疗 5~7 天,通常可获得良好的治疗效果。

(3)衣原体感染:衣原体感染所致尿道炎的治疗可使用氟喹诺酮类、利福霉素类、大环内酯类或四环素类药物全身用药治疗 5~7 天。

(4)支原体感染:治疗药物种类及方法与衣原体感染所致尿道炎治疗使用的药物与方法相同。

(5)螺旋体感染:对于螺旋体感染所致的尿道炎可选择青霉素类、头孢菌素类、四环素类、大环内酯类等药物全身用药治疗 5~7 天。

(6)病毒感染:单纯疱疹病毒感染所致尿道炎的治疗可使用阿昔洛韦(无环鸟苷)局部涂擦或给予口服(每次 200 mg,每天 5 次,共 5 天),也可给予干扰素(每次 $5×10^4$~$105×10^4$ U/kg,肌内注射,每天 1 次)、利巴韦林(病毒唑,10~15 mg/kg,分 2 次肌内注射)或聚肌胞(每次 2 mg,2~3 次/周),肌内注射。人乳头瘤病毒感染所致尿道炎的患者通常给予局部治疗,可对尿道病变组织用 CO_2 激光或电烧灼处理,也可用 5% 的氟尿嘧啶霜涂擦病变组织或在膀胱排空后将氟尿嘧啶霜注入尿道。

(二)外科手术治疗

外科手术治疗仅仅适用于包皮过长或包茎、尿道狭窄、脓肿或尿道瘘的患者。

(三)预防和预后

要注意个人卫生,使致病细菌不能潜伏在外阴部。由于性生活后引起女性膀胱炎,建议性交后和次晨用力排尿,同时服用磺胺药物 1 g 或呋喃妥因 100 mg,也有预防作用。

急性膀胱炎经及时而适当治疗后,都能迅速治愈。对慢性膀胱炎,如能清除原发病灶,解除梗阻,并对症治疗,大多数病例能获得痊愈,但需要较长时间。

一般来说,对于那些尿道炎患者在治愈后的一段时间内,尤其应当注意适当增加每天的饮水量,以便增加尿量和排尿次数而防止细菌在尿道内过度的生长繁殖。

(贾作庆)

第七节　前　列　腺　炎

前列腺炎是成年男性的常见疾病。特别是慢性前列腺炎仍是临床医师面临的一个困难问题,其困难不仅在于治疗效果不理想和容易复发,更主要的是难以区分细菌性前列腺炎和非细菌性前列腺炎。虽然细菌性前列腺炎的发病率没有确切的统计,却是男性尿路感染复发的最常见原因。

不同的病因和病理类型的前列腺炎应用不同的治疗方案,因此对前列腺炎的病因和病理的正确理解,以及对诊断技术的正确掌握至关重要。

Nickel 在前列腺液中观察到细菌,从而明确了前列腺炎的细菌学病因。Meares 和 Stamey 规范化了严格定量的分段细菌学检查技术。

急性和慢性细菌性前列腺炎是指前列腺的细菌性炎症。急性细菌性前列腺炎病史短,症状非常明显,与慢性前列腺炎易于鉴别。无菌性前列腺炎发病率很高,具有前列腺炎的病理改变,但按照严格的细菌学检查技术却无法找到病原菌。前列腺痛患者既无前列腺的炎症改变,也找不到致病菌,其症状可能与前列腺完全无关。

一、细菌性前列腺炎

(一)发病机制

引起急慢性前列腺炎的致病菌种类与普通泌尿道感染相似,革兰阴性杆菌最常见,特别是大肠埃希菌。单一菌种居多,但也有多种细菌的复合感染。革兰阳性菌和厌氧菌也出现在某些患者的前列腺分泌物中,但其意义尚不明确。

细菌性前列腺炎的感染途径迄今尚未十分明确,一般认为有四种:①尿道炎症向上逆行感染前列腺;②膀胱尿中的细菌逆行进入前列腺;③直肠中的细菌直接或通过淋巴管进入前列腺;④血源性感染。其中前列腺内的尿液逆流在前列腺炎发病中的重要性近来受到重视。

(二)诊断

1.临床特征

病史和体格检查可以提示诊断,但有时细菌性前列腺炎、非细菌性前列腺炎,甚至前列腺痛的大多数症状和体征是难以区分的。因此,在对前列腺炎患者进行诊断时,对典型和持续症状的应进行详细分析,先前的检查结果和对以前治疗的反应都是关键性病史资料,要给予充分考虑。完整的体格检查是必不可少的,而不应仅限于外生殖器和前列腺的检查,完整的体检可以对前列腺炎患者各种症状(神经性、糖尿病性、恶性疾病、间质性膀胱炎等)给出一个合理的解释。

(1)急性前列腺炎患者可出现突然的尿频、尿急、夜尿增多和排尿困难并伴有发热、寒战、腰骶部和会阴部痛、全身不适及不同程度的膀胱出口梗阻。在直肠指诊时,可触及前列腺肿大、触痛明显、整个或部分前列腺发硬或有结节。

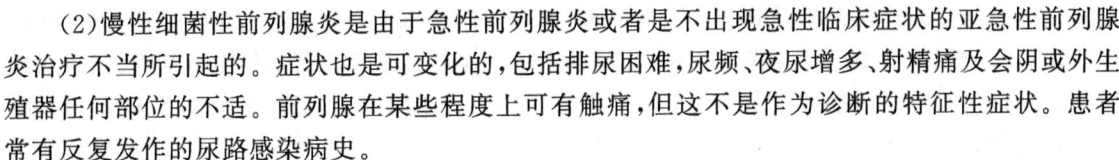

(2)慢性细菌性前列腺炎是由于急性前列腺炎或者是不出现急性临床症状的亚急性前列腺炎治疗不当所引起的。症状也是可变化的,包括排尿困难、尿频、夜尿增多、射精痛及会阴或外生殖器任何部位的不适。前列腺在某些程度上可有触痛,但这不是作为诊断的特征性症状。患者常有反复发作的尿路感染病史。

2.前列腺按摩液(EPS)

前列腺按摩液(EPS)的显微镜检查能够提供有用的信息。白细胞计数增多(每高倍镜视野下有 10 个以上白细胞)和磷脂小体减少可提示前列腺炎。EPS 中白细胞数量增多与细菌性前列腺炎炎性浸润有密切相关。EPS 白细胞数量测定似乎是诊断前列腺炎的客观方法,但却不足区分非细菌性前列腺炎和细菌性前列腺炎,而且其他下尿路疾病如尿道炎、尿道湿疣和尿道狭窄都可导致 EPS 中白细胞计数大量增多。临床上当 EPS 获取困难时常用精液检查来替代,但应注意在显微镜下,有时未成熟精原细胞与白细胞不易区别。

3.微生物学检查

若怀疑有急性前列腺感染,一般不需要获得 EPS,因为前列腺按摩取标本会导致感染扩散,并引起患者极大痛苦。在这些急性病例中,膀胱中的尿液也有严重感染,尿培养可作为治疗的参考。但尿培养不能作为区别慢性细菌性前列腺炎和非细菌性前列腺炎或前列腺痛的充分依据。EPS 的细菌培养对于慢性细菌性前列腺炎的准确诊断是必需的。诊断这种细菌性疾病最准确的方法就是运用特异性培养法。

因为前列腺液体容易受到尿道微生物的污染,所以应该确定前列腺液体分离菌的起源。把在缩回包皮和彻底清洁龟头后收集的首次尿液的 5～10 mL 称为 VB1;第 2 个标本是与中段尿标本相似,称为 VB2;收集第 3 个标本时医师边按摩前列腺边收集 EPS;第 4 个标本让患者再次排尿,以收集 VB1 同样的方式收集 VB3。在 EPS 中细菌的数量增加可以高度提示慢性细菌性前列腺炎。若无法提取前列腺液,则 VB3 标本(可能含有一些前列腺液)中具有临床意义的细菌数量增加对诊断是有帮助的。如果没有获得 EPS,含有前列腺分泌物的精液培养可以用作替代。

假阳性的细菌定位培养结果是不常见的。但是,假阴性培养结果所占百分率尚不清楚。标准的细菌定位技术并非绝对可靠。前列腺感染是一种局灶性感染过程,动物模型试验显示:细菌牢固地黏附在管壁上,尤其是接受过多次治疗的患者更是这样。这些细菌在数量上不能同其他标本区别开来,也不一定流入前列腺液中。抗生素可能抑制了细菌的生长,或者使前列腺中细菌数量降低到不能测出的程度。

细菌定位培养技术在临床上难以被广泛采用。因此,Fowler 建议采用一种改进的新方法,在经过初步筛选后,采用 Meares-Stamey 技术,包括中段尿培养,EPS 的显微镜检查和非定量细菌学培养,然后接受进行 14 天的四环素治疗。这种方法的基本原理是四环素对非细菌性前列腺炎治疗是合理的首选方法,并且会抑制或清除尿道和膀胱内尿液里的任何感染性微生物,使得此后的细菌定位培养结果更好解释。

4.组织学检查

穿刺活检已用于组织学鉴别前列腺炎,并且提供细菌感染的权威性培养证据。但是,继发于细菌微生物的前列腺炎症不能与非细菌性前列腺炎相区别,并且这两种炎症改变在组织学上与增生标本所见相似。盲目穿刺活检所得的前列腺组织培养,由于前列腺炎的局灶性特点,价值是有限的。尽管活检可以在 B 超引导下进行,前列腺炎的超声表现是非特异性的。前列腺穿刺组织细菌培养结果阳性可明确前列腺炎的病原菌,但培养阴性却不能除外细菌感染,对一组20例有细菌性前列腺炎病史已获细菌学治愈,而临床症状不缓解的患者进行活检组织培养,结果再次培养出在抗生素治疗之前的原始致病菌。即使停用抗生素4周以上,仍有半数患者EPS中发现不了致病菌。

5.免疫学检查

Shorteiffe和他的同事在他们的初步研究中对标准技术方法不能或很难诊断的前列腺炎患者,用细菌抗原混合物检测EPS中的抗体分泌,这种免疫诊断技术可能具有良好的前景。

6.B超检查

经直肠前列腺超声检查可以提供前列腺炎症的客观证据,但感染前列腺的超声图像是非特异性的,超声可能对排除前列腺脓肿、确定前列腺结石部位、准确引导针穿活检有帮助。

(三)治疗

1.急性细菌性前列腺炎

(1)抗生素应用:急性细菌性前列腺炎患者合并感染中毒症状的应该立即给予静脉内抗生素注射,在留取尿液做细菌培养和药敏实验之后,即行抗生素治疗。氨基糖苷类与氨苄西林联合使用对革兰阴性杆菌和肠球菌均有效。临床经验表明,这些药物在炎症阶段有足够的浓度渗透到前列腺。机体对治疗的反应很迅速,体温降到正常后改口服抗生素,要持续3周左右,以防治疗不彻底转成慢性迁延不愈和反复发作。通常不主张取前列腺按摩液,因为这有可能增加败血症的危险。

(2)耻骨上膀胱造瘘:患者常常出现尿潴留,由于前列腺急性感染,经尿道导尿往往不能忍受,而应采用耻骨上穿刺膀胱造瘘引流尿液。

(3)一般支持治疗:症状较重的患者应给予全身支持治疗,补充液体,增加营养,卧床休息,退热止痛。

(4)如果患者对治疗反应不佳,发热和疼痛持续存在,应进一步检查,如超声、静脉肾盂造影等,以排除结石、梗阻和脓肿等。如发现前列腺脓肿,应行脓肿引流,可在局麻下经会阴穿刺抽吸,但常需经尿道或经会阴切开引流。

2.慢性细菌性前列腺炎

完全治愈慢性细菌性前列腺炎较困难,关键在于彻底清除前列腺内的感染病灶和腺体内持久存在的病原菌。然而,完全清除细菌的治愈率仅有40%～70%,而复发率高达50%,这是因为在引起慢性细菌性前列腺炎的致病因素并未能去除。

(1)抗生素治疗:抗生素的选择和疗程对慢性细菌性前列腺炎的治疗无疑至关重要。抗生素在前列腺组织中的渗透性和在前列腺分泌液中的聚集浓度是选择抗生素最重要因素。能够影响血浆中的抗生素通过前列腺上皮脂膜进入前列腺液的因素,有药物的高脂溶性和与血浆蛋白质的低结合率。抗生素通常为弱酸或弱碱性,其离子化程度决定于离解常数和前列腺液的pH,离解常数与血清pH(7.4)接近的药物在血清中只部分地离解,偏酸的药物在血浆中的离解度大于前列腺液,偏碱的药物在前列腺液中的离解度大于血浆。大多数对革兰阴性杆菌有效的抗生素很难进入前列腺液,但有三种呈碱性的药物:三甲氧苄啶、红霉素和夹竹桃霉素在前列腺液中确实明显超过了血清浓度。

不管理论上关于抗生素进入前列腺的争论如何,到目前为止,三甲氧苄啶或磺胺甲唑在以往的文献报道中仍是治愈率最高的药物。即使如此,在不同的研究中长期治愈率仍只有30%～

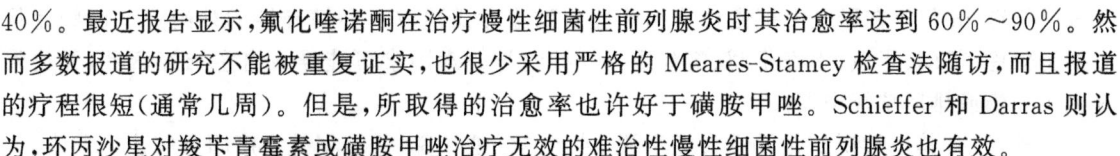

40%。最近报告显示,氟化喹诺酮在治疗慢性细菌性前列腺炎时其治愈率达到 60%～90%。然而多数报道的研究不能被重复证实,也很少采用严格的 Meares-Stamey 检查法随访,而且报道的疗程很短(通常几周)。但是,所取得的治愈率也许好于磺胺甲唑。Schieffer 和 Darras 则认为,环丙沙星对羧苄青霉素或磺胺甲唑治疗无效的难治性慢性细菌性前列腺炎也有效。

报道其他治疗慢性细菌性前列腺炎的有效抗生素还有:羧苄西林、红霉素、米诺四环素、多西环素和头孢菌素 IV。当然,抗生素的应用必须根据细菌培养和药敏结果调整。

抗生素的使用应有 6～8 周,但大多数的专家经验是连续抗生素治疗 3 个月。当不能治愈时,医师可考虑使用低剂量抑制疗法:如三甲氧苄啶 50～100 ng/kg,磺胺甲基异噁唑 80～100 mg/kg,呋喃妥因50 mg/d,可以减轻症状。此外,有人建议用前列腺内药物注射治疗,以便在前列腺实质和导管中产生比全身用药高得多的抗生素浓度。也有学者采用肛周皮下注射抗生素。这些方法在治疗慢性细菌性前列腺炎中还没有被广泛采用,尚需在临床上得到进一步验证。

抗生素治疗的最佳方案尚未确定。在治疗慢性细菌性前列腺炎时抗生素的剂量和疗程往往与治疗膀胱炎相同,尽管治疗时间更长。理论上讲,高冲击剂量可能更有效。其他给药方式,如前列腺内抗生素注射和肛周皮下直接注射等,还需进一步的药物动力学和细菌学研究。

(2)外科手术:外科手术治疗慢性细菌性前列腺炎主要是治疗明确的器质性病变或者作为治疗的最终手段。如果尿道外口狭窄,龟头炎与慢性细菌性前列腺炎同时存在,应行包皮环切和尿道口切开术以降低微生物在远端尿道内的繁殖。通过影像学、尿动力学和内镜检查明确存在的梗阻性尿道皱褶、隔膜和狭窄应行尿道内切开术。如果 X 线、超声或内镜显示有前列腺结石,而患者抗生素治疗效果不佳,应视之为感染的根源,并经尿道手术取出所有结石,并且应该通过放射影像在术中进行监控以确保取尽所有结石。当所有的治疗方法用过而患者前列腺细菌性感染持续存在时,根治性前列腺切除术,包括完全切除前列腺和精囊是可以考虑的,并且应该有望治愈慢性细菌性前列腺炎。但其潜在并发症(阳痿勃起功能障碍和尿失禁的可能性)限制了它的应用。根治性经尿道切除可以作为一个替代方法,但很少能获得满意疗效,因为慢性细菌性前列腺的感染主要在前列腺的外周,而不是腺体的中央部分。然而,一些研究者报道具有可靠的疗效,而且,可以考虑这种方法与长期抗生素治疗联合应用。

二、无菌性前列腺炎

(一)发病机制

非细菌性前列腺炎发病机制的了解尚不充分。各种学说都有争议,主要观点有以下几种。

1.外源性感染学说

支原体和衣原体是可能的病原体,二者均可引起非淋菌性尿道炎,由此推测它们可逆行感染前列腺。还有学者认为病毒与非细菌性前列腺炎有关。此外,被提及的可能致病因素还有真菌、寄生虫、滴虫、结核分枝杆菌等,但至今仍无统一意见。

2.免疫机制学说

有学者认为此类前列腺炎可能是一种过敏性炎症反应或者自身免疫性疾病。前列腺来源的某些蛋白抗原如 PSA 等,病原体残余碎片或坏死组织均可能作为自身抗原物质,诱发前列腺免疫反应,造成抗原抗体复合物沉积,导致一系列临床症状。

3.精神心理学说

Lewin 曾指出,精神心理性因素可能在慢性非细菌性前列腺炎的发展中起了重要作用。

Green 和 Dean 曾经在研究中把慢性非细菌性前列腺炎描述成一种精神性的神经症。这些症状主要为焦虑、郁闷、恐惧、不安全感、癔症等。这些精神心理因素可能导致自主神经紊乱,导致骨盆区域疼痛或排尿功能失调。

此外,还有其他学说如化学性炎症学说、神经内分泌学说、盆腔相关疾病因素等。

(二)诊断

1.症状

骨盆区域疼痛,排尿异常表现为尿频、尿急、夜尿增多、尿流无力等。

2.实验室检查

前列腺液镜检可见不同数量的炎症细胞,但前列腺液无细菌生长。

3.尿动力学

可以全面评估下尿路功能。多表现为膀胱颈及前列腺尿道内括约肌的僵直性功能失调,从而使尿流率下降,最大尿道闭合压在静止期也出现异常增高。

(三)治疗

由于病因不明,对非细菌性前列腺炎很难有一个确定的治疗方案。当细菌培养不能明确感染致病菌,而前列腺按摩液和临床检查提示前列腺感染时,可以使用米诺四环素、多西环素,或足量使用 3～4 周红霉素。更进一步治疗可以根据经验进行考虑。这种治疗的失败率很高,而且复发很常见。治疗无效的原因很多,包括细菌培养的假阴性结果且可能是细菌性前列腺炎患者,以及抗生素不易渗透到前列腺导致持续的支原体和衣原体感染,患者还可能由于其性伴侣没有治疗或不能清除致病菌而再发病。此外,即使应用了合适的抗生素,衣原体感染也可持续存在。

近来很多学者认为在部分非细菌性前列腺炎病例中,炎症不是继发于明确的病原微生物,而是对一些非特异性炎性刺激的反应。因此,经验性的抗生素治疗可能没有益处。对那些抗生素治疗失败的患者,通过咨询让其知道该病不会导致癌症和其他疾病,以解除焦虑是治疗的重要组成部分,这种病的症状可能是变化的,可以间断再发,也可以自然缓解,热水坐浴,避免某些食物(如辛辣食物)和戒除酒精在一定程度上有用。抗焦虑药、抗胆碱能药及消炎药可作为一种辅助治疗。

三、前列腺痛

(一)发病机制

前列腺痛是一个较为模糊的概念,不仅在临床上诊断前列腺痛较为困难,即使在理论上为前列腺痛规定一个确切的定义也有难度。在大多数教科书和国内外权威泌尿外科专著中,一般将前列腺痛作为前列腺炎综合征的一种,将急性和慢性细菌性前列腺炎、非细菌性前列腺炎和前列腺痛统称为前列腺炎综合征。三者的共同点是临床症状相似,但也各自有其特点。细菌性前列腺炎可以检查到明确的致病菌,常有细菌尿,前列腺液中可培养出致病菌;非细菌性前列腺炎或前列腺痛很少发生尿路感染,前列腺液培养无细菌生长;非细菌性前列腺炎和细菌性前列腺炎相似,在前列腺液中有大量白细胞和巨噬细胞;前列腺痛具有上述前列腺炎的症状,但无前列腺炎的客观体征,前列腺按摩液正常。显而易见,这是一个很不严谨的诊断概念,因为这里可能包括了许多尚未认识或未被检查出来的疾病。因此,有的学者将前列腺痛称为未知疾病的"废纸篓"。

因为缺乏前列腺炎症的客观证据,前列腺痛病因的研究主要围绕前列腺外的疾病进行。Sinaki 等在一项研究中发现,梨状肌综合征、尾骨痛、肛提肌痉挛综合征、痉挛性肛部疼痛或直肠痛的患者均具有盆底肌肉痉挛引起的盆底张力性肌痛,是导致前列腺痛症状发生的病因。盆底紧张性肌痛的原因是盆底肌肉习惯性痉挛和挛缩,此种疼痛常与局部炎症或其他病变有关。

在某些非细菌性前列腺炎和前列腺痛的病例中,尿液向前列腺内的反流所致的化学性前列腺炎也可引起症状。Meares 认为,不明原因的尿道短暂痉挛可引起尿液向前列腺内反流,此后的痉挛可由前列腺炎引起。Hellstrom 及其同事报告 3 例前列腺痛患者,发现他们的前列腺段尿道的压力增加,排尿期膀胱尿道造影显示尿液向前列腺内反流。此后,这种尿液向前列腺内的反流现象也被许多其他学者的研究证实,并归咎于前列腺炎症状的病因。

盆腔交感神经系统原发异常导致的膀胱出口、前列腺部尿道和尿道外括约肌的功能障碍也可引起前列腺痛。Meares 随访检查 64 例前列腺痛患者的尿动力学和排尿期尿道造影资料,最短时间 6 个月,62% 患者有膀胱出口梗阻症状,96% 患者尿流率降低。然而,在不合并 BPH 和中枢神经系统病变的患者则残余尿无增加。唯一可确认的异常尿动力学参数是膀胱出口和/或尿道外括约肌处的闭合压增加。膀胱尿道造影显示膀胱出口开放不完全和尿道外括约肌处的前列腺段尿道狭窄,尽管肌电图显示尿道外括约肌此时并无收缩。

一般来讲,70% 患者表现有膀胱颈或尿道的异常痉挛,17% 既有尿道和膀胱颈的异常痉挛也有盆底的紧张性肌痛或 BPH,9% 患者只有盆底的紧张性肌痛,另 3% 患者的症状查不出明显的原因。

此外,精神因素也占据一定的地位。前列腺痛患者常表现为情绪不稳定和精神紧张压抑。心理测试表明,此类患者表现有性心理障碍、严重焦虑、偏执妄想等。该病的治疗效果也与患者的精神障碍程度密切相关。

(二)诊断

同样是因为前列腺痛缺乏客观性的体征,其诊断只能是采取排除法。即对具有前列腺炎综合征的患者,进行系统全面的检查,逐个排除可与前列腺痛造成混淆的细菌性前列腺炎和非细菌性前列腺炎,即可诊断为前列腺痛。

1.病史和体检

应当详细地分析患者的症状特点和持续时间,过去检查的结果,以及对以往治疗的反应。全面体格检查而非仅仅检查前列腺和外生殖器,应仔细地检查腹部、会阴和直肠,可以发现引起前列腺痛症状的不同原因。

发热、耻骨上区疼痛不适及压痛、肿大、变硬的前列腺是前列腺炎的典型症状,直肠指诊可明确有无前列腺脓肿,但在前列腺急性炎症时应避免进行过多的检查,以免发生菌血症和增加患者的不适。更不需要行前列腺按摩取前列腺液做常规镜检和细菌学检查。

慢性细菌性前列腺炎和非细菌性前列腺炎及前列腺痛的症状非常类似。许多患者主诉排尿困难和排尿疼痛、白天尿频和夜尿增多等刺激性症状。这些症状的严重程度可随时间而变化,尿道分泌物增多是尿道炎的特征性表现,而与前列腺炎关系不大。

前列腺触诊对了解慢性前列腺炎症状的本质很少有帮助,前列腺的质地和直肠指诊时的感觉在慢性前列腺炎的患者和正常人无明显区别。既往如有细菌尿的可靠证据则可提供慢性前列腺炎的重要病因学线索。一方面尿路感染在正常成年男性是一种少见疾病,另一方面慢性细菌性前列腺炎是男性尿路感染复发的常见原因。然而,如果既往有泌尿生殖道的细菌感染病史,但在发病期间的尿液细菌培养阴性,则慢性前列腺炎的可能性很小。

既往抗生素治疗或其他非特异性治疗对症状的缓解程度是重要的病史资料,虽然不能提供有力的诊断线索。大多数慢性细菌性前列腺炎的患者在进行抗生素治疗后可使症状完全缓解或接近完全缓解，这种症状的改善得益于尿液中细菌的清除，而与前列腺感染的细菌学变化无关。然而，如果治疗没有彻底，感染症状会在数月内再发。无抗菌作用的非特异性治疗方法，如前列腺按摩、尿道扩张、抗胆碱能药物等通常无明显效果。

已有的证据表明，一些非细菌性前列腺炎和前列腺痛的患者在行抗生素治疗后也可缓解。然而，与慢性细菌性前列腺炎不同的是这种症状的缓解是短暂的或类似于治疗不彻底的慢性细菌性前列腺炎。非特异性治疗对非细菌性前列腺炎或前列腺痛常常有较好的治疗效果。

2.尿液和前列腺液的显微镜检查

非细菌性前列腺炎和前列腺痛患者的中段尿离心沉渣镜检无特殊。而急性或慢性细菌性前列腺炎患者因为同时存在细菌尿其中段尿沉渣涂片检查常可发现细菌、白细胞计数＞5/HPF，如怀疑有尿道炎存在，应同时检查前段尿和中段尿，可以发现前段尿的白细胞数要高于中段尿5～10倍。

通过直肠指诊获取前列腺液（EPS）进行常规镜检和细菌学检查对于诊断前列腺的感染至关重要。正常人的 EPS 中可以观察到白细胞和巨噬细胞。然而，资料显示，白细胞计数超过10/HPF即为异常。因此，EPS 中白细胞计数增多或成堆出现，巨噬细胞＞2/HPF，提示前列腺炎的存在。EPS 的镜检结果具有可重复性。EPS 中的乳酸脱氢酶 5 和乳酸脱氢酶 1 的比值变化也是前列腺炎症的敏感指标，且与 EPS 中白细胞计数的增多一致。

精液的获取很容易，量也较 EPS 多。但是，在未染色或常规染色的标本中难以区分白细胞和未成熟的精细胞，从而限制了其实用价值。此外，前列腺炎症对精液白细胞计数的影响也未做过严格的研究。

虽然 EPS 白细胞计数是反映前列腺炎的一个客观指标，但对其正常值范围却有异议。一些学者认为，EPS 的白细胞计数正常上限应为 20/HPF，正在进行抗生素治疗的慢性前列腺炎患者的 EPS 白细胞计数可以在正常范围之内，另一方面在 5％～10％无前列腺炎症状的正常人的 EPS 白细胞计数＞10/HPF。再则，正常人 EPS 中的白细胞计数可能还与射精和 EPS 检查之间的时间间隔有关。尿道来源的白细胞可能污染 EPS，精囊受挤压排出的未成熟精细胞可被不熟练的观察者误认为是白细胞，而用来做检查的 EPS 的量通常很有限。鉴于此，临床上应将 EPS 的常规镜检作为 EPS 细菌学检查的补充，而不是在前列腺炎的诊断中取代 EPS 的细菌培养。

仅做尿液的细菌培养并不能在慢性细菌性前列腺炎、非细菌性前列腺炎和前列腺痛之间进行鉴别。另一方面，发现细菌尿的存在也不提示有慢性细菌性前列腺炎的存在，因为单纯细菌尿的症状和慢性前列腺炎合并细菌尿的症状并无区别。因此，前列腺感染的分泌物的阳性培养结果是区分慢性细菌性前列腺炎和其他尿路感染的关键。

由 Meares 和 Stamey 规范的分段细菌计数培养是确定前列腺感染的最好方法（简称 Stamey 四杯法）。具体方法：收集标本前令患者多饮水，上翻包皮清洗尿道外口。然后令患者排尿，收集开始的10 mL尿液（VB1），再排尿并收集中段尿（VB2），然后按摩前列腺取前列腺液（EPS），接着收集 10 mL 尿液（VB3），将以上标本分别做镜检和细菌培养。仅做 EPS 的细菌培养是不够的，大约 5％的正常人的尿道远端有革兰阴性杆菌的定植，在留取前列腺液时可污染本来无菌的前列腺液。

VB1 代表了尿道寄生菌群，可同时提供对其他标本的污染的参照；大约 95％的正常男性尿道远端有葡萄球菌和链球菌的定植,这两种细菌常可从 VB1 和 EPS 中检出。这两种细菌不引起前列腺炎,应不予考虑。

3.前列腺活检

为了获得前列腺炎症的组织学诊断或为了进行前列腺炎症组织的细菌培养而进行前列腺组织活检是很少应用的。在前列腺增生行前列腺摘除的标本中98%可观察到炎症反应的组织学改变。前列腺组织活检做细菌培养的诊断价值是有限的,因为前列腺炎症的感染通常是局灶性的,这就使得活检取材不可避免会发生偏差,此外取材过程中也无法完全避免标本的污染。

4.免疫学检查

前列腺的细菌感染性炎症通常伴随有抗体的产生,在患者的血清和前列腺液中可检测到致病菌的相应抗体。这些抗体的存在提示炎症正在活动期或近期内发生过炎症。而抗体的效价与感染的严重程度大体一致。尽管学术界对此问题有极大兴趣,但抗体检测和定量的临床应用却很困难,因为致病微生物的抗体特异性和不同革兰阴性细菌的独特抗原决定簇非常复杂。比如,EPS 中抗某一株或某一血清型的大肠埃希菌的抗体与其他株或其他血清型的大肠埃希菌无交叉反应性或交叉反应性太弱。

如果在分析系统中采用多种前列腺炎时常见致病菌的有代表性的抗原,在某种程度上这一困难可被避开。同样,因为绝大多数致病的沙眼衣原体和解脲支原体拥有相同的抗原决定簇,对这些致病微生物的抗体分析可以取代对致病微生物分离和培养。

用免疫方法在体液中检测微生物抗原是不同于检测机体对抗原免疫反应的另一种诊断感染性疾病的方法。得益于单克隆抗体的发明,现在已有高度敏感和特异的试剂可用于沙眼衣原体的分析鉴定,这对澄清衣原体在非细菌性前列腺炎中的作用很有帮助。但是制备一种可以识别各种革兰阴性细菌的抗体似乎是不可能的。

5.前列腺影像学检查

前列腺的影像学检查并不推荐作为每一个怀疑有细菌性前列腺炎患者的常规检查项目。急性或慢性前列腺炎时 CT 影像与前列腺增生时的表现一样。炎症的前列腺在超声检查时所见与前列腺癌相似。

(三)治疗

对于前列腺痛的患者重要的是消除前列腺外的原发病。间质性膀胱炎和膀胱原位癌可通过病史、体检和前列腺液分析,尤其是膀胱镜检、活组织检查和尿液脱落细胞学检查等做出鉴别。耻骨骨炎也可出现类似前列腺痛的症状。

如果患者的症状以排尿异常为主,则尿动力学检查是必要的。然而前列腺痛患者的确常常伴随有膀胱颈和尿道外括约肌的痉挛,因此 Meares 主张即使没有尿动力学检查的确认,对前列腺痛患者也可进行针对性的治疗。膀胱颈部和前列腺部尿道的平滑肌富含 α 肾上腺能受体。α 肾上腺能受体阻滞剂在治疗大多数前列腺痛患者中有效。目前用于治疗前列腺痛的 α 肾上腺能受体阻滞剂有酚苄明、哌唑嗪、坦索罗辛等,其中坦索罗辛和哌唑嗪的选择性强,不良反应较小,是目前治疗前列腺痛的首选药物。治疗方案:起始用哌唑嗪 1 mg,每天 1 次,睡觉前服用,1 周后逐步过渡到哌唑嗪 1 mg,每天 2 次,第 4 周开始变为哌唑嗪 2 mg,每天 2 次。治疗有效的患者维持此治疗方案 6 个月。但是停药后仍有相当多的患者复发。

膀胱颈切开对于某些经过筛选的后尿道功能性异常患者有一定疗效。但是这一方法应在药物治疗无效的情况下施行,因为膀胱颈切开可能导致逆行射精和不育症。

怀疑有盆底肌肉紧张性疼痛的患者,给予地西泮 2～5 mg,每天 3 次,可能会有帮助。对于膀胱颈和后尿道痉挛的患者如对 α 肾上腺能受体阻滞剂治疗效果不佳也可应用地西泮治疗。对于无菌性前列腺炎,热水坐浴、抗炎药物和抗胆碱能药物有时可使症状缓解。

有个别报道认为,多胺生物合成抑制剂 α-二氟甲基鸟氨对缓解症状有一定效果,但是该药用于良性病变的经验不多,且有胃肠道明显不良反应。戊聚糖多硫酸钠(爱泌罗)对于治疗前列腺痛无任何价值。

心理学家和精神病学家的咨询和忠告可产生良好效果,特别对那些情绪不稳定,而系统彻底的检查又排除了泌尿系统疾病者,以及常规治疗无效的患者。但是,临床医师必须知道,有些精神情绪上的异常事实上是泌尿系统疾病的必然后果,而这种泌尿系统疾病可能需要反复多次的重复检查才能确定诊断。

对非细菌性前列腺炎患者和前列腺痛患者,良好的态度,对患者病痛的同情和关心是成功治疗该类患者不可缺少的因素。与患者进行坦率的对话,必要时还包括其配偶一起,探讨这类疾病的本质,使他们确信这类疾病与癌症、不育症、阳痿和性传播疾病无关。

(贾作庆)

第七章

泌尿生殖系统特异性感染

第一节　泌尿生殖系统结核

一、概述

泌尿生殖系统结核是全身结核病的一部分,由结核杆菌引起的慢性泌尿生殖系感染,常在身体抵抗力降低时发病。其中最主要的是肾结核。在泌尿系统结核中肾结核是最为常见、最先发生,由肾脏蔓延至整个泌尿系统。根据世界卫生组织估计,目前全球已有1/3人口约17亿人感染结核病,现有结核患者2 000万,每年新发生结核病约1 000万,约300万人死于结核病。近年来由于 AIDS 的出现,AIDS 患者免疫力低下易患结核,故发病率有上升趋势。每年约30万人的发病与免疫缺陷病毒感染有关。我国估计有600万的结核病患者,20世纪90年代初以来,我国实施了世界银行贷款中国结核病控制项目和卫生部(现卫健委)加强和促进结核病项目,采取了短程化疗方案,使我国结核防治工作到达了新的水平。随着新的更有效的疫苗的问世及早期准确的诊断技术和先进的医疗技术的运用,相信人类将战胜直至消灭结核病。

(一)病原菌与感染途径

结核病是由结核菌感染而产生的,结核菌属于分枝杆菌属,为细长杆菌,形态稍弯曲,长1~4 μm,宽0~5 μm,常有分支倾向,有时可呈丝状、棒状。主要寄生于细胞内,不易染色,但经品红加热染色后,使用酸性乙醇冲洗亦无法使之脱色,故称抗酸杆菌。德国科学家 Robert Koch 在一些患者中发现了结核杆菌,并且确定这些细菌是结核病的唯一病因。引起结核病的主要病原体是人型和牛型结核杆菌。而牛型结核杆菌也能使牛、羊、家兔患结核病并且对动物的毒性要比人型结核杆菌强。结核菌生长缓慢,每20~24小时繁殖一代,抗生素一般只对繁殖生长的结核菌有效,少数结核菌可在细胞内长期潜伏,不易为抗生素所消灭。

泌尿生殖系统结核的感染途径有三:①血行感染。泌尿生殖系统结核为身体其他器官结核病灶的继发性病变。结核杆菌由血液侵入泌尿生殖系统。②直接蔓延。在肾结核的基础上,结核杆菌由肾下传输尿管、膀胱和生殖系。③淋巴管播散。结核杆菌经肺门淋巴结和肾内淋巴播散形成泌尿生殖系统结核。

(二)发病机制

泌尿系统结核最先发生结核病变的是肾脏,而肾结核则继发于身体其他部位的结核病灶,肺结核是主要的原发病灶。原发病灶的结核杆菌经血液侵入肾脏后,在肾皮质形成微小多发病灶,当机体抵抗力强时可自愈,但如机体抵抗力弱时则形成肾髓质结核,并继续发展至肾盏、肾盂、输尿管和膀胱,成为泌尿系统结核。生殖系统结核则因双侧射精管及前列腺小管均开口于后尿道,感染的尿液通过前列腺尿道时,可进入前列腺及精囊,引起感染。不论经血行感染或尿路感染往往由前列腺、精囊开始,以后蔓延到输精管,再从输精管管腔或管壁淋巴管蔓延到附睾,在附睾尾部发生病变后再扩展到附睾的其他部分和睾丸。血行感染可直接引起附睾、睾丸结核,尿道结核多因前列腺及精囊结核直接蔓延到后尿道,或因泌尿系统结核引起尿道感染,阴茎结核也可侵及尿道。阴茎结核主要通过阴茎与结核杆菌直接接触发生感染。血行感染可直接侵犯阴茎海绵体,引起结核性海绵体炎。尿道结核也可侵及阴茎海绵体及阴茎头。

泌尿系统结核的病理变化主要是结核结节及结核肉芽肿形成,继之,发展为干酪样坏死及空洞或溃疡形成,再进一步纤维化。肾皮质结核以干酪样坏死及空洞形成为主。肾盏、肾盂、输尿管及膀胱结核以结节、溃疡及纤维化为主。输尿管结核使输尿管增粗、变硬、导致不同程度的管腔狭窄,加速肾脏的破坏,使肾功能损害。膀胱结核可使膀胱壁失去伸展性,导致容量减少并形成挛缩膀胱,继而引起健侧肾及输尿管积水。尿道结核常导致尿道狭窄,前列腺、精囊及附睾结核常形成结核性肉芽肿、干酪样坏死成为坚硬的肿块,输精管结核常纤维化成串珠状结节,阴茎结核可行成溃疡、瘘管、结节性增生。

二、肾结核

肾结核是结核杆菌从肺部等器官结核病灶传播至肾脏而引起的继发性感染,属于继发性结核。其发病年龄多为 20~40 岁青壮年,男女发病率比约为 2:1,根据世界卫生组织估计,全球每年新发生结核病者约 1 000 万,肾结核占 8%~20%。肾结核早期并不一定出现临床症状,进一步发展可出现尿频、尿急、尿痛和脓尿、血尿及腰痛,可伴有低热、盗汗、消瘦等感染中毒症状。

随着防结核工作的广泛开展,现代化疗的广泛应用,肾结核的发病率明显降低和治愈率大大提高。该病在治疗上西医以抗结核药物为主,现代化疗仍是首选的重要方法。手术治疗能清除病灶,解除梗阻及恢复或改善肾功能。中西医结合治疗能减少抗结核药物的毒性作用,缩短治疗过程,提高疗效。

(一)病因病理

结核杆菌经血行抵达肾脏,多停留在肾小球周围毛细血管丛内,若患者免疫力较高,细菌数量少,则病灶于皮质内形成微小肉芽肿,可完全愈合,不发展成为临床肾结核。如果细菌量较大,毒性强,患者免疫力低下,则细菌经肾小球过滤后到达髓袢,或经血行运达肾髓质,形成临床肾结核,肾髓质干酪样坏死,空洞形成。结核菌随尿扩散到输尿管、膀胱、尿道,形成尿路纤维化、梗阻,出现肾积水,重则肾功能损伤甚则衰竭。

(二)临床表现

1.尿频、尿急、尿痛

尿频、尿急、尿痛是肾结核的常见初期症状,开始夜间尿频较明显,渐加重,重则每天排尿数十次,甚至上百次,且用普通抗生素治疗症状不缓解者,应考虑肾结核。

2.血尿

血尿多在尿路刺激症状之后出现,部分患者以血尿为首发表现,多为终末血尿,也可为全程血尿。

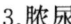

3.脓尿

尿检镜下见大量脓细胞,有时尿呈米汤样。

4.腰痛

腰痛并不常见,可呈钝痛或绞痛。

5.结核中毒症状

低热、盗汗、消瘦、贫血等全身症状多不明显,只有结核破坏严重时才引起明显症状。

6.并发症

肾结核患者常见的并发症是男性生殖系结核,其他可有活动性肺结核、脊柱结核、其他部位骨结核、结核性胸膜炎或腹膜炎、高血压。少数可合并结核性膀胱阴道瘘、膀胱直肠瘘或尿道会阴瘘。

(三)诊断要点

1.症状

有尿频、尿急、尿痛者;由不明原因的血尿和/或脓尿者;经抗感染治疗无效,在除外引起膀胱炎的明显原因后,应考虑肾结核。

2.体征

一般患者临床无明显体征,只有约10%的患者因病变较重有局部症状和体征,肾区可触及肿大的肾脏与压痛及叩击痛。

3.辅助检查

(1)尿常规和培养:多数肾结核患者尿呈酸性,可出现白细胞、脓细胞、红细胞等,无菌性脓尿是尿培养的唯一异常。

(2)尿找抗酸杆菌和结核菌培养:尿沉渣涂片行抗酸染色,找抗酸杆菌,阳性率14%～42%,特异性100%;结核菌培养阳性率达80%～90%,但培养时间太长,达6周。

(3)PCR法监测尿结核菌:为除病理检查外最敏感的诊断依据。留晨尿,连查3次,阳性率达50%～92%,可列为疑诊早期肾结核的常规检测手段。但由于该方法敏感性高、易于污染等特点,可出现假阳性。

(4)结核菌素试验:纯蛋白衍生物(PPD)试验较OT试验好,阳性率88%～100%,阴性则不支持肾结核的诊断。

(5)X线检查:腹部平片可显示肾实质钙化,不规则无定形钙斑点,有时酷似结石。早期肾乳头破坏时,IVU可见肾盏破坏,边缘不整,呈虫蚀状,如病情进展可见云雾状的不规则空洞,或有串珠样输尿管结核。病变对侧肾积水、输尿管扩张,膀胱挛缩。经皮肾穿刺造影适用于对IVU不显影或逆行造影失败者,为一重要的诊断方法。

(6)膀胱镜检查:早期可见膀胱黏膜结核结节,重时可见黏膜水肿、充血、溃疡及膀胱内散在多处脓性片状物,膀胱容量缩小及输尿管口不清或扭曲变形。

(7)CT检查:能清楚显示肾结核的多种表现及肾脏形态学的异常,显示肾小盏肾乳突的细微结构。多发空洞型肾结核CT影像表现为"花瓣"状低密度影。由于具有高分辨率,CT对空洞及肾内钙化检出率明显高于平片、静脉尿路造影及超声诊断。

(8)磁共振(MRI)及其尿路成像(MRU):可多方位观察其图像,并能清楚显示梗阻以上部位的扩张积水情况,观察肾脏破坏情况及肾周病变,对诊断肾结核对肾积水具有特殊的优越性。

(9)B超:对早期肾结核无诊断价值,在中晚期肾结核,可显示肾轮廓改变、肾积水、肾脓肿及钙化等。可作为常规辅助检查及随诊手段。

(10)放射性核素肾图:不能提供肾病变性质的资料,却能敏感地反映肾功能的改变,特别是当双肾不显影时,对鉴别结核肾与积水肾有特殊意义,结核肾常表现为无功能或功能受损图形,积水肾则表现为梗阻图形。

(四)鉴别诊断

1.慢性肾盂肾炎

慢性肾盂肾炎多数患者有急性肾盂肾炎既往短期史。有低渗、低比重尿和夜尿增多。尿细菌学培养和 X 线检查有助于诊断。用抗生素 1~2 天即可消除膀胱刺激症状。

2.肾结石

肾结石表现为腰痛持续存在或阵发性加剧。剧烈活动可使疼痛加重或诱发肾绞痛。镜下或肉眼血尿多与疼痛同时出现。X 线和 B 超对该病的确诊具有重要意义。

3.肾肿瘤

腰腹肿块,间歇、无痛性肉眼全程血尿和腰部疼痛是肾脏肿瘤的典型临床表现。B 超、CT 为诊断提供重要依据。

(五)治疗

肾结核是进行性结核病变,是全身结核的一部分,不经治疗不能自愈,病死率高,目前临床上治疗肾结核以足量、够疗程的抗结核治疗为主。由于结核化疗药物的进展,大部分患者病情得到控制和痊愈。在药物治疗失败,须清除病灶,解除泌尿道梗阻、狭窄时考虑手术治疗。

1.药物治疗

肾结核诊断明确后应遵循尽早用药,联合、持续、足量、足疗程用药的原则,选用敏感药物,即使有手术适应证,术前仍须药物治疗 2~4 周,因此抗结核药物治疗十分重要,链霉素、对氨基水杨酸由于毒性大等特点,临床上已较少用。

(1)常用抗结核药物。①异烟肼:对结核杆菌有较强的抑制和杀灭作用,是目前最有效的抗结核药物。每天300 mg晨顿服。毒性小,主要不良反应是精神兴奋,周围神经炎等,用维生素 B_6 可防止。长期服用可使血清转氨酶升高,停药后可恢复。②利福平:对结核杆菌有杀菌作用,对耐药菌株和非典型结核分枝杆菌有效,每天用量 450~600 mg 口服。主要不良反应为肝毒性、变态反应等。③吡嗪酰胺:对结核杆菌有杀菌作用,对酸性环境巨噬细胞内有效,每天用量为 25 mg/kg。每天最大剂量为 2 g,主要不良反应为肝损害。④乙胺丁醇:对结核杆菌有抑制和杀灭作用,每天用量为 15 mg/kg,主要不良反应为视神经损害。⑤链霉素:对结核杆菌有杀菌作用,经过肾脏排泄,肾功能不全时,药物蓄积易发生中毒。其每天用量 0.75~1 g,肌内注射。其毒性反应为对第Ⅷ对脑神经的损害,甚至引起剥脱性皮炎、过敏性休克。国外有相关报道,链霉素治疗肾结核一定时间后,对输尿管纤维化的有加重作用。

(2)配伍方案:①异烟肼每天 300 mg,利福平,体重<50 kg 者 450 mg,体重>50 kg 者 600 mg;吡嗪酰胺25 mg/kg,或体重<50 kg 者 1.5 g,>50 kg 者 2 g。2 个月后停用吡嗪酰胺,再服用异烟肼,利福平4 个月,总疗程6 个月。对药物不敏感的或严重病例,异烟肼和利福平可连续应用 9 个月,或加新抗结核药物如喹诺酮类、新大环内酯类(罗红霉素、阿奇霉素)等。②异烟肼每天 300~600 mg,利福平 900 mg,乙胺丁醇 900 mg,连用 2 个月后停用乙胺丁醇,再服半年,如尿菌转阴,症状消失,再服异烟肼 1 年以上。用药期间应定期行尿常规、结核菌培养及 IVU 检查,以观察疗效。

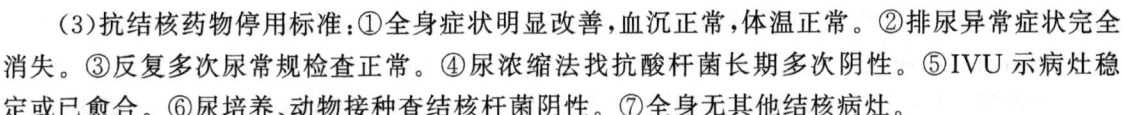

(3)抗结核药物停用标准：①全身症状明显改善,血沉正常,体温正常。②排尿异常症状完全消失。③反复多次尿常规检查正常。④尿浓缩法找抗酸杆菌长期多次阴性。⑤IVU示病灶稳定或已愈合。⑥尿培养、动物接种查结核杆菌阴性。⑦全身无其他结核病灶。

2.手术治疗

虽然抗结核药物对肾结核的治疗有效,能使许多患者免受手术之苦,但手术治疗仍是肾结核治疗过程中不可缺少的手段。如经抗结核治疗6～9个月,仍不能转为正常或肾脏有严重破坏者,应进行手术治疗,术前须抗结核治疗2～4周。常用的手术方式如下。

(1)肾切除：肾脏广泛破坏、功能丧失的肾结核；肾结核并发广泛肾盂、输尿管梗阻而无功能者；肾结核并发大出血或难以控制的高血压；双侧肾结核,一侧经药物治疗病变治愈,对侧病变广泛破坏；结核菌耐药,疗效不佳。

(2)肾部分切除术：局限性钙化灶或钙化灶逐步扩大,有破坏整个肾脏的危险时,可考虑行肾部分切除术。因易患并发症,近年来已很少应用。

(3)肾病灶清除术：靠近肾脏表面的闭合性结核空洞,局限性结核脓肿,可考虑行病灶清除或仅穿刺抽脓、脓腔内注射抗结核药物治疗,效果良好。

(4)整形手术：适用于肾结核引起的对侧输尿管膀胱连接部狭窄行输尿管膀胱吻合术,因结核而引起的膀胱挛缩行结肠膀胱扩大术、回肠膀胱扩大术。

三、输尿管结核

泌尿生殖系统结核是全身结核病的一部分,原发病灶大多在肺,其次是骨关节及肠道,经血行进入肾脏下传至输尿管,输尿管结核绝大多数继发于肾结核,常与肾结核并存,单纯输尿管结核是指体内无其他活动性结核病灶,而输尿管结核为首发症状,但较少见,因起病隐匿,症状不典型,诊断较为困难。

(一)病理生理

输尿管结核是由于肾结核的结核杆菌下行或经血行至输尿管所引起的结核病变。首先侵犯输尿管黏膜,逐渐侵犯黏膜固有层及肌层,形成结核结节,结节于黏膜上形成表浅潜行溃疡,溃疡的基底部为肉芽组织,纤维化反应在溃疡的基底部最明显,可使输尿管增粗、变硬,形成僵直条索状,肌张力减弱,收缩力降低,最后导致输尿管管腔狭窄梗阻甚至完全不通。输尿管狭窄多见于膀胱连接部壁段,其次为肾盂输尿管交接部,中段较为少见。

(二)临床表现

该病多见于20～40岁的青少年,患者多有肺结核、肾结核或其他。肾外结核病史,但早期输尿管结核一般无明显症状,如细心询问病史常有轻微的尿路刺激症状,晚期临床表现可分为两类,其一为膀胱结核引起的局部症状,尿频、尿急、尿痛,血尿占90%,腰酸胀痛及输尿管梗阻伴有低热、乏力等消耗性疾病表现；其二为贫血,水肿,酸中毒等肾功能减退表现,如继发感染,病情更为严重,甚至突然出现急性无尿,但这些症状只能说明双肾均有损害,如有尿道狭窄时可发生急性尿潴留。

(三)诊断要点

1.症状

(1)尿频：输尿管结核最为突出的症状是无痛性尿频,初期仅在夜晚出现,随着病情的发展,逐渐变为全天性进行性加重,普通抗生素治疗无效,尿频早期是由上尿路结核杆菌和含坏死物质

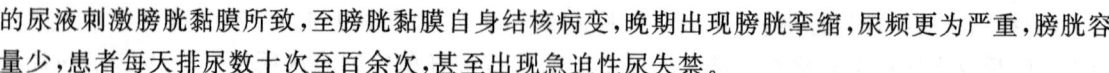

的尿液刺激膀胱黏膜所致,至膀胱黏膜自身结核病变,晚期出现膀胱挛缩,尿频更为严重,膀胱容量少,患者每天排尿数十次至百余次,甚至出现急迫性尿失禁。

(2)脓尿:几乎所有患者都出现脓尿,大部分为镜下脓尿,高倍显微镜计数脓细胞为 10～30 个,严重者尿液浑浊有絮状物,呈米汤样,结核性脓尿,普通细菌培养常为阴性,即所谓无菌性脓尿。

(3)血尿:发生率为 60%～70%,其中肉眼血尿占 5%～10%,临床大部分患者出现终末血尿,终末血尿主要是排尿膀胱收缩时膀胱结核溃疡面出血所致。

2.体征

输尿管结核早期体征不明显,在腰部多数不能发现肿块亦无明显腰酸痛,对侧肾积水达到相当程度时,上腹可出现肿块或腰痛,但常不被引起注意,少数病例出现膀胱尿液逆流,即排尿时尿液向输尿管、肾回流,使积水侧肾脏胀痛,甚至可分为两段排尿,第一段膀胱尿,随后排出肾、输尿管积液,此情况是肾、输尿管积水所特有的表现。病情严重或伴有其他器官活动性结核时可出现消瘦、乏力、低热、盗汗等,输尿管结核致输尿管狭窄梗阻时合并肾盂积液,严重感染时可出现高热、寒战等全身性毒性症状,双侧输尿管狭窄梗阻亦可并发慢性肾功能不全,出现水肿、贫血、恶心、呕吐、酸中毒等肾功能减退的表现,少数患者可并发高血压,主要是肾供血不足致肾素分泌增多所致。

3.辅助检查

(1)尿液检查:①尿常规检查可见大量的脓细胞、红细胞和尿蛋白。②24 小时尿液离心沉淀涂片找结核杆菌,阳性率达 50%～70%,一般须连续 3～5 天。③尿结核菌培养阳性率可达90%,但时间较长需4～6 周,临床应用受限。

(2)血液检查:①血常规检查早期患者大致为正常,晚期出现红细胞下降,甚至贫血。②红细胞沉降率(ESR)增快,通常是结核病活动的表现,需每月检查 1 次,供评估疗效参考。③结核菌素试验是利用人体结核菌素产生变态反应的程度来判断有无结核菌感染,临床中采用的是结核菌素纯蛋白的衍化物。

(3)影像学检查。①B 超检查:泌尿系统结核只适于初筛,本检查简单经济、快速无创,可了解肾及输尿管扩张程度,并可测量肾皮质厚度,估计该肾功能的情况,可作为穿刺造影的准确定位,但定性诊断较为困难。②静脉尿路造影:常规尿路造影多数不能显影,大剂量全程尿路排泄性造影(IVU)是诊断泌尿系统结核的重要手段,能明确诊断,确定病变程度及范围,基本上能做到定性、定位和定量诊断,输尿管表现为僵直,节段性或全程性狭窄、管壁不平甚至呈锯齿状,其上段管腔扩张积液。如显影不良可适当延长45 分钟、90 分钟、120 分钟后摄片,一般可获得较清楚的显影。若大剂量 IVU 显示不良时,可施行逆行尿路造影,能清晰观察到输尿管的形态,无法做逆行尿路造影者,可行经皮肾穿刺造影,能获得极为清晰的肾盂输尿管影像,同样可以达到目的。③CT、MRI 检查:输尿管结核,管壁增厚,外径增粗,周围有毛刺状改变,内腔狭窄或扩张。上述改变比较独特,一旦发现,应视为输尿管结核的有力证据。无尿或肾脏不显影者可行 CT 或MRI 检查可获得对急性输尿管病变资料,尤其 MRI 可经泌尿系统水成像技术了解输尿管扩张狭窄程度、部位、范围,为制订治疗方案提供依据。MRI 水成像均能清晰提示泌尿系统结核的病变和输尿管壁内的结核脓性病变。④膀胱镜检查:以患侧输尿管开口、三角区病变较为明显,若能见到浅黄色的粟粒样结核结节将有助于诊断,有时因输尿管瘢痕收缩,向上牵拉,膀胱镜可见输尿管口扩大、内陷,正常裂隙状变成洞穴状,这是膀胱和输尿管下段结核的特征性病理改变。

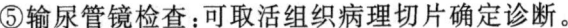

⑤输尿管镜检查:可取活组织病理切片确定诊断。

(四)鉴别诊断

1.输尿管膀胱非特异性感染

输尿管炎,致病菌主要是大肠埃希菌,女性多见,症状为尿频、尿急、尿痛,时有血尿,起病急,早期有尿道灼热疼痛明显,尿培养可见大量脓细胞,尿路造影显示输尿管狭窄、肾积水,肾盂肾盏无破坏性改变,尿中无抗酸杆菌,尿结核菌培养阴性,普通抗生素治疗有效。

2.输尿管结石

有突发性剧烈肾绞痛,镜下血尿及尿蛋白,无脓细胞,B超探及增强光团、输尿管扩张及肾积水,KUB一般能确定诊断。

3.输尿管肿瘤

主要表现为无痛性肉眼血尿、腰酸胀痛和积液是输尿管肿瘤的三大特征,腰痛和肾积水一般先于血尿出现,无尿频、尿急、尿痛,输尿管肿瘤细胞学检查早于影像学的诊断。

(五)治疗

1.药物治疗

诊断确定,病变范围明确,用药原则为早诊断,早用药,持续足够的疗程,但应切忌以下两点:①无诊断依据随意用药;②确诊为结核者不严格按治疗方案用药,从而引起结核杆菌耐药性,给进一步治疗带来困难。目前泌尿系统结核主要采用疗程为6个月短疗程法,系由一线抗结核药物组合而成,一线抗结核药物首选有5种,异烟肼(H)、利福平(R)、吡嗪酰胺(Z)、链霉素(S)、乙胺丁醇(E)。除E为抑菌药外,其余均是杀菌药。

根据国际防结核和肺病联合会(IUATLD)推荐的标准短程方案,2HRZ/4HR。即前2个月为强化阶段,异烟肼300 mg/d,利福平450 mg/d,吡嗪酰胺1 500 mg/d,病情严重者可延长巩固疗程。治疗3、6、12个月时间可进行复查,细菌学检查、IVU、CT、B超,随访1年即可,有钙化时应相应延长随访时间直至长期稳定。

为了减少异烟肼的不良反应可同时服用维生素B_6,100 mg/d。服用乙胺丁醇者每6周查视野1次,以尽早发现神经损害。治疗期中定期检查肝功能,发现肝大,肝区痛,转氨酶升高应停药观察,一般可逐渐恢复正常,损害严重者,应尽早应用肾上腺皮质激素。此外,吡嗪酰胺的代谢产物可与尿酸竞争而抑制后者排泄,可使体内尿酸积聚,引起关节疼痛。全身治疗包括休息,避免劳累,注意营养及饮食。

2.手术治疗

对于早期获得诊断的输尿管结核患者,如病变范围不大,可考虑置双J管后抗结核治疗,这样既可以保护肾功能,又可免于手术。

输尿管结核一经诊断,不论病灶范围,术前要对病灶的范围做出正确的估计,在抗结核药物配合下尽早给予手术治疗,对于输尿管缺损10 cm以下者,可行膀胱悬吊或膀胱瓣成形术,如缺损>10 cm可采用游离回肠肠袢代替输尿管术,手术要充分切除病变输尿管,保证吻合口血供和无张力,适当延长输尿管支架管的留置时间,是防止术后尿瘘和再狭窄的重要措施,术后常规抗结核治疗半年并定期随访。

四、膀胱结核

膀胱结核极少孤立存在,多继发于肾结核,常与泌尿生殖系统结核同时存在,是晚期肾结核在膀胱的并发症。膀胱结核可分为两类,膀胱溃疡和膀胱挛缩。最初结核结节出现在患者输尿管开口附近,然后向其他部位扩散,蔓延至三角区及整个膀胱。结核结节呈浅黄色粟粒样,互相融合,坏死形成溃疡。溃疡侵入肌层产生严重的纤维组织增生和瘢痕收缩,即称为膀胱溃疡和膀胱挛缩。

(一)病因病理

膀胱结核首先出现在同侧输尿管开口附近,开始时表现为膀胱黏膜充血水肿,并有水疱样改变,黏膜下形成结核结节,逐步发展形成溃疡、肉芽肿和纤维化,晚期深达肌层使膀胱逼尿肌纤维化而失去伸缩功能,输尿管口周围肌纤维化导致输尿管口狭窄或关闭不全,若整个膀胱受累时,膀胱容量明显减少,最后势必造成瘢痕挛缩,失去原有的储尿舒缩功能,称膀胱挛缩。膀胱挛缩可继发对侧肾积水。由于膀胱容量减少造成膀胱内压增加,输尿管口狭窄或关闭不全,膀胱造影时,造影剂可经输尿管逆流至输尿管及肾盂,使对侧尿液排出受阻所致,膀胱结核溃疡如向外扩展可穿透膀胱壁形成膀胱阴道瘘和膀胱直肠瘘,但较为少见。

(二)临床表现

尿路刺激症状:血尿、脓尿,结核的全身表现为同侧肾区不适,隐痛,膀胱挛缩时,尿频明显,可达数分钟 1 次,甚至类似尿失禁,发生膀胱直肠或阴道瘘时,出现尿瘘或尿粪混合,一旦发生膀胱破裂,患者往往以急腹症就诊。

(三)诊断要点

1.症状

(1)全身症状:膀胱结核全身症状不明显,早期为结核性膀胱炎。尿频、尿急、尿痛等膀胱刺激症状往往最早出现。

(2)血尿或尿脓:主要来源于肾或膀胱溃疡面,一般为镜下血尿,少数为肉眼血尿。普通抗生素治疗无效。

(3)严重尿频:每次尿量减少,中度挛缩,膀胱容量约为 100 mL,而重度挛缩时只有 50 mL以下,甚至类似尿失禁。发生膀胱直肠瘘或膀胱阴道瘘,患者终日漏尿或尿粪混合。

2.体征

膀胱结核一般发生于 20~40 岁青壮年,体征不明显,早期仅为膀胱刺激征,严重时有腰酸不适、低热、盗汗、消瘦,晚期水肿、贫血、酸中毒等慢性肾功能不全表现。膀胱镜检查在病变不同阶段可见膀胱黏膜充血、水肿、溃疡、瘢痕等改变,患侧输尿管开及三角区较为明显,并见到浅黄色的粟粒样结核结节,有时输尿管瘢痕向上牵拉,可见输尿管口扩大、内陷,由正常裂隙状变成洞穴状,称为高尔夫洞征,这是膀胱和输尿管下段结核的特征性病理改变。

3.辅助检查

(1)尿常规检查:见大量脓细胞、红细胞、尿蛋白等。

(2)血沉:红细胞沉降率(ESR)增快。

(3)24 小时尿液沉渣:找抗酸杆菌阳性(需 3~5 天)。

(4)B超检查:膀胱壁增厚毛糙,可见局部膀胱壁凸向膀胱内,边界清晰,内部回声不均匀。

(5)膀胱镜检查:可见到膀胱黏膜水肿,充血并见浅黄色粟粒样结核结节,多散在输尿管口附近三角区,严重时可见溃疡及肉芽肿。膀胱容量<100 mL 或膀胱病变严重时,插管难以成功,易造成膀胱穿孔或大出血,是膀胱镜检查和逆行造影的禁忌证。

(6)逆行膀胱造影:怀疑有尿液逆流时,可经导尿管向膀胱内注入造影剂,但可能增加肾脏负担或上行感染,近来很少使用。排泄性膀胱造影可见到膀胱显著缩小。

(四)鉴别诊断

1.膀胱非特异性感染

多见于女性,致病菌主要是大肠埃希菌,其症状主要为膀胱刺激征,尿频、尿急、尿痛伴有血尿,有5%~25%膀胱结核者合并非特异性感染。

2.膀胱肿瘤

一般均有突发性、无痛性、间歇性肉眼血尿,不做处理能自行缓解症状,但反复发作,可做B超或膀胱镜检查确定诊断。

3.腺性膀胱炎

表现也为尿频、尿急、尿痛等尿路刺激症状,膀胱镜检查无结核结节形成,做活组织检查有助于鉴别。

4.间质性膀胱炎

表现尿频、尿急、尿痛等尿路刺激症状,但耻骨上膀胱区疼痛与压痛尤其明显,尿常规大致正常,脓细胞少,无抗酸杆菌生长可与之鉴别。

(五)治疗

参阅肾结核非手术治疗方案及注意事项。

1.局部处理

用5%异烟肼溶液30 mL加入链霉素1.0 g,经导尿管膀胱内滴注,1天3次。丙酸睾酮50 mg或苯丙酸诺龙25 mg每周2次肌内注射,可减少体内的蛋白分解,提高全身健康状况促进溃疡愈合。

2.对症治疗

如出现出血严重者,可用生理盐水500 mL加入氨基己酸40 mg和黄柏针剂4 mL经导尿管膀胱内滴入。

3.手术治疗

膀胱结核治愈后膀胱挛缩无尿道狭窄者,可行肠道膀胱扩大术,切除膀胱纤维挛缩的瘢痕组织,应用乙状结肠扩大膀胱或重建膀胱术。尿失禁及膀胱颈、尿道狭窄者可行尿流改道手术。

肾脏有严重感染或肾功能不全者,可行肾造口术,有时亦可作为永久性造口或采用末端回肠代膀胱术。

膀胱自发性破裂者应尽早手术探查,修补裂孔、做膀胱造口,术后配合全身抗结核治疗。

五、男性生殖系统结核

泌尿系统结核与男性生殖系统结核关系密切,常同时存在,男性生殖系统结核主要来源于肾结核或其他部位结核灶的血行感染所致;泌尿系统结核有50%~70%合并男性生殖系结核,由于前列腺和精囊血管位于射精管附近,射精管及前列腺小管均开口于后尿道,感染的尿液通过前列腺时,进入阴囊,再感染至输精管、附睾、睾丸。所以临床上常见的泌尿系统结核易并发男性生殖系统结核。前列腺结核,纤维化较严重,有时形成寒性脓肿和不同程度的钙化,病变偶有自会阴部破溃,形成窦道。附睾结核继发于前列腺及精囊结核,病变开始从附睾尾部呈干酪样或纤维化,形成脓肿,发展到整个附睾迁延至输精管睾丸,少数血行感染者亦可从附睾头开始。

（一）病因病理

早期结核菌在前列腺腺管中或精囊腺内形成结核结节,其后逐渐向输精管附睾、睾丸扩展而引起感染。男性生殖系结核主要病理改变是肉芽肿,干酪样变及纤维化、钙化,附睾结核一般从附睾尾部开始,因此处血供丰富,结核菌易在此停留,病变依次向附睾体、头部扩展并最终破坏睾丸,睾丸结核亦可形成寒性脓肿,有时脓肿向阴囊皮肤浸润、粘连,破溃后形成窦道。睾丸组织输精管受累后增粗变硬,呈串珠状改变,可出现肉芽肿和纤维化改变,管腔可被破坏和闭塞不通。前列腺结核常与精囊结核同时存在。

（二）临床表现

男性生殖系统结核是临床上最常见的泌尿系统结核之一,多见于 20~40 岁青壮年,并有泌尿系统结核史,大多数为单侧。起病缓慢,病变从尾部开始,表现为附睾肿胀变硬,形成结节逐渐向体、头部扩展,肿块一般无痛或轻微隐痛,患者在无意中发现,偶有急性发作时,附睾肿痛明显,病变进一步发展。侵及睾丸,使睾丸附睾融合肿大,侵及输精管时,输精管增粗,呈无痛性结节或串珠状改变,有时可合并少量睾丸鞘膜积液,约有 1/5 患者呈急性发作过程,突然发热,阴囊部疼痛,并迅速肿大,待炎症消退后,阴囊皮肤粘连,化脓感染可形成久治不愈的阴囊窦道,从中不断排出脓性物质,双侧附睾结核可导致男子不育。前列腺精囊结核常无自觉症状,偶有会阴部不适,时有血尿、血精、精量减少,排尿困难,射精疼痛等现象,前列腺肛门指检,显示前列腺增大不明显,表面欠光整,质较硬,有轻度压痛,前列腺体积正常或缩小。

（三）诊断要点

1.临床表现

(1)病史,有泌尿系统及其他器官结核史。

(2)早期前列腺精囊结核常无明显症状,但有时可能出现慢性前列腺炎的轻微症状。

(3)疼痛常有会阴部不适,酸胀和直肠疼痛,可放射至腹股沟、臀部及下肢,常为持续性。

(4)累及附睾时致附睾结核的结节表现最为明显,输精管可出现串珠状硬结节。前列腺结核在肛门指检时,可扪及前列腺表面有高低不平结节,严重时前列腺坚硬,表面不光滑,罕见前列腺体积增大,可触及精囊,质硬不光滑,病变向前列腺周围破溃,于会阴部形成窦道。

(5)出现精量减少,射精痛和精液带血,多见于精囊结核。

(6)体征:该病多发生于青壮年男性,若发现上述症状和体征时,应考虑到男性生殖系统结核的可能,须进一步检查,附睾结核较少单独出现,大多合并肾、前列腺结核,精囊结核,若这些部位同时存在活动性结核时,即可确定论断,其他组织器官结核可作为诊断参考,若发现经久治不愈的阴囊窦道,可做分泌物涂片、培养或取活组织检查确诊。

前列腺精囊结核患者本身症状不明显,不易及时诊断,对反复血精者应警惕结核可能,如有泌尿系统其他结核,特别附睾结核时应同时检查前列腺,在前列腺液精液中查找结核杆菌。

2.辅助检查

(1)尿常规检查:可见红细胞、白细胞。

(2)前列腺液及精液涂片检查:寻找抗酸杆菌。前列腺液、精液结核杆菌培养。

(3)尿道镜检查:可发现后尿道及膀胱颈部有结核结节性炎症,溃疡或肉芽肿,前列腺后尿道平片检查,有无钙化现象。

(4)上尿路检查明确有无结核病灶同时存在。

(5)B超检查:B超声像图可见附睾、睾丸低回声伴增强,边界清晰,形态不规则,内部回声不均匀,与残存正常附睾、睾丸组织分界明显。前列腺结核 B 超检查可见片点状强回声区,回声混杂。

(6)CT、MRI 检查:能清楚显示病变具体部位,定位精确,矢状位上能显示睾丸附睾受侵程度,即在病变早期可见边界清楚。

(7)造影检查:前列腺结核精囊结核可行输精管造影检查确定诊断。

(8)穿刺细胞学检查:可获结核病变病理学证据明确诊断。

(四)鉴别诊断

1.非特异性附睾睾丸炎

非特异性附睾睾丸炎包括急、慢性非特异性附睾睾丸炎,附睾睾丸炎呈均匀性肿大,阴囊坠痛不适,常有后尿道前列腺精囊炎病史或有尿道内使用器械史。偶有发热,无结节,输精管大多正常,普通抗生素治疗有效。

2.阴囊内丝虫病

有丝虫病流行区居住史及丝虫感染史,但硬结位于附睾或输精管周围与睾丸分开。质地不硬,血常规检查嗜酸性粒细胞增高,有时血中见到微丝蚴,可有阴囊硬结。

3.非特异性肉芽肿性前列腺炎

由前列腺组织对其间质内阻滞的精液、前列腺液,细菌产物异性反应或自身免疫反应,致组织损伤坏死,向间质突出形成肉芽肿性改变,前列腺肿大质硬,多见于老年人,生长快、呈峰样突起,弹性不规则,质地不均匀,迅速出现尿路梗阻而发生尿潴留,血常规检查可见嗜酸性粒细胞数明显增多,前列腺液常规无异常。

4.前列腺癌

晚期可出现排尿困难及尿路刺激症状,直肠指检前列腺表面高低不平,质地坚硬,可触及硬结节,有压痛,可做前列腺特异性抗原(PSA),CT 检查及穿刺活检进行鉴别。

(五)治疗

1.非手术治疗

参阅肾结核非手术治疗方案及注意事项:大部分附睾、睾丸结核,前列腺结核,精囊结核均可非手术治疗而愈。适用于前列腺精囊结核,而附睾结核没有显著症状,结核结节<0.5 cm,范围不广泛者。

2.手术治疗

(1)治疗以附睾结核为主,有时附睾结核病灶切除后,继续药物治疗,前列腺精囊病变可逐渐好转。

(2)附睾结核体积较大,抗结核治疗体积仍>2 cm,形成寒性脓肿或窦道时,干酪样坏死严重侵犯睾丸时抗结核治疗无效者。

(3)肿块无变化或逐渐增大,无法排除肿瘤,有睾丸侵犯时可将病变部分一并切除,应尽量保留睾丸组织,如病变范围较大,可将睾丸切除,输精管高位切断并置于皮下。

六、尿道与阴茎结核

尿道结核很罕见,尿道对结核杆菌有很强的抵抗力,尿道结核主要发生于男性后尿道,前尿道甚少,多继发于肾结核及生殖系结核,据有关报道占泌尿系统结核的 1.0%～1.2%,阴茎结核是很罕见的疾病,据有关数字统计占泌尿系统结核的 0.5%～1.0%,但易误诊。

（一）病理生理

尿道结核多因前列腺精囊结核直接蔓延至后尿道，或因泌尿系统结核引起尿道感染，阴茎结核也可侵犯尿道，阴茎结核主要是直接接触结核菌而发生感染，原发性阴茎结核多因宗教割礼，包皮环切时，用口吸吮阴茎止血引起，此法已弃用。阴茎头与有结核菌的子宫颈接触，亦可引起系带尿道外口附近感染，早期为无痛性小结节、红斑等，继而形成溃疡，反复不愈进展缓慢，溃疡边境界清楚，呈潜掘形，周围浸润硬结，表现有灰黄色分泌物附着。阴茎结核，血行感染则可直接侵犯阴茎海绵体，引起结核性海绵体炎。尿道结核感染先于黏膜上形成结核结节，结节扩大互相融合形成溃疡，溃疡的基底部由肉芽组织组成或干酪样坏死组织，局部肿胀，增生隆起，极易误诊为阴茎癌。肉芽组织纤维化引起尿道狭窄梗阻。

（二）临床表现

尿道阴茎结核的临床表现与结核病变部位有关，后尿道结核多与泌尿生殖结核有类似表现，尿频、尿急、终末滴血疼痛，有脓性分泌物，米汤样脓尿、血尿。尿道结核狭窄的临床症状可被严重的膀胱结核症状所掩盖，应注意有无排尿困难、尿频、尿急、尿痛及血尿，尿线变细，射程缩短，尿潴留等，如患者泌尿生殖结核诊断已确定，又无外伤及淋菌性尿道炎，体检发现尿道不规则增粗时，可于会阴部扪及粗而硬，呈条索状的尿道，有时可见尿道瘘口，应考虑尿道结核的可能，须进一步做尿道造影，尿道镜检查，必要时经尿道镜活组织检查。阴茎结核主要病状为阴茎头结节及慢性溃疡，溃疡无疼痛，周边硬，边界清楚，基底部为干酪样坏死及肉芽肿，溃疡长期不愈，逐渐扩大，继发细菌感染时有恶臭味。根据上述情况尿道狭窄者一般都有严重的泌尿生殖系统结核的存在。

（三）诊断要点

1.症状

有严重的泌尿生殖系统结核病史，常有阴茎直接接触结核病菌或有泌尿生殖系统结核史及其他部位结核史。尿道黏膜结核菌感染形成溃疡时，主要症状为尿道分泌物增多，出现尿频、尿痛、尿道出血或血尿，病变侵犯尿道时可有尿道狭窄则出排尿困难，尿线变细，排尿无力，尿射程缩短。病变侵及阴茎海绵体时，阴茎弯曲，勃起疼痛。尿道狭窄后可以引起尿道周围炎，尿道周围脓肿或继发感染，破溃后形成尿道瘘，偶有直接发生尿道瘘。

2.体征

阴茎结核主要为阴茎头部结节及慢性溃疡，溃疡一般无疼痛，边缘清楚，潜行周边硬，基底为肉芽组织或干酪样坏死组织，溃疡长期不愈，逐渐扩大，最后可破坏阴茎头至阴茎体。尿道结核体检时，会阴部可触及增粗、硬性条索状尿道，尿道外溃疡可合并尿道狭窄。

3.辅助检查

（1）诊断性导尿：在尿道病变部受阻，无法插入。

（2）尿道造影：可显示广泛、多发性尿道狭窄。

（3）尿道分泌物培养：可培养出结核杆菌。

（4）阴茎分泌物涂片检查：抗酸杆菌染色或结核菌培养均可检出结核杆菌，结核杆菌 PCR 检查阳性。

（5）尿道镜检查：常因尿道狭窄而使用受限，检查时可见弥散性炎症表现。黏膜表面多发性结节及浅表溃疡，表面有分泌物，易出血，前列腺结核之干酪样空洞破入尿道时可见瘘口，必要时可做活检。

(6)阴茎结节及溃疡活组织检查:可见结核杆菌及干酪样坏死改变。

(四)鉴别诊断

1.软下疳

有不洁性交史,潜伏期 1～30 天,平均 2～5 天,溃疡面多发,破坏性强,疼痛明显,涂片染色可见杜克雷嗜血杆菌。

2.梅毒

梅毒硬下疳有不洁性交史,2～4 周,典型溃疡基底硬如软骨,分泌物于暗视野显微镜下可见苍白螺旋体,不加热血清反应素试验 USR 及荧光螺旋体抗体吸收阳性。

3.阴茎阿米巴病

有肛门性交怪癖及阿米巴痢疾病史,阴茎头部及包皮溃疡,边缘不整齐,组织增生轻度隆起有分泌物,活检可查出阿米巴原虫及阿米巴包囊,对有严重的结核患者相混淆,确定诊断方法主要依靠活检或涂片培养找抗酸杆菌。

4.阴茎癌

多为壮年及老年人,有包茎或包皮过长史,早期发生阴茎头溃疡,边缘硬,不整齐,肿瘤为菜花样不规则,腹股沟淋巴结肿大,分泌物涂片或培养无结核杆菌,活组织检查可见癌细胞。

(五)手术

(1)在抗结核的基础上,病变稳定后可做尿道扩张术或行尿道内冷刀切开术,结核活动期应药物治疗,不宜尿道扩张。

(2)尿道狭窄引起梗阻,可做耻骨上膀胱造口,如狭窄瘢痕局限者可行狭窄段瘢痕切除,前尿道狭窄可行尿道成形术,全程尿道狭窄,可做尿流改道。

(3)膀胱挛缩肾积水严重者可做经皮肾穿刺造口引流术。

阴茎结核过去唯一的方法是做阴茎切除,近年来由于抗结核药物有较大的进展,单纯用抗结核药物即能治愈,并可保留阴茎完整。如病变波及整个阴茎头,在抗结核药物治疗 2～3 个月后,可行阴茎部分切除,切除范围较阴茎癌小,术后继续抗结核治疗。

尿道结核多继发于严重的泌尿生殖系统结核,治疗比较困难,如泌尿生殖系统结核能恢复,而尿道狭窄的范围又较小,则预后较好。

(于开源)

第二节　生殖器疱疹

生殖器疱疹主要是由单纯疱疹病毒 2 型(HSV-2)引起的一种性病。目前,国外生殖器疱疹感染发病率较高。此病初发症状较重,易复发。

一、临床表现

(一)原发性生殖器疱疹

原发性生殖器疱疹的潜伏期 2～7 天。原发病灶是一个或多个小而瘙痒的丘疹,迅速变成小疱。3～5 天后,小疱破裂变成溃疡、疼痛、结痂。附近淋巴结肿大,有触痛。发病前或发病时可有全身症状如发热、全身不适、头痛。男性病损位于龟头、冠状沟、尿道口或阴茎体;女性病损位于外阴、肛周、大腿或臀部,约90%同时侵犯宫颈,表现为宫颈潮红或伴有多个散在溃疡。

(二)复发性生殖器疱疹

复发性生殖器疱疹的全身症状较轻,在原发疱疹消退后1~4个月内发生。HSV-2感染者有60%复发;HSV-1感染者有14%复发。第一年可复发4~6次,以后次数减少,每次发作的病程也较短,通常10天消退。

原发或复发性疱疹可伴有排尿困难急性尿潴留、疱疹性瘭疽、脑炎、子宫内膜炎。患者由于反复发作及有时疼痛较重等原因,容易出现心理障碍,甚至发生抑郁症。

(三)男性同性恋生殖器疱疹

男性同性恋生殖器疱疹有严重的肛门直肠疼痛,肛门有分泌物,并有便秘,或有里急后重感,部分患者肛门周围有水疱或溃疡。

(四)生殖器疱疹与妊娠

在妊娠开始3个月内,患生殖器疱疹的孕妇可发生胎儿发育异常或死胎,如能活到出生时,可发生婴儿先天性感染,可出现带状分布的疱疹,癫痫发作,出血素质、肝脾大。如在出生时,通过产道感染或羊膜早破而发生逆行感染时,出生后数天乃至数周往往临床上无明显症状;早期症状可以有吃奶较差、兴奋、随后可发生病毒血症或脑炎。播散性 HSV 感染预后不良,死亡率约占50%,幸存者可出现智力障碍的后遗症。

(五)生殖器疱疹与癌

近年来的研究表明,生殖器疱疹与宫颈癌之间密切相关。血清学及流行病学检查发现宫颈癌患者血清中 HSV-2 抗体较对照组明显增高。

二、诊断

临床表现典型者,诊断一般不困难。必要时可做实验室检查,如病毒分离、检查病毒包涵体用免疫荧光或酶标法、电镜检查病毒颗粒、酶联吸附试验或放射免疫测定检测病毒抗原及核酸杂交技术检测病毒型等。

三、治疗

(一)一般治疗

防止继发感染,保持疱壁完整,用1:8 000高锰酸钾水溶液,或3%硼酸溶液,或生理盐水清洗局部后吸干,保持干燥。病发感染时,选择敏感的抗生素给予治疗。局部疼痛时,可用5%利多卡因软膏或内服止痛药。

(二)抗病毒治疗

可用阿昔洛韦(acyclovir),能选择性地抑制病毒复制。可口服,每次 200 mg,每天 5 次,连续7~10 天;病毒严重者可静脉注射,剂量为 500 mg/kg,每 8 小时 1 次,5~7 天。

(三)免疫刺激疗法

(1)干扰素$(1\sim3)\times10^{6}$ U,肌内注射,每天一次。

(2)转移因子 2 mL,肌内注射,隔天 1 次,10 次为 1 个疗程。

(3)左旋咪唑每次 50 mg,1 天 3 次,口服,连服 3 天停 11 天,再连服 3 天。

（四）外用药物

（1）3％～5％阿昔洛韦软膏外用。

（2）干扰素 1.0～1.5 U/mL，外用。

（于开源）

第三节　非淋菌性尿道炎

非淋菌性尿道炎（non-gonococcal urethritis，NCU）是指由性接触传染的一种尿道炎症，但不是由淋病双球菌引起的尿道炎症，而主要是由衣原体或支原体引起的非化脓性尿道黏膜炎性病变。

一、临床表现

非淋菌性尿道炎主要发生于青年性旺盛时期，男女均可发生，但男性多于女性。潜伏期一般为1～3周。

（一）男性非淋菌性尿道炎

尿道口轻度红肿，有浆液或黏液性分泌物，比淋菌性尿道炎稀薄、量少。尿道口分泌物可污染内裤。晨起首次排尿前可见到在尿道口有黏性糊状物封住尿道口现象称为"糊口"。合并膀胱炎时可有血尿。自觉症状轻微，可有尿道内不适、瘙痒，刺痛或烧灼感。这些症状因人而异，但疼痛程度比淋病轻。尚有不少人症状不典型，少数人可无症状因此该病易被误诊。

（二）女性非淋菌性尿道炎

女性非淋菌性尿道炎的临床特点是症状不明显或无症状。可见尿道口轻度充血、水肿，少量水样或黏液样分泌物，少数呈脓性。自觉症状有尿道刺痒、尿意、尿频、尿急、尿痛、血尿、外阴痛等。

（三）并发症

（1）男性并发症主要有附睾炎、前列腺炎及 Reiter 病等。附睾炎、前列腺炎症状见淋病并发症。Reiter 病主要表现尿道炎、多发性关节炎或强直性脊柱炎、眼结膜炎或眼色素膜炎及皮肤黏膜改变。

（2）女性并发症主要有输卵管炎、子宫内膜炎、盆腔炎等。

二、实验室检查

衣原体细胞培养、衣原体细胞学检查方法、免疫荧光检查方法、酶免疫检查方法、支原体的培养法等。

三、诊断

有不洁性交史或配偶有感染史；有非淋菌性尿道炎症状及体征；实验室检查，分泌物涂片、培养淋球菌，在分泌物涂片中可见到多形核白细胞，在油镜 1 000 倍视野下平均每视野中性形核白细胞多于 4 个为阳性。晨前段尿沉淀物在高倍镜 400 倍视野，每视野平均多于 15 个多形核白细胞有诊断意义。衣原体、支原体培养及衣原体免疫荧光、酶免疫检查亦有诊断价值。

四、治疗

(1)盐酸四环素 500 mg,口服,每 6 小时一次,至少连服 7 天,一般为 2～3 周。

(2)多西环素 100 mg,口服,每天 2 次,连服 10 天。

(3)米诺环素 100 mg,口服,每天 2 次,连服 10 天。

(4)土霉素 500 mg,口服,每天 4 次,连服 7 天。

(5)红霉素 250 mg,口服,每天 4 次,连服 10 天。

(6)罗红霉素 150 mg,口服,每天 2 次,连服 10 天。

(7)孕妇由于不宜用四环素治疗,可改用对肝脏损害较小的红霉素治疗。

(8)新生儿结膜炎,可用红霉素干糖浆剂,30～50 mg/(kg·d),1 天 4 次口服,连服两周,还可延长1～2周。新生儿衣原体肺炎,也可用红霉素干糖浆 50 mg/(kg·d),1 天 4 次,口服,至少 3 周,直至治愈为止。

五、疗效判定

患者常规治疗后,自觉症状消失,无尿道分泌物,尿沉淀涂片无白细胞,衣原体、支原体实验室检测阴性,可判定治愈。

(于开源)

第四节 尖 锐 湿 疣

尖锐湿疣又称尖锐疣或性病疣,是由人乳头瘤病毒(HPV)引起,主要是通过性接触而发生在生殖器、会阴或肛门部位的疣。

一、临床表现

尖锐湿疣潜伏期两周至 8 个月,平均 3 个月。发病局部初起为淡红色小颗粒样丘疹,粟粒大至绿豆大小赘生物,病变集中者呈乳头状增殖,表面颗粒状突起,粗糙不平。继续增大或互相融合呈菜花状、鸡冠状或较大团块。疣表面凹凸不平或呈密集的棘状,呈灰白色或粉红色,可粘附有分泌物。如有继发感染或疣体内供血不足可发生糜烂或小溃疡。发生在较干燥的部位如阴茎体和大阴唇,表现为细小扁平突起斑片,单发或多发,常被忽略;女性发生在阴道,多在阴道口处,沿阴道口周边生长,多半散在,粟粒大小,表面有尖;发生在宫颈表面者,表面平滑,也称扁平湿疣,白带多,并有刺痛感。男性多发生在冠状沟、龟头、包皮、系带、尿道口,少见于阴茎体、阴囊。同性恋者可发生在肛门及直肠。女性好发于大小阴唇、阴蒂、阴道和宫颈。偶发于腋下、腹股沟、乳房下等间隙部位。

尖锐湿疣自觉症状可有瘙痒及局部压迫感,溃疡及次发感染者可有恶臭分泌物。发生于肛门和直肠者可有疼痛及里急后重感。近年来,据国外资料,已知亚临床感染比临床明显的病变更为常见,可单独存在或与典型的尖锐湿疣损害并存。

二、发现病灶的方法

在需要检查的部位,涂抹 5‰醋酸液,3～5 分钟后,有 HPV 感染的部位出现有光泽的、均匀一致的、边缘清楚的变白区,如用阴道镜观察,则效果更理想。

近年来大量研究资料表明,人类乳头瘤病毒和某些恶性肿瘤密切相关。有人统计,外阴、阴道、阴茎或肛门区的尖锐湿疣可以转化为鳞癌,这种转化通常需要 5～40 年,应引起重视。

三、实验室检查

醋酸白试验:用 3‰～5‰醋酸外搽或湿敷,2～5 分钟后,病灶稍膨隆,局部变白为阳性。在放大镜下更明显。组织病理学检查,其特征在鳞状上皮的表皮中上部出现有诊断意义的空泡细胞。免疫组织化学、电镜及 HPV-DNA 探针等更易确定其存在。

四、诊断

病史,有婚外不洁性交史或配偶有感染的典型病灶者即可考虑诊断。为确诊可取活体组织送病理检查。

五、治疗

该病以局部治疗为主,辅以全身治疗。

(一)三氯醋酸

用 33.3‰或 50‰三氯醋酸液,用细棉签蘸药涂于病灶表面,每天 1～2 次即可,注意保护病变周围正常皮肤黏膜。

(二)4‰肽丁胺软膏

用棉签蘸软膏涂于患处,每天 2 次。

(三)物理疗法

(1)激光治疗:对病灶集中并过大者可用 CO_2 激光或 YAG 激光,选择适当功率,一般一次即可除去病灶,但仍有复发者。

(2)冷冻疗法:液氮或二氧化碳干冰冷冻,1～7 次为 1 个疗程。亦有复发。

(3)电灼:高频电刀对较小病灶或有蒂的乳头瘤一次可除去,疣体较大者或数量多者应分次治疗。

(四)手术疗法

手术疗法适用于单发或巨大疣。

(五)全身治疗

(1)干扰素:病灶内局部注射,一般 α-干扰素(1～5)×10^6 U。每周 3 次,3 周为 1 个疗程。皮下或肌内注射,从(1～5)×10^6 U 到 18×10^6 U,每天 1 次,10～14 次后改为每周 3 次,连续4 周。

(2)转移因子:每次 2 mL,皮下注射,每周 2 次,10 次为 1 个疗程。

(3)聚肌胞:2 mg,肌内注射,3 天一次,共 2 周。

(于开源)

第五节 梅 毒

梅毒是由梅毒(苍白)螺旋体引起的一种慢性性传播疾病,可侵犯皮肤、黏膜和心血管、神经系统等重要器官。根据传染方式不同,临床上分为后天(获得性)梅毒和先天(胎传)梅毒两种。后天梅毒多由性交直接传染,偶可通过输血或污染物等间接感染。胎传梅毒是由患梅毒的孕妇血中的螺旋体通过胎盘传染给胎儿。

一、临床分期

根据传染途径、感染时间和临床特点的不同,通常分期如下。

(一)后天梅毒

(1)早期梅毒,病期在2年以内,如:①一期(硬下疳)。②二期。③早期潜伏。

(2)晚期梅毒,病期在2年以上,如:①皮肤、黏膜、骨、眼等梅毒。②心血管梅毒。③神经梅毒。④内脏梅毒。⑤晚期潜伏。

(二)先天梅毒(胎传梅毒)

(1)早期先天梅毒(年龄小于2岁)。

(2)晚期先天梅毒(年龄大于2岁):①皮肤、黏膜、骨、眼等梅毒。②心血管梅毒。③神经梅毒。④潜伏梅毒。

早期梅毒具有传染性,晚期梅毒无传染性。

二、后天梅毒的主要临床表现

(一)一期梅毒

一期梅毒发生于性交后至2~4周,主要症状为硬下疳与近区淋巴结肿大。于螺旋体侵入部位出现黄豆大的浸润性、无痛性硬结,称为硬下疳。硬下疳通常单发,也可见2~3个,病损直径为1~2 cm,呈圆形或椭圆形,不久表面糜烂或浅溃疡,周围略隆起,呈陡壁状,基底清洁硬如软骨,组织液内含有大量梅毒螺旋体,具有很强的传染性。未经治疗的硬下疳一般在3~5周自然消失,不留痕迹或仅留有轻度萎缩和色素沉着。硬下疳好发于男性阴茎的包皮、冠状沟、系带、阴茎或龟头上;女性为大小阴唇、子宫颈;同性恋男性常见于肛周、肛门部或直肠,偶见于口唇、舌、乳房、手指等处。在硬下疳出现1~2周,一侧腹股沟淋巴结肿大,以后另一侧淋巴结也可肿大。其特征为无痛性、较硬、彼此不融合,而无红、肿、热,非化脓性,穿刺液内含有大量梅毒螺旋体。淋巴结消退比硬下疳晚。在硬下疳的初期,大部分患者梅毒血清反应呈阴性,以后阳性率逐渐增高,到硬下疳出现7~8周后大部分患者血清反应变成阳性。

(二)二期梅毒

二期梅毒系因梅毒螺旋体由血行播散全身引起,传染性很大。一般发生在感染后8~10周,或硬下疳出现后6~8周。前驱症状似流感样综合征,低热、头痛、骨痛、四肢酸痛等,亦可出现全身淋巴结肿大。数天后出现皮疹,可有斑疹、斑丘疹、丘疹、丘疹鳞屑性梅毒疹、玫瑰糠疹、银屑病样疹、多形红斑样疹、毛囊疹、脓疹、蛎壳状疹等皮疹。多为单一发疹,也可重叠发疹。皮疹境界清晰、呈铜红色,压之不会退色,有轻度浸润,分布广泛对称,全身皮肤均可受累,掌跖部铜红色斑有诊断价值。自觉症状轻微,破坏性轻,传染性强,一般在 1~2 周皮疹消退。发生于外阴、肛周、腋下的丘疹常呈扁平增殖性隆起,表面湿润,称为扁平湿疣,其内含有大量梅毒螺旋体。斑疹或斑丘疹消退后,有时留有色素脱失,可持续数月,多见于颈背部。黏膜亦可受累,生殖器部位、口腔、咽及喉有黏膜红肿及浅糜烂。如累及声带可出现声音嘶哑。黏膜损害含大量梅毒螺旋体。梅毒性脱发,呈虫蚀状,多发生于颞部,为暂时性的。骨关节损坏,可发生骨膜炎及关节炎,晚间休息时疼痛较重,白天及活动时疼痛较轻。初次接受抗梅毒治疗时有增剧反应。眼梅毒可发生虹膜炎、虹膜睫状体炎、脉络膜炎、视神经炎和视网膜炎等。神经梅毒一般为无症状神经梅毒,无临床症状,但脑脊液有异常变化;亦可有脑膜炎、脑血管梅毒、颅神经麻痹及脑膜血管梅毒等。二期梅毒血清反应百分之百阳性。

(三)二期复发梅毒

二期复发梅毒因抗梅毒治疗剂量不足或患者免疫力低下,二期损害消退后可重新出现,其特点为皮疹排列多呈环形、弧形、花环状,少数呈蛎壳样损害,时间是在感染 1~2 年内,除皮肤损害外还可有黏膜、眼、骨、内脏损害的复发,亦可有血清复发,以血清复发最为常见。

(四)三期梅毒

三期梅毒多在感染 2 年以后发病。主要由于早期梅毒未经治疗或治疗药量不足所致。该期无传染性,但对组织器官破坏性较大。皮损以结节型梅毒疹为多见,发生于感染后 5~10 年。结节为粟粒大到豌豆大的棕红色浸润性结节,数目少且不对称,常集簇成群,排列成环型、花环状、马蹄型和蛇形。可自行吸收遗留有萎缩斑,或发生浅溃疡,愈后遗留浅瘢痕,边缘可出现副损害。好发于躯干、四肢、面部。另一型皮损为树胶肿,初起为深达皮下的豌豆大浸润性硬结,逐渐形成穿凿性溃疡,呈现肾形或马蹄形,周围有色素沉着带,愈后留有萎缩性瘢痕。多见于前额、头、四肢伸侧、胸骨、小腿及臀部等处。三期梅毒常累及黏膜,主要表现为鼻中隔及硬腭穿孔,可侵犯骨质,排除死骨形成鞍鼻。骨梅毒,以骨膜为多见,其次是树胶肿性骨炎及骨髓炎。眼梅毒,可发生虹膜睫状体炎、视网膜炎及间质性角膜炎、视神经炎等。晚期心血管梅毒,发生于感染后 15~30 年,可同时合并神经梅毒。常见者梅毒性单纯性主动脉炎;梅毒性主动脉闭锁不全,常与梅毒性主动脉瘤并发,严重时可发生充血性心力衰竭,导致死亡。梅毒性主动脉瘤多发生于升主动脉及主动脉弓部,瘤呈梭形,可有压迫症状,严重者血管瘤可突然发生破裂,导致患者立即死亡。梅毒性冠状动脉狭窄常伴有梅毒性主动脉闭锁不全。心肌树胶肿非常少见。晚期神经梅毒可分为无症状神经梅毒及脑膜血管梅毒、脑实质梅毒。无症状神经梅毒无临床症状,神经系统检查也无异常体征。脑脊髓液检查白细胞与蛋白量增加,梅毒反应阳性。脑膜血管梅毒发生于感染后5~12 年脑血管梅毒,可发生灶性神经系统表现,特别是偏瘫及失语;罕见者脊髓脑膜血管梅毒;非常罕见者为灶性脑膜梅毒,脑膜有树胶肿形成。脑脊液检查同前者。脑实质梅毒又可分为:①麻痹性痴呆,发生于感染梅毒后 15~20 年,为脑膜脑炎,并伴有小脑受累。精神症状为性格变化、注意力不集中、智力及记忆力减退、情绪变化无常,各种幻想、夸大狂,还可有抑郁症状。震颤,特别是唇、舌及手,阿罗瞳孔(对光反应消失,调节反应存在),口吃及发音不清,癫痫发作,四肢瘫痪及大小便失禁。95%~100%患者梅毒血清试验阳性,大部分患者脑脊液 VDRL(玻片法梅毒血清反应)试验也阳性。②脊髓结核,发生于感染梅毒后 20~25 年,为脊髓后索发生变性所致,可发生闪电样痛,下肢感觉异常,腱反射减弱及消失,内脏危象(胃、肠及直肠),触痛觉及温度觉障碍,深感觉减退及消失,共济失调,关节炎,阿罗瞳孔,排尿困难,尿潴留及性欲减退。约70%患者梅毒血清试验阳性。脑脊髓液检查,细胞计算及蛋白量均增高,VDRL 试验阳性。③视神经萎缩,为罕见症状,进行性视力丧失,开始为一侧,以后另一侧也发生。三期梅毒血清反应 80%为阳性。

(五)潜伏梅毒

二期梅毒的症状可不经治疗而自然消失,进入潜伏状态,但梅毒血清试验阳性,称为潜伏梅毒(也称隐性梅毒)。三期梅毒一部分患者可不出现晚期梅毒的症状,只是梅毒血清反应持续阳性,称为晚期潜伏梅毒。

三、先天梅毒的主要临床表现

患早期梅毒的孕妇,多在妊娠 4 个月传给胎儿,可导致死胎或死产、流产或早产。按发病时间可分为早期先天梅毒、晚期先天梅毒及先天潜伏梅毒。

(一)早期先天梅毒

早期先天梅毒常在 2 年内发病,有传染性。初发症状多在生后不久或 1~2 个月内出现。患儿瘦小、发育差、哭声嘶哑、常有梅毒性鼻炎,口腔内有黏膜斑。皮疹与二期梅毒疹相似,可有斑疹、丘疹、水疱、大疱,尤其是脓疱常见。口周、肛周、掌跖及臀部等处可有大片浸润性红斑,有少许鳞屑或大疱、糜烂。口周有放射状皲裂,愈后留有放射状瘢痕。梅毒的新生儿皮肤还可呈干皱状,像老头的皮肤;也可有脱发、甲沟炎、甲床炎等。如发生骨骺炎,可出现假性瘫痪。先天梅毒性指炎时,手指呈梭状肿胀。可有淋巴结肿大、肝、脾大、贫血及血小板计数减少等。梅毒血清反应阳性。

(二)晚期先天梅毒

晚期先天梅毒常发生在 2 岁以后。皮疹基本与后天晚期梅毒疹相似,但极少侵犯心血管和神经系统。主要有三大特征:①基质性角膜炎,5~20 岁时出现,双侧角膜有深在性浸润,常影响视力。②神经性耳聋,多发生在 10 岁左右,常突然发病,呈双侧性。③牙齿恒齿短,腰鼓形,稀疏,排列不整齐,第一对上门齿切缘中部呈半月状凹陷等。此外,还可见到骨膜炎、马刀形胫骨及鞍鼻等。

(三)先天潜伏梅毒

先天梅毒未经治疗无临床症状,梅毒血清反应阳性,年龄小于 2 岁者为早期,大于 2 岁者为晚期潜伏梅毒。

(四)妊娠梅毒对孕妇及胎儿的影响

梅毒患者妊娠或妊娠期间感染了梅毒称妊娠梅毒。患活动梅毒的妇女有 20%~40%不孕,梅毒患者女性一旦妊娠易发生流产、早产、死产及产后出血。妊娠可使梅毒病情加重或变化,易发生骨关节、心血管和神经梅毒,常伴有全身症状如发热、关节痛、肌无力、缺钙、骨软化、骨折、贫血等。对胎儿及乳儿影响,在先天梅毒已叙述。

四、诊断

病史中有否不洁性交史,婚姻配偶及性伴侣有否梅毒,已婚妇女有否早产、流产、死产病史,父母兄弟姐妹有否性病,本人是否患过性病。有无梅毒史,曾否发生过硬下疳,二、三期梅毒的症状或其他性传播疾病的症状,如有梅毒史,是否按疗程规则,足量治疗。

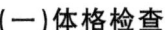

(一)体格检查

应做全面检查,感染期较短的患者应注意检查皮肤、黏膜、外阴、肛门、口腔等处。感染较长的患者除检查皮肤黏膜外应注意检查心血管、神经系统、眼、骨骼等。

(二)实验室检查

暗视野显微镜检,早期梅毒皮肤黏膜损害可查到梅毒螺旋体。梅毒血清试验,用非螺旋体抗原试验(如 RPR 或 USR 试验)做初试,如阴性,只有怀疑患者为梅毒时,才进一步检查。如果阳性,病史及体格检查符合梅毒,可以确定诊断,如果不符合梅毒应进一步做螺旋体抗原试验(FTA-ABS),后者阳性可确定梅毒诊断。脑脊髓液检查,对神经梅毒(包括无症状的神经梅毒)有意义,检查项目包括细胞计数、总蛋白测定、VDRL 试验。

五、治疗

(一)治疗原则

诊断必须明确。越早期治疗效果越好。治疗剂量必须足够,疗程必须规则。治疗后要经过足够时间追踪观察。传染源及其性伴须接受检查或治疗。治疗前及治疗期间禁止性交。

(二)治疗目的

1.一期、二期梅毒

一期、二期梅毒应迅速使病损失去传染性,以免传染他人,并达到临床治愈,血清反应阴转。

2.三期(晚期)梅毒

三期梅毒防止发生新的梅毒损害。对已发生的梅毒损害,经治疗后梅毒性炎症在组织内可消退,但已损坏的组织被瘢痕代替,可残留部分后遗症。部分晚期患者虽经足量规则治疗,非螺旋体抗原试验血清反应也不能阴转,但不需继续抗梅毒治疗。

(三)治疗方案

1.早期梅毒(包括一期、二期、病期在 2 年以内的潜伏梅毒)

(1)青霉素:①普鲁卡因青霉素 G,每天 $8×10^5$ U,肌内注射,连续 10～15 天,总量$(8～12)×10^6$ U。②苄星青霉素 G,$2.4×10^6$ U,分两侧臀部肌内注射,每周 1 次,共 2～3 次。

(2)对青霉素过敏者可选用:①盐酸四环素 500 mg,4 次/天,口服(每天 2 g),连服 15 天(肝、肾功能不良者禁用)。②红霉素,用法同四环素。③多西环素 100 mg,2 次/天,连服 15 天。

2.晚期梅毒(包括三期皮肤、黏膜、骨骼梅毒,晚期潜伏或不能确定病期的潜伏梅毒)及二期复发梅毒

(1)青霉素:普鲁卡因青霉素 G,每天 $8×10^5$ U,肌内注射,连续 20 天。或苄星青霉素 G,$2.4×10^6$ U,1 次/周,肌内注射,共 3 次。

(2)对青霉素过敏者可选用:①盐酸四环素,500 mg,4 次/天,口服(每天 2 g),连服 30 天。②红霉素,用法同四环素。③多西环素 100 mg,2 次/天,连服 30 天。

3.心血管梅毒

心血管梅毒不用苄星青霉素,如有心力衰竭,首先治疗心力衰竭,待心功能代偿时,从小剂量开始注射青霉素,以避免因吉海反应造成病情加剧或死亡。水剂青霉素 G,第 1 天 $1×10^5$ U,1 次肌内注射;第 2 天 $1×10^5$ U,2 次/天,肌内注射;第 3 天 $2×10^5$ U,2 次/天,肌内注射;自第 4 天起按如下方案治疗:①普鲁卡因青霉素 G,每天$8×10^5$ U,肌内注射,连续 15 天为 1 个疗程,疗程量$1.2×10^7$ U,共 2 个疗程,疗程间休药 2 周。②对青霉素过敏者:可选用盐酸四环素,

500 mg,4 次/天,口服,连服 30 天;红霉素,用法同四环素。

4.神经梅毒

(1)水剂青霉素 G,120 万～240 万 U 静脉滴注,连续 10 天。继以苄星青霉素 G 每周 240 万 U,肌内注射,共 3 次。

(2)普鲁卡因青霉素 G,每天 2.4×10^6 U,一次肌内注射,同时口服丙磺舒每次 0.5 g,每天 4 次,共 10～14 天。必要时继以苄星青霉素 G,每周 240 万 U,肌内注射,共 3 次。

(3)对青霉素过敏者可用四环素 500 mg,口服,每天 4 次,连服 30 天。

心血管梅毒和神经梅毒治疗时为避免吉海反应应加用泼尼松。在注射青霉素前一天始口服泼尼松,每次 5 mg,一天 4 次,连服 3 天。

5.妊娠期梅毒

(1)普鲁卡因青霉素 G,每天 8×10^5 U,肌内注射,连续 10 天。妊娠初 3 个月内,注射 1 个疗程,妊娠末 3 个月注射 1 个疗程。

(2)对青霉素过敏者,用红霉素治疗(禁用四环素)。服法及剂量与非妊娠期患者相同,但其所生婴儿应该用青霉素补治。

(3)有明确记载过去曾接受充分治疗,现无复发,无再染证据者,可不治疗。

6.先天梅毒

(1)早期先天梅毒(2 岁以内)。

脑脊液异常者可用:①水剂青霉素 G,5×10^4 U/(kg·d),分两次静脉滴注,连续 10～14 天。②普鲁卡因青霉素 G,5×10^4 U/(kg·d),肌内注射,连续 10～14 天。

脑脊液正常者可用苄星青霉素 G,5×10^4 U/kg,1 次注射(分两侧臀肌)。如无条件检查脑脊液者,可按脑脊液异常者治疗。

(2)晚期先天梅毒(2 岁以上):普鲁卡因青霉素 G,5×10^4 U/(kg·d),肌内注射,连续 10 天为 1 个疗程(对较大儿童的青霉素用量,不应超过成人同期患者的治疗用量)。8 岁以下儿童禁用四环素。

对青霉素过敏者,可用红霉素治疗,7.5～12.5 mg/(kg·d),分 4 次口服,连服 30 天。

7.吉海反应

吉海反应常发生于用首剂抗梅毒药物治疗后数小时,并于 24 小时内消退。全身反应包括发热、全身不适、头痛、肌肉骨骼痛、恶心及心悸等。此反应常见于早期梅毒中,反应时硬下疳可发生肿胀,二期梅毒疹可加重或第一次出现二期梅毒损害。在晚期梅毒中发生率虽不高,但反应比较严重,如麻痹性痴呆、梅毒性主动脉炎等,可发生生命危险。为减轻此反应应于抗梅毒治疗前用泼尼松进行治疗。

六、随访与复治

(一)早期梅毒

早期梅毒经充分治疗,应随访 2～3 年。治疗后第一年内每 3 个月复查一次,包括临床与血清(非螺旋体抗原试验),以后每半年复查一次。随访期间严密观察其血清反应滴度下降与临床改变情况,如无复发即可终止观察。

早期梅毒治疗后,如有血清复发(血清反应由阴转阳,或滴度升高两个稀释度,如 RPR 或 USR 试验阴转后滴度又超过 1:8 者)或临床症状复发,除应即加倍剂量进行复治外,还应考虑

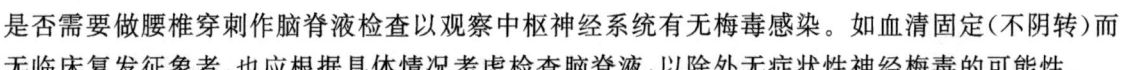

是否需要做腰椎穿刺作脑脊液检查以观察中枢神经系统有无梅毒感染。如血清固定(不阴转)而无临床复发征象者,也应根据具体情况考虑检查脑脊液,以除外无症状性神经梅毒的可能性。

(二)晚期梅毒与晚期潜伏梅毒患者

晚期梅毒与晚期潜伏梅毒患者如治疗后血清固定,需随访 3 年以判断是否终止观察。

(三)妊娠期梅毒

早期梅毒治疗后,在分娩前应每月检查一次梅毒血清反应,如 3 个月内血清反应滴度不下降两个稀释度,或上升两个稀释度,应予复治。分娩后按一般梅毒病例进行随访。

(四)神经梅毒

神经梅毒治疗后 3 个月做一次临床、血清学及脑脊液检查,以后每 6 个月检查一次,直到脑脊液变化转为正常,此后每年复查一次,至少 3 年。

(五)经过充分治疗的梅毒孕妇所生婴儿

经过充分治疗的梅毒孕妇所生婴儿出生时如血清反应阳性,应每月检查一次血清反应,连续 8 个月。如血清反应阴转,且未出现先天梅毒的临床表现,则可停止观察。

出生时如血清反应阴性,应于出生后 1 个月、2 个月、3 个月及 6 个月复查,至 6 个月时血清反应仍为阴性,且无先天梅毒的临床表现,可除外梅毒。

无论出生时血清反应阳性或阴性,在随访期间如血清反应滴度逐渐上升,或出现先天梅毒的临床表现,应立即予以治疗。

未经充分治疗或未用青霉素治疗的梅毒孕妇所生婴儿,或无条件对婴儿进行临床及血清学随访者,应考虑对婴儿进行治疗。

(于开源)

第六节　淋　病

淋病是由淋病双球菌(简称淋菌)引起的泌尿生殖系统化脓性感染。淋病是最常见的性传播疾病之一,主要临床表现是尿道和宫颈炎。淋球菌可经尿道或宫颈在局部扩散感染,如引起附睾炎、盆腔炎;也可经血行传播引起播散性淋病。此外,也可以感染眼睛、咽部和直肠。还有部分患者虽已被淋球菌感染,但临床上不出现症状或症状轻微,称为无症状淋病。

一、临床表现

(一)发生年龄

淋病可发生于任何年龄,主要为性活跃的中青年。在临床上,有 5%～20% 的男性和 60% 以上的女性感染者可无明显症状。

(二)潜伏期

一般为 2～10 天,平均 3～5 天。但身体虚弱、性生活过度、酗酒者潜伏期可缩短,应用抗生素者潜伏期可延长。

(三)分类

淋病通常分为无合并症淋病、有合并症淋病及其他部位淋病,现分述于下。

1.无合并症淋病

(1)男性无合并症淋病:急性期尿道炎的早期症状为尿道口红肿,发痒及轻微刺痛,继有稀薄黏液流出,引起排尿不适。24 小时以后症状加剧,红肿发展到整个阴茎龟头及部分尿道,分泌物由稀转变为深黄色的脓液,出现尿频、尿急、尿痛、排尿困难、行动不便,夜间阴茎常有痛性勃起。两侧腹股沟淋巴结亦可受到感染而引起红肿疼痛,甚至化脓。后尿道受累时,可出现终末血尿、血性遗精、会阴部轻度坠胀感。全身症状一般较轻,少数可有发热 38 ℃左右,全身不适、食欲缺乏等。

急性症状约一周后可逐渐减轻,一个月后症状基本消失,但晨间尿道口尚有微量黏液或尿道口黏着。

急性期治疗不当或由于酗酒及性交等因素可出现迁延性症状,体质虚弱、伴有贫血或结核病者,急性期症状可不明显,病程往往较长。这些患者多同时有前、后尿道炎症。尿痛轻微,排尿时仅感尿道灼热或轻度刺痛,常可见终末血尿,尿道外口不见排脓,挤压阴茎根部或压迫会阴部时,尿道外口仅见少量稀薄黏液。尿液可见淋丝浮游其中。出现迁延性症状或病程较长的患者,多有腰痛、会阴部坠胀感、夜间遗精和精液带血。少数可出现神经官能症症状。

(2)女性无合并症淋病。①淋病性宫颈炎:宫颈充血、触痛、脓性分泌物增多,常有外阴刺痒和烧灼感。②淋菌性尿道炎:尿道旁腺炎,尿道口充血,有触痛及脓性分泌物,有轻度尿频、尿急、尿痛,排尿时有烧灼感,挤压尿道旁腺有脓液渗出。③淋菌性前庭大腺炎:红、肿、热、痛,严重时形成脓肿,有发热等全身症状。④淋菌性阴道炎:病程长者症状较轻,有些患者有腹部坠胀、腰酸背痛、白带较多等,有些患者有下腹痛等临床表现。⑤幼女淋菌性外阴阴道炎:表现为外阴及阴道炎症。阴道脓性分泌物较多,有时阴道及尿道有黄绿色分泌物,排尿疼痛,外阴部红肿。分泌物可流至肛门,引起刺激症状,严重时可感染直肠,致淋菌性直肠炎。

2.有合并症淋病

(1)男性有合并症淋病。①前列腺炎:急性前列腺炎发病前一天或半天尿道常忽然停止排脓或脓液减少。患者有高热、尿频、尿痛。直肠检查查到前列腺肿大,触痛阳性,尿液混浊。周围血白细胞增高。如治疗不及时,前列腺可形成脓肿。慢性前列腺炎的患者一般无明显自觉症状,起床后第一次排尿时有尿道糊口现象,挤压阴茎时有少量白色分泌物排出,分泌物检查可发现上皮细胞,少数脓细胞和淋菌。尿一般澄清,但含少许絮状碎屑。有时会阴处有瘙痒和坠胀感。②附睾炎:一般发生于急性尿道炎后,单侧居多。有低热,附睾肿大疼痛,同侧腹股沟和下腹部有反射性抽痛。触诊时附睾热、肿大、剧烈触痛。尿常混浊。同时可有前列腺炎和精囊炎。③精囊炎:急性时有发热、尿频、尿急尿痛,终末尿混浊并带血。直肠检查可触及肿大的精囊并有剧烈触痛。慢性无自觉症状。直肠镜检查示精囊发硬,有纤维化。④尿道狭窄:反复发作者可引起尿道狭窄,少数可发生输精管狭窄或梗阻,近而继发精液囊肿和不育。

(2)女性有合并症淋病:女性淋病的主要合并症有淋菌性盆腔炎,如急性输卵管炎、子宫内膜炎、继发性输卵管卵巢脓肿及盆腔脓肿、腹膜炎等。多在月经后突然发病,有高热、寒战、头痛、恶心、呕吐、下腹痛、脓性白带增多。腹部检查时有腹膜刺激症状,肠鸣音减弱,单侧附件增厚、压痛明显且有抵抗。

3.其他部位淋病

(1)淋菌性结膜炎:多为新生儿通过产道感染,出生后 2~3 天出现症状,眼睑红肿,有脓性分泌物,一旦延误治疗,则角膜呈蒸汽状,角膜穿孔,导致失明。成人少见,多为单侧。

(2)淋菌性咽炎:咽喉部有炎症和分泌物,症状一般较轻。

（3）直肠淋病：轻者有肛门瘙痒和烧灼感排黏液和脓性分泌物。重者有里急后重感，排大量脓性或血性分泌物。

（4）播散性淋病：通过血行，全身播散，有较严重的全身症状。

（5）淋菌性关节炎：关节肿胀、疼痛为一个或数个化脓性关节炎，关节液化验有淋病双球菌存在，可导致骨质破坏引起纤维化，骨关节强直。好发部位为膝、肘、腕、踝、肩关节等。

（6）淋菌性皮炎：细菌经血行扩散至皮肤，多发生在四肢，开始为圆形或椭圆形红斑，0.2～0.3 cm大小，其上发生水泡、脓疱、糜烂，周围有红晕，局部病损可查到淋菌。

（7）淋菌性败血症：多发生在女性，往往在月经期发病。有发热、寒战、关节痛、皮炎，常伴发脑膜炎、心内膜炎、心包炎等。

二、实验室检查

（一）涂片检查

涂片检查对急性淋菌性尿道炎的男性患者有初步诊断价值，而对无症状或只有少量分泌物的女患者则诊断意义不大。

（二）淋菌培养

淋菌培养对症状很轻或无症状的女子和男子都是很敏感的方法。因此，淋菌培养是目前世界卫生组织推荐的筛选淋病的患者的唯一方法。

（三）PCR 法及免疫荧光法

试剂可靠时对诊断有一定价值。

三、淋病对妊娠及新生儿的影响

当女性淋病并发有输卵管炎时，可导致不孕。女性淋病不孕症的发生率为 20％～30％，随感染的次数增加而升高，3 次感染以上者为 54％～75％，发生不孕。宫颈淋菌性炎症可导致早期破膜，羊膜腔内感染，胎儿宫内感染，胎儿宫内发育迟缓，早产等。新生儿因早产，体重低，新生儿的败血症发病率和死亡率很高。产后淋菌上行感染，可引起急性子宫内膜炎、产褥热，严重时引起产后败血症。新生儿淋病性结膜炎及淋菌性幼女外阴阴道炎如前述。

四、诊断

根据有婚外性行为或嫖娼史，配偶感染史或与淋病患者（尤其家中淋病患者）共用物史，或新生儿母亲有淋病史，临床表现，实验室检查综合分析可确定诊断。

五、治疗

（一）治疗原则

治疗原则为早期诊断、早期治疗；遵循及时、足量、规则用药的原则，根据不同病情采用不同的治疗方案；性伴如有感染时应同时接受治疗；治疗后应进行随访到痊愈；应注意有无其他性传播疾病尤其非淋菌性尿道炎。

（二）治疗方法

1.无合并症的淋病

（1）淋菌性尿道炎和/或宫颈炎：①普鲁卡因青霉素 G 4.8×10^6 U，分两侧臀部一次肌内注射;或氨苄西林 3.5 g,或羟氨苄西林 3.0 g,顿服。上述三种药物任选一种,同时顿服丙磺舒1 g。②对青霉素过敏者。四环素每次 0.5 g,每 6 小时 1 次,共服 7 天;或红霉素每次 0.5 g,每6 小时 1 次,共服 7 天;或多西环素每次 0.1 g,每天 2 次,共服 7 天。③对产生青霉素酶的淋球菌(PPNG)即对青霉素耐药的淋球菌。当耐青霉素淋球菌流行率高达 5%以上时,则青霉素不能作为首选药物。可用孢菌素类,头孢曲松(Ceftriaxone)250 mg 一次肌内注射;壮观霉素(Spectino-mycin)亦叫淋必治,2 g 1 次肌内注射,亦有主张女性用 4 g 1 次肌内注射;奈替米星(Netilmicin),300 mg 1 次肌内注射;喹诺酮类药物,如氧氟沙星(Ofloxacin)又叫泰利必妥(Tar-ivid),600 mg 1 次口服;亦有主张 600 mg 1 次口服,1~3 天。环丙沙星(Ciprofloxacin),500 mg 1 次口服。诺氟沙星(norfloxacin),800 mg 1 次口服;亦有主张 1~3 天,每天800 mg。注意喹诺酮类药物影响软骨发育,孕妇与儿童慎用。

也可用 β-内酰胺酶抑制剂和青霉素类药物合剂:舒他西林(Unasyn),为青霉素烷砜和氨苄西林合剂,1.5 g 1 次肌内注射;或舒他西林片剂 2.25 g 1 次内服,加服丙磺舒 1 g,或青霉烷砜500 mg,水剂普鲁卡因青霉素 G 4.8×10^6 U 肌内注射,加服丙磺舒 1 g。

由于淋病有部分患者同时合并衣原体感染,美国疾病控制中心主张同时给予对二者都有效的抗生素,推荐头孢曲松 250 mg,1 次,肌内注射,加服多西环素 0.1 g,每天 2 次,共 7 天;或四环素 0.5 g,每天 4 次,共 7 天。

(2)淋球菌性咽炎:头孢曲松 250 mg 1 次,肌内注射;或环丙沙星 500 mg 1 次,内服;或复方新诺明 1 g 1 次,1 天 2 次内服,共 7 天。

(3)淋菌性直肠炎:头孢曲松 250 mg 1 次,肌内注射;或壮观霉素 2 g 1 次,肌内注射;或环丙沙星 500 mg 1 次,内服。

(4)淋菌性眼炎。①成人:水剂青霉素 G 1×10^7 U,静脉滴注,每天 1 次,共 5 天;PPNG 引起的淋菌性眼炎可用头孢曲松 1 g 肌内注射。也有主张头孢曲松 1 g,肌内注射或静脉点滴,1 天 1 次,共 5 天。局部用等渗生理盐水冲洗,每隔 1 小时冲 1 次,冲洗后用 0.5%红霉素液点眼。②新生儿:水剂青霉素 G 每天10 万 U/kg,分 4 次肌内注射或静脉滴注,共 7 天。PPNG 引起的淋菌性眼炎用头孢曲松25~50 mg/kg,每天肌内注射或静脉滴注 1 次,共 7 天,亦有报告用头孢曲松 125 mg,肌内注射一次治愈者;或头孢噻肟,静脉滴注或肌内注射,每 8~12 小时 1 次,共7 天;或壮观霉素 40 mg/kg,每天肌内注射 1 次,共7 天。局部处理同成人。

(5)儿童淋病:体重≥45 kg 的儿童按成人剂量给药。体重<45 kg 的儿童,按以下方法治疗。头孢曲松 125 mg,一次肌内注射;或头孢噻肟 25 mg/kg,一次肌内注射;或壮观霉素40 mg/kg,一次肌内注射。

2.有合并症淋病

(1)淋菌性输卵管炎和附睾丸炎:水剂普鲁卡因青霉素 G 4.8×10^6 U,两侧臀部 1 次肌内注射,加服丙磺舒 1 g;而后服用氨苄西林 0.5 g,每天 4 次,同时口服丙磺舒 1 g,每天 2 次共 10 天。PPNG 引起者,壮观霉素 2 g,肌内注射每天 1 次,共 10 天;或头孢曲松 250 mg,肌内注射每天1 次,共 10 天。

(2)播散性淋病:水剂青霉素 G 1×10^7 U 静脉滴注,每天 1 次,3~5 天后待症状改善服氨苄西林或羟氨苄西林 0.5 g,每天 4 次,共 7 天。亦可用头孢曲松 1 g 静脉注射,每天 1 次,共 7 天。PPNG 引起者,头孢曲松 1 g,每天静脉注射 2 次,5 天后改为 250 mg,每天肌内注射 1 次,共7 天。

（3）脑膜炎和心内膜炎：水剂青霉素 G 1×10^7 U 静脉滴注，每天一次，脑膜炎通常需要治疗 10～14 天，心内膜炎需要 4～6 周。由 PPNC 引起者，可给予头孢曲松 1～2 g 静脉注射，每次 12 小时，疗程同上。

（三）治愈标准

治疗结束后 2 周内，在无性接触史情况下符合如下标准：症状和体征全部消失；在治疗结束后 4～7 天从患病部位取材，做涂片和培养阴性。

（于开源）

第八章

泌尿生殖系统梗阻

第一节　输尿管梗阻

一、病因

引起输尿管梗阻的常见原因详见表 8-1。在人群中确切的输尿管梗阻的发病率尚不清楚，但是存在输尿管结石和针对结石的治疗均为输尿管梗阻的危险因素。Roberts 等对 21 例有输尿管结石嵌顿的患者进行研究，发现结石嵌顿时间超过 2 个月，输尿管梗阻发生率为 24%。任何针对输尿管的腔内操作都有可能引起输尿管梗阻。随着输尿管镜技术的进步，现在临床上应用的输尿管镜内径越来越小，可以弯曲且有良好的成像效果，在应用输尿管镜进行操作时对输尿管的损伤越来越小。目前，由于输尿管镜的检查和治疗造成输尿管损伤的发生率已降至 1% 以下。此外，颈部、乳腺、大肠、前列腺和卵巢的恶性肿瘤的转移病变也可引起输尿管梗阻。其他可造成输尿管梗阻的良性病变包括感染性疾病（结核、血吸虫感染等）、创伤（包括在腹部或盆腔手术过程中发生的医源性损伤）、腹主动脉瘤、子宫内膜异位症、放疗后等。如果考虑患者的输尿管梗阻是特发性的，应进一步行 CT 检查，明确是否有输尿管恶性肿瘤或外源性压迫引起的损害。

表 8-1　可能引起输尿管梗阻的原因

类别	疾病
先天性疾病	输尿管狭窄
	输尿管囊肿
	输尿管瓣膜
	异位肾
	腔静脉后输尿管
	梨状肌综合征
	输尿管膀胱反流
肿瘤	原发输尿管肿瘤
	炎症：输尿管结核
	血吸虫感染
	脓肿

续表

类别	疾病
其他疾病	子宫内膜异位症
	囊性输尿管炎
	创伤
	妊娠
	尿性囊肿
	囊性淋巴管瘤
	放疗后
	主动脉瘤
	盆腔脂肪增多症
	腹膜后纤维化

二、临床表现

(一)症状

主要是上尿路梗阻引起的症状,如腰腹部疼痛,多为不同程度的持续性钝痛,大量饮水后可使症状加重。长时间的梗阻可使肾盂、肾盏和输尿管积水。同时,易合并尿路感染、结石和血尿,严重者可引起肾实质损害。继发感染时,可出现寒战、高热、腰痛、尿路刺激征等。此外,部分患者还伴有原发疾病的症状,如泌尿系统结石引起的肾绞痛、血尿和膀胱刺激征等。少数患者可有肾性高血压、贫血等症状。

(二)体征

一般较少出现。在输尿管梗阻引起严重的肾积水时,可在患者腹部触及囊性肿块,为积水增大的肾脏。

三、诊断

根据病史,结合影像学检查一般可以明确诊断,主要内容为梗阻原因和梗阻部位,同时评估患侧肾脏的功能情况。

(一)实验室检查

慢性感染或双侧输尿管梗阻导致肾积水晚期,出现尿毒症的患者可出现贫血。急性感染期白细胞数升高。白细胞数升高不明显通常提示慢性感染。

一般情况下不会出现大量蛋白尿,很少出现管型。镜下血尿提示可能为结石、肿瘤、炎症。尿液中可有细菌和脓细胞。

严重的双侧肾积水时,尿液流经肾小管变缓,尿素被大量重吸收,但是肌酐没有被吸收。血生化检查提示尿素/肌酐比值大于正常。尿毒症期,血肌酐和尿素氮水平明显增高。

(二)影像学诊断

输尿管梗阻的诊断主要依靠影像学检查。输尿管梗阻影像学检查的目的在于确定梗阻的部位、程度、原因、并发症及肾功能状态等。一般情况下确定有无梗阻并不困难,但应注意早期梗阻的征象,证实尿流受阻。影像学检查应明确梗阻的平面,梗阻的部位位于扩张的尿路的远端。并确定梗阻的程度、原因和性质。输尿管梗阻的影像学表现可分为直接和间接征象。直接征象指梗阻端的影像学表现。间接征象指梗阻病变导致的继发改变,如肾盂的扩张积水、梗阻近端的输尿管扩张等。常用于输尿管梗阻诊断的影像学方法包括 B 超、排泄性尿路造影、逆行尿路造影、磁共振水成像、放射性核素检查等。

1.B 超检查

B 超检查是一种简单、无创的检查方法。可以发现患侧肾脏积水、输尿管在梗阻段上方的扩张,并了解输尿管梗阻的大致位置,同时,B 超检查是输尿管梗阻患者治疗后随访的重要手段。输尿管梗阻的超声表现取决于梗阻的部位和程度。如果梗阻的部位在肾盂输尿管交界处,则主要表现为肾脏集合系统的扩张。如果梗阻发生在输尿管壁内段,肾脏的集合系统和输尿管全程明显扩张。输尿管扩张在 B 超上表现为输尿管的增宽,宽度多在 1 cm 以上,重度积水可在 2 cm 以上。输尿管的结石、肿瘤、结核等均可引起输尿管积水,在声像图上除表现输尿管梗阻、积水的特征外,还有各自原发疾病的不同表现,在此不详述。输尿管积水可引起肾脏积水,肾窦回声分离,肾形增大和肾实质变薄是肾积水超声显像的三个特点。

超声检查在诊断输尿管梗阻上也有其局限性。由于肾脏和充盈膀胱的声窗作用,对邻近肾盂的输尿管起始段和邻近膀胱的终末段输尿管显示较好,对这两个部位梗阻的定位诊断准确率比较高。而位于中间部位的输尿管由于位置较深,且腹部探查时易受肠道内容物和气体的干扰,常使输尿管显示不清,不易确定梗阻的部位,定位准确性较差。尽管腔内超声检查在临床很少使用,但是它有助于明确梗阻的部位、特性,并指导治疗。

2.排泄性尿路造影和逆行尿路造影

X 线尿路造影是临床诊断输尿管梗阻常用的检查方法。如果患者肾功能较好,排泄性尿路造影显影满意,不但可以明确显示梗阻的部位,而且可以直接显示梗阻的形态及患肾积水的程度,对输尿管梗阻的定位定性诊断符合率高。造影检查还可以观察对侧肾脏和输尿管以及膀胱的形态、功能。此外,可以根据对侧肾脏代偿情况评估患侧肾积水的程度及功能状态。对于肾功能差,排泄性尿路造影输尿管显影不满意或不宜做静脉肾造影的患者,建议行逆行尿路造影。逆行尿路造影对输尿管狭窄定位定性诊断符合率达 94.4%。

将超声和 X 线尿路造影两种检查方法结合应用,各取所长,可提高输尿管梗阻的诊断符合率。超声具有简便、无痛苦、易重复和不受肾功能影响的特点,可以判断有无肾积水及积水的严重程度。对于超声提示肾积水较轻,估计肾功能无明显损害,可采用常规静脉肾盂造影;对于超声提示有重度肾积水者,应采用大剂量静脉肾盂造影和/或适当延长造影时间,尽量使输尿管显影。对输尿管仍未显影者行逆行尿路造影,以显示输尿管梗阻的部位及病因。对于严重肾积水,肾功能严重损害者,可考虑采用超声引导下经皮肾盂穿刺造影,不但可以明确诊断,而且可以引流积水,减轻肾盂压力,改善肾脏功能。

3.磁共振尿路成像

如果患者梗阻严重,肾脏无法显影,输尿管梗阻导致逆行插管失败,可考虑磁共振尿路成像(MRU)以明确诊断。MRU 技术是近年来磁共振成像技术的重大进展之一。这一新技术无放射性损伤,不需要插管和注射造影剂,安全可靠,患者无任何痛苦。输尿管良性梗阻多见于输尿管结石、结石取石术后、肉芽肿性炎症、结核和外伤等。MRU 可满意地显示输尿管全程和梗阻段的特征,狭窄段梗阻端一般呈光滑的锥形。MRU 还可同时显示间隔的两段以上的输尿管梗阻。结核、原发输尿管癌引起的输尿管梗阻在 MRU 上均有其特征性表现,相关章节将具体讨论,在此不详述。泌尿系统外的病变常可导致输尿管梗阻,包括盆腔肿瘤放疗后、转移性肿瘤、子宫内膜异位症和卵巢囊肿等。这些病变均可压迫输尿管,引起输尿管的梗阻。盆腔肿瘤放疗后的放射性反应和纤维化,导致输尿管梗阻,在 MRU 上表现为输尿管受压移位,发生狭窄。狭窄段附近有不规则的混杂信号的软组织影。腹膜后是恶性肿瘤转移的好发部位之一。恶性肿瘤腹膜后转移引起输尿管梗阻,在 MRU 上可表现为不同程度的肾盂、输尿管扩张。部分情况下,梗阻段较长,粗细不均,有时可见弧形压迹。梗阻附近的输尿管周围有片状、分叶状或多纹状软组织影。有的表现为输尿管梗阻端受牵拉和压迫征象。结合原发肿瘤可作出正确的诊断。卵巢囊肿、子宫内膜异位症时,MRU 除可显示输尿管狭窄,还可显示输尿管腔外的病理情况。囊肿发生粘连时,可见梗阻的输尿管周围有片状混杂的信号,有时可见囊性区。

4.放射性核素检查

肾图是应用放射性核素检查分侧肾功能最简单且常用的方法,肾图检查常用于各种疾病状态下总肾及分肾功能的监测。由于输尿管腔内治疗需要治疗侧肾功能不低于正常的 50%,才能保证治疗的成功率,因此,输尿管梗阻治疗前利用肾图对分侧肾功能的评估是十分重要的。利尿肾图有助于鉴别机械性上尿路梗阻与单纯肾盂扩张。

(三)输尿管镜检查

任何病因不明的输尿管梗阻的患者建议行输尿管镜检查,必要时活检以明确诊断。

四、治疗

对于输尿管梗阻的患者,应在寻找病因的基础上解除梗阻,最大限度地保护肾功能,控制感染,防止并发症的发生。慢性不完全性输尿管梗阻,如果患者肾功能在正常范围内,应尽快明确梗阻的原因和部位,解除梗阻和病因治疗同时进行。如果解除梗阻和病因治疗不能同时进行,先解除梗阻,待梗阻解除病情稳定后再进一步针对病因治疗。如果患者肾功能已有明显损害,应立即解除梗阻,治疗并发症,恢复肾功能,然后再针对病因进一步治疗。慢性不完全性输尿管梗阻一般并不需要急诊处理,但是在下列情况下需要急诊解除梗阻:①反复的泌尿系统感染。②有明显症状(如腰痛)。③反复进行性肾功能损害。一侧急性完全性输尿管梗阻,应尽快解除梗阻,尽可能保护患侧肾功能。急性完全性输尿管梗阻引起的无尿需要急诊治疗,解除梗阻。如无法接受手术治疗的患者可经皮肾穿刺留置造瘘管或逆行插管暂时解除梗阻,待病情稳定后再针对病因治疗。对于一时无法解除梗阻的重症患者,可考虑行血液透析治疗。

通常情况下,对局部病变严重,肾功能有进展性损害,肾脏形态学上变化明显,出现并发症的患者,应积极手术治疗。输尿管梗阻的手术治疗方式主要根据患肾受损的程度而定。如果患者患侧肾脏积水不重,肾功能尚可,常用腔内方法或外科修复治疗输尿管梗阻。

(一)腔内治疗

1.输尿管支架植入术

植入输尿管支架能够迅速有效地治疗大多数的输尿管梗阻,尤其是输尿管内在病变引起的梗阻。一般情况下,内在病变引起的输尿管梗阻适于腔内治疗,而外部病变压迫输尿管造成的梗阻,可考虑经皮穿刺造瘘缓解肾积水或手术治疗。如果患者其他治疗方法都无效或本身疾病预后很差,例如,恶性肿瘤全身多处转移,可考虑植入输尿管支架,并定期更换输尿管支架,缓解由于梗阻引起的积水对肾脏功能的损害。Yohannes 等针对一根输尿管支架引流不畅的输尿管梗阻的患者留置 2 根输尿管支架,可保证良好的内引流作用。

2.球囊扩张术

(1)逆行球囊扩张术:逆行球囊扩张术曾经是泌尿外科医师治疗输尿管梗阻的重要方法。这项技术没有明显的局限性,只是需要定期扩张。在 20 世纪 80 年代,在血管造影中应用的球囊被引进应用于泌尿外科的临床治疗中。随后,应用球囊扩张后暂时植入输尿管支架的方法成为大多数泌尿外科医师和输尿管梗阻患者均可以接受的治疗方法。对于输尿管梗阻的患者,如果已引起明显的梗阻,都可接受逆行球囊扩张治疗。下列情况被视为禁忌:活动期感染、输尿管狭窄长度超过 2 cm。因为在上述情况下,单独应用球囊扩张治疗梗阻很少能取得成功。

应用经尿道逆行技术在临床中较容易通过输尿管梗阻段。首先,应用逆行造影明确输尿管梗阻的部位和长度。然后在输尿管导管引导下置入一根柔软的金属导丝,通过梗阻处,在肾盂处盘绕。在导丝引导下置入带球囊的导管,在 X 线动态监视下,调整球囊的位置在输尿管梗阻处,使 X 线可以监测到球囊的位置。接着,使球囊膨胀扩张,对梗阻段进行扩张。球囊膨胀达到的程度为在球囊膨胀前,X 线可见金属导丝,随着球囊膨胀,最终无法看见金属导丝。经过 10 分钟治疗后退出球囊导管。用于引导的金属导丝仍留在输尿管内,引导留置输尿管支架。输尿管支架留置时间一般为 2～4 周。拔除输尿管支架大约 1 个月后,复查排泄性尿路造影、B 超和利尿肾图,了解治疗效果。随后,每 6～12 个月复查一次。少数情况下,X 光无法准确定位,可借助输尿管镜直视下置入金属导丝后再置入球囊。部分球囊扩张术可在输尿管镜下直视操作。

(2)顺行球囊扩张术:当逆行插管失败时,可考虑顺行球囊扩张术。经皮肾穿刺建立顺行通道。应用 X 光或联合输尿管镜引导金属导丝到达输尿管梗阻处,其余步骤与逆行球囊扩张类似,在此不详述。只是在放置完输尿管支架后,应留置肾造瘘管。在术后 24～48 小时行 X 线片检查,了解输尿管支架的位置是否正确。如果输尿管支架位置无问题,可拔除肾造瘘管。如果患者术前有明显感染或肾功能明显受损,可先留置肾造瘘管引流,待感染控制、肾功能明显改善后,再治疗输尿管梗阻。

顺行和逆行球囊扩张术治疗梗阻长度和持续时间短的输尿管狭窄有良好的效果。应用球囊扩张治疗输尿管梗阻的总有效率为 50%～76%,治疗效果最好的是非吻合口狭窄造成的医源性损伤(如输尿管镜检查),有效率可达到 85%。Ravery 等对输尿管炎症引起的输尿管梗阻进行逆行球囊扩张治疗,随访 16 个月,发现总有效率为 40%。Richter 等对 114 例输尿管梗阻患者进行球囊扩张治疗,随访 2 年以上,发现球囊扩张对梗阻段较短的患者有较好的疗效。良好的输尿管血供是手术成功的重要条件。对于长段的输尿管梗阻和输尿管血供不太好的患者,建议行腔内狭窄段切开术。在实验动物模型中,由于球囊扩张可以形成纵行裂纹,可能可以解释为什么球囊扩张可用于治疗输尿管梗阻。

3.腔内输尿管切开术

腔内输尿管切开术是球囊扩张术微创治疗输尿管梗阻的延伸,方法类似于球囊扩张术。在输尿管镜直视下或借助 X 光定位,应用逆行或顺行的方法通过输尿管梗阻段,施行梗阻段切开。因为创伤较小,一般建议应用逆行方式。患者在术后 3 年内应定期随访,行利尿肾图检查,了解是否存在远期并发症。

(1)逆行腔内输尿管切开术:逆行腔内输尿管切开术最早借助 X 光定位,应用带有软尖端的引导导丝通过输尿管梗阻段。假如导丝在 X 光定位下无法通过梗阻段,可联合应用半硬性或软性输尿管镜引导。通过梗阻段后,输尿管镜退出,导丝仍留在输尿管内。

输尿管切开的部位应根据输尿管梗阻的部位而定。一般情况下,低位的输尿管梗阻选择前内侧切口,避免损伤髂血管。高位的输尿管梗阻选择侧方或后外侧切口,避免损伤大血管。

输尿管切开可选用冷刀、电刀或钬激光,切开的范围从输尿管管腔一直切到脂肪组织。无论近端还是远端输尿管切开,切开范围应包括正常 2～3 mm 输尿管。在特定的情况下,输尿管梗阻段可先用球囊扩张,再行内切开术。同样,也可以先内切开,再应用球囊扩张。完成内切开后,通过留置金属导丝引导置入输尿管支架。一般情况下,置入的支架直径最好在 12F,利于提高治疗效果。Wolf 等发现在内切开后应用肾上腺皮质激素注射到梗阻段输尿管有利于提高疗效。糖皮质激素和其他生物反应调节剂可能在未来治疗输尿管梗阻方面发挥重要的作用。

(2)顺行腔内输尿管切开术:通过逆行途径无法使输尿管镜到达梗阻处时,可考虑顺行的方法。建立经皮通道,留置造瘘管,缓解肾积水和控制感染后,扩大通道至能通过输尿管镜,剩下步骤与逆行方法基本一致。始终留置安全导丝在输尿管内,远端盘绕在膀胱内。

(3)联合应用逆行和顺行腔内输尿管切开术:在少数情况下,输尿管梗阻的部位已完全闭锁,金属导丝无法通过输尿管闭锁段,无法施行球囊扩张或内切开术。这种情况下可以考虑联合应用逆行和顺行的方法行输尿管闭锁段的切开。在治疗前,同时施行逆行造影和顺行肾盂造影,了解闭锁段的情况。通过经皮顺行通道和逆行输尿管途径同时插入输尿管镜,输尿管闭锁的两端借助输尿管镜和 X 线尽量在一条直线上靠近。然后关闭一侧的输尿管镜的光源,让对侧的输尿管镜光源透过闭锁段照到关闭光源侧,从关闭光源侧应用金属导丝沿着光源的指引通过闭锁段,或应用钬激光、小的电刀边切边通过闭锁段,使输尿管再通。一旦输尿管再通,扩大通道,置入输尿管支架 8～10 周。与其他腔内治疗输尿管梗阻方法类似,该方法的成功率与输尿管闭锁的长度密切相关。Knowles 等报道 10 例远端输尿管闭锁的患者,其中 3 例用该方法,总的有效率达到 90%。

(二)外科修复

在施行任何类型的外科修复之前,必须仔细评估患者的肾脏功能,输尿管梗阻的部位、长度和程度。术前评估包括排泄性尿路造影(或顺行肾盂造影)、逆行尿路造影(必要时)、放射性核素检查、输尿管镜检查＋活检等。完成上述术前评估后,才开始为患者制订相应的手术治疗方案(表 8-2)。

表 8-2　不同输尿管狭窄的长度选择的外科修复方式

狭窄长度(cm)	外科修复方式
2～3	输尿管输尿管吻合术
4～5	输尿管膀胱吻合术
6～8	肾脏移位术
6～10	膀胱腰肌悬吊术
12～15	膀胱瓣修复术

1.输尿管输尿管吻合术

(1)开放输尿管输尿管吻合术:输尿管上段和中段的梗阻,如果梗阻长度在 2～3 cm,首选输尿管输尿管吻合术。由于吻合口的张力会影响输尿管的血供,导致术后再发梗阻。因此,输尿管输尿管吻合术适于短的输尿管梗阻。对于输尿管长度是否满足输尿管输尿管吻合要求,只有在手术中才能最终做出决定。

开放输尿管输尿管吻合术的手术成功率很高,可达90%以上。假如出现吻合口漏,首先行腹部平片了解输尿管支架的位置,出现移位,调整支架位置。如果吻合口处正在使用负压装置,应停用。因为吻合口部位的负压吸引不利于吻合口的愈合。尿液反流以及膀胱痉挛也可能影响吻合口愈合,可延长尿管留置时间和使用抗胆碱药物对症处理。吻合口漏持续时间较长,可留置肾造瘘管,引流尿液。

(2)腹腔镜下输尿管输尿管吻合术:Nezhat等于1992年首次报道应用腹腔镜行输尿管输尿管吻合术治疗由于子宫内膜异位症导致输尿管梗阻的患者。该学者于1998年系统回顾了8例接受腹腔镜下输尿管输尿管吻合术的患者,其中7例患者术后吻合口通畅。总体而言,临床上对腹腔镜下输尿管输尿管吻合术应用例数较少,在这方面的临床经验不多。但是,对于有经验的腹腔镜泌尿外科医师,该项技术仍不失为一种治疗长度较短的输尿管狭窄的微创方法。

2.输尿管膀胱吻合术

(1)开放输尿管膀胱吻合术:输尿管下段短的狭窄首选输尿管膀胱吻合术。用于治疗膀胱输尿管反流的输尿管膀胱吻合术在此不讨论。单纯开放输尿管膀胱吻合术不同时行膀胱腰肌悬吊术或膀胱瓣修复术适用于输尿管下段长约4~5 cm的输尿管梗阻。假如术后的膀胱输尿管反流是可以接受的,可直接吻合输尿管膀胱,不需要抗反流。否则,应行远端隧道再植术抗反流。对成年患者接受输尿管膀胱吻合术的回顾性研究发现输尿管膀胱吻合口是否抗反流并不影响患者术后肾功能的恢复,输尿管再发梗阻的危险性也无差异。但是,目前尚不清楚在成年患者直接行输尿管膀胱吻合术是否能减少肾盂肾炎的发生。

(2)腹腔镜下输尿管膀胱吻合术:已有多位学者报道成功施行腹腔镜下输尿管膀胱吻合术。对于输尿管下段的梗阻,腹腔镜下输尿管膀胱吻合术通常应用经腹腔联合体内缝合技术。常规放置输尿管支架。目前该手术的例数报道仍较少,经验尚欠缺。但是,从已有的文献报道来看,该手术方式较开放手术对患者的创伤要小,术后恢复时间短。

3.膀胱腰肌悬吊术

(1)开放膀胱腰肌悬吊术:膀胱腰肌悬吊术能有效治疗输尿管下段较长的梗阻、缺损以及输尿管膀胱吻合术后持续反流或梗阻的患者,一般推荐输尿管梗阻的长度在6~10 cm之间施行该手术。膀胱腰肌悬吊术也被应用于断离的输尿管两端与对侧输尿管作端侧吻合术,治疗复杂的输尿管梗阻。如果膀胱容积小,不易游离,则不适合施行膀胱腰肌悬吊术。术前除了行排泄性尿路造影、输尿管镜检查外,应加做尿流动力学检查,了解膀胱容积和顺应性。一旦发现膀胱出口梗阻或神经源性膀胱,应先治疗,再行膀胱腰肌悬吊术。相比简单的输尿管膀胱吻合术,膀胱腰肌悬吊术可提供大约5 cm的额外长度。而相比膀胱瓣修复术,膀胱腰肌悬吊术操作更简单,减少了血管损伤和排尿困难的危险。该手术对于成人和儿童的成功率均在85%以上,并发症很少见,主要包括输尿管再发梗阻、肠管损伤、髂静脉损伤、吻合口漏和尿脓毒症。

(2)腹腔镜下膀胱腰肌悬吊术:Nezhat等报道成功应用腹腔镜行输尿管膀胱吻合+腰肌悬吊术。术前常规放置输尿管支架,手术过程经腹腔完成。该手术的例数报道很少,经验欠缺。但是从短期和中期随访的结果看,临床的疗效令人满意。

4.膀胱瓣修复术

(1)开放膀胱瓣修复术:当输尿管梗阻的部分太长或输尿管游离比较困难,输尿管输尿管吻合术和输尿管膀胱吻合术无法保证吻合口无张力的情况下,可考虑施行膀胱瓣修复术。Boari在犬上成功应用该项技术。膀胱瓣可以替代10~15 cm长的输尿管,在一定的条件下,螺旋形膀胱瓣一直可以连接到肾盂,尤其在右侧。与膀胱腰肌悬吊术相似,术前患者需接受排泄性尿路造影、输尿管镜检查以及尿流动力学检查,了解膀胱容积和顺应性。发现膀胱出口梗阻或神经源性膀胱,应先治疗,再行膀胱瓣修复术。膀胱容积过小,不宜行膀胱瓣修复术。接受膀胱瓣修复术的患者数目较少,但只要膀胱瓣的血供良好,术后效果令人满意。最常见的并发症为术后再发梗阻,梗阻复发的原因大多为缺血或吻合口张力过大。偶有假性憩室形成。

(2)腹腔镜下膀胱瓣修复术:腹腔镜下膀胱瓣修复术已有成功的报道,但手术例数很少。Kavoussi 等报道了 3 例远端输尿管梗阻成功经腹腔施行腹腔镜下膀胱瓣修复术。手术过程与开放手术类似,制成膀胱瓣,与输尿管行无张力吻合。手术持续时间为 120～330 分钟,术中出血量为 400～600 mL。2 名患者术后 3 天恢复出院,1 名患者因术后出现难治性芽孢杆菌性结肠炎,住院 13 天。患者随访时间超过 6 个月,影像学检查吻合口通畅。在该报道中未提及腹腔镜下膀胱瓣修复术适合治疗的输尿管梗阻长度。在另一项研究报道中认为腹腔镜下膀胱瓣修复术适合治疗的 8～12 cm 的输尿管梗阻。

5.肾脏移位术

肾脏移位术最早由 Popescu 报道。该手术能为输尿管上段缺损提供额外的长度,同时可以减少输尿管修复的吻合口张力。该手术方式可提供额外的 8 cm 长度。在这类手术中,肾脏血管尤其是肾静脉限制肾脏游离的范围。作为解决的方法,可将肾静脉切断,重新吻合在更低位置的腔静脉。该方法现在已很少使用。

6.输尿管切开插管术

由于其他外科手术的发展,该技术已很少使用。该手术一般用于传统的输尿管输尿管吻合术和输尿管膀胱吻合术无法施行的 10～12 cm 长的输尿管梗阻。目前,该方法有新的改进,即联合口腔黏膜移植于梗阻处。

7.断离的输尿管两端与对侧输尿管做端侧吻合术

断离的输尿管两端与对侧输尿管做端侧吻合术由 Higgins 首次报道。该术式适于输尿管长段梗阻,剩余正常的输尿管无法吻合到膀胱上。对于残留的正常输尿管长度无法与对侧输尿管吻合,为本术式的绝对禁忌证。相对禁忌证包括既往有肾结石病史、腹膜后纤维化、输尿管恶性肿瘤、慢性肾盂肾炎和腹部-盆腔放疗史。如果接受移植的输尿管存在反流,应进一步证实并纠正。应在术前完成排尿期膀胱 X 线检查、其他相关影像学检查、输尿管镜检查,以评估双侧输尿管的功能。

多位学者报道断离的输尿管两端与对侧输尿管作端侧吻合术的治疗效果,结果令人满意。腹腔镜下施行该手术尚未见报道。

8.回肠代输尿管术

对于长段的输尿管梗阻或缺损,尤其是近段的输尿管,外科治疗始终具有挑战性。应用膀胱尿路上皮替代输尿管,重建输尿管是目前认为最理想的方法。因为尿路上皮不吸收尿液,而且可以抵抗尿液的腐蚀及致癌作用。在无法应用膀胱尿路上皮替代输尿管的情况下,才考虑应用其他组织替代输尿管。回肠代输尿管术被认为是一种令人满意的治疗复杂的输尿管长段狭窄的方法。而输卵管和阑尾并非可靠的输尿管替代物。

(1)开放回肠代输尿管术:Shoemaker 等首次报道为一例患泌尿系统结核的女性患者施行回肠代输尿管术。之后,有学者应用犬对回肠输尿管的代谢和生理功能进行研究。当一段回肠直接吻合到膀胱上,膀胱输尿管反流以及肾盂的压力增高只在排尿时出现。比较犬逐渐变细和没有逐渐变细的替代肠管发现肾脏内压力以及相关代谢无差异。膀胱内压力的逆行传导取决于替代输尿管的回肠长度以及排尿时压力。Waldner等报道如果替代输尿管的回肠长度大于15 cm，无尿液反流到肾盂。

Boxer等对89例接受回肠代输尿管的患者进行随访，发现术前肾功能正常的患者仅有12%术后出现明显的代谢问题，因此认为术前患者的肾功能是评估预后的重要因素。在另一项研究中，接近一半的术前血肌酐水平在176.8 mmol/L之上的患者，术后发展为代谢性酸中毒，需要再插管引流尿液。在该项研究中，同时发现膀胱功能障碍或出口梗阻的患者术后并发症明显增高。尚无研究资料表明抗反流的吻合口、肠代输尿管的长度缩短优于标准的肠代输尿管术。综上所述，肠代输尿管术的禁忌证包括患者基础的血肌酐水平在176.8 mmol/L之上、膀胱功能障碍或出口梗阻、炎症性肠炎、放射性肠炎。

在围术期，与替代输尿管的回肠有关的并发症包括早期尿外渗或尿性囊肿、肠壁水肿引起的梗阻、黏液栓、肠管扭转。尤其是肠管缺血坏死应引起临床医师的高度重视。如果患者术后出现急性腹痛，应排除肠坏死。患者术前肾功能正常，一般术后很少出现肾功能不全、电解质紊乱。假如患者术后出现明显的代谢异常，合并替代输尿管的肠管膨胀、扩张，应考虑存在膀胱尿道功能障碍。远期并发症主要是可能使替代输尿管的肠管恶变概率升高。推荐患者接受定期术后随访，手术后3年开始行输尿管镜检查，以利于早期发现恶变。但是，Bonfig等对43例接受开放回肠代输尿管术的患者进行平均长达40.8个月的随访，未发现恶变。

（2）腹腔镜下回肠代输尿管术：Gill等报道成功施行腹腔镜下回肠代输尿管术。整个手术过程包括吻合口缝合和打结均在腹腔镜下完成。尽管整个手术持续的时间比较长，达到8小时，但是手术创伤小，患者术后第5天就出院。

9.自体肾移植

Hardy首次应用自体肾移植治疗了一例近端输尿管损伤的患者。之后，自体肾移植手术被逐渐应用于治疗多种疾病，包括严重的输尿管损伤及缺损。通常情况下，自体肾移植主要适用于患侧输尿管严重梗阻，对侧肾脏缺如或丧失大部分功能，其他方法如肠代输尿管手术无法施行的情况下使用。由于肾脏有较长的血管，适于自体移植术。近年来，腹腔镜下自体肾移植手术已被成功应用于严重的输尿管缺损和梗阻。腹腔镜下自体肾移植一般采用经腹途径，也有学者尝试经腹膜后途径，均取得较好的疗效。首先将待移植的肾脏切除，方法同腹腔镜下供体肾切除术，然后将移植的肾脏置于髂窝处，吻合血管，近端正常的输尿管吻合于膀胱，也可以直接将肾盂与膀胱吻合。腹腔镜下自体肾移植较常规的开放自体肾移植，术后应用镇痛药物的剂量明显减少，恢复明显较开放手术快，具有微创的优势。

如果患者病情较重，输尿管梗阻暂时无法解除，可行经皮肾穿刺造瘘，引流尿液，以利于感染的控制和肾功能的改善；待患者一般情况好转后，再治疗输尿管梗阻。如果输尿管梗阻无法解除，则永久保留肾造瘘。如果患者患肾积水严重，肾实质显著破坏、萎缩或合并严重的感染，肾功能严重丧失。同时，对侧肾脏功能正常，可考虑施行肾输尿管切除术。否则，应尽可能保留肾脏，尤其是儿童和年轻患者。

（贾作庆）

第二节　输尿管肠吻合口狭窄

一、病因

多种因素可引起输尿管肠吻合口狭窄,包括输尿管解剖分离技术、应用于替代输尿管的肠管类型、吻合口的类型等。由于输尿管局部缺血是导致输尿管肠吻合口狭窄的主要原因,因此手术中对输尿管的解剖、分离至关重要。尽管在手术过程中需要将输尿管游离,使输尿管和准备吻合的肠管尽量靠近,但是不宜过分剥离输尿管外膜。因为输尿管的血供与输尿管外膜平行,过分剥离输尿管外膜可能引起远侧输尿管缺血及狭窄形成。当使用回肠代左侧输尿管时,输尿管应置于乙状结肠系膜的下方,主动脉上方。在左侧输尿管解剖分离后,多余的输尿管长度和可能形成的成角弯曲围绕肠系膜下动脉可能导致吻合口狭窄的发病率升高。

使用哪一段肠管来替代输尿管目前尚有争议。部分学者认为应用结肠替代输尿管能够形成抗反流的吻合口。但是,近来的文献报道应用抗反流的吻合口与未抗反流的吻合口在对肾脏功能的损害方面无明显优势。尽管缺乏客观的大宗随机研究结果,但越来越多的研究结果认为抗反流的吻合口术后引起狭窄的概率高于未抗反流的吻合口。Pantuck 等对 60 例行抗反流的输尿管肠吻合患者和 56 例直接吻合的患者随访 41 周,发现两者发生吻合口狭窄的比率分别为 13% 和 1.7%。引起术后肾积水、肾盂肾炎、肾结石、肾功能不全的概率无统计学差异。Roth 等发现抗反流的吻合口引起狭窄的概率高于未抗反流的吻合口 5 倍,而且认为引起吻合口狭窄的原因与手术经验无关。Studer 等报道了一项随机研究抗反流的吻合口与未抗反流的吻合口术后吻合口狭窄的研究结果。他们认为二者发生吻合口狭窄的比率分别为 13% 和 3%。尽管没有足够证据证明尿液反流入成人肾脏是有害的,但是梗阻造成肾脏功能的损害是明确的。上述研究结果均支持使用未抗反流的吻合技术。

输尿管肠吻合口狭窄好发于左侧,发病率在 4%~8% 之间。

二、评估

对于接受任何类型尿流改道的患者术后了解上尿路情况最简单、微创的检查就是 B 超检查。如果患者 B 超检查提示肾积水,应行排泄性尿路造影了解狭窄的部位、长度及程度。假如发现结石或肿瘤复发,可考虑行 CT 或 MRI 检查。慢性肾积水的患者应用利尿肾图可了解单侧肾功能,明确是否存在功能性梗阻。如果患者肾功能不全,不宜行排泄性尿路造影和利尿肾图检查,可考虑作经皮肾穿刺造影并留置造瘘管,这样既可明确诊断又可以缓解肾积水。该项检查也可用于内镜治疗吻合口狭窄的术前评估,利于手术计划制订。此外,如果患者存在肾绞痛、复发性泌尿系统感染、肾功能损害等情况,也应该进一步检查。

三、治疗

并非所有接受输尿管肠吻合的患者术后出现肾积水均需要接受外科干预。大多数接受输尿管肠吻合术的患者术后出现慢性肾积水的原因并非梗阻,这类患者不需要手术治疗。只有那些出现疼痛、感染、由于功能性梗阻导致肾功能不全的患者需要外科治疗。尽管在吻合口处出现恶性肿瘤复发的情况不多见，但是如果在狭窄部位出现不规则肿块，迅速增大，导致梗阻，明显影响肾功能，则需要积极评估和外科手术。

妇科恶性肿瘤的患者接受盆腔脏器剜除＋尿流改道的患者，术后出现肾积水及吻合口狭窄，治疗比较棘手。Penalver 等报道了 66 例这一类患者，95％在术前接受盆腔放疗。输尿管肠吻合术的早期和晚期并发症的发生率分别为 22％和 10％。85％的患者通过保守治疗（如肾穿刺造瘘）使术后并发症得到有效缓解。

(一)内镜治疗

内镜治疗输尿管肠吻合口狭窄的技术发展类似于内镜治疗输尿管梗阻的过程。最初的内镜治疗方法包括简单的球囊扩张、留置支架。由于上述方法的治疗效果，尤其是远期疗效不理想，内镜下应用电烧灼和激光对狭窄段进行内切开技术逐渐发展起来。目前，可弯曲的软性输尿管镜下应用钬激光切除输尿管肠吻合口狭窄正成为内镜治疗输尿管肠吻合口狭窄的先进技术。

内镜治疗输尿管肠吻合口狭窄与输尿管狭窄之间的不同之处在于治疗输尿管肠吻合口狭窄更倾向应用顺行的方法。首先建立经皮通道，缓解梗阻引起的肾积水以及可能同时合并的感染。一旦患者病情稳定，积水得到明显缓解，感染得到控制，球囊借助内镜通过经皮通道到达吻合口狭窄处，进行狭窄部位的扩张，直至狭窄环消失。或同样的方法置入支架，扩张狭窄环。由于支架容易出现黏液堵塞，导致治疗失败，多个治疗中心为避免上述情况发生，支架的留置时间一般为 4～8 周。

内镜下球囊扩张是最早用于治疗输尿管肠吻合口狭窄的内镜方法。该治疗方法近期的疗效尚可，远期疗效不理想。Ravery 等报道该方法治疗输尿管肠吻合口狭窄的近期有效率可达 61％。而 Shapiro 等对 37 例良性输尿管肠吻合口狭窄患者行球囊扩张术，术后进行 1 年以上的随访，认为总的有效率只有 16％，而重复扩张可提高疗效。Kwak 等对球囊扩张术后患者进行 9 个月随访，认为有效率低于 30％。最近，DiMarco 等对 52 例接受球囊扩张术的输尿管肠吻合口狭窄的患者进行 3 年的随访，仅有 5％的有效率。

有学者报道了应用电烧灼的方法治疗输尿管肠吻合口狭窄。对于良性狭窄，该方法长期的有效率仅为 30％。Meretyk 等回顾了腔内电切治疗输尿管肠吻合口狭窄的长期疗效，15 例输尿管肠吻合口狭窄的患者接受平均长达 2.5 年的随访，结果发现总的有效率达到 57％。Cornud 等对接受经皮电切治疗输尿管肠吻合口狭窄的患者进行长期随访，重点比较内镜和 X 线引导的治疗效果。27 例患者拔除输尿管支架后进行超过 1 年的随访，总的有效率为 71％。研究发现直接应用内镜引导或联合 X 线引导的治疗效果好于只用 X 线引导。有 1 例单用 X 线引导的患者术后出现右侧髂血管的损伤。因此，在内镜直视下行输尿管肠吻合口狭窄电切术是相对安全、有效的方法。随着激光技术的发展，钬激光越来越多地应用于泌尿外科的临床治疗。钬激光是一种有效的切割工具，可应用于吻合口狭窄的切开。

左侧输尿管肠吻合口狭窄的腔内治疗较右侧难度大，大多数治疗失败的病例集中于左侧。左侧输尿管肠吻合口狭窄的腔内治疗的主要风险在于出血，可能与该侧输尿管与乙状结肠系膜邻近，手术过程中容易造成乙状结肠系膜损伤有关。因此，对于左侧输尿管肠吻合口狭窄的治疗应慎重考虑腔内治疗，开放手术可能是一种安全的选择。

(二)开放手术

在腔内治疗失败后，才考虑开放手术。开放手术治疗输尿管肠吻合口狭窄在技术上更具有挑战性,同时术后需要更长的时间恢复。但是开放手术的成功率较腔内手术高,尤其相对球囊扩张术。开放手术的远期成功率可达 80%。但是,如果狭窄段的长度大于 1 cm,术后复发率明显增加。左侧手术成功率要低于右侧。术后的并发症发生率大约为 11%。

(孟祥来)

第三节　良性前列腺增生

良性前列腺增生(BPH)是引起中老年男性排尿障碍原因中最常见的一种良性疾病,主要临床表现为下尿路症状(LUTS)。BPH 的发病率随着老年男性年龄的增长而增加。组织学前列腺增生通常发生在 40 岁以后,以后发病率逐渐增高,80 岁以上接近 90%。临床前列腺增生,40~49 岁发病率为 14%,50~59 岁发病率为 24%,60~69 岁发病率为 43%,70~79 岁发病率为 40%。

一、病因与发病机制

国内外学者对 BPH 病因的研究已有 50 多年历史,各种学说层出不穷,但迄今确切病因仍未阐明。多年来研究成果集中在如下四个方面。

(一)性激素与睾丸内非雄性激素物质的作用

前列腺是雄性生殖器官之一,其结构和功能是受下丘脑-垂体-睾丸轴和肾上腺的调节。

1.雄激素

前列腺内雄激素 90%~95% 来源于睾丸,5%~10% 来源于肾上腺。雄激素中起主要作用的是占睾酮 2% 的游离睾酮。游离睾酮与前列腺间质细胞核膜上的 5α 还原酶Ⅱ作用转化为双氢睾酮(DHT)后才能发挥生物效应。

2.雌激素

当男性进入 50 岁后,体内雌激素明显增高,游离雌二醇与游离睾酮比值上升。中青年人血浆雌/雄激素浓度比值为 1∶150,老年人为 1∶(80~120),老年人前列腺内雌/雄激素浓度比值为 1∶8。尽管雌激素在 BPH 发生的作用机制的研究还不如雄激素那样清楚,但老年期雌/雄激素比例失调可能是 BPH 的病因之一。有学者提出了"雌/雄激素协同效应"学说。

3.睾丸内非雄激素类物质

研究者发现,从人精液囊肿中提取的液体可以促使体外培养的前列腺上皮细胞及间质细胞增殖。这种非雄激素睾丸因子(NATP)有别于前列腺分泌的肽类生长因子,对热稳定,活性炭可以除掉。因而,人类睾丸可以产生一种 NATP 并参与 BPH 发生。

(二)生长因子的作用

BPH 组织中肽类生长因子有两类:①刺激前列腺细胞增殖的生长因子,如碱性成纤维细胞生长因子(bFGF)、表皮生长因子(EGF)、α 转化生长因子(TGF-α)、胰岛素样生长因子(IGF)、血小板源生长因子(PDGF)、神经生长因子(NGF)等。②抑制前列腺细胞生长的生长因子 β-转化生长因子(TGF-β)。bFGF、KGF、TGF-β 等生长因子过表达时,通过自分泌、细胞内分泌、旁分泌三种形式,引起 BPH。因此,阐明各种生长因子的作用以及各种生长因子相互关系,将对

BPH 病因的揭示具有重要意义。

(三)间质-上皮相互作用

前列腺间质和上皮细胞之间是相互影响的,其相互作用是通过生长因子、细胞外基质(ECM)进行调节。前列腺内生长因子、ECM、细胞相互作用构成统一的整体,正常情况下保持一定的动态平衡。BPH 的发生是基质-上皮相互作用紊乱的结果。BPH 时前列腺内基质/上皮的比例由正常的 2:1 增加到 5:1。

(四)细胞增殖与凋亡

正常前列腺的大小保持恒定有赖于腺体内的细胞增殖与死亡的动态平衡。BPH 并非细胞增殖的结果,而是与细胞凋亡减少有关。前列腺细胞增殖与凋亡,在正常情况是处于动态平衡,这种动态平衡是前列腺刺激生长因子和抑制生长因子相互作用保持平衡的结果。TGF-β 是被确认引起细胞凋亡主要的生长因子。目前还发现与前列腺细胞凋亡有关的基因有 *p53*、*c-myc*、*bcl-2*、睾酮抑制前列腺信号-2（*Trpm-2*）、热休克蛋白(hsp27,70),组织蛋白酶 D.B、c-fos 等。

综上所述,BPH 是一组多病因的疾病,老龄及有功能的睾丸存在是 BPH 发生必备条件,老龄及睾丸产生的性激素以及其他从饮食、环境中摄入并经体内转化的相关物质统称为导致 BPH 的外在因素。而前列腺本身产生的各种肽类生长因子、间质-上皮细胞相互作用、细胞增殖与凋亡属于 BPH 发病的内在因素,外在因素通过内因素才导致 BPH 的发生。

二、良性前列腺增生病理

BPH 病理学改变应包括两个方面的内容,一方面是 BPH 的病理改变,另一方面是前列腺增生引起膀胱出口梗阻(BOO)的病理改变。

(一)病理

前列腺近端尿道黏膜下腺体区域及移行区是 BPH 的起源地,形成多中心性的基质结节,基质结节由增生的纤维和平滑肌组成。尿道周围腺体增生进展很慢,且只能向膀胱方向发展,成为形成所谓的中叶增生。移行区的基质结节可以分泌各种生长因子,通过基质-上皮细胞相互作用机制,使移行区弥漫性增大。增生组织将真正的前列腺组织向外压迫,被挤压的组织发生退行性改变,逐渐转变为纤维组织,形成灰白色坚硬的假包膜,即外科包膜。

前列腺增生组织由间质和腺上皮以不同的比例构成,可以其分为五个病理类型:①基质型。②纤维肌肉型。③肌型。④纤维腺瘤型。⑤纤维肌肉腺瘤型,其中以纤维肌肉腺瘤型最为常见。

(二)膀胱出口梗阻的病理生理改变

前列腺增生造成膀胱出口梗阻(BOO)有两种因素,即机械因素(静力因素)和动力因素。①机械因素:BPH 时,精阜随增大的腺体向下移至接近尿道外括约肌处,前列腺段尿道随之延长,管腔变窄,增生腺体扩张增加尿道阻力;若增生腺体伸向膀胱,造成膀胱颈口狭窄,这些都是造成 BOO 的机械因素。②动力因素:在机械、炎症或其他因素刺激下,肾上腺素能受体(α_1-AR)兴奋,使 BPH 组织中平滑肌收缩,引起 BOO。BPH 合并的 BOO 往往是机械因素和动力因素同时存在。

BOO 患者在排尿时,为克服膀胱流出道梗阻,逼尿肌开始代偿性肥厚,收缩力增强;如梗阻继续存在或加重,逼尿肌收缩力减弱,逼尿肌功能处于失代偿状态。这将引起膀胱逼尿肌一系列细胞内外结构、功能的病理改变。

1.逼尿肌不稳定(detrusor instability,DI)

DI 又称不稳定膀胱(unstable bladder,USB),是指在膀胱充盈过程中自发或诱发的、不能被主动抑制的逼尿肌不自主地收缩。DI 发生的机制较复杂,目前认为逼尿肌超微结构的变化、膀胱肾上腺能受体功能异常、传入神经功能紊乱与抑制性机制失衡和逼尿肌超敏反应是 DI 的发病机制。

2.逼尿肌收缩功能受损

逼尿肌收缩取决于逼尿肌细胞、间质和神经结构的完整性,神经冲动传递至胆碱能轴末梢,释放乙酰胆碱触发肌细胞收缩。BPH 时,电镜观察发现肌细胞传入神经的超微结构有广泛的退行性改变,肌细胞结构破坏,最终使神经与肌肉连接的效应器丧失,导致逼尿肌收缩无力。平滑肌细胞间充满增殖的大量胶原纤维和许多弹力纤维,严重影响肌细胞收缩力的传递,整个逼尿肌难以产生有力协同一致的快速而持续的收缩,还导致膀胱尿液残留。

3.膀胱顺应性改变

膀胱对容积增加的耐受力称为顺应性。BPH 时,逼尿肌细胞间充满交织的胶原纤维,使膀胱壁僵硬,缺乏弹性,舒张能力下降。不稳定膀胱常伴有膀胱感觉过敏。当膀胱充盈时,即使少量尿液增加,也可引起膀胱内压升高,称为低顺应性膀胱。低顺应性膀胱并未能因膀胱内压升高而排尿得到改善。膀胱残余尿仍在不断增加,导致慢性尿潴留,而膀胱内压持续处于高水平,称为高压性慢性尿潴留。高压性慢性尿潴留将阻碍上尿路尿液输送,易于发生上尿路扩张,肾功能受损。高压性慢性尿潴留即使手术解除梗阻,术后上尿路功能恢复也较差。

BPH 引起逼尿肌不稳定和膀胱低顺应性改变,可能是 BOO 引起逼尿肌的早期代偿表现,而逼尿肌收缩功能损害和高顺应性膀胱可能是膀胱逼尿肌受损晚期失代偿的标志。

三、良性前列腺增生临床表现

BPH 的临床表现是随着下尿路梗阻引起的病理生理改变的进展而逐渐出现的。BPH 临床上主要有三组症状,即膀胱刺激症状、梗阻症状及梗阻并发症。

(一)膀胱刺激症状

尿频是 BPH 最常见的症状,开始多为夜尿次数增多,随后白天也出现尿频。当夜尿次数 3 次以上时,表示膀胱出口梗阻已达到一定程度。BPH 出现逼尿肌不稳定,低顺应性膀胱时,患者除尿频外,还伴有尿急、尿痛,甚至出现急迫性尿失禁。BPH 患者有 50%～80%出现不稳定膀胱。当膀胱逼尿肌代偿功能失调,出现高顺应性膀胱时,每次排尿都不能将膀胱内尿液排空,膀胱内残余尿日益增多,膀胱有效容量不断减少,尿频症状更加频繁。膀胱过度充盈时,膀胱内压超过尿道阻力,尿液将不自主地从尿道口溢出,犹如尿失禁,称为充盈性尿失禁。夜间熟睡时,盆底肌松弛,以及夜间迷走神经兴奋,更易使尿液自行溢出,类似"遗尿症"的临床表现。

(二)梗阻症状

1.排尿困难

排尿困难的程度是由 BOO 梗阻程度和膀胱功能状况共同决定的。初期表现为有尿意时需要等候片刻后才能排出尿液,称为排尿踌躇,排尿费力。随着病程的进展,继而出现尿线变细、无力,射程短,甚至尿不成线,尿液呈滴沥状排出。BOO 梗阻的程度,并不完全取决于增生腺体的大小,而决定于增生的部位以及前列腺包膜、平滑肌的张力。前列腺的体积即使不大,但中叶增生或纤维增生型 BPH 也可以出现明显的排尿困难症状。当膀胱功能受损,逼尿肌收缩无力时排尿困难更为严重。

2.残余尿、尿潴留

BPH患者排尿时不能将膀胱内尿液排空,膀胱内出现残余尿。残余尿量逐渐增加,导致高压性慢性尿潴留。膀胱内压持续处于高水平。膀胱逼尿肌进一步损害,功能失代偿,出现高顺应性膀胱,膀胱感觉迟钝,最后导致低压性慢性尿潴留,膀胱内压处于低水平状态。

BPH患者如遇气候突变、过度疲劳、饮酒、房事或上呼吸道感染时,可能诱发导致急性尿潴留。目前认为,急性尿潴留是膀胱功能失代偿的主要表现,为BPH进展的一个重要事件。

残余尿量的多少对预测上尿路功能和BPH的临床进展有着重要意义。残余尿量小于55 mL时无肾积水发生,当残余尿量在55~100 mL时,患者肾积水发生率明显增加,而残余尿量在150 mL以上时,患者肾积水发生率为55%。

(三)梗阻并发症

1.血尿

前列腺腺体表面黏膜上的毛细血管、小血管,由于受到增生腺体的牵拉,尤其在膀胱强力收缩排尿时,可出现血管破裂,或增生腺体压迫前列腺静脉丛,小静脉淤血,均可出现镜下血尿或肉眼血尿,严重者可出现血块,引起急性尿潴留。BPH并发血尿者为20%左右。

2.尿路、生殖道感染

BPH引起下尿路梗阻时,可导致尿路感染,尤其在有残余尿时,诱发感染的机会更多。膀胱炎症时,尿频、尿急、尿痛等症状将加重。如继发上行性尿路感染,往往出现腰痛和畏寒、发热等全身症状。伴发急性附睾炎时,患侧附睾肿大、疼痛,严重者伴发热。

3.上尿路扩张、肾功能损害

膀胱大量残余尿和膀胱内压≥4.0 kPa(40 cmH₂O)是导致上尿路扩张的主要原因。低顺应性膀胱,高压性慢性尿潴留患者易发生上尿路扩张,严重者可出现肾衰竭和尿毒症。

4.膀胱结石

下尿路梗阻导致膀胱残余尿的长期存在,尿液中的晶体将沉淀形成结石。若合并膀胱内感染,则促进结石形成。BPH伴膀胱结石的发生率约为10%。

5.腹压增高所引起的症状

BPH引起BOO情况下,出现排尿困难,长期增加腹压排尿,将促使腹股沟疝、脱肛、内痔等的发生。

四、良性前列腺增生诊断

以LUTS为主诉的50岁以上男性患者,首先应该考虑BPH的可能,为明确诊断,需做以下评估。

(一)初始评估

1.病史询问

(1)下尿路症状的特点、持续时间及其伴随症状:BPH的临床表现以LUTS为主。在询问病史的过程中,需要强调的是LUTS并非BPH特有的症状。例如,膀胱刺激症状也常见于前列腺炎、膀胱炎、膀胱结石、泌尿系统结核等其他疾病,以及非BPH所致(如神经系统疾病)的逼尿肌功能障碍等。同样,梗阻症状也见于如尿道狭窄、膀胱颈挛缩、前列腺癌等。

BPH除LUTS的临床表现外,部分患者还伴有相关的并发症状,如反复血尿,尿路感染或附睾炎,膀胱结石伴排尿中断或尿痛,长期腹压增高所伴随的症状,如脱肛、内痔、腹股沟疝等。少数患者以食欲缺乏、贫血、嗜睡等肾功能不全的症状为主就诊。

(2)与 BPH 相关的病史询问:回顾既往有无骨盆骨折、尿道狭窄、尿道炎症、脊柱外伤、糖尿病,以及神经系统疾病,如帕金森病、脑出血、脑梗死后遗症等病史。注意近期是否服用了影响膀胱出口功能的药物,如抗胆碱能药物阿托品,增加膀胱出口阻力的肾上腺素受体激动剂,如舒喘平、异丙肾上腺素类药物。近期有无劳累、饮酒、上呼吸道感染等,这些可以加重 LUTS。

(3)国际前列腺症状评分(international prostate symptom score,IPSS)和生活质量评估(quality of life assessment,QOL):国际 BPH 咨询委员会建议将 IPSS 和 QOL 问卷表列为正式的全世界应用于 BPH 症状量化评分表,用以对 BPH 病情的评估和治疗前后疗效的对比。

IPSS 评分有 7 个问题,总的评分范围从无症状至严重症状 0~35 分。症状严重程度分轻、中、重三个级别。1~7 分为轻度,8~19 分为中度,20~35 分为重度。IPSS 评分是 BPH 患者下尿路症状严重程度的主观反映,它与最大尿流率、残余尿量以及前列腺体积无明显相关性。

QOL 评分答案从非常好到很痛苦分为 0~6 分,是了解患者对其目前下尿路症状水平伴随其一生的主观感受,主要关心的是 BPH 患者受下尿路症状困扰的程度及是否能够耐受,因此又称为困扰评分。

症状评分对预测:BPH 临床进展也有一定价值,IPSS 评分>7 分的患者发生急性尿潴留的风险是 IPSS 评分<7 分者的 4 倍。对于无急性尿潴留病史的 BPH 患者,储尿期症状评分及总的症状评分有助于预测 BPH 患者接受手术风险治疗。

2.体格检查

(1)泌尿系统及外生殖器检查:首先要排除是否为充盈的膀胱,耻骨上叩诊呈固定浊音,常表示尿潴留。必要时导尿后,直肠腹部双合诊再次检查并与腹腔、盆腔内其他包块相鉴别。注意触摸腹股沟包块能否回纳,阴囊内睾丸、附睾大小及质地,阴茎有无硬结。

(2)直肠指检(DRE):DRE 是 BPH 诊断必须检查的项目,肛检前应先做血清前列腺特异性抗原(PSA)测定,在膀胱排空后进行。典型 BPH,腺体增大,边缘清楚,表面光滑,中央沟变浅或消失,质地柔韧而有弹性。

估计前列腺的大小多是凭检查者的个人经验,曾以禽蛋、果实描述前列腺大小。有学者提出前列腺大小分 4 度,Ⅰ度增生腺体大小达正常腺体的 2 倍,估重为 20~25 g;Ⅱ度为 2~3 倍,中央沟消失不明显,估重为 25~50 g;Ⅲ度为 3~4 倍,中央沟消失,指诊可勉强触及前列腺底部,估重为 50~75 g;Ⅳ度腺体增大超过 4 倍,指诊已不能触及腺体上缘,估重在 75 g 以上。

DRE 的缺点是不能精确量化前列腺大小,不能判断前列腺突向膀胱的部分,即使 DRE 前列腺不大也不能排除前列腺增生。但 DRE 的优点在于能快速简单地向医师提供前列腺大小的大致概念,怀疑异常的患者最后确诊为前列腺癌的有 26%~34%。

(3)局部神经系统检查(包括运动和感觉):该检查目的是排除神经源性膀胱功能障碍。如体检中发现膝反射、踝反射、跗伸反应病理性亢进者,提示脊髓损害(肿瘤、创伤、多发性硬化等);如膝反射、踝反射消失,腓肠肌、足内附肌无力,会阴感觉丧失及肛门括约肌松弛者,则为马尾节段损害;有膝反射、踝反射消失伴足感觉障碍者,可能为全身性外周神经病;而行动迟缓、帕金森貌、直立性低血压、喉喘鸣及小脑共济失调者,应考虑有神经变性的疾病(如多系统硬化症)。

3.实验室检查

(1)尿常规:可以确定下尿路症状患者是否有血尿、蛋白尿、脓尿等。

(2)血肌酐:BPH 伴血清肌酐升高是上尿路影像学检查的适应证,评估有无肾积水、输尿管扩张反流等情况。

(3)血清 PSA:血清 PSA 作为一项危险因素可以预测 BPH 的临床进展,从而指导治疗方法的选择。血清 PSA≥1.6 ng/mL 的 BPH 患者发生临床进展的可能性更大。

4.超声检查

超声检查可以经腹壁、经直肠探测途径,经腹壁最为常用。前列腺体积计算公式:前列腺体积=0.52×(前列腺三个径的乘积);前列腺重量计算公式:前列腺重量=0.546×(前列腺三个径的乘积)。一般认为,直肠超声估计前列腺体积大于 20 mL,才能诊断前列腺增大。

经腹壁探测可同时显示膀胱、前列腺、精囊,还能得到 BPH 的间接诊断依据,如膀胱壁小梁小室形成、膀胱憩室、膀胱结石、残余尿量等资料,也可以观察有无上尿路扩张、积水。虽然经腹壁 B 超应用最为普及,但显示前列腺内部结构和测量前列腺大小不如经直肠途径精确。经直肠 B 超用彩色多普勒血流显像(CDFI)能看到前列腺内部血流分布、走向和血流的频谱分析,可以测定整个前列腺和移行区的体积。测定移行区体积有更为实际意义。

现在认为,前列腺体积是 BPH 临床进展的另一风险预测因素。前列腺体积≥31 mL 的 BPH 患者发生临床进展的可能性更大。

5.尿流率检查

尿流率指单位时间内排出的尿量,通常用 mL/s 作为计量单位。50 岁以上男性,Qmax≥15 mL/s 属正常,15~10 mL/s 者可能有梗阻,<10 mL/s 者则肯定有梗阻。但是最大尿流率减低不能区分梗阻和逼尿肌收缩力减低,也不能说明是 BPH 梗阻或非 BPH 梗阻,还必须进一步做其他有关尿流动力学检查才能明确。Qmax<10.6 mL/s 的 BPH 患者发生临床进展的可能更大。

(二)根据初始评估结果,部分患者需要进一步检查

1.排尿日记

让患者自己记录排尿次数、排尿时间、每次尿量、伴随排尿症状、饮水量等。一般连续记录5~7 天。对以夜尿为主的下尿路症状患者,排尿日记很有价值,有助于鉴别夜间多尿和饮水过量,排尿次数是白天多还是晚上多。

2.尿流动力学检查

尿流动力学检查是对下尿路功能评估的一种有价值的检测方法。BPH 诊断时常用的尿流动力学检查包括尿流率测定、压力-流率同步检查、充盈性膀胱测压等,其中尿流率测定如前所述。

(1)充盈性膀胱测压:患者取截石位,经尿道将 8F 导尿管置入膀胱,记录残余尿量后与尿动力学仪相应通道连接,经肛门将一气囊导管置于直肠下端,气囊适量充气后与尿动力学仪相应通道连接。采用液体介质进行中速膀胱灌注,连续记录储尿期和排尿期膀胱压力和容量的相互关系及膀胱感觉功能,将其描绘成膀胱压力容积曲线图,可以反映储尿期膀胱感觉功能、逼尿肌顺应性和稳定性以及排尿期逼尿肌的收缩能力。

储尿期正常膀胱压<1.5 kPa(15 cmH$_2$O),无自发或诱发的逼尿肌收缩,膀胱容量和感觉功能正常。若出现自发或诱发的逼尿肌无抑制收缩,膀胱内压>1.5 kPa(15 cmH$_2$O),则为不稳定膀胱。若膀胱空虚静止状态膀胱内压>1.5 kPa(15 cmH$_2$O),或较小的膀胱容量增加即迅速地压力升高,则为低顺应性膀胱。若膀胱容量>750 mL,且膀胱内压始终处于低水平则为高顺应性膀胱。

排尿期正常膀胱呈持续有力的收缩,最大逼尿肌收缩压力 $3.0\sim6.0$ kPa($30\sim60$ cmH$_2$O)。若逼尿肌收缩压始终<2.0 kPa(20 cmH$_2$O),应考虑为逼尿肌收缩功能受损,若逼尿肌收缩压始终>10.0 kPa(100 cmH$_2$O),提示逼尿肌收缩亢进。

(2)压力-流率同步检查:常用检查方法蹲位、立位或坐位,操作同充盈性膀胱测压。记录排尿全过程,分别以逼尿肌收缩压和尿流率为坐标,即可获得压力流率函数曲线图。检测结果如为高压低流曲线,表示逼尿肌收缩压高,尿流率低,这是典型的尿道梗阻曲线,也是尿道梗阻诊断的金标准;若低压低流曲线,逼尿肌收缩压和尿流率均低,这是典型的逼尿肌无力曲线。

(3)影像学检查。①静脉尿路造影:如果有下尿路症状患者同时伴有反复泌尿系统感染、镜下或肉眼血尿,怀疑肾积水或者输尿管扩张反流、泌尿系统结石,应行静脉尿路造影检查。但是,血清肌酐值升高超过正常1倍者不宜进行此项检查。②尿道造影检查:不能排除尿道狭窄的患者建议选用此项检查。③CT和MRI:CT可测量前列腺体积,显示前列腺大小、形状以及凸入膀胱情况。正常前列腺的CT值约40 HU,BPH时CT值略低。MRI三维成像可清楚显示前列腺形态以及凸入膀胱程度,MRI可以区分前列腺各区域的结构,但在前列腺内结节良恶性的价值不大。

(4)尿道膀胱镜检查:怀疑BPH合并尿道狭窄、膀胱内占位性病变时建议此项检查。通过尿道膀胱镜检查可以了解以下情况如有无尿道狭窄,观察前列腺增大或凸入膀胱的情况,有无合并膀胱结石、膀胱憩室、膀胱肿瘤,如膀胱内小梁小房形成,常是膀胱出口梗阻的依据。但尿道膀胱镜是有创检查,一般不常规做此检查。

(三)鉴别诊断

1.膀胱颈挛缩

一般发病年龄较轻,40~50岁左右常见,排尿梗阻症状明显,DRE和B超前列腺不大,确诊依赖尿道膀胱镜检查,可见膀胱颈后唇抬高、颈口环状隆起缩窄变小、输尿管间嵴明显肥厚为特征。

2.前列腺癌

发病年龄偏大,前列腺癌常发生于前列腺外周带,DRE可扪及结节,前列腺不规则质地硬,血清PSA明显升高,前列腺癌以LUTS就诊时,多数是晚期(常见肺、骨转移),必要时可行前列腺穿刺活检确诊。

3.尿道狭窄

仔细询问病史,有无骨盆骨折、尿道骑跨伤、尿道炎症、尿道内灌注、尿道内器械操作治疗等病史,必要时尿道造影、尿道膀胱镜检查确诊。

4.膀胱癌

最常见的临床表现是间歇性无痛性肉眼血尿,肿瘤较大且位于膀胱颈口时可引起排尿困难等症状。肿瘤位于膀胱三角区且有浸润时,可以表现明显的LUTS症状。主要依靠尿道膀胱镜检查确诊。

5.神经源性膀胱

单从临床症状上和BPH很难鉴别。有的膀胱刺激症状明显,表现尿频、尿急、夜尿次数增多,甚至急迫性尿失禁;有的排尿梗阻症状明显,表现尿潴留、上尿路积水。不过,神经源性膀胱患者多有明显的神经损害病史、体征,往往伴有下肢感觉和/或运动障碍、肛门括约肌松弛和反射消失。确诊依赖于神经系统检查和尿流动力学评估。

6.膀胱结石

多数患者有典型的排尿中断现象,常并存尿痛、血尿等,可以通过 X 线、B 超、膀胱镜等检查明确诊断。

五、良性前列腺增生内科治疗

(一)观察等待

1.内容

观察等待包括对患者的健康教育、生活方式指导、随访措施等几个方面。

2.适应证

包括:①接受观察等待的患者,应进行 BPH 诊断的初始评估,以除外各种 BPH 相关并发症和鉴别诊断。②轻度下尿路症状(I-PSS 评分＜7 分)的患者。③中度以上评分(I-PSS 评分≥8 分),但生活质量评分未受到明显影响的患者。

3.方法

(1)患者教育:向接受观察等待的患者提供与 BPH 疾病相关的知识,包括下尿路症状和 BPH 的临床进展,让患者了解观察等待的效果和预后。同时有必要提供前列腺癌的相关知识,告知目前还没有证据显示有下尿路症状人群中前列腺癌的检出率高于无症状的同龄人群。

(2)生活方式指导:告知患者观察等待不是不需要任何处理。适当限制饮水可以缓解尿频症状,如夜间和出席公共社交场合时限水。但要保证每天饮水量不要少于 1 500 mL,酒精和咖啡有利尿和刺激前列腺充血作用,可以使尿量增多,加重尿频、尿急等排尿刺激症状,因此,应限制酒精类和含咖啡因类饮料的摄入。精神放松训练,把注意力从排尿的欲望中解脱出来。指导排空膀胱的技巧,如重复排尿。膀胱训练,鼓励患者适当憋尿,以增加膀胱的容量和延长排尿的间歇时间。

(3)BPH 患者多为老年人,常因合并其他内科疾病同时服用多种药物,医师应了解和评价这些合并用药的情况,如阿托品,654-2 等会抑制膀胱逼尿肌收缩,增加排尿困难。某些降压药含利尿成分,会加重尿频症状。必要时和相关的内科医师讨论调整用药,以减少合并用药对泌尿系统的影响。保持大便通畅,防止便秘加重患者的排尿困难症状。

4.随访

观察等待不是被动的单纯等待,应明确告知患者需要定期的随访。患者症状没有加剧,没有外科手术指征,观察等待开始后第 6 个月进行第一次随访,以后每年进行一次随访。随访的内容包括 I-PSS 评分、尿流率检查、B 超测定残余尿。直肠指诊和血清 PSA 测定可选择每年检查一次。随访过程中,如果患者下尿路症状明显加重,或出现手术指征,要及时调整治疗方案,在重新制订治疗方案时,充分考虑患者的意愿,转为药物治疗或外科治疗。

(二)药物治疗

BPH 药物治疗的短期目的是缓解患者的下尿路症状,长期的目标是延缓疾病的临床进展,预防并发症的发生,在减少药物治疗不良反应的同时保持患者较高的生活质量是 BPH 药物治疗的总体目标。

BPH 药物治疗包括:①接受药物治疗的患者,应进行 BPH 诊断的初始评估,以除外各种与 BPH 相关并发症和鉴别诊断。②中度以上评分(I-PSS 评分≥8 分),有膀胱出口梗阻(BOO),但尚无 BPH 的并发症,无外科治疗的绝对指征者。③部分 BPH 患者有手术治疗的绝对指征,但身体条件不能耐受手术者,也可采用药物治疗。

BPH 的药物治疗目前有三大类药物:①α_1-肾上腺素能受体(α_1-AR)阻滞剂。②$5\alpha$ 还原酶抑制剂。③植物药。

1.α_1-AR 阻滞剂

α_1-AR 阻滞剂是通过阻滞分布在前列腺和膀胱颈部平滑肌表面的肾上腺素能受体,松弛平滑肌,达到缓解膀胱出口动力性梗阻的作用。治疗 BPH 的 α-AR 阻滞剂是根据其选择性的不同及其在体内半衰期的长短而分类。

(1)非选择性 α-AR 受体阻滞剂:酚苄明可阻滞 α_1 及 α_2-AR,对心血管和中枢神经系统有明显的不良反应,表现头晕、乏力、心动过速、心律不齐、直立性低血压。短效,剂量 5～10 mg,每天需口服三次,目前临床已基本不用。

(2)短效选择性 α_1-AR 阻滞剂:主要有哌唑嗪和阿夫唑嗪,商品名称为桑塔。哌唑嗪是最早用于治疗 BPH 的选择性 α_1-AR 阻滞剂,推荐剂量为 2 mg,每天2～3 次,阿夫唑嗪对 α_{1A}、α_{1B}、α_{1D} 受体的亲和力分别为 0.3:1:0.6,半衰期为 5 小时,推荐剂量为 7.5～10 mg,每天需口服三次。

(3)长效选择性 α_1-AR 阻滞剂:有特拉唑嗪及多沙唑嗪,又称可多华(cardura XL)。特拉唑嗪是应用最多的 α_1-AR 阻滞剂。特拉唑嗪对 α_{1A}、α_{1B}、α_{1D} 受体的亲和力分别为 0.4:1:1.1。其半衰期为 12 小时,用药要从小剂量开始,先用 1 mg,根据疗效及耐受性,逐渐调整剂量至 5 mg 或10 mg,每天一次。其疗效作用有剂量依赖性,剂量越大减轻症状就越明显。剂量在 2 mg 以上者,有的会发生直立性低血压。特拉唑嗪对 BPH 伴高血压患者有一定的降压作用,对血清甘油三酯有明显的下降作用,尤其适用于 BPH 伴高血压、高血脂患者。

多沙唑嗪对 α_{1A}、α_{1B}、α_{1D} 受体的亲和力分别为 0.4:1:1.2。其半衰期为 22 小时,治疗效果及安全性与特拉唑嗪相似,但多沙唑嗪降低血压作用比特拉唑嗪明显,头晕、头痛、直立性低血压等不良反应稍高于特拉唑嗪。用药也要逐渐调整剂量,从每天 2 mg 开始,增加至每天 4 mg 或8 mg。其症状改善及尿流率的增加有剂量依赖性。

(4)长效选择性 α_1-AR 亚型阻滞剂:有坦索罗辛,商品名称为哈乐,坦索罗辛对 α_{1A}、α_{1B}、α_{1D} 受体的亲和力分别为 38:1:7。其半衰期为 10 小时,其优点是剂量小而减轻症状效果好,对血压影响小,一般不会产生首剂效应,不必逐渐调整剂量,坦索罗辛每天服用 0.2～0.4 mg,其疗效与特拉唑嗪每天 5～10 mg 及多沙唑嗪每天 4～8 mg 相同,且药物耐受性比特拉唑嗪、多沙唑嗪好。坦索罗辛的不良反应有眩晕、头痛和逆行射精。

(5)α_{1A} 和 α_{1D} 受体双重阻滞剂:萘哌地尔,商品名称为那妥,对 α_{1A}、α_{1B}、α_{1D} 受体的亲和力分别为 6:1:17,萘哌地尔的体内半衰期为 10.3～20.1 小时,具有对 α_{1A} 和 α_{1D} 受体阻滞作用。萘哌地尔不仅能阻滞前列腺内的 α_{1A} 受体,缓解 BOO 的动力学因素,还能阻滞膀胱逼尿肌的 α_{1D} 受体,减轻膀胱逼尿肌不稳定,改善膀胱功能,缓解尿频、尿急及急迫性尿失禁等储尿期症状。推荐剂量 25 mg,每天睡前口服一次。不良反应偶见头晕、头痛,直立性低血压少见。

各种选择性 α_1-AR 阻滞剂对减轻 BPH 症状的效果基本相同,但对心血管系统的反应有不同,如多沙唑嗪、特拉唑嗪和坦索罗辛对减轻 LUTS 的疗效是相似的,但坦索罗辛对 α_{1A}-AR 的亲和力比对 α_{1B}-AR 的亲和力大 7～38 倍,所以坦索罗辛对血压的影响更小,一般不会产生首剂效应。如果患者对某一种 α_1-AR阻滞剂的不良反应不能耐受,可考虑更换另一种 α_1-AR 阻滞剂。但如果 BPH 患者对减轻症状的效果不明显,更换另一种 α_1-AR 阻滞剂可能也不会取得更好的疗效。

α_1-AR 阻滞剂治疗 BPH 的优点：①α_1-AR 阻滞剂治疗后 48 小时即可使症状改善，对于需要迅速改善 LUTS 症状的 BPH 患者，是首选药物。②α_1-AR 阻滞剂长期应用可以维持稳定的疗效。③无论有无 BOO 和无论前列腺体积大小的 BPH 患者都可以使用 α_1-AR 阻滞剂，以减轻症状。④应用 α_1-AR 阻滞剂治疗不会对血清 PSA 值有影响，不会影响前列腺癌的筛查。

应用 α_1-AR 阻滞剂治疗虽然能迅速改善下尿路症状，但评估其疗效应在用药 4~6 周后进行，连续使用 α_1-AR 阻滞剂 1 个月无明显症状改善则不应继续使用。虽然新型的高选择性 α_1-AR阻滞剂不断问世，但 BPH 发生于老年患者，多伴有高血压等心血管疾病，仍要注意直立性低血压、心血管系统不良反应的发生。

2.5α 还原酶抑制剂

5α 还原酶抑制剂通过抑制体内睾酮向双氢睾酮的转变，进而降低前列腺内双氢睾酮的含量，达到缩小前列腺体积、改善排尿困难的治疗目的。目前国内应用的 5α 还原酶抑制剂包括非那雄胺和爱普列特、度他雄胺 3 种。

（1）非那雄胺：商品名保列治，非那雄胺是 Ⅱ 型 5α 还原酶竞争性抑制剂，可抑制睾酮向双氢睾酮转化，其半衰期为 17.2 小时。非那雄胺常用剂量为 5 mg，每天口服一次。服用非那雄胺 12 个月，前列腺内 DHT 下降 80%~90%，但不影响体内睾酮水平，所以一般不会降低性欲和影响性功能，非那雄胺是可耐受且有效的雄激素抑制治疗的药物。

一项长达 4 年的非那雄胺治疗 BPH 多中心研究报告显示，治疗 8 个月后，症状明显减轻，非那雄胺组 I-PSS 评分减少 3.3 分，而安慰剂组仅减少 1.3 分；治疗 1 年后，非那雄胺组体积缩小 20%，而安慰剂组增大 14%；非那雄胺治疗后急性尿潴留发生率减少了 57%，BPH 需要手术率减少 55%。非那雄胺长程治疗的有效性及耐受性可达 4 年，最长者 7 年。所以非那雄胺的治疗优势是长程疗效。可减少远期并发症的发生，减少需要的手术率，并有抑制 BPH 疾病发展进程的作用。

非那雄胺最适用于前列腺体积较大，而症状不严重，不一定在短期内就需要使症状有明显减轻的患者。前列腺体积＞40 mL、血清 PSA＞1.4 ng/mL 而又排除前列腺癌的 BPH 患者，非那雄胺治疗效果好。

非那雄胺的长时间应用后，会出现如下一些不足之处：①非那雄胺起效慢，属于长程疗效，减轻 LUTS 是患者寻求治疗的主要因素对需要短期内缓解症状的患者，单一应用非那雄胺，疗效差，需要加用 α_1-AR 阻滞剂。②BPH 所引起的 LUTS 是多因素决定的，单一运用非那雄胺通过缩小前列腺体积，可能并不能有效缓解 LUTS。③应用非那雄胺能降低血清 PSA 水平，服用非那雄胺每天 5 mg，持续 1 年可使 PSA 水平减低 50%。对于长期应用非那雄胺的患者，只有将血清 PSA 水平加倍后，才不影响其对前列腺癌的检测效能。④非那雄胺有轻微的性功能障碍的不良反应。根据 Pless 资料，非那雄胺组与安慰剂组中性欲减退的发生率分别为 6.4% 和 3.4%。射精量减少分别为 3.7% 和 0.8%，勃起功能障碍分别为 8.1% 和 3.7%，乳房肿大分别为 0.5% 和 0.1%。

（2）爱普列特（episteride）：商品名川流，是全球唯一非竞争性 5α 还原酶抑制剂，可与 5α 还原酶 $NADP^+$ 形成稳定的三元复合物，迅速地排出体外，从而非竞争性抑制 5α 还原酶活性，阻断睾酮向双向睾酮转化，使前列腺及血清中 DHT 水平降低，而不影响血清中睾酮水平，并使前列腺缩小。非竞争性抑制 5α 还原酶活性不受体内睾酮浓度的影响，起效迅速。目前临床试验表明其他 5α 还原酶抑制剂减小前列腺的时间在 4~6 个月，但是爱普列特一般在 2~3 个的时间即可使增大的前列腺减小。有部分的临床试验表明部分患者在1个月的时候就有前列腺体积的减小。其非竞争性有效地改善了其他5α还原酶抑制剂起效慢的缺点。其半衰期为7.5小时。用法:5 mg,每天两次口服。口服吸收迅速,剂量5～20 mg。

不同的5α还原酶抑制剂对还原酶的作用强度不同。已知人体内的5α-还原酶可分Ⅰ型和Ⅱ型。Ⅰ型酶分布于皮肤、肝脏及肌肉组织中,Ⅱ型酶主要分布于前列腺内。在前列腺组织中,Ⅱ型酶活性要远高于Ⅰ型酶。爱普列特对Ⅱ型酶的亲和力远远高于Ⅰ型酶,因此爱普列特选择抑制活性更强的Ⅱ型酶,并且较其他5α还原酶抑制剂对Ⅱ型酶的抑制作用更强。爱普列特高选择性带来的优势为选择性抑制前列腺中的DHT,对血清中DHT影响则较其他5α还原酶抑制剂更小。血清DHT较T更有效增加NOS活性,而其他5α还原酶抑制剂血清中DHT浓度降低较多,会导致NOS活性下降较多,进而使L-精氨酸生成NO减少,使得勃起障碍加重。爱普列特由于是高选择性药物对血清中DHT影响则较其他5α还原酶抑制剂更小,所以改善了5α还原酶抑制剂对于性功能的影响。

采用多中心开放临床试验观察爱普列特治疗BPH的疗效,疗程4个月。结果显示,IPSS评分较治疗前平均降低6.12分(28.8%),$P < 0.000\ 1$;最大尿流率较治疗前平均增加3.48 mL/s(33.4%),$P < 0.000\ 1$,前列腺体积平均缩小4.91 mL(11.6%),$P < 0.000\ 1$;剩余尿量平均减少19.1 mL(38.4%),$P < 0.000\ 1$.差别均有极显著性意义。治疗总有效率83.4%。临床不良反应发生率6.63%,多为轻中度。

因此,爱普列特用于临床治疗BPH十余年,无重大不良反应,是一种安全有效的治疗BPH的新药。

(3)度他雄胺(安福达)为工型和2型5α-α还原酶双重抑制制剂。它是全球唯一的5α还原酶双重抑制剂,国际多中心研究,19个国家4 325例患者为期四年的研究,度他雄胺与其他抑制剂相比,具有更强的血清和前列腺内DHT水平下降。第1个月即显著缩小前列腺体积5.2%,48个月持续缩小27.3%。AUA症状评分,24个月降低4.5分,并持续降低至6.5分,最大尿流率1个月开始改善,48个月持续增加2.7 mL/s。不良事件发生率与安慰剂接近,且长期用药,不良事件发生率趋于降低。同时,能显著降低前列腺癌的发生率。

3.α_1-AR阻滞剂和5α还原酶抑制剂联合治疗

5α还原酶抑制剂是针对BOO的机械因素的治疗药物,能缩小前列腺体积,减少尿潴留的发生率和需要手术率,但它是长程治疗才发挥治疗作用的。而α_1-AR阻滞剂是针对BOO的动力因素,改善BPH症状作用比较明显,起效快,在很短的时间内可减轻症状,对需要迅速减轻症状的患者,α_1-AR阻滞剂是首选的药物。联合应用非那雄胺与α_1-AR阻滞剂,可在短期内改善症状,又可抑制BPH的进程,同时解除BOO机械因素和动力因素。联合用药比单一用药疗效较好,尤其适合前列腺体积大于40 mL,LUTS症状严重,BPH临床危险较大的患者。美国AUA会议对BPH药物治疗的总结中提出,α_1-AR阻滞剂与非那雄胺联合用药可增加前列腺细胞的凋亡,主张联合用药。

多沙唑嗪和非那雄胺均显著降低BPH临床进展的危险,而多沙唑嗪和非那雄胺的联合治疗进一步降低了BPH临床进展的危险。进一步发现当前列腺体积≥25 mL时,联合治疗降低BPH临床进展危险性的效果显著优于多沙唑嗪或非那雄胺单药治疗。

4.植物制剂

虽然目前植物药剂的作用机制还未得到充分科学证实,但治疗效果确切,且安全、无毒、无害及无不良反应,可长期服用,容易被患者接受。目前临床普遍应用的植物药有伯泌松、通尿灵、舍尼通等。

(1)伯泌松:伯泌松是从美洲棕榈的果中提取的 n-乙烷类固醇,由多种化合物组成,伯泌松的口服剂量是 160 mg,每天两次,1 个疗程为 3 个月。伯泌松治疗 BPH 3 个月后,膀胱残余尿减少 43.5%,前列腺体积缩小 9.1%。伯泌松的耐受性好,无明显不良反应。

(2)太得恩:又称通尿灵,是非洲臀果木的提取物,对前列腺细胞产生的碱性成纤维细胞生成因子(bFGF)有抑制作用。通尿灵具有同时作用于前列腺及膀胱逼尿肌的双重功效。剂量为 100 mg,每天一次。

(3)舍尼通:舍尼通是由几种花粉提炼出的一种植物药,由瑞典 Pharmacia Allergon AB 公司开发研制的。舍尼通有两种活性成分:水溶性 T60(P5)和脂溶性 GBX(EA10),实验研究能松弛大鼠和猪尿道平滑肌,并能增强膀胱肌肉的收缩,可能与抑制由去甲肾上腺素产生的肌肉收缩有关。这两种活性成分对去甲肾上腺素有竞争拮抗作用,从而能缓解 BOO 动力因素产生的症状。用法:每次 1 片,每天 2 次,疗程不低于 3 个月。

5.随访

由于对 BPH 的病因、发病机制以及 BOO 梗阻所致的病理生理变化的了解尚不够全面,高选择性的 α_{1A}-AR 及 α_{1D}-AR 阻滞剂、特异性 α_{1L}-AR 阻滞剂目前正在进行临床验证,将来能研制开发特异性阻断前列腺、膀胱颈、尿道分布的 α_1-AR 阻滞剂的药物,可望最大限度避免不良反应的发生。有一种或多种 Caspase 蛋白酶被认为与导致凋亡的最后通路有关,对此研究的认识,可望将来会研制出"制造凋亡"的新药。以往对脊髓中的 α_{1A}-AR 及 α_{1D}-AR 的功能知之甚少,如能进一步研究脊髓中 α_1-AR 及其他神经的变化,将对 LUTS 提出更为有效的治疗措施。

在 BPH 患者 I-PSS 和 QOL 评分无加重,无外科治疗的绝对指征的情况下,药物治疗开始后第 6 个月进行第一次随访,以后每年进行一次随访。随访的内容包括 I-PSS 评分、尿流率检查、B 超测定残余尿。直肠指诊和血清 PSA 测定可选择每年检查一次。随访过程中,如果患者下尿路症状明显加重,或出现手术指征。充分考虑患者的意愿,必要时转为外科治疗。对使用 α 受体阻滞剂的患者,在开始服药的第 1 个月应关注药物的不良反应,如果能耐受药物不良反应并能使症状改善,可以继续服药。对使用 5α 还原酶抑制剂的患者,随访时注意药物对血清 PSA 的影响,并了解药物对性功能的影响。

六、良性前列腺增生外科治疗

BPH 外科治疗的适应证包括:①LUTS 症状严重,已明显影响生活质量,经正规药物治疗无效或拒绝药物治疗的患者可考虑外科治疗。②反复尿潴留(至少在一次拔导尿管后不能排尿或两次尿潴留)。③反复血尿,5α 还原酶抑制剂治疗无效。④反复泌尿系统感染。⑤膀胱结石。⑥继发性上尿路积水(伴或不伴肾功能损害)。⑦BPH 患者合并膀胱大憩室、腹股沟疝、严重的痔疮或脱肛,临床判断不解除下尿路梗阻难以达到治疗效果者,应当考虑外科治疗。

以前认为残余尿>60 mL,是外科手术治疗的手术指征,现在认为,虽然残余尿的测定对 BPH 所致的下尿路梗阻具有一定的参考价值,但因其重复测量的不稳定性、个体间的差异以及不能鉴别下尿路梗阻和膀胱收缩无力等因素,目前,认为不能确定可以作为手术指征的残余尿量上限。但残余尿明显增多以致充盈性尿失禁的 BPH 患者应当考虑外科治疗。术前应注意对长期慢性尿潴留、肾功能不全的患者,应先持续导尿引流尿液,待肾功能改善后才能进行外科手术。

外科治疗前,应重视尿流动力学检查。通过尿流动力学检查鉴别 BPH 性梗阻与非 BPH 性梗阻,了解膀胱功能的情况。BPH 性梗阻严重,膀胱功能良好者,治疗效果最佳。膀胱功能受损代偿期应积极治疗,可望膀胱功能恢复。膀胱功能失代偿者,则术后疗效差。膀胱功能严重受损、逼尿肌无力、术后难以恢复,不宜前列腺切除,施行永久性膀胱造瘘术为宜。

BPH 是老年性疾病,因而需要进行全身状况的评估。根据患者的年龄和心、肺、肝、肾、脑等重要生命器官的功能状况及其代偿的程度,以评估病情和承受手术危险程度。

手术危险程度分五级。0 级:年龄<70 岁,生命器官功能正常,无高血压、糖尿病史,手术安全性高。Ⅰ级:年龄>70 岁,生命器官有轻度病变,代偿功能健全,手术轻度危险。Ⅱ级:年龄>80 岁,生命器官病变较重,功能减退,但在手术时功能尚在代偿范围内,手术有中度危险。Ⅲ级:预计存活时间<5 年,生命器官病变较重,功能严重减退,手术时功能代偿不全,手术有高度危险性。Ⅳ级:预计存活时间<1 年,病情危重,生命器官功能代偿不全期,手术有高度危险性。BPH 患者年龄>80 岁,至少并发一种以上重要器官、系统严重病变或功能损害者,或年龄>80 岁,手术危险分级为Ⅱ或Ⅲ级者称为高危 BPH。高危 BPH 不宜施行开放手术摘除前列腺。高危 BPH 不是腔内手术绝对禁忌证,但应慎重,做好围术期充分准备,手术时不应强求彻底切除腺体,在保证安全前提下切除前列腺梗阻部分,以求术后排尿畅通,改善症状。手术危险分级属Ⅳ级者施行膀胱造瘘是可取的治疗方法。

BPH 的外科治疗依据采取手术径路和创伤大小分为微创治疗和开放手术治疗两大类。微创治疗大体分为破坏前列腺组织而扩大后尿道通道和保留前列腺组织的情况下扩大后尿道两种方式。前者包括经典的经尿道前列腺电切术(transurethral resection of the prostate,TURP)、经尿道前列腺切开术(transurethral incision of the prostate,TUIP)、经尿道前列腺电气化术(transurethral electrovaporization of the prostate,TUVP)、经尿道前列腺等离子双极电切术(bipolar transurethral plasma kinetic prostatectomy,TUPKP)、经尿道激光治疗前列腺增生症、经尿道电化学以及利用热效应(包括微波、射频、高能聚焦超声等)等治疗方法。后者包括使用支架(记忆合金、可溶支架等)或气囊扩张后尿道,这些方法不破坏前列腺组织,是利用机械力扩大后尿道,有一定的近期疗效。开放前列腺摘除术的方式多样,包括耻骨上、耻骨后、经耻骨、耻骨下、经会阴、经骶骨、等,但目前常用的有三条途径,即耻骨上(经膀胱)、耻骨后、保留尿道的耻骨后前列腺摘除术。

(一)腔内和微创治疗

1.经尿道前列腺电切术

TURP 是腔内泌尿外科应用最为广泛的技术之一,自在美国问世,已有近百年的历史。现在,TURP 被认为是 BPH 手术治疗的金标准。

(1)适应证及禁忌证。TURP 适应证和开放手术基本相同,包括:①有明显的前列腺症候群(prostatism)引起膀胱刺激症状及 BOO 症状,如尿频、排尿困难、尿潴留等,已明显影响生活质量,经正规药物治疗无效或拒绝药物治疗的患者。②尿流率检查异常,尿量在 150 mL 以上,最大尿流率<10 mL,尿流动力学排除逼尿肌无力。③梗阻引起上尿路积水和肾功能损害。如慢性尿潴留,先保留导尿,等待肾功能好转后手术。④BOO 引起反复尿路感染、血尿、继发膀胱结石、腹股沟疝等。⑤高压冲洗下电切术,宜在60~90 分钟内完成切除的中等度(<60 g)腺瘤。

TURP 属择期手术,禁忌证多是相对的,经过充分术前准备,在合适的条件下可以再做 TURP 术,但一般有下列全身性、局部性病变时不宜行 TURP 术。全身性疾病包括:①心脑血管疾病。严重的高血压、急性心肌梗死、未能控制的心力衰竭、严重的不能纠正的心律失常、近期脑血管意外偏瘫者。②呼吸系统疾病。严重的支气管哮喘、严重的慢性阻塞性肺病合并肺部感染、肺功能显著减退者。③严重的肝肾功能异常。④全身出血性疾病。⑤严重的糖尿病。⑥精神障碍如老年痴呆不能配合治疗者。⑦装有心脏起搏器的患者,如果要做 TURP,术前请心脏科医师会诊,术中心电监护,并做体外起搏器准备,以防止意外。

局部性疾病包括:①尿道狭窄,经尿道扩张后电切镜仍不能通过狭窄段尿道。②急性泌尿生殖系感染期。③腺瘤较大,估计切除组织体积超过 60 g,或手术时间可能超过 90 分钟者,对初学者尤为不适宜。④合并巨大膀胱憩室或多发较大膀胱结石需要开放手术一并处理者。⑤合并体积较大,多发或呈浸润性生长的膀胱肿瘤,不宜与 TURP 同时进行处理,应先治疗膀胱肿瘤。⑥髋关节强直,不能采取截石位或巨大不可复性疝,影响手术操作者。

(2)手术要点:①置入电切镜,将带有闭孔器的切除镜鞘涂抹上润滑剂,插入尿道后缓慢推进。如尿道外口狭窄,可用剪刀将腹侧尿道外口剪开少许。放置至膜部尿道如果受阻,可先用 F20～F26 尿道探条扩张后再进镜。原则是勿使用暴力,以免造成尿道假道、穿孔,甚至损伤直肠。目前,多在电视摄像系统直视下置入电切镜,一方面可以观察尿道、前列腺、精阜、膀胱颈情况,另一方面也避免了盲插损伤尿道的可能。②观察膀胱和后尿道,术者通过电视屏幕有序地观察、检查膀胱和后尿道。注意膀胱有无小梁、憩室,有无膀胱肿瘤,膀胱颈后唇有无抬高。前列腺中叶有无突入膀胱,如有中叶明显增生,特别注意三角区、双侧输尿管口与增生腺体的关系,防止电切时损伤上述部位。将电切镜后撤,观察前列腺增生的大小、中叶及两侧叶形态及增生程度。继续后撤电切镜,注意精阜与膀胱颈的距离,仔细辨别外括约肌(将电切镜退至球部尿道处,将切除镜鞘向前轻推一下,可见外括约肌收缩)。若从精阜能看到完整的膀胱出口,或电切环完全伸出(长度为 2 cm)可达膀胱颈,常为纤维化的小前列腺,切除组织多不超过 10 g。通过直肠指诊、B 超检查、电切镜观察三者结合,对切除组织的重量做出初步估计,前列腺左右径与上下值在 4.5 cm左右,相当于前列腺Ⅰ度,切除组织一般在 10 g 左右。若前列腺左右径与上下值在 5.0～5.5 cm,相当于前列腺Ⅱ度,切除组织一般在 20～40 g。若前列腺左右径与上下值超过 6.0 cm 左右,相当于前列腺Ⅲ度,切除组织一般可达 50 g 以上。③切割前列腺组织手术一般分三个步骤进行(图 8-1、图 8-2)。切除中叶及两侧叶,原则是前列腺三叶增生,中叶增生明显时,先切除增生的中叶,以使冲洗液的出入通道畅通和电切镜前后活动便利。如果是两侧叶增生明显,一般在膀胱颈 5 点、7 点位置切割,切至精阜近侧缘,并向左、右切出标志沟(冲水道)。对能从精阜看到完整的膀胱颈的前列腺,可采取先定终点切割法,用电切镜鞘的绝缘端压住精阜,再切割,切割终点正好达精阜近侧缘,不易损伤精阜。对大前列腺,一般采取先定起点切割法,切割至前列腺尖部接近精阜时,则再采用先定终点切割法及浅切法,避免损伤外括约肌和精阜。切除两侧叶及腹侧组织,小前列腺可沿标志沟两侧缘开始切割,顺时针或逆时针方向向侧上方,即 8～11 或 4～1 点方向切除右侧叶或左侧叶腺体。大前列腺,注意当标志沟切除后,两侧叶腺体失去支撑,向中间靠拢并下坠,术者一定要明确标志沟和两侧叶腺体的关系,在标志沟的上方,沿着坠下的腺体的切缘,做顺时针或逆时针弧形切割,直达被膜。一般先将突入视野较大的腺体切除,以免影响观察与操作,但避免在一处切割过深,这样容易发生被膜穿孔。当两侧叶腺体组织切除完全后,将电切镜旋转 180°,切除腹侧组织,腹侧一般不厚,电切时避免过深切破静脉窦,一旦切破静脉窦难以电凝止血。切除前列腺尖部,尖部残留腺体的切除是 TURP 手术效果好坏的关键,切割过度,易损伤尿道外括约肌造成尿失禁,切割过少,残留腺体多,术后排尿不畅,影响手术效果。

为避免损伤尿道外括约肌,术中要保持精阜的完整,对两侧叶尖部组织的切割,始终采取先定终点的方法。为避免尖部腺体残留,经常将电切镜前后移动,撤到精阜远侧球部尿道处,观察尖部有无突出的腺体以及辨认尿道外括约肌的收缩,当尖部腺体切除干净,可见到膜部尿道呈圆形张开。

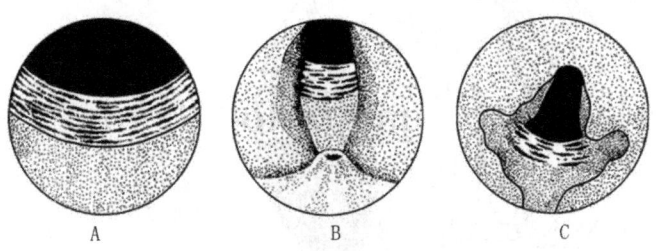

图 8-1　经尿道前列腺切除步骤

A.近侧显露膀胱颈环状纤维;B.自膀胱颈 6 点切出标志沟;C.从标志沟向两侧切割

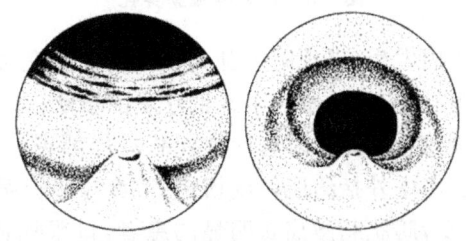

图 8-2　经尿道前列腺切除术后观察无残留腺体突入尿道腔

（3）术后并发症包括尿道损伤、大出血、穿孔与外渗、经尿道电切综合征等,具体如下。

1）尿道损伤:多因操作不熟练,在放置电切镜过程中损伤尿道形成假道,外括约肌远端损伤穿破尿道球部,外括约肌近侧尿道损伤穿入前列腺组织内、膀胱三角区下方损伤等,建议最好电视摄像系统直视下进境,可最大限度避免尿道损伤的可能。

2）大出血:可分为手术当天出血和继发出血两种:①手术当天出血,一般是术中止血不完善或静脉窦开放两种原因。静脉窦出血电凝止血多无效,治疗以制动、持续牵拉导尿管、保持冲洗液通畅、防止膀胱痉挛、补液输血等治疗多可缓解。如果术中止血不完善,遗漏个别重新开放的小动脉出血,经积极治疗出血不减轻,或有休克征象,需立即去手术室,再次手术止血。②继发出血,多在术后 1～4 周,多因创面焦痂脱落、饮酒、骑车、便秘用力排便造成,如出血伴尿潴留,予保留导尿,必要时膀胱冲洗、抗炎止血治疗多能缓解。但患者术后反复尿血,可能是残留腺体较多,继发感染所致,必要时再次电切治疗。

3）穿孔与外渗:由于对前列腺被膜形态辨认不清,切割过深,在高压冲洗下,膀胱过度充盈,大量液体经穿孔外渗(图 8-3)。患者下腹胀满,为防止液体吸收过多,引起 TUR 综合征,应尽快结束手术。必要时在穿孔处腹壁切开行膀胱腹膜间隙引流。

4）经尿道电切综合征:是 TURP 手术病情最为凶险的并发症,对其认识不足,可能贻误诊治导致患者死亡。TUR 综合征多因术中冲洗液大量吸收引起血容量过多和稀释性低血钠为主要特征的综合征。前列腺静脉窦开放、前列腺被膜穿孔、冲洗液压力高、手术时间长(>90 分钟)、使用低渗冲洗液(如蒸馏水)将促使 TURS 的发生。临床表现为血压先升高心率快而后变为血压下降心动过缓,肺水肿表现呼吸困难、呼吸急促、喘息,脑水肿表现头痛、烦躁不安、意识障碍,肾水肿表现无尿或少尿等。如果发现患者有上述临床征象，急查电解质，及时采取措施，包括利尿、纠正低血钠和低渗透压、吸氧、有脑水肿征象脱水降颅压治疗。

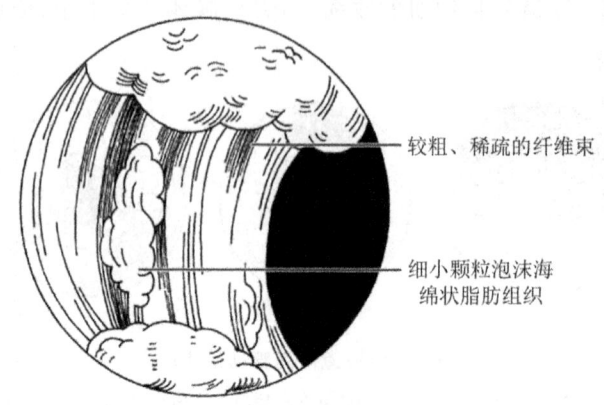

较粗、稀疏的纤维束

细小颗粒泡沫海绵状脂肪组织

图 8-3　前列腺被膜穿孔

5）附睾炎：多在术后 1～4 周发生，出现附睾肿大、触痛，主要是尿道细菌逆行经输精管感染所致，一般以卧床休息，抬高阴囊，应用敏感抗生素治疗多能缓解。

6）尿失禁。①暂时性尿失禁：主要原因包括前列腺窝局部炎性水肿，刺激外括约肌关闭失灵，术前就存在的不稳定膀胱，术中外括约肌轻度损伤、气囊导尿管误放置在前列腺窝内，压迫外括约肌等原因，一般可逐渐恢复，膀胱刺激症状明显的患者，口服托特罗定治疗。加强盆底肌锻炼，以利恢复正常排尿。②永久性尿失禁：是由于切割过深损伤了尿道外括约肌引起，表现术后不能控制排尿，尤其站立位时，尿液不自主流出，经过 1 年治疗，盆底肌锻炼，仍不能恢复，可基本确诊。永久性尿失禁的处理很棘手，姑息治疗一般以用集尿袋或阴茎夹为主。尿道黏膜下注射硬化剂、人工尿道括约肌等方法尚不十分完善和有效。

7）深静脉血栓形成和肺栓塞：TURP 手术取截石位，小腿后部长期受压，老年人下肢和盆腔静脉易形成深静脉血栓，术后长时间卧床都是促发因素。深静脉血栓形成表现患肢肿胀、疼痛，血栓脱落引起肺栓塞又是 TURP 患者术后死亡原因之一。主要是预防深静脉血栓的形成，包括术后多活动按摩腿部，尽量早日下床活动。对于出现胸痛、呼吸困难等疑似肺栓塞的临床表现时，应立即拍胸片等，并请相关科室抢救治疗。

8）尿道狭窄。①尿道外口狭窄：多因尿道口偏小，电切镜鞘长期压迫，牵拉导尿管的纱布压迫外口局部坏死、感染形成狭窄，治疗以外口扩张或切开腹侧尿道外口少许。②膀胱颈挛缩：多由于电切过深，术后膀胱颈瘢痕挛缩狭窄，表现排尿困难，膀胱镜检查可以确诊。治疗以冷刀切开或再次电切瘢痕组织。③尿道其他部位狭窄：主要是插入电切镜时损伤尿道所致，直视下放入电切镜可减少尿道损伤的情况。

9）性功能障碍：表现为逆向射精、不射精或性欲低下等改变。

2.经尿道前列腺切开术

Orandi 首先进行了 TUIP，收到良好的治疗效果。许多学者对 TUIP 和 TURP 进行了比较，发现 TUIP 治疗后患者下尿路症状的改善程度与 TURP 相似。与 TURP 相比，TUIP 具有手术时间短、出血和并发症少，需要输血的危险性降低、住院时间缩短等优点，但再次需要手术率比 TURP 高。

TUIP 治疗的适应证与 TURP 相似,但更适宜前列腺体积小于 30 mL 且无中叶增生的患者,以及一部分不适宜开放手术和 TURP 的患者如冠心病、肺功能不良的患者。

治疗分为两种方式。①6 点钟切开法:电切环置于膀胱颈后方,从 6 点切一沟延伸到精阜附近,近端显露内括约肌纤维,余处达包膜。②4 点和 8 点切开法:分别从膀胱颈 4 点和 8 点钟切开达前列腺尖部,深度达包膜。其余手术禁忌、手术注意事项、术后处理、并发症等与 TURP 基本相同。

3.经尿道前列腺电气化术

TUVP 最早由 Mebust 等报道使用,在 20 世纪 90 年代后,将其与电切镜相结合,并发明滚轴状及宽而厚的气化电极,才得以广泛应用。

它的工作原理是通过高功率的电流产生的热能使前列腺气化而达到切割目的。因其气化的同时凝固血管,故手术中出血较少,但气化切割的速度较慢,故一般适宜较小的前列腺。近年来随着技术进步,一种铲状气化电极的出现使得切除腺体的速度加快,可切除较大腺体,同时具备气化封闭血管,出血少的优点。TUVP 的适应证、禁忌证、术前准备、手术方式、术后处理、并发症与 TURP 基本相同。TUVP 尤适宜凝血功能较差和前列腺体积较小的患者。

4.经尿道前列腺等离子双极电切术

英国佳乐(Gyrus)公司将等离子体技术用于前列腺切除。后来此项技术在我国迅速开展普及起来。它的工作原理是工作电极与回路电极均位于电切环内,高频电流通过释放的射频能量将导体介质转化为围绕电极的等离子体区,这一等离子体是由高电离颗粒构成,这些电离颗粒具有足够的能量将组织内的有机分子键打断,使靶组织融化为基本分子和低分子随即破碎、气化。

经尿道前列腺等离子双极电切术(bipolar transurethral plasma kinetic prostatectomy, TUPKP)的特点是用生理盐水做冲洗液,靶组织表面的温度仅 40~70 ℃,切割精确,止血效果好,热穿透浅。国内王行环报道用 TUPKP 治疗 600 余例 BPH 患者,无 1 例发生 TURS。TUPKP 的手术适应证、禁忌证、手术操作、术后处理、并发症与传统的 TURP 基本相同。

5.激光治疗

前列腺激光治疗是通过组织气化或组织凝固性坏死后的迟发性组织脱落达到解除梗阻的目的。疗效肯定的方式有经尿道钬激光剜除术(transurethral holmium laser enucleation of prostate,HoLEP)、经尿道激光气化术、经尿道激光凝固术三种。

(1)经尿道钬激光剜除术:Ho:YAG 产生的峰值能量可导致组织的气化和前列腺组织的精确和有效的切除,随着大功率钬激光的开发及组织粉碎器的临床应用,HoLEP 得以实施。钬激光的优点是组织作用深度仅 0.5 mm,有较好的安全性,同时对气化层面以下 3~4 mm 组织产生良好的凝固作用,因此出血极少,手术视野清晰。用生理盐水进行灌洗,避免了组织吸收过多的液体而产生 TURS。HoLEP 切除下来的组织需要组织粉碎器粉碎,增加了损伤膀胱的危险和手术操作难度是其主要缺点。

Montorisi 等对 HoLEP 组与 TURP 组进行了比较,HoLEP 组平均手术时间长于 TURP 组 [(74±19.5)min *vs*(57±15)min,$P<0.05$],但术后留置导尿管时间明显缩短[(31±13)min *vs* (57.78±18.9)min, $P<0.001$],住院时间也明显缩短[(59±19.9)h *vs*(85.8±18.9)h, $P<0.001$],在术中和术后并发症包括勃起功能障碍和逆向射精方面,两者相似。HoLEP 对于 100 g 以上、重度前列腺也能顺利切除。Matlage 等对 86 位患者行 HoLEP 治疗,患者前列腺体积均大于 125 mL,平均为 170 mL,手术时间 128.1 分钟,住院时间 26.1 小时,平均组织剜除 140.2 g。

(2)经尿道激光气化术:TUVP 与经尿道前列腺电气化术相似,用激光能量气化前列腺组织,以达到外科治疗目的。近年来新兴的激光气化术的代表为磷酸钛氧钾晶体(KTP)激光前列腺气化术,这种激光波长 532 nm,位于光谱中可见光的绿色区故又称绿激光。早期的绿激光功率都在 40 W 以下,单独使用不足以使前列腺组织快速气化,故与钕激光联合使用。随着技术的进步,大功率(60~80 W)绿激光设备研制出来,使其快速气化组织的能力明显加强,并单独使用。Alexis E(2004)报道了光选择性前列腺气化术后 1 年的随访结果,术后短期 I-PSS 评分、尿流率、QOL 指数的改善与 TURP 相当。术后尿潴留而需要导尿的发生率高于 TURP。由于此项技术应用时间较短,长期疗效尚待进一步研究。由于绿激光对前列腺组织气化,术后无病理组织,因此术前必须排除前列腺癌可能。

(3)经尿道激光凝固术:经尿道激光凝固术时光纤尖端与前列腺组织保持约 2 mm 的距离,能量密度足够凝固组织,但不会气化组织。被凝固的组织最终会坏死、脱落,从而减轻梗阻。手术时,根据 B 超所示前列腺的大小,在横断面 12、3、6、9 点处激光照射,一般功率为 60 W,每点照射 60~90 秒,两侧叶可照射时间较长一点,尖部照射时,避免损伤尿道外括约肌。

此项手术的优点是操作简单,出血风险以及水吸收率低。采用 Meta 分析发现经尿道前列腺激光凝固术后需要导尿的尿潴留发生率和尿路刺激症状发生率分别为 21% 和 66%,明显高于 TURP 的 5% 和 15%。

6.其他微创治疗

(1)经尿道微波治疗:TUMT 是将微波发射探头插入尿道,使微波辐射置于前列腺中央位置,在治疗前列腺增生时多采用这种途径。一般治疗选用超过 45 ℃ 的高温疗法。低温治疗属于理疗范畴,效果差,不推荐使用。微波治疗可部分缓解 BPH 患者的尿流率和 LUTS 症状。适用于药物治疗无效(或不愿意长期服药)而又不愿意接受手术的患者,以及伴反复尿潴留而又不能接受外科手术的高危患者。微波治疗 BPH 后,5 年的再治疗率高达 84.4%,其中药物再治疗率达 46.7%,手术再治疗率为 37.7%。

(2)经尿道前列腺针刺消融术(transurethral needle ablation,TUNA):是通过穿刺针将前列腺组织加热至 100 ℃,而在针的周围形成凝固坏死,产生 1 cm 以上的空腔。是一种操作简单安全的治疗方法。适用于不能接受外科手术的高危患者,对一般患者不推荐作为一线治疗方法。Meta 分析术后患者下尿路症状改善 50%~60%,最大尿流率平均增加 40%~70%,3 年需要接受 TURP 约 20%。远期疗效还有待进一步观察。

(3)前列腺增生的电化疗:是我国自行开发的一种腔内介入方法,通过特制三腔气囊导尿管的阴阳极定位于前列腺,形成阴极、前列腺、膀胱内液、阳极之间的闭合电路,使前列腺局部变性、坏死、创面纤维化修复,造成前列腺尿道内腔扩大,达到解除或缓解机械性梗阻目的。电化疗具有操作简便、安全、微创、不需麻醉、并发症少、患者痛苦小、恢复快、费用低等优点,特别适用于年老体弱和高危不能外科手术 BPH 患者,总有效率为 74%。

(4)前列腺支架治疗:是通过内镜放置在前列腺部尿道的记忆合金金属(或聚亚胺酯)装置,扩大后尿道的方法。适用于高危、不能耐受其他手术治疗、非中叶增生的 BPH 患者。前列腺支架可以缓解 BPH 所致的下尿路症状,作为反复尿潴留替代导尿的一种方法。常见的并发症有支架移位、钙化、支架闭塞、感染、慢性疼痛等。

(二)开放手术治疗

自 20 世纪 80 年代以后,随着内镜手术器械和技术的改进,腔内手术治疗 BPH 已在我国广泛开展。需要开放手术治疗的患者逐年减少,但这并不意味开放手术已被淘汰。因为对于前列腺体积＞80 mL,合并有巨大膀胱憩室、较大质硬的膀胱结石、巨大腹股沟疝影响经尿道手术、髋关节强直不能采取截石位的患者,仍需要施行开放性前列腺摘除术。此外,在腔内手术时遇到一些技术问题,如术中难以控制的出血、膀胱或前列腺包膜穿孔等并发症,必须立即改行开放手术加以挽救。

目前常用的开放手术方法有耻骨上前列腺摘除术、耻骨后前列腺摘除术、保留尿道的耻骨后前列腺摘除术。

1.耻骨上前列腺摘除术

Fuller 施行了第一例经膀胱包膜内前列腺增生组织完整摘除。早期手术都是在盲视下进行。Squier 对盲视下手术进行了改进,一是将切口切在膀胱顶部,二是将示指伸入,裂开前列腺前联合,从而剜除前列腺,减少了出血。Thompson Walker 进行了第一例直视下开放式耻骨上前列腺摘除术,通过缝扎膀胱颈部和前列腺包膜达到较好的止血效果。

以后对此术式的探索主要是尿液的引流和止血方法的改进,这些方面我国泌尿外科学者做了许多创新性的探索。吴阶平在第九届全国外科学术会议上提出耻骨上前列腺切除术不用留置导尿管的方法,自行设计了吴氏导管,术后不需尿道留置导尿管,大大减轻患者痛苦,起到较好的止血效果。术后尿路感染、附睾炎发生率明显减少。

曾经,苏州医学院郭震华在吴氏导管启发下,设计了一种耻骨上前列腺三腔气囊导管,这是我国首次研制成的国产三腔气囊导管(图 8-4)。

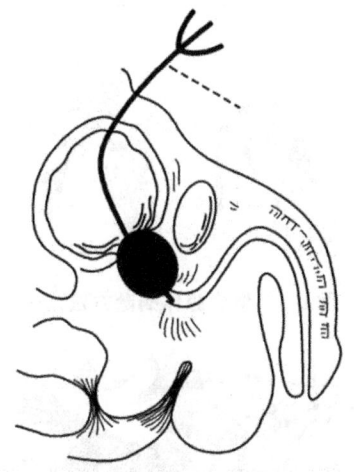

图 8-4　耻骨上前列腺三腔气囊导管

操作方法类同吴氏导管,腺体摘除后,导管尖端送入后尿道,气囊置于前列腺窝,一般注水10～20 mL,目的是固定作用,使导管不致滑脱进入膀胱。气囊后方的导管两侧增加引流尿液和膀胱冲洗。沿导管缝合前列腺窝的创缘,使腺窝与膀胱隔离。导管经膀胱固定于腹壁,术后持续点滴灌洗膀胱。耻骨上前列腺三腔气囊导管使吴氏导管更加完善,被称为吴-郭导管。吴-郭导管经临床应用,止血效果好,术后患者免除了尿道留置导尿管的痛苦,并发症明显减少。Hooman Djaladat 在《泌尿学杂志》发表了伊朗关于这种三腔气囊导管在耻骨上前列腺切除术中的报道。认为这种导管具有安全、能有效减少了术后尿路感染、尿失禁、尿道狭窄的并发症。可见当时吴、郭二氏提出的耻骨上前列腺切除术不用尿道留置尿管的构思迄今仍有指导意义。

（1）手术要点：耻骨上前列腺摘除术可经下腹正中切口或弧形切口。腹膜外显露膀胱，于膀胱前壁切开膀胱，探查膀胱内有无结石、憩室、肿瘤，并作相应处理一并解决。注意两侧输尿管开口与膀胱颈部的距离，以防术中误伤输尿管开口。耻骨上前列腺摘除术的操作要点是增生腺体剜除和腺窝止血、膀胱灌注引流的技术方法。①增生腺体剜除方法（图 8-5、图 8-6）：最常用的方法是在膀胱颈部切开突入膀胱的腺体表面黏膜，以此切口用血管钳分离出增生腺体与外科包膜之间的平面，示指伸入此分离平面内，并紧贴腺体进行剥离，使腺体和包膜分离。剥离至尖部后，用拇指、示指紧贴腺体捏断尿道黏膜，或紧贴腺体剪断前列腺尖部尿道黏膜。操作时忌用暴力牵拉，防止尿道外括约肌损伤。②另一种方法可直接用手指伸入后尿道内，示指腹侧面挤压腺体前联合处尿道，撕裂联合处尿道黏膜，露出两侧增生腺体的间隙。由此间隙进入外科包膜内，使腺体与包膜分离，将腺体剜除。此法不易损伤尿道外括约肌。前列腺剜除后检查标本是否完整，腺窝内有无残留。如膀胱颈部厚唇抬高，应将后唇黏膜与肌层潜行分离后，楔形切除过多、过高的肌层，然后用 3-0 可吸收线将后唇黏膜缝合固定于前列腺后壁，形成一漏斗状膀胱颈部，上述腺体剜除操作都是在盲视下进行，如遇腺体黏膜分离困难时，Guiteras 提出用另一手指在直肠内抬高前列腺，以便于术中前列腺摘除，也可防止损伤直肠。

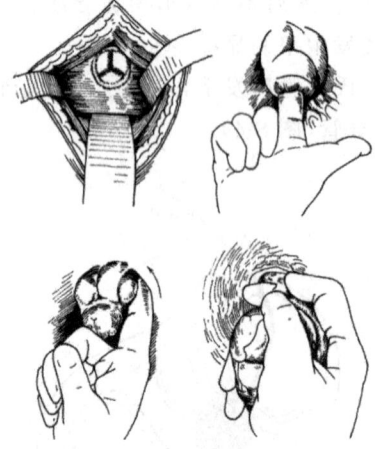

图 8-5　增生腺体剜除方法之一

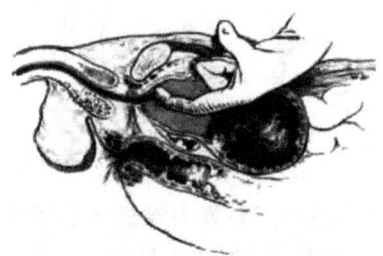

图 8-6　增生腺体剜除方法之二

腺窝止血和膀胱灌注引流：腺窝止血和膀胱灌注引流是近百年来研究改进手术操作的主要内容，也是前列腺摘除手术的关键问题。

目前腺窝止血方法取得很大进展，使这项手术的死亡率大为降低。目前较为成熟的操作规范是在腺体剜除后应迅速用热盐水纱布加压填塞于前列腺窝内，持续压迫 5～10 分钟。在此同时显露膀胱颈后唇创缘 5、7 点处，用 3-0 可吸收线做贯穿肌层和外科包膜 8 字缝合，以结扎前列腺动脉。前列腺动脉是前列腺的主要供血血管,在膀胱前列腺连接部(相当于膀胱颈后唇5、7点位置)进入腺体。

另一种也可用3-0可吸收线做膀胱颈后唇缘3～9点连续交错缝合,缝线穿过少部分的膀胱黏膜肌层和贯穿前列腺包膜全层。如腺窝较大而出血明显者,可用3-0可吸收线,将窝内后面包膜横行折叠缝合2～3针。若膀胱颈太宽,用3-0可吸收线将窝口前缘做1～2针8字缝合,以缩小口径,可疏松通过一中指为宜。自尿道插入F20或F22三腔气囊导尿管,气囊注水20～30 mL,充盈后牵拉尿管,使气囊紧贴于膀胱颈部,将膀胱与前列腺窝隔离,同时压迫前列腺窝达到止血目的。腺窝内血液不致流入膀胱,将导尿管拉紧于尿道外口处用纱布扎紧固定。一般不需膀胱造瘘,如患者术前有不稳定性膀胱症状,估计术后可能发生膀胱痉挛者,则于导尿管末端缝一根7号丝线,牵引丝线固定于腹壁,以减少对膀胱三角区的刺激。

(2)术后处理:①术后用纱布结扎导尿管于尿道外口,保持一定张力牵引气囊,持续压迫膀胱颈部。用生理盐水点滴冲洗膀胱,直至尿液转清。出血停止后,才可去除结扎在导尿管上的纱布。若仍有出血,应继续牵引球囊,压迫膀胱颈部。一般在术后5～7天拔除导尿管。②术后留置硬膜外麻醉导管,并连接镇痛泵2～3天,可达到良好止痛作用,防止膀胱痉挛。

(3)并发症及其防治如下。①术中及术后出血:术中剜除腺体困难或剜除平面不当;膀胱颈创缘出血点未能有效缝扎;膀胱与前列腺窝没有隔离;术后膀胱痉挛引起膀胱出血,而血块又未及时冲出,血块阻塞导尿管造成引流不畅,又进一步加重膀胱出血;术后便秘、灌肠、用力咳嗽等腹压增高,引起膀胱出血,或术中缝扎血管的可吸收线溶解或感染等因素可引起术后迟发性出血。防治出血的措施包括术前检查患者的凝血功能,有异常及时纠正。如术后出血,需及时清除血块,保持引流通畅。同时使用解痉剂或术后镇痛防止膀胱痉挛。大量血块堵塞导尿管或大出血保守治疗无效,需麻醉下清除血块,必要时再次手术止血。②术后排尿困难。常见原因包括:术前患者膀胱逼尿肌失代偿,或神经源性膀胱,术后虽解除梗阻,但疗效不满意,仍无法排尿;术中腺体组织残留,术后可形成活瓣样阻塞,或多年后继续增生,再次引起排尿困难;术时前列腺窝口处理不当,如对抬高的膀胱颈部后唇未做楔形切除,或因止血而将膀胱颈口过分缝缩,引起膀胱颈狭窄;由于导尿管太粗或质量问题留置时间过长,均可引起尿道炎症感染,导致尿道狭窄,狭窄部位常见于尿道球膜部交界处和尿道外口。术后排尿困难可试行尿道扩张术。进一步可做尿道膀胱镜检查,膀胱颈部存在梗阻时,可行尿道内切开或膀胱颈部电切治疗。如证实有腺体残留,可行TURP手术切除残留腺体。③尿失禁:尿失禁是前列腺切除术后严重并发症。男性后尿道可分为两个排尿控制带。近端尿道括约肌,包绕着膀胱颈以及前列腺至精阜的尿道前列腺部;远端尿道括约肌,由三部分组成,内部固有的横纹肌、尿道周围骨骼肌、内部的平滑肌层。④前列腺摘除时近端尿道括约肌遭到不同程度的破坏,术后排尿控制主要靠远端尿道括约肌张力与膀胱内压间的平衡。若术时损伤远端尿道括约肌,术后可发生尿失禁。术后部分患者可能出现暂时性尿失禁,大多数可在短期内逐步恢复。如果远端尿道括约肌部分受损可通过加强盆底肌肉收缩的提肛训练,可望逐步得到恢复或改善。如远端尿道外括约肌严重损伤,可引起完全性尿失禁。处理较为棘手,姑息治疗一般以用集尿袋或阴茎夹为主。尿道黏膜下注射硬化剂、人工尿道括约肌等方法尚不十分完善和有效。⑤术中损伤包膜或直肠:当腺体与包膜粘连严重时,剜出腺体时用力不当或方向不对而撕裂包膜甚至直肠。因此当术中发现腺体剜除十分困难时,应另一手指伸入直肠,使前列腺向前顶起,直肠内示指可指示操作防止损伤直肠,千万不可强行操作。如损伤前列腺包膜时,可于耻骨后间隙进行修补。损伤包膜时,特别是大块缺损,往往不可能进行修补。为此可于膀胱颈后唇缝 2 针 7 号丝线,用直针将丝线通过前列腺窝穿出会阴,由助手拉紧丝线,使膀胱三角区拉入前列腺窝,用以覆盖包膜损伤处,丝线以小纱布固定于会阴部。术中损伤直肠,无法直接缝合直肠时,此时将气囊注水压迫膀胱颈部,并牵拉以隔离膀胱与腺窝,术毕留置肛管。必要时可行暂时性乙状结肠造瘘,如术后形成前列腺窝尿道直肠瘘再择期行尿道直肠瘘修补术。

2.耻骨后前列腺摘除术

Van Stockum 进行了第一例耻骨后前列腺摘除术,采用前列腺包膜纵行切口,剜除腺体后用止血棉填塞腺窝而不缝合。Hybbinette 将该该术式与膀胱切口结合起来,前列腺包膜纵行切口延长至膀胱下部从而可处理膀胱内病变。Terrencemillin 发展并标准化了该术式。他将前列腺包膜切口改为横切口,并预先缝扎血管止血,经包膜横切口剜除前列腺后封闭包膜,并经尿道插入导尿管至膀胱引流尿液。从而该手术标准化,被称为 Millin 手术。

(1)手术要点:Millin 手术采用下腹正中切口或下腹低位弧形切口,进入耻骨后间隙,稍分离前列腺包膜。包膜上做两排缝线结扎血管。采用横行或纵行切开包膜,用手指或血管钳钝或锐性分离,贴近腺体尖部用手指捏断或剪断尿道,将腺体向上翻转,于膀胱颈部紧贴腺体分离,剜除腺体。直视下腺窝内缝扎包膜出血点。如膀胱颈后唇抬高,行膀胱颈后唇楔形切除,颈部 5、7 点缝扎止血。采用前列腺包膜纵切口可延伸到膀胱颈部,可同时处理膀胱内病变。腺窝止血完善后,从尿道外口插入三腔气囊导尿管。经腺窝进入膀胱,气囊注水后,牵拉导尿管,使气囊压迫膀胱颈部,隔离膀胱与前列腺窝。可吸收线缝合前列腺包膜,导尿管向外牵拉固定(图 8-7、图 8-8)。

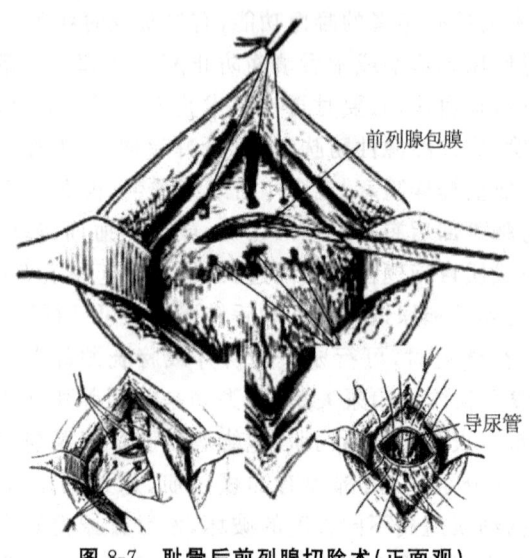

前列腺包膜

导尿管

图 8-7 耻骨后前列腺切除术(正面观)

(2)并发症及其防治。①术中损伤输尿管开口:当增生腺体突入膀胱腔,于膀胱颈部分离腺体时,操作不当,损伤过多颈部黏膜,可能损伤输尿管口,术时应检查输尿管开口是否完整,如有损伤,应行输尿管与膀胱抗逆流吻合。②耻骨后间隙感染:耻骨后引流不畅,有积血或外渗尿液积聚,易感染形成脓肿及耻骨炎症。术后局部疼痛明显,窗口脓性分泌物。

X 线片显示骨质破坏,常迁延难愈。此时应加强引流和抗感染治疗。其他并发症与耻骨上前列腺摘除术基本相同。

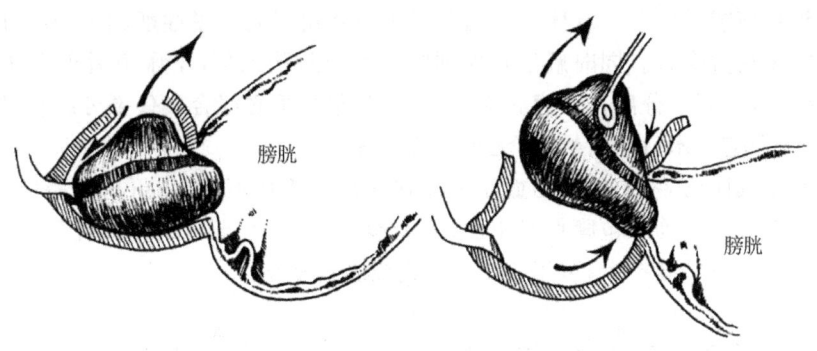

图 8-8　耻骨后前列腺切除术(侧面观)

3.保留尿道的耻骨后前列腺摘除术

保留尿道的耻骨后前列腺摘除术(prostatectomy with preservation of urethra,Madigan 手术)是经耻骨后尿道外将增生的前列腺摘除(图 8-9),是由 Madigan 提出,又称为Madigan前列腺切除术。它将前列腺增生组织从耻骨后前列腺包膜下尿道外面摘除而保留了尿道的完整性,保存了局部解剖生理的完整性。

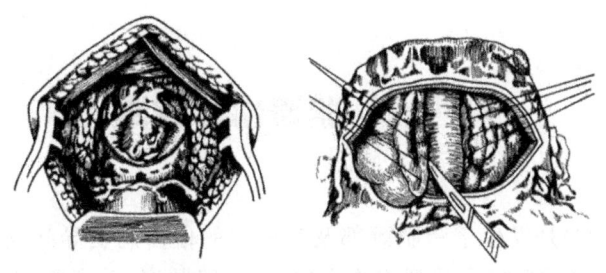

图 8-9　耻骨后保留尿道前列腺摘除术(Madigan 手术)

耻骨上、耻骨后开放性前列腺摘除术,摘除腺体的同时前列腺段尿道也一并切除,前列腺窝创面与膀胱、尿道均相通,腺窝需经肉芽组织及上皮修复,在修复过程中早期出血、血块滞留、感染及纤维组织增生,后期瘢痕挛缩,都是引起术后并发症的根本原因。

Madigan 手术从解剖及组织学基础上免除了造成上述诸多缺点及并发症,保留完整的尿道,有效地防止损伤尿道内外括约肌。术后感染、出血、尿失禁、尿道狭窄等并发症明显降低。术后处理简单,恢复快。

Madigan手术适应证同耻骨后前列腺摘除术,但对于 BPH 伴膀胱内病变、中叶增生明显、可疑前列腺癌以及前列腺摘除或 TURP 术后患者不适宜。曾经做过微波、射频等热疗的患者,往往粘连明显,为相对禁忌。

(1)手术要点:手术方法与 Millin 手术相似,术时需插入导尿管作为标记,经腹膜外耻骨后显露膀胱及前列腺,达耻骨前列腺韧带,分离膀胱颈部前列腺两侧表面脂肪层。扣及前列腺动脉,一般从膀胱颈前列腺交界处外侧进入前列腺,用 4 号丝线缝扎。勿缝扎过深,以防损伤神经,影响阴茎勃起。再分离前列腺前方脂肪层,显露前列腺前方及两侧形成的三个静脉丛,横行缝扎两排。两排缝线间切开前列腺包膜,用血管钳或手指在腺体与包膜间分离两侧及后面。

于腺体中线处各缝扎两条牵引线后,在两侧牵引线之间切开腺体组织达尿道黏膜下,黏膜下可见微蓝色尿道,触摸尿道内已保留的导尿管,作为标记。边切边于切面深处缝牵引线,提起深层牵引线,用组织剪或手术刀在腺体与尿道黏膜下结缔组织之间锐性解剖,分别将两侧增生腺体从尿道外剥离,于后方会合。同时解剖到前列腺尖部及膀胱颈部,于尿道后正中切断前列腺左、右叶。使腺体完全与尿道分离。腺窝止血后,前列腺包膜不必缝合或仅部分缝合,以利引流防止腺窝内血肿压迫尿道。术后保留导尿,无须膀胱冲洗。

(2)并发症及其防治:术中腺窝出血系因前列腺动脉缝扎不彻底,可再于膀胱前列腺交界处外侧缝扎,多能奏效。前列腺包膜切缘出血,多为静脉出血,可于其远侧缝扎即可。术中损伤尿道时,首先应防止裂口继续扩大,可用5-0可吸收线缝合修复。

(三)随访

在接受各类外科治疗后,应该安排患者在手术后1个月时进行第一次随访。第一次随访的内容主要是了解患者术后总体恢复情况和有无出现术后早期并发症(如血尿、附睾炎等)。一般在术后3个月评价手术疗效,建议采用I-PSS评分、尿流率和残余尿检查,必要时查尿常规和尿细菌培养。术后随访期限建议为1年。

包括尿道微波热疗在内的其他微创治疗由于治疗方式不同,其疗效与并发症不同,而且再次需要治疗率高,建议长期随访。随访计划为接受治疗的第6周和第3个月,之后每半年一次。

（孟祥来）

第四节　膀胱出口梗阻

膀胱出口梗阻(BOO)是发生于膀胱颈部及其周围的任何病变导致膀胱尿液排出障碍的一种病理状态的统称。常见的疾病有前列腺增生症、前列腺肿瘤、前列腺切除术后瘢痕牵缩、膀胱段切除术后吻合口狭窄、膀胱颈部纤维化、先天性膀胱颈部梗阻、膀胱颈部炎症、膀胱颈部结核、膀胱颈部肿瘤、输尿管间嵴肥大、正中嵴肥大及膀胱颈部周围疾病压迫或累及膀胱颈部引起梗阻,如子宫颈癌、直肠癌等。

BOO一旦发生,对上尿路的影响为双侧性,故肾脏的损害出现较晚,一般无上尿路损害的急性表现,但有明显的排尿困难症状。一旦引起双侧肾脏损害,其代偿能力差,易出现肾衰竭。

一、女性膀胱颈部梗阻

女性膀胱颈部梗阻可发生于任何年龄,以老年者居多,年龄越大发病率越高。病因、发病机制复杂,可能为膀胱颈纤维组织增生、膀胱颈部肌肉肥厚、慢性炎症所致的硬化以及老年女性激素平衡失调导致的尿道周围腺体增生等。

(一)临床表现

由于女性尿道比较短直的解剖特点,并非所有的膀胱颈部梗阻患者均表现出典型的排尿困难,而表现为排尿迟缓和尿流缓慢者不在少数。随着病情进展患者尿流变细,逐渐发展为排尿费力,呈滴沥状;后期出现残余尿增多、慢性尿潴留、充盈性尿失禁。合并尿路感染的病例会出现膀胱刺激症状,梗阻严重者可有双肾输尿管积水及慢性肾衰竭。

(二)诊断

任何年龄女性如出现尿频尿急等下尿路症状,特别是出现进行性排尿困难应想到该病的可能,并进行下列针对性检查。

1.膀胱颈部触诊

部分成年妇女经阴道触摸膀胱颈部,可感到有不同程度的增厚,特别是尿道内置有导尿管时,膀胱颈部增厚更为明显。

2.残余尿量测定

可用 B 超或导尿法测定。导尿法测定残余尿量最为准确,排尿后即刻在无菌条件下导尿,放出的全部尿液即为残余尿。正常人残余尿在 10 mL 以下。通过插入导尿管,亦可直接了解尿管在膀胱颈部受阻情况。残余尿量与梗阻程度成正比。而残余尿量的多少也有助于治疗方法的选择。

3.X 线检查

排尿期膀胱尿道透视和拍片可了解排尿时膀胱颈部的活动情况。并可了解膀胱输尿管反流及程度。

4.膀胱镜检查

(1)膀胱的增生肥厚性病变(如小梁、憩室等)。

(2)膀胱颈部黏膜僵硬水肿,可见滤泡性增生。

(3)颈口后唇突起,形成一堤坝样改变;有时可见膀胱颈呈环形狭窄,膀胱内口呈领圈样突起。

(4)膀胱镜检查时,嘱患者作排尿动作,正常时膀胱后唇退出视野之外,而颈部梗阻者则失去此能力,其收缩运动减弱或消失,并可排除膀胱结石、肿瘤等原因引起的排尿梗阻。

5.尿流动力学检查

虽然尿流动力学检查在男性 BOO 诊断的价值已得到公认,但在女性尚无相应的诊断标准。最大尿流率检查被认为是一种最好的筛选方法,虽然尿流率低不能区别是膀胱颈梗阻引起或是逼尿肌无力引起,但如果同时做逼尿压力及尿流率,便可准确地确定有无膀胱颈梗阻。排尿时,如平均最大逼尿肌压(Pdet)高而最大尿流率(Qmax)低,则提示存在梗阻;如 Pdet 与 Qmax 均低,则表明逼尿肌收缩无力。

6.上尿路检查

对疑有上尿路损害者,均应做分泌性尿路造影或放射性核素检查。

7.肾功能及血液生化检查

双肾功能明显受损者,方出现氮质血症(血非蛋白氮、尿素氮、肌酐等升高),故此检查不能早期揭示肾功能损害情况。酚红(PSP)排泄试验能较早地提示肾盂积水及肾功能状况。对肾脏已有损害的病员,还应检测钾、钠、氯及二氧化碳结合力等,以判断有无电解质平衡失调,有无酸中毒。

鉴别诊断上,该病主要应与神经源性膀胱、尿道狭窄、尿道息肉、尿道结石等疾病鉴别,可通过影像学检查、膀胱尿道镜结合尿动力学检查等进行鉴别。

(三)治疗

1.保守治疗

适用于症状较轻,排尿困难不明显者或无剩余尿者或无膀胱输尿管反流及肾功能损害者,治疗方法包括选择性 α 受体阻滞剂,尿道扩张术等。合并尿路感染者,应在充分引流尿液的同时,选用有效的抗生素控制感染。

2.手术治疗

(1)经尿道膀胱颈电切术:适用于有明显膀胱颈梗阻及保守治疗无效者。手术要点包括:切除部位从截石位 6 点开始,先用钩形电刀切至膀胱肌层,切开狭窄的纤维环,再以此为中心半月形电切 5~7 点的组织。手术过程中切除范围不要过大、过深,以长度 1~2 cm 宽度 0.5~1.0 cm 为宜,使后尿道与膀胱三角区在电切后接近同一平面。手术时近可切除膀胱颈部的环形狭窄组织,而不可切除和损坏尿道括约肌环,否则可发生尿失禁或膀胱阴道瘘等并发症。

(2)膀胱颈楔形切除成形术:手术要点包括打开膀胱后,在膀胱颈远侧约 1 cm 处的尿道前壁缝一标志,在标志近侧至膀胱前壁做倒 Y 形切口,各壁长 2~3 cm,交角恰位于膀胱颈上方,将 V 形膀胱瓣与切口远端创缘缝合,再依次将膀胱颈做 V 形缝合。

二、男性膀胱颈部梗阻

男性膀胱颈梗阻是一种常见病及多发病,分为功能性膀胱颈梗阻和膀胱颈挛缩。

功能性膀胱颈梗阻是由于膀胱颈自主神经功能失调引起的一种疾病,但神经系统检查无阳性体征。根据国际尿控协会的规定:排尿时有逼尿肌收缩,但膀胱颈开放不全或完全不能开放;内镜检查及尿道探子检查无器质性膀胱下尿路梗阻证据,且无明确神经病变者称为功能性膀胱颈梗阻。其病因可能与交感神经、膀胱颈部 α、β 受体兴奋性改变有关。

膀胱颈挛缩多认为是由于膀胱颈部及其周围脏器的慢性炎症导致膀胱颈部纤维化而致;亦可由各种前列腺手术时的损伤所致,以 TURP 术和前列腺摘除术后的膀胱颈挛缩发生率最高。

(一)临床表现

主要症状为下尿路梗阻症状:排尿困难、排尿迟缓、尿流变细、尿频和夜尿增多及排尿不尽感、急或慢性尿潴留、尿失禁甚至血尿等。

(二)诊断

1.病史

有排尿困难等下尿路症状,或于各种前列腺手术后出现排尿困难的病史。仔细分析临床症状和询问病史,对于确定梗阻的类型和估计梗阻的程度有重要价值。

2.体格检查

除了进行系统的体格检查外,应特别强调直肠指诊和尿道探子检查。

3.实验室检查

尿常规检查、血液生化检查,以了解尿液质量的改变和肾功能情况。

4.X 线检查

排泄性尿路造影能发现主要并发症和了解上尿路功能情况。尿道膀胱造影可从造影片上清晰显示出梗阻部位、程度和长度。

5.膀胱镜检查

可以直接观察梗阻部位并对梗阻的原因进行诊断,膀胱镜检查时可见内括约肌呈环状狭窄,把尿道和膀胱明显分开;膀胱颈抬高,膀胱颈呈苍白色或有玫瑰色,其表面通常光滑,缺少血管分布。

6.尿流动力学检查

普通尿流动力学检查和影像尿动力学检查对诊断有重要参考价值,应用该项检查在临床上有助于早期诊断。简单的自由尿流率测定可提供初步判断,最大尿流率<15 mL/s,提示存在下

尿路梗阻的可能。在普通尿流动力学检查中,压力流率测定是公认的诊断手段,判断指标有A-G图和 LinPURR 图等方法。与 A-G 图相对应的是 A-G 数的应用,A-G 数＝最大尿流率时的膀胱逼尿肌压力－2 倍的最大尿流率。A-G 数大于 40,表示有膀胱出口梗阻存在,数值越大表示梗阻越严重;A-G 数在 15～40 之间表示有梗阻可疑;A-G 数小于 15 表示无梗阻存在。

(三)鉴别诊断

(1)尿道狭窄:多有尿道炎、尿道器械检查或外伤史。行尿道造影或尿道镜检查可明确尿道狭窄的部位和程度。

(2)后尿道瓣膜:主要见于男童,排尿性膀胱尿道造影对鉴别诊断有重要价值。在膀胱颈部梗阻患者,瓣膜处有很薄一层充盈缺损,尿道镜检查可直接观察到瓣膜存在。

(3)精阜肥大:先天性精阜肥大的临床表现与膀胱颈部挛缩相同,在排尿性膀胱尿道造影时可见到梗阻以上后尿道扩张,后尿道填充缺损。尿道镜检查可见到肥大隆起的精阜。

(4)神经源性膀胱:多有神经受损病史,如脊髓炎、多发性脊髓硬化症、脊椎外伤等。神经系统的检查可鉴别此病,膀胱压力测定显示各类神经源性膀胱功能障碍的图像。

(5)逼尿肌无力症:通过尿动力学检查可鉴别。

(6)前列腺增生症:为老年人常见疾病,直肠指诊和尿道膀胱造影可鉴别。

(四)治疗

1.保守治疗

适用下列情况:①没有残余尿或残余尿少(10～20 mL)。②无慢性肾功能不全。③无反复的尿路感染。④输尿管反流不明显。主要有 α 受体阻滞剂、糖皮质激素、抗生素等的应用。抗生素的应用:对合并有感染和施用尿道扩张器者,均应使用抗生素治疗。

2.手术治疗

(1)膀胱颈部扩张术:对先天性和原发性膀胱颈部挛缩,单纯应用尿道扩张术治疗效果多不满意,对前列腺增生切除术及经尿道前列腺电切术后的膀胱颈部梗阻,可应用尿道扩张治疗。

(2)膀胱颈切开术:楔形切开膀胱颈肌层,破坏其狭窄环。

(3)膀胱颈切除术:该术式适用于各种原因引起的膀胱颈部挛缩和小儿膀胱颈梗阻。方法是在膀胱颈后唇将黏膜弧形切开,于黏膜下潜行分离,显露膀胱颈肌层,将膀胱肌层做楔形切除。

(4)膀胱颈 Y-V 成形术:经耻骨后途径显露膀胱颈部及膀胱前壁,于膀胱前壁做 Y 形切口,将 V 形膀胱瓣与切口远端创缘缝合,以扩大膀胱颈部管腔。

(5)经尿道膀胱颈部电切术:切断环形缩窄环,使梗阻得以解除,有主张切开部位以膀胱颈截石位 12 点最佳,也有主张切开范围在 5～7 点位置;深度为切除膀胱颈部全层,至见到脂肪组织。术后持续尿管引流尿液 2～3 周,拔除尿管后行尿道扩张术,初时每周 1 次,连续 3 次后改为每 2 周 1 次,之后改为 4 周、2 个月、3 个月、6 个月至 1 年扩张一次后,即可停止扩张。

(公洪伟)

第五节　尿道狭窄

尿道狭窄是指尿道因某种原因导致管腔变细而言。可发生于尿道的任何部位,以男性为多见。女性尿道因短而宽大,故不易发生损伤与狭窄。

男性尿道的结构比女性复杂,分为前尿道与后尿道两部分。前尿道被尿道海绵体和球海绵体肌所包绕,血流丰富;后尿道部分的膜部尿道位于尿生殖膈之间,是后尿道最狭小和最固定的部分,在尿生殖膈与前列腺尖部之间有一段称之为膜上部尿道的部分是最薄弱的部分,此处常在骨盆骨折时受到损伤。

正常尿道的口径:1 岁幼儿可通过 10 Fr,5 岁时可通过 15 Fr,10 岁时可通过 18 Fr,而成年男性可通过 24 Fr 的尿道探子。

男性尿道括约肌的控制与下述三部分有关:①膀胱颈部。②膜部尿道由横纹肌所构成的外括约肌。③位于外括约肌内层受 α-肾上腺素能受体控制的环形平滑肌。因此手术时要避免损伤血管神经及重要的环形括约肌,尿道嵴远端和外括约肌之间的不随意肌是在外括约肌损伤后保持括约功能的部分术中应注意保护。

一、病因

可分为先天性与后天性两大类,在后天性中以损伤及感染为常见,值得注意的是医源性尿道狭窄并不少见,应引起重视。

(一)外伤性尿道狭窄

大都为外来暴力所致,也可以是由于尿道内手术器械的操作所导致,狭窄的发生与损伤程度或与损伤早期处理不当有关。狭窄是由于创伤组织的纤维性变形成瘢痕牵缩所造成,局部的尿外渗、血肿与感染促使了这一病理过程的形成。狭窄常在外伤后数周至数月后发生。

在当今社会中交通事故(RTA)已成为尿道外伤的主要原因。当发生骨盆骨折时并发尿道损伤的发病率很高,其并发原因除骨折碎片的直接损伤外,更为主要的原因是骨盆受伤时所发生的剪力作用所导致。当骨盆受到外来暴力时常发生扭转,使骨盆内径发生急剧变化,当侧方受压时其横径短缩而前后径被拉长,骨盆之软组织也发生剧烈牵拉与错位,此时膜部尿道随三角韧带及耻骨弓向前方移动,而前列腺部尿道则随前列腺、膀胱及直肠向后上方浮动,从而使最为薄弱之前列腺尖部远端的膜上部尿道被撕裂,造成后尿道损伤,是此类创伤中最为常见的。此外尚有一定比例的骑跨伤,故球部尿道狭窄也并不少见。

(二)感染性尿道狭窄

目前常见的是非特异性细菌感染所致,大多发生于尿道损伤早期的处理不当之后。病毒性及结核性感染亦可导致狭窄,但已十分少见。而在解放初期十分常见的淋菌性尿道狭窄一度极为罕见,但鉴于近年来急性淋菌性尿道炎的发病率呈明显上升趋势,淋菌性尿道狭窄的发病率在数年内将有可能增多。尿道感染性狭窄常发生于尿道腺体分布集中的部分,因此多见于前尿道,且表现为长段的尿道狭窄。

(三)医源性尿道狭窄

常由于应用尿道器械时操作不当所致,如金属尿道探子、金属导尿管和内腔镜等,特别近年来由于腔内泌尿学的兴起,如 TURP 和 TURBT 等在临床上的广泛应用,这类医源性狭窄的发生有所增加,其好发部位以尿道外口及前尿道多见。即使是极其普通的软质导尿管的留置尤其是在长期留置的病例,如果固定方式欠妥或护理不当,特别是发生感染后未做相应有效的处理时,常可导致尿道及尿道周围炎,最终可产生尿瘘或感染性尿道狭窄甚至闭锁。例如,使用之导尿管管径过粗,使尿道内分泌物引流不畅;又如常被部分医师忽视的导尿管的正确固定位置是应将阴茎及导尿管翻向下腹部,这样可使呈 s 形的尿道的第二个弯曲点不至于因导尿管的压迫而发生阴茎阴囊交界处的"压疮"而形成尿瘘或尿道狭窄,当然选用组织相容性较好的硅胶导管对减轻感染是有利的。

(四)先天性尿道狭窄

以尿道外口为多见,多发生于有包茎的儿童及成人。在一些重复尿道、尿道下裂的畸形病例也常并发。先天性尿道狭窄由于症状不明显而易发展成严重肾积水、继发感染或肾功能受损时才被发现。女性尿道狭窄或尿瘘常与产伤、严重的会阴部或骨盆损伤、感染等有关,少见。

二、病理

尿道狭窄的病理比较简单,是由于损伤部位由纤维组织替代了正常尿道黏膜与海绵体,形成瘢痕收缩而使管腔变为窄小。Singh 曾做了以下三个实验。

(1)对两个婴儿及两个成年男性尿道做了超薄连续切片,发现尿道腺体的分布部位与淋菌性尿道狭窄的部位相符,说明了淋菌性尿道狭窄是由于淋菌在腺体内反复感染的结果。

(2)用大白鼠做试验,将尿道造成人为损伤,又以损伤程度分为 5 组,每组又分别分为膀胱造瘘与不造瘘两部分。观察结果是尿道穿透伤组形成狭窄的机会比未穿透伤组要多;尿道损伤后未行膀胱造瘘的形成狭窄的比已行膀胱造瘘组要多。说明尿外渗与狭窄的形成是密切相关的。

(3)对 24 例尿道狭窄段组织做电镜检查,发现狭窄段组织中除纤维组织外,不同病例还有不同程度的平滑肌纤维或弹力纤维存在。因此有的瘢痕坚硬,有的较软;有的弹性大而尿道探子通过容易但扩张效果不好,此乃与组织学上的组成成分不同有关。

三、诊断

根据病史、体征、排尿情况、尿流率测定、试探性尿道扩张以及尿道镜的检查手段,该病的诊断是不困难的。尿道造影有助于了解狭窄之部位、长度、有否瘘管或假道等。尿道 X 线造影每次宜摄两张斜位片,一张是逆行尿道造影,一张为排尿期膀胱尿道造影片,后者对了解后尿道或狭窄段以上尿道的情况是至关重要的。如排尿期膀胱尿道造影未能满意地显示后尿道情况时,在已行耻骨上膀胱造瘘的病例可以采用经造瘘口将金属探子插入后尿道,同时配以逆行尿道造影的摄片方法,往往可显示狭窄的部位与长度。以往前后尿道均采用金属尿道探子替代造影剂的方法,由于手法上易发生错位而使造影结果严重失真,故已不再推荐使用。

近年来一些学者通过应用实时超声显像技术在尿流动力学方面应用的研究中,观察到超声对尿道狭窄的诊断有较大的帮助,通过直肠探头和/或线阵探头利用向尿道内注水或排尿动作等配合,可清楚地观察到动态的尿道声像图,不仅可观察狭窄的部位、长度,还可观察狭窄周围瘢痕的厚薄程度,此点对选择何种手术方式有很大的参考价值,如狭窄段短而瘢痕少者可首选内切开术治疗,反之则宜选择开放性手术为佳。此外超声对在 X 线造影时不易显示的后尿道往往可获得较好的显示,有假道者常可清楚显示为其独到之处。故超声对该病是一种颇有前途的新诊断技术。

应注意狭窄可以是节段性、多发的,当尿道造影片提示尿道可能完全闭锁时,事实上不一定全长均已闭锁,超声和尿道海绵体造影术可能有一定帮助,但最后还得依靠手术探查来明确,并据此选择最为合理的手术式式才是治疗能否成功的关键。

对上尿路的功能及形态学的检查在长期的、严重狭窄的病例是需要的。还应注意有否感染、结石等并发症。

真性狭窄是指因尿道黏膜与尿道海绵体受损后组织修复所形成的,瘢痕环状包绕尿道所致,而假性狭窄是一些因尿道黏膜的局限性病损而产生的黏膜间粘连而形成的狭窄。这种狭窄一旦探子通过,即可顺利扩张到 24 Fr 的正常口径,一般扩张 1～3 次即可痊愈,或尿扩后留置硅胶管 3～4 天,可防止粘连的再度形成,这类情形常见于留置导尿管时间稍久又有感染的病例。另一种类型的假性尿道狭窄见于尿道黏膜未曾受损,而尿道黏膜周围的海绵体等组织因故形成纤维瘢痕组织,压迫尿道黏膜使尿道内腔变细而形成的狭窄。在处理上只需切除或切开尿道黏膜外的瘢痕组织,即可见黏膜鼓起而狭窄解除,一般无须做狭窄段切除再吻合术。

在鉴别诊断上应注意与前列腺增生症、膀胱颈挛缩、神经源性膀胱、尿道结石及尿道异物等疾病相鉴别。

四、治疗

(一)尿道扩张术

一般尿道狭窄常首先采用尿道扩张这一简易的治疗方法,可使不少患者因而康复,这是一项物理性治疗,起到按摩软化瘢痕并促使其吸收的作用,使尿道扩大并保持通畅。扩张应定期进行,要循序渐进,扩张之幅度应视狭窄程度而定,操之过急或过度扩张是失败之原因,良好的麻醉有助于扩张之成功,丝状探子对严重狭窄的患者是有助的。

有学者曾设计了一种用不锈钢管做成的 18 Fr 尿道扩张器,可在窥视下进行扩张,可避免产生假道,但由于实用价值不高而未被推广。为了防止扩张引起的尿道热,术前用抗菌药物做尿道冲洗,术前术后口服抗菌药物均可有预防作用。当尿道有急性炎症时扩张是禁忌的。

(二)尿道内切开术

尿道内切开术是一种简单而有效的治疗方法,对尿扩失败的部分病例特别是狭窄周围瘢痕组织较少的病例和多发性或长段狭窄的病例,如果尚能通过丝状探子,均可采用本法治疗,有学者提出当应用电切镜或碎石镜而尿道不够大时,虽无狭窄亦可采用本法以扩大尿道,使腔内治疗得以进行。尿道内切开术分盲目和直视下进行两大类,在 20 世纪 70 年代以前普遍采用的是盲目法,20 世纪 70 年代以后因直视下尿道内切开镜的问世,使尿道狭窄的治疗发生了巨大的变化,目前已成为该病首选的手术方法。

1.盲目尿道内切开术

常用的有两种内切开刀,一种为 Maisonneuve 型,另一种是带有刻度盘的 Otis 型内切开刀。凡能通过丝状探子的病例均可采用,比较简便。一般在尿道 12 点处切开,切割后应留置相应口径之硅胶气囊导尿管,如遇严重出血可在阴茎周围进行加压包扎 1～2 小时,可帮助止血,拔管后尚需定期扩张 3 个月左右,疗效可达 55%～75%。其缺点:①盲目切开难免损伤正常尿道。

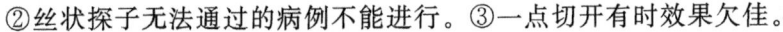

②丝状探子无法通过的病例不能进行。③一点切开有时效果欠佳。

2.直视下尿道内切开术

有学者首先报道了直视下用电刀进行尿道内切开术,由于并发症较多而未能推广应用。当Sachse开始在直视下切开可准确掌握切开部位与范围和深度,使成功率已达80％～85％,近期疗效可高达92％,因此有人认为本法可作为首选术式,但对存在广泛的尿道周围病变,瘢痕多的病例和放疗后引起尿道狭窄的病例易导致失败,不宜采用本方法。

有学者认为做放射状多处切开比一点切开效果要好,手术成功的关键是将纤维瘢痕组织全层切开,直至松软的正常尿道周围组织为止。应注意每个环形狭窄的部位的厚度是不同的,所以要做不同深度的切开,一次切开不满意可在2～3周后待原切开处上皮化后再做第2次甚至第3次的切开。狭窄长度不是失败的因素。术后应留置16～18 Fr硅胶导尿管1～7天,在渗血停止后即可拔除。术前、术后应用抗菌药物预防感染,近期对无法通过导管甚至已完全闭锁的病例也有切开成功的报道。采用后尿道插入探子做引导的方法曾打通了闭锁长达2.6 cm的病例,上海市第六人民医院也曾成功的切通了闭锁长达3 cm的完全闭锁的病例,近来又有学者应用冷光源置入后尿道狭窄之近端,以光做引导进行切开的技术,也有助于完全闭锁病例的成功切开。

3.直视下尿道内激光切开术

有学者首先在动物实验成功的基础上应用于人,激光主要是烧灼瘢痕组织使之汽化并分开,激光的切口较冷刀或电刀的创缘愈合要好,血管和淋巴管在激光照射时被封闭,减少了创面分泌物和细菌进入体内的机会,因此是清除瘢痕组织的一个较为理想的方法。在应用激光进行狭窄部位切割时,应将瘢痕全层切开,并将切口延伸至两端正常尿道组织0.5 cm处。并应做多点切开。将可见瘢痕尽可能汽化,以提高疗效。

(三)尿道修复术

尿道修复术是一种可能完全治愈尿道狭窄的方法,适用于尿道扩张或内切开术失败和有假道或瘘管形成的病例。尿道修复术之方法繁多,有分一期也有分二期或三期手术完成的,现分别选择几种具有代表性的手术方法简介如下。

1.尿道外口切开术

应用于尿道外口狭窄的病例。手术应将狭窄段尿道向腹侧做全长切开,切开应达正常尿道0.5～1.0 cm处止,再分别将尿道黏膜与皮肤缝合。近来有学者介绍将腹侧的包皮做倒"V"形切开并与尿道黏膜缝合,可防止狭窄之再发生。

2.尿道对端吻合术

适用于尿道狭窄段在3 cm以内的病例,手术可一期完成,如吻合满意可获良好效果,是应用开放性手术治疗该病的首选方法。手术必须充分切除瘢痕,充分游离两端之尿道,在无张力的条件下将两端正常之尿道组织作对端吻合,吻合口之断面应剪成斜面以防止吻合口狭小,尤其在前尿道吻合时更为必须。术后留置硅胶管一周左右,术后需应用雌激素以防止阴茎勃起造成吻合口出血或撕裂。为了使狭窄段较长的病例也能满意地完成对端吻合术,可以通过下列方法以利吻合:①充分游离远端尿道来减少张力,必要时游离段可直达舟状窝。②将阴茎根部之海绵体在中隔处予以分离或凿除部分耻骨联合或切除耻骨联合之方法,以求减少因尿道之弧形走向而带来的距离改变,为接近直行而缩短距离的方法,可大大扩大本术式的适应证和提高成功率。本法不适用多发性尿道狭窄和狭窄段过长的病例。

3.经耻骨联合尿道修复术

Pierce 将本法应用于后尿道狭窄的病例,此法有暴露好、操作方便之优点,可提高后尿道狭窄手术的成功率,尤其是狭窄段长,急症手术时未将上浮的膀胱固定的病例,或有骨折片压迫尿道及伴有尿道直肠瘘的病例等。手术要点是切除 4 cm 左右的耻骨联合,充分暴露后尿道,切除病损部分的尿道做正常尿道间的对端吻合术。对狭窄段较长远端尿道游离有困难时,可同时做会阴切口以充分游离远端尿道,或同时做阴茎海绵体中隔切开有利于提高手术之成功率。曾有人提出在小儿病例中采用强行撑开耻骨联合的方法,由于可能发生骶髂韧带的损伤而遗留慢性腰背痛的后遗症,故目前已不再应用。

4.尿道套入法

适用于后尿道狭窄段较长,膀胱上浮近端尿道高而深,经会阴切口进行吻合有困难的病例。该手术之要点是在切除瘢痕后将远端尿道断端用可吸收线固定于导尿管上,并将该导尿管经近端尿道自膀胱切口引出,并固定于腹壁,令远端尿道套入并使两尿道断端相互对合,断端对合之要求,是在不能正确对合时其相距之间隙或相重叠处均以不超过 0.5 cm 为宜,否则易形成瓣膜或因缺损段过长而再度形成瘢痕。牵引用的导尿管在术后 10～14 天时可予以拔除。

5.皮片移植尿道修复术

(1)游离皮片(管)移植尿道修复术:Devine 首先介绍本法,适用于球部尿道以远之尿道狭窄之修复,由于手术效果较满意,其适应证在不断扩大。有学者认为自精阜以远的尿道任何部位的狭窄均可采用,特别对阴茎悬垂部尿道的对端吻合术易发生再狭窄或尿瘘,而本法可提高手术的成功率,对狭窄段较长的病例可采用游离皮管修补的方法亦可获成功。做皮片修补时先将狭窄段尿道切开,两侧均应切至正常尿道 0.5～1.0 cm 处,然后取自体组织的皮片移植之。目前被采用为自体组织材料包括包皮、口腔颊黏膜及大肠黏膜等。如果尿道已闭锁,则可切除已闭锁尿道;然后将游离之皮片缝合成一皮管移植之。提高游离皮片(管)成活率的要点是:①皮片之皮下脂肪须去尽。②受移植处的组织应有良好的血供。③移植后皮片应良好的固定。④充分引流防止感染,感染是失败的主要原因。术后尿道内留置硅胶管 2 周,术后 3 个月可行器械检查,少数病例术后可能有假性憩室形成。

(2)岛状皮片移植术:适用于前尿道狭窄的一期修复术,手术方法是在狭窄段尿道的邻近部位取一皮下组织不予离断的相应大小的带蒂皮片进行尿道修补,由于皮片保存了血供,故成活率高,提高了手术的成功率。将此法应用于前尿道瘘的修补,取得良好的效果。

6.皮肤埋入式尿道修复术

皮肤埋入式尿道修复术是一种分期进行的修复术式,其术式颇多,现将具有代表性的两种方法介绍如下。

(1)Johnson 手术:是 Johnson 所介绍的,适用于狭窄段长的前尿道病例,手术分两期进行,第一期是将狭窄段尿道切开后将两侧之皮肤埋入并与其边缘缝合,在已完全闭锁病例可将病损的尿道切除,然后将两侧邻近组织缝合于阴茎白膜上,此缝合之要求必须紧贴阴茎白膜,否则将影响二期手术之效果。此时在尿道狭窄段形成一尿沟和远近 2 个尿道瘘口。6 个月可进行第二期手术,采用 Browm 的方法做尿道成形术。

(2)Turner Warwick 手术:手术也分两期进行,第一期在切除狭窄的基础上将阴囊或邻近皮肤埋入形成尿瘘,再进行二期修复尿道。该方法适用于精阜远端任何部位的单一或多发性尿道狭窄,为了解决后尿道深部缝合时的困难,他设计了一套专用手术器械,包括一把类似鼻镜的张

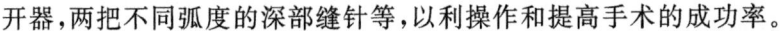

开器,两把不同弧度的深部缝针等,以利操作和提高手术的成功率。

皮肤埋入法仅适用于狭窄段过长而无法用各种方式进行一期尿道对端吻合的病例。

(四)尿道内支架管的应用

Milroy 首先报道了将金属支架置于尿道的狭窄处来治疗该病的前尿道狭窄,此后相继有学者报道应用钛合金尿道内支架及用不锈钢合金制成的螺旋支架管置入狭窄段的尿道以治疗复杂性尿道狭窄。

用不锈钢制成的支架首先成功地应用于心血管系统,然后被应用于尿道,它可应用于前或后尿道的狭窄,术后随访最长的达 20 个月,绝大部分病例术后排尿通畅,原有尿路感染者可获治愈。该支架可以取出,取出之支架发现未被尿路上皮覆盖,如再次狭窄可重新置入,未发现有与支架直接有关的不良反应,被认为是一种对不愿接受开放性手术或复发的难治的尿道狭窄的有前途的方法,但其远期疗效尚有待于进一步的观察。

当然,尿道扩张、直视下尿道内切开术及开放性尿道修复术依然是尿道狭窄的标准术式。

总之,尿道狭窄的病情复杂多变,临床上还没有一种术式可以解决所有的各种类型的狭窄,但无论采用何种术式,其总的原则是一致的——彻底切除狭窄段尿道直至正常尿道组织充分暴露,周围瘢痕组织要充分清除,进行无张力的良好的对端吻合和预防感染是手术成功的关键。经耻骨联合的途径、凿除部分耻骨弓及劈开阴茎中隔等方法适用于狭窄段切除后吻合口有张力和后尿道暴露欠佳的后尿道狭窄的病例。游离皮片或岛状皮片修复术适用于前尿道狭窄的修复,而分期手术方法仅适用于一期手术无法解决的病例。对严重和复杂难治的病例,往往需同时采用 2 种或 2 种以上方法的联合应用,才有可能达到较好的治疗效果。因此必须结合具体病例及术者的临床经验来进行选择是成功之本。

术后需进行一个时期的尿流率测定或尿道扩张来进行随访,尤以尿流率随访的办法是无损伤的,也有学者主张用尿道造影或尿道镜来判断疗效。术后随访不应少于 3 个月。如手术失败需再次行开放手术时,应在 3~6 个月后再进行。

(公洪伟)

第九章

泌尿生殖系统肿瘤

第一节 肾 盂 癌

肾盂癌发病高发年龄为 75～79 岁,很少在 40 岁以前发生,发病率随年龄增长而增加。我国平均发病年龄为 55 岁。男性发病率高于女性,男：女为(2～3)：1。肿瘤多为单侧发生。肾盂癌以尿路上皮癌最为多见,鳞状细胞癌和腺癌少见。

肾盂癌的患者发生膀胱癌的概率较高,因此,如发现肾盂肿瘤则须常规进行膀胱检查。

一、尿路上皮癌

尿路上皮癌是肾盂恶性上皮性肿瘤最常见的组织学类型,占肾盂肿瘤的 85%。常为多灶性,20% 以上的患者在诊断时已有多处而不是一处病变。近 50% 的患者同时发生膀胱癌。在单侧肿瘤患者中仅有 3% 对侧形成肿瘤。

(一)病因

1.巴尔干肾病

巴尔干肾病是一种退行性间质性肾病,多发于巴尔干半岛。巴尔干肾病患者罹患肾盂癌的概率要远高于一般人群,但两者膀胱癌的发病率并没有显著差异。肿瘤多为多中心,且双侧病变的发生率也较高。由于巴尔干肾病本身已造成了不同程度的肾损害,多数患者手术时需尽量采用保留肾单位的术式。

2.吸烟

与膀胱癌相似,吸烟是引发肾盂肿瘤的最重要的可变危险因素。吸烟者的发病率约为非吸烟者的三倍。其危险率随吸烟时间的长短、数量的增加而增加。即便是已戒烟的人群,其发病率也是无吸烟史的人群的 2 倍左右。

3.镇痛药

长期大量使用镇痛药,特别是非那西汀,是肾盂癌的另一危险因素。服用镇痛药的男性发生肾盂肿瘤的概率可增加 4～8 倍,女性为 10～13 倍。组织学上,滥用镇痛药可导致基底膜增厚和肾乳头瘢痕形成。肾乳头坏死和滥用镇痛药既是独立的危险因素,又可产生协同效应。两者同时发生,可使危险度增加 20 倍。

4.职业接触

几种职业及职业接触可增加肾盂肿瘤的发病率。具有最高危险率的职业是化工、石油化工、塑料工业，此外还有接触焦炭、煤、沥青及焦油。肿瘤发生与职业接触之间可有较长的时间间隔，达15年甚至更长。

5.其他

其他危险因素包括应用二氧化钍、环磷酰胺治疗，乳头坏死，尿路感染和结石等。

(二)病理

1.组织分型

(1)乳头状型：肿瘤质脆，粉白色，有宽窄不同的蒂，多数标本可融合成直径＞1 cm大小，表面细颗粒状或绒毛状。多个小肿瘤可融合成直径＞2 cm的较大肿瘤，呈菜花状，充塞肾盂，使之扩张。此型向肾盂壁浸润性生长不明显，常推压肾盂肌层，形成弧形较清楚的边界。该型肿瘤常多灶性发生，甚至可出现几乎每一肾盏均见乳头状肿物。

(2)平坦型：肾盂局部黏膜增厚、粗糙、灰白色，病变处由于纤维组织增生、炎性细胞浸润，致使肾盂壁局部增厚、僵硬。

(3)结节肿块型：肿瘤呈球形突入肾盂，基底部向肾盂壁甚至肾实质浸润性生长，形成较大肿物，切面灰白色，颗粒状，质脆，有出血、坏死灶。部分病例癌瘤破坏，占据肾脏一半，甚至全肾。

2.转移方式

肾盂癌有多种转移方式，包括直接侵犯肾实质或周围组织、淋巴转移、血行转移和上皮种植。上皮种植既可发生于顺尿流方向，也可发生于逆尿流方向，但以前者最为常见。肾盂癌的淋巴转移主要取决于肿瘤的位置和浸润深度。最常见的血行转移部位为肝、肺和骨。在非常少见的情况下可出现肿瘤直接破入肾静脉或下腔静脉。

(三)临床表现

1.血尿

血尿为最常见的症状，可发生于56％～98％的患者。早期即可出现间歇无痛性血尿，可为肉眼或镜下血尿。镜下血尿常见于早期或分化良好的肿瘤。偶可出现蠕虫样血条。血尿严重程度与病变的良恶性无关。

2.疼痛

1/3患者有腰部钝痛，疼痛的原因主要为继发于逐渐加重的尿路梗阻和肾盂积水。当血块通过输尿管部时可发生肾绞痛。

3.晚期症状

患者出现消瘦、体重下降、贫血、衰弱、下肢水肿、腹部肿物及骨痛等转移症状。如有膀胱刺激征，往往是伴发膀胱肿瘤。肿瘤局部扩散可能出现同侧精索静脉曲张、后腹膜刺激征。

4.无症状

约15％的患者可无症状，为偶然发现。

(四)诊断

1.尿细胞学检查

上尿路肿瘤的尿细胞学检查阳性率低于膀胱癌。分化良好的肿瘤细胞学检查常呈阴性。对于尿细胞学检查异常伴尿路造影充盈缺损的患者，诊断仍须谨慎。细胞学检查对1级肿瘤诊断的准确性为20％，2级和3级肿瘤为45％～75％。输尿管导管引流尿发现瘤细胞诊断上尿路肿瘤的准确率相对较高。为提高阳性率亦可应用等渗盐水冲洗。在监视下用特制的刷子,通过输尿管导管于病变处刷取标本送检,敏感性可达 91%,特异性为 88%,准确性为 89%。一般来说,该技术比较安全,并发症不多,但有出现上尿路严重出血和穿孔的风险,脱落的肿瘤细胞尿路种植的可能性也存在。高渗离子造影剂可影响尿细胞学检查的准确性,因此,应在尿路造影之前收集检查标本。

2.尿路造影

尿路造影是肾盂癌诊断的基本方法。无论是排泄性或逆行性尿路造影都可以发现充盈缺损,上尿路上皮肿瘤 50%~70% 可发现充盈缺损,不规则,和集合系统管壁相连。肾盂内肿瘤有时发生肾盏不显影,有 10%~30% 上尿路肿瘤引起梗阻,使集合系统不显影,这是肿瘤有浸润的表现。检查上尿路肿瘤时必须双侧同时检查,尤其应注意健侧有无可疑病变,对决定治疗方案有重要参考价值。在逆行性尿路造影时,造影剂应稀释为 1∶(2~3) 浓度,过浓的造影剂可掩盖充盈缺损。

3.CT

可用于诊断和分期。尿酸结石有时可以在腹平片上不显影,但其 CT 值可 >100 Hu(80~250 Hu),而尿路上皮癌平均 CT 值为 46 Hu(10~70 Hu),易于鉴别。在与肾癌鉴别时,尿路上皮癌密度接近于肾实质,而肾癌密度则低于肾实质,CT 值相对低。但 CT 不能区分 T_a 和 T_1 期肿瘤。CT 对估计肿瘤的局限性、浸润范围及转移情况都有帮助,可能发现肾实质及输尿管周围软组织、静脉、淋巴结侵犯情况以及肝转移灶。

CT 尿路造影也逐渐应用于肾盂癌的影像学诊断,其对肾实质损害的评价有较高准确性。

随着技术的不断进展,CT 尿路造影三维成像和尿路造影有相似的价值。其发现肿瘤的准确性接近 100%,特异度为 60%,具有较好的阴性预测价值。这种方法的主要缺点在于患者接受射线剂量较大。

4.B 超

B 超诊断上尿路上皮肿瘤价值有限,但可以区分尿路上皮肿瘤与阴性结石。对于超声检查示肾积水的患者,若临床怀疑肾盂癌,必须进一步行尿路造影检查。

5.MRI

尚无优于 CT 的报道,但 MRI 水成像可代替逆行性尿路造影,尤其是尿路存在梗阻性病变时。MRI 亦有助于发现肿瘤是否侵入周围软组织器官以及淋巴结,对肿瘤的分期有重要意义。

6.输尿管镜

可用于诊断上尿路肿瘤。在输尿管镜下取得的活检标本的病理结果与手术标本的病理结果有较好的一致性。但由于活检标本量较小,很难据此判断肿瘤的分期,需结合其他影像学资料进行综合分析。并非所有的患者均需行此检查。一般情况下,仅在尿路造影及其他影像学检查难于明确诊断,或行输尿管镜后可能改变治疗方案时,方采用此检查方法。由于检查时可能穿透输尿管,同时创伤尿路上皮黏膜,易于肿瘤种植,因此必须严格选择适应证。经皮肾镜一般不用于肾盂癌诊断,以免肿瘤种植。

需要注意的是,泌尿系统的肾盂、输尿管、膀胱和尿道都覆盖着尿路上皮,在解剖学上是既连续又分开的器官。尿路上皮接触的都是尿液,尿内如果有致癌物质,就可能引起任何部位的尿路上皮发生肿瘤。因此,尿路上皮肿瘤常为发生顺尿流方向多器官肿瘤。半数以上的肾盂癌可同时或先后发生对侧肾盂、输尿管、膀胱、尿道等一个或多个器官肿瘤。由此可见，在进行肾盂癌的检查时，一定要全面了解这个尿路的情况，避免遗漏病变。

(五)治疗

肾盂癌应积极治疗。治疗应根据肿瘤的分期和分级。低分期低级肿瘤无论保守手术还是根治性手术疗效都好。中等分化肿瘤根治手术效果好。高分期肿瘤不论选择保守、根治手术都预后不良。G1 肿瘤保留组织手术的复发率仅 7％，5 年生存率可达 75％，根治手术达 88％。G2 肿瘤保留组织手术复发率为 28％，2 年生存率 46％，根治手术 2 年生存率 90％。低分化肿瘤保留组织手术后生存时间很短，不能发现复发。

1.手术治疗

根治性肾输尿管全切除术是传统的基本的治疗方法，开放或腹腔镜手术均可采用，亦可行腹腔镜联合开放手术(腹腔镜下行肾切除术和输尿管切除术，开放手术行远端输尿管和输尿管开口切除)。手术切除必须包括患肾、输尿管全长及输尿管开口处的膀胱壁。如果保留一段输尿管或其在膀胱的开口，肿瘤在残留输尿管或其开口的复发率可达 33％～75％。如果肿瘤位置接近肾上极或有侵犯肾上腺的表现(影像学或术中探查)，须同时进行肾上腺切除术，因为在进展期肿瘤患者中肾上腺转移并不罕见。手术可以分两切口进行，不要切断输尿管，以免肿瘤转移。

在开放手术的同时，一般均行区域淋巴结清除术。一般认为上尿路肿瘤如果已有淋巴结转移，往往存在远处转移灶，淋巴结清除术可否提高生存率存在疑问。但如果是高分期分化不良的肾盂癌，淋巴结清除术可能有好处。淋巴结清扫的范围主要包括同侧肾门淋巴结、邻近的主动脉旁淋巴结和腔静脉旁淋巴结。

肾输尿管全切除术可以有效地提高患者的 5 年生存率，尤其是对于高级别浸润性病变的患者。但对局部进展期的患者疗效相对较差。

2.保守手术

适用于孤立肾、双侧病变或肾功能衰退者，尽可能保留原有功能。为避免肿瘤播散或种植，应选用开放手术而非腹腔镜手术。如果肿瘤侵犯肾实质，可同时行肾部分切除术。肾盂癌往往难于施行保守手术。术后复发率和肿瘤的分级相关：1 级肿瘤的复发率为 10％，2 级为 30％，3 级为 60％。

3.内镜治疗

主要适用于孤立肾、双侧病变及肾功能减退的患者。如患者健侧肾脏正常，患侧病变较小、分级低，亦可采用内镜治疗，但复发率较高。内镜下活检对确定肿瘤分级的准确性可达 78％～92％。可以通过肿瘤分级来估计肿瘤的浸润深度：85％的 1 级、2 级肿瘤为 T_a 或 T_1 期，67％的 4 级肿瘤为 T_2 或 T_3 期。输尿管镜下切除术对低分级低分期肿瘤的效果较好。对于浸润性病变，由于肿瘤的深度较深，进行切除时可导致严重出血或穿透输尿管，所以术前需谨慎评估病变。因此，高级别、高期别的患者应采取传统的开放或腹腔镜肾切除术。手术并发症为输尿管穿孔或狭窄。经皮肾镜治疗 2 级肿瘤后的生存率与开放手术相似，但对 3 级肿瘤则生存率不及开放手术。

4.放疗

在高级别的浸润性肿瘤，可在术后配合放疗，剂量一般为 37～60 Gy。局部放疗可降低局部肿瘤复发率，可能会提高生存率。对骨转移灶的局部放疗可达到减轻疼痛的目的。

5.化疗

腔内化疗可以有效地降低肿瘤复发率,主要适用于肾功能不良和双侧性多发浅表肿瘤、原位癌及局部切除后的辅助治疗。给药途径可采取经皮置管、置入 D-J 管逆行灌注等。可选用的药物有 BCG、丝裂霉素、多柔比星和噻替哌。主要的并发症为败血症、BCG 感染引起的全身症状、肾盂输尿管纤维化和梗阻等。对晚期肿瘤,可行全身化疗。化疗方案主要为 MVAC 方案(甲氨蝶呤、长春新碱、多柔比星、顺铂)。

6.动脉栓塞

对存在难以治疗的转移灶或其他疾病而不适于立即手术切除的肾盂癌患者,动脉栓塞可以减轻症状并延缓肿瘤发展。

7.随访

一肾盂癌的 5 年生存率根据肿瘤分期的不同存在很大差异,此外,肿瘤的预后也和患者的年龄有一定关系。

由于尿路上皮癌具有多中心复发的倾向,因此定期随访非常重要,并且应特别注意其余尿路上皮器官发生肿瘤的可能性。常规的术后评估应包括对膀胱、同侧(如采取保留肾单位治疗)及对侧泌尿道,以及泌尿系统外可能发生转移的器官。术后一年内每 3 个月须进行一次随访,内容包括查体、尿常规以及膀胱镜检查。尿细胞学检查可能对发现肿瘤复发,特别是高级别肿瘤,有一定的帮助。

1%～4% 的患者可出现双侧病变,所以均须进行 IVU 或逆行性尿路造影以评估同侧及对侧尿路情况。B 超和 CT 可对肿瘤和隐性结石进行鉴别。如果造影出现充盈缺损,则需进一步行输尿管镜检查。检查的频率很大程度上取决于肿瘤的分级、分期,一般情况下,术后 2～3 年内每半年进行一次,之后可每年进行一次。

此外,还应行胸部 X 线片、肝功能检查、骨扫描等评估有无远处转移。

二、鳞癌

肾盂鳞状细胞癌少见,占肾盂癌的 14%。其组织来源仍然是尿路上皮。一般认为与慢性炎症刺激或滥用止痛药物有关,常伴有肾盂肾炎、肾结石及肾盂黏膜白斑。鳞癌通常为中低分化,易于早期浸润及转移。肾结石患者或结石取出后仍然有经常性严重血尿者,应警惕肾盂鳞状细胞癌的存在。CT 对鳞癌的诊断很重要,因为鳞癌比尿路上皮癌更容易向外围扩展,并且可能合并结石。其 5 年生存率近乎 0。

三、腺癌

肾盂腺癌少见,占肾盂癌的比例低于 1%,主要见于妇女,与肾结石、梗阻和肾盂肾炎有关。单一性腺癌少见,常为肠型、黏液型或印戒细胞型混合存在。长期炎症刺激(结石和反复感染等)导致尿路上皮腺性化生,发生腺性或囊性肾盂炎是腺癌发生的原因和基础。大多数腺癌是高级别的,有广泛浸润,预后很差。

(公洪伟)

第二节 肾细胞癌

一、病因

肾细胞癌是起源于肾实质泌尿小管上皮系统的恶性肿瘤,又称肾腺癌,简称为肾癌,占肾脏恶性肿瘤的 80%～90%。包括起源于泌尿小管不同部位的各种肾细胞癌亚型,但不包括来源于肾间质以及肾盂上皮的各种肿瘤。

吸烟被认为可能与肾癌有关,没有发现其他明确的环境因素。一些特殊类型的肾细胞癌有明确的遗传因素,染色体 3p25-26 的 *VHL* 基因与透明细胞癌,*c-met* 基因与遗传性乳头状透明细胞癌有关。

二、病理

绝大多数肾癌发生于一侧肾脏,常为单个肿瘤,10%～20%为多发病灶。多发病灶病例常见于遗传性肾癌以及肾乳头状腺癌的患者。肿瘤多位于肾脏上、下两极,瘤体大小差异较大,直径平均7 cm,常有假包膜与周围肾组织相隔。双侧肾脏先后或同时发病者仅占散发性肾癌的 2%～4%。

(一)WHO 肾细胞癌病理分类

WHO 共推出 3 版肾脏肿瘤分类标准,以往应用最广泛的是第一版 WHO 分类标准。几年后 WHO 根据对遗传性肾细胞癌(RCC)的研究结果,结合 RCC 组织形态学、遗传学、肿瘤细胞起源等特点推出第二版肾实质上皮性肿瘤分类标准,根据形态学的改变肾乳头状腺癌分为Ⅰ型和Ⅱ型两型。由于在许多 RCC 组织中都可见到梭形细胞成分或细胞质内含有嗜酸颗粒,所以这次分类中取消了以往分类中的肉瘤样癌和颗粒细胞癌这两种病理类型。后来 WHO 依据 RCC 组织形态学、免疫表型、遗传学的特点结合 RCC 患者的临床表现以及影像学改变对肾细胞癌病理组织学分类进行了修改,保留了原有肾透明细胞癌、肾乳头状腺癌(Ⅰ型和Ⅱ型)、肾嫌色细胞癌3 个分型,这次分类系统沿用了上次未分类的 RCC 概念,使这一体系成为一个动态系统,将目前不能明确具体分型的 RCC 归为此类,有待今后进一步研究确定。这次分类系统将集合管癌进一步分为 Bellini 集合管癌和髓样癌,此外增加了多房囊性肾细胞癌、Xp11 易位性肾癌、成神经细胞瘤伴发的癌、黏液性管状及梭形细胞癌分型,并将传统分类中的颗粒细胞癌归为高分级的透明细胞癌,对各亚型中的未分化癌成分在肿瘤组织中所占比例进行描述。与以往不同,这一新的分型和诊断标准是将每一类型的 RCC 视为一种独立疾病。

(二)常见肾细胞癌亚型病理特点

1.肾透明细胞癌

肾透明细胞癌(clear cell renal cell carcinoma,CCRCC)是最常见的肾癌病理亚型,占肾癌的60%～85%。既往曾使用的"肾颗粒细胞癌"因为在其他类型的肾癌亚型中也能见到胞质嗜酸性的细胞,胞质中的"颗粒"不再是肾颗粒细胞癌的专有特征,由于"肾颗粒细胞癌"中癌细胞核分级的级别高,现将它归为高分级的 CCRCC。

(1)大体检查:双侧肾脏发病率相等,少于5%的病例可呈多中心性发生或累及双侧肾脏;肾皮质内实性球形结节,与周围肾组织界限清楚,可见假包膜;因癌细胞中含有丰富的脂质,切面呈金黄色。肿瘤中常见坏死、出血、囊性变,切面可呈现多彩状,偶见钙化或骨化。

(2)组织病理学:癌细胞胞质透明或嗜酸性,胞膜清楚;组织中可见小的薄壁血管构成的网状间隔;肿瘤细胞呈巢状和腺泡状结构;呈肉瘤样结构的肿瘤成分中可见到瘤巨细胞,提示预后不良;部分肿瘤中可见坏死、纤维黏液样间质及钙化、骨化。

(3)常用的免疫组化抗体:CK8、CK18、vimentin、CD10 和 EMA 阳性。

2.肾乳头状腺癌

肾乳头状腺癌(papillary renal cell carcinoma,PRCC)占肾癌的 7%～14%。国内有些专业书籍将其翻译成嗜色细胞癌。其发病年龄、性别、男女发病率比例、症状和体征与肾透明细胞癌相似。就诊时大多数病例处于Ⅰ期。大多数文献中报道肾乳头状腺癌患者预后良好。

(1)大体检查:病变累及双侧肾脏和多灶性者较透明细胞癌多见;大体多呈灰粉色,出血、坏死、囊性变多见。

(2)组织病理学:根据组织病理学改变将其分为Ⅰ型和Ⅱ型 2 个亚型。肿瘤细胞呈乳头状或小管状结构,乳头核心可见泡沫状巨噬细胞和胆固醇结晶;肿瘤细胞较小,胞质稀少(Ⅰ型)或肿瘤细胞胞质丰富嗜酸性,瘤细胞核分级高(Ⅱ型);可见大片坏死和肉瘤样区域,前者提示预后较好,而后者则是预后不良的指标。研究显示,Ⅰ型 PRCC 患者生存期长于Ⅱ型患者。

(3)常用的免疫组化抗体:与透明细胞性肾细胞癌相似,现有的研究认为,肾乳头状腺癌CK7 呈阳性,且Ⅰ型较Ⅱ型阳性率为高。

3.肾嫌色细胞癌

肾嫌色细胞癌(chromophobe renal cell carcinoma,CRCC)占肾癌的 4%～10%。平均发病年龄60 岁,男女发病率大致相等。与其他肾癌亚型相比无特殊的临床症状和体征。影像学上多显示瘤体较大,肿瘤密度或信号均匀,无出血、坏死和钙化。

(1)大体检查:肿瘤无包膜但边界清楚,大小 4～20 cm,切面呈质地均一的褐色,可见有坏死,但出血灶少见。

(2)组织病理学:肿瘤呈实体性结构,可出现灶状钙化及厚纤维间隔;与透明细胞肾细胞癌不同,瘤体中的血管为厚壁血管,而非薄壁血管;瘤细胞体积大,呈多角形,胞质透明略呈网状,细胞膜非常清晰(嫌色细胞),亦可见嗜酸性胞质的瘤细胞,瘤细胞核的核周空晕是此型的特征之一,并可见双核细胞;Hale 胶体铁染色示肿瘤细胞质呈弥漫阳性。

(3)常用的免疫组化抗体:CK 阳性,vimentin 阴性,CMA 弥漫阳性,lectins 和 parvalbumin阳性,肾细胞癌抗原弱阳性,CD10 阴性。另外胞质呈 Hale 胶体铁阳性反应。

4.集合管癌

Bellini 集合管癌是指来源于 Bellini 集合管的恶性上皮性肿瘤;肾髓质癌来源于近皮质区的集合管,患者几乎均伴有镰状细胞性血液病。集合管癌罕见,不到肾恶性肿瘤的 1%。预后差,患者平均生存期约 1 年。

(1)大体检查:两者均发生于肾中央部分,切面实性,灰白色,边界不清,可见坏死。

(2)组织病理学:需要指出的是,Bellini 集合管癌常为排除性诊断,肿瘤部位对于作出诊断很重要,组织学上可见不规则的小管状结构,细胞高度异型性;肾髓质癌镜下呈低分化的、片状分布的肿瘤,瘤细胞排列呈腺样囊性结构,瘤体内可见较多的中性粒细胞浸润,同时可见镰状红细胞。

(3)常用的免疫组化抗体:有关这方面的研究较少。Bellini 集合管癌低分子量角蛋白、高分子量角蛋白(如 34βE12、CK19)阳性,同时有 vimentin 阳性,与前述几种类型的肾细胞癌不同,CD10 阴性;肾髓质癌可表达低分子量角蛋白(CAM5.2),但不表达高分子量角蛋白(34βE12 等)。

(三)分级

以往最常用的是 1982 年 Fuhrman 四级分类。1997 年 WHO 推荐将 Fuhrman 分级中的 I、Ⅱ级合并为一级即高分化、Ⅲ级为中分化、Ⅳ级为低分化或未分化。

(四)TNM 分期

肾肿瘤最大径≤4 cm 与肿瘤最大径在 4～7 cm 的患者手术后的肿瘤复发率和患者的 5 年生存率存在差别,为此 2002 年第 6 版 AJCC 癌症分期将第 5 版 AJCC 癌症分期中的 T_1 期分成 T_{1a} 和 T_{1b}。T_{1a} 肿瘤局限于肾内、最大径≤4 cm;T_{1b} 肿瘤局限于肾内,最大径>4 cm,但≤7 cm。

AJCC 病理分期中评价 N 分期时,要求所检测淋巴结数目至少应包括 8 个被切除的淋巴结,如果淋巴结病理检查结果均为阴性或仅有 1 个阳性,被检测淋巴结数目<8 个,则不能评价为 N_0 或 N_1。但如果病理确定淋巴结转移数目≥2 个,N 分期不受检测淋巴结数目的影响,确定为 N_2。

三、临床表现

肾癌的临床表现是多样化的,早期的临床表现缺乏特异性,既往经典的血尿、腰痛、腹部肿块的"肾癌三联征"的临床出现率不到 15%,这些患者诊断时往往已为晚期。近十余年无症状肾癌的发现率逐年增高,国内文献报道其比例为 13.8%～48.9%,平均为 33%,国外报道高达 50%。10%～40% 的患者出现副瘤综合征,表现为高血压、贫血、体重减轻、恶病质、发热、红细胞增多症、肝功能异常、高钙血症、高血糖、血沉增快、神经肌肉病变、淀粉样变性、溢乳症、凝血机制异常等改变。30% 初诊患者为转移性肾癌,可由于肿瘤转移所致的骨痛、骨折、咳嗽、咯血等症状就诊。

四、诊断

肾癌的临床诊断主要依靠影像学检查,胸部 X 线片和腹部 CT 平扫加增强扫描是治疗前临床分期的主要依据,治疗方案的选择需参考治疗前的临床分期,如先选择手术治疗,应根据手术后病理检查结果进行病理分期,如病理分期与临床分期不符,应以病理分期为准对术前的治疗方案进行修订。

(一)实验室检查

实验室检查包括血、尿、便常规检查以及病毒指标、血生化以及血液肿瘤标志物检查,目前尚没有公认的、可用于肾癌诊断、鉴别诊断及预后判断的肿瘤标志物。只有极少数肾癌患者尿脱落细胞中可发现癌细胞,尿脱落细胞检查不作为常规检查项目。实验室检查结果一般不作为诊断肾癌的直接证据,但可为肾癌的诊断、决定治疗方案以及预后判定提供参考依据。血清尿素氮、肌酐主要用于评价肾功能状况,而肝功能、全血细胞计数、血红蛋白、血钙、血糖、血沉、碱性磷酸酶和乳酸脱氢酶等指标的异常及治疗前后变化可为评价疗效、判断预后提供参考依据。

(二)影像学检查

各种影像学检查可为肾肿瘤的临床诊断、评价 RCC 的临床分期、决定治疗方案、疗效评价以及治疗后的随访等提供重要的参考依据。

1.胸部 X 线片

胸部 X 线片为肾癌患者的常规检查项目,应摄胸部的正、侧位片,可以发现肺部结节、肺转移以及其他肺部及胸部病变。胸部 X 线片是术前临床分期的主要依据之一。

2.B 型超声波检查

B 超检查在健康人群查体中是肾脏肿瘤筛查的主要手段,也是诊断肾肿瘤最常用的检查方法,B 超的回声可笼统反映出肿瘤内的组织学特点,大部分 RCC 的 B 超声像图表现为低回声或等回声,少部分表现为高回声;肿瘤内存在无回声区及周边有低回声声晕也被认为是判断恶性的指征。但有部分 RCC 不具备这些特点,需借助 CT 或 MRI 等进行鉴别诊断。B 超检查诊断 RCC 的敏感性及特异性与肾肿瘤的大小密切相关,对肿瘤最大径＜5 mm、5～10 mm、10～15 mm、15～20 mm、20～25 mm 与 25～30 mm 的肾肿瘤,B 超与 CT 检出敏感性分别为 0% 与 47%、21% 与 60%、28% 与 75%、58% 与 100%、79% 与 100%、100% 与 100%。常规超声检查对肾脏小肿瘤的检出不如 CT 敏感,但在 10～35 mm 的病变中,超声与 CT 检查鉴别肿物为囊性或实性的准确率分别为 82% 与 80%。

B 超声像图表现:①小肿瘤肾轮廓可无明显改变,仅被膜稍隆起;较大的肾肿瘤其肾轮廓可局限性增大,肾结构失常,部分晚期肾癌与周围组织有粘连分界不清。②小肾癌常表现为高回声或低回声、均匀、光整;中等大的肿瘤多为低回声、不均匀;大的肾癌内回声极不均,由于肿瘤内有出血、坏死、液化,可出现不规则的无回声暗区。③肿瘤压迫肾盂时,可出现肾盂变形移位,甚至中断。④肾癌早期多无肾周血管受侵,中、晚期可出现肾静脉内或下腔静脉内瘤栓形成,表现为管腔阻塞,呈低回声。⑤中、晚期肾癌在肾门旁,腹膜后见有大小不等圆形或椭圆形低回声结节,均匀,多为淋巴结转移。

3.彩色多普勒检查

除具有 B 超的声像图表现外,彩色血流显示肾脏弓形血管环中出现彩色血流受压、中断,并有不规则的血管分支进入肿瘤,肿瘤内血流多较丰富,可测到高阻高速的动脉频谱。

4.超声造影检查

近年来超声造影剂的研究取得进展,静脉内注射超声造影剂能提高血流的回声,增强多普勒信号,提高低速细小血流的检出,同时,谐波超声造影能显示肿瘤的微血管,进行肿瘤微血管的实时成像,为肾脏肿瘤的评估提供了新的平台。超声造影能够很好显示肾脏内各级血管分支、肾组织及其肿瘤外周或内部微小血管灌注情况,提高了肾脏肿物的良恶性鉴别诊断率,尤其在囊性肾癌或囊肿内壁结节或囊肿恶变的诊断方面,其可明显改善普通彩超偏低的血流显示率,从而明确诊断,并增加了超声与病理诊断的符合率。

注射超声造影剂后,良、恶性肿瘤内血流的显示都相应增强,但增强程度和持续时间有显著差异,恶性肿瘤血流显像增强程度明显高于良性肿瘤(肾血管瘤除外),造影剂廓清也较良性肿瘤快,可根据这些特点来判断肿物的良恶性。超声造影在肾囊肿、脓肿等良性病灶中无血流信号增强;在胚胎性肾肿瘤、错构瘤表现为在动脉相明显增强,延迟相明显消退。RCC 和肾错构瘤彩色血流都可增强,但 RCC 增强程度较肾错构瘤高,且消退快。RCC 假包膜在灰阶超声上显示为肿瘤周围的低回声声晕,而在谐波超声造影后显示为肿瘤周围的缓慢增强带。对碘过敏及肾功能不全的患者也可通过超声造影检查获得满意的肾脏增强扫描结果。

5.腹部 X 线平片及静脉尿路造影

腹部 X 线平片(kidneys,ureters and bladder,KUB)和静脉尿路造影(intravenous urography,IVU)检查不是诊断肾肿瘤常规的检查项目,而是在临床需要时进行的检查。KUB 可显示腹部及盆腔一些实质性脏器的轮廓、肾脏及肋骨的位置等,可为开放性手术选择手术切口提供帮助。

IVU 亦称排泄性尿路造影,以往称静脉肾盂造影,对观察病变重点在肾脏者现仍用此名称。在诊断集尿系统病变方面其使用价值仍未衰减:①造影前作腹部平片,可排除有无泌尿系统阳性结石及钙化。钙化常见于结核及肿瘤。结核钙化多呈弧形、斑片状。KUB 显示 14%～18% 瘤体内有钙化,多呈斑片、斑点状,偶见大斑块状。②造影时,对比剂通过肾脏分泌进入尿路,静脉注药 5 分钟后可观察肾实质显影情况、有无占位病变,粗略地判断肾脏功能。肾功能减退者,对比剂分泌缓慢,肾实质显影不佳或不显影。③对比剂进入尿路后,显示全尿路充盈情况,有无充盈缺损及狭窄,管壁是否光整及柔软,有无移位。④造影观察肾脏形态,位置,效果较平片好。但其对≤2 cm 的肾肿瘤检出率仅 21%,2～3 cm 肾肿瘤的检出率约 52%,对肾癌诊断符合率为 30%～60%。对未行 CT 增强扫描无法评价对侧肾功能者需行 IVU 或核素肾图检查,对碘过敏及肾衰竭患者需用其他方法检查。

肾肿瘤的 IVU 表现:①肿瘤较小,位于肾实质内或其腹侧及背侧时,组织密度对比差或前后重叠,不能显示,肾脏形态可表现正常。肿瘤位于肾边缘区或肿瘤大时可引起肾脏变形,表现为肾脏不规则增大或局部膨隆有肿块突出。②肿瘤可压迫肾盂肾盏使之移位、拉长、变窄或扩张。肿瘤可破坏肾盂肾盏,表现为肾盂肾盏边缘不光整、毛糙及消失。③肾肿瘤形态可呈圆形或不规则,多为低密度肿块,密度不均匀可有不规则钙化。④肾功能可表现正常、下降或消失。

6.CT

CT 具有密度及空间分辨率高的特点,对肾脏肿块的检出率近 100%,肿瘤诊断正确率达 95% 以上。

肾癌的 CT 表现:①肾脏形态可由于肿瘤的大小及所在部位不同而有不同表现。②肾盂、肾盏可表现为受压、破坏及梗阻扩张。③绝大部分肿瘤呈圆形、椭圆形以及不规则的结节或肿块,可有分叶,位于肾实质内呈局限外凸性生长;增强前呈等密度、高密度或低密度,边缘不清楚;肿块较小时密度均匀,肿块大时常伴出血、坏死,造成密度不均匀。增强后,在动脉早期肿瘤周围及边缘可见纤曲的肿瘤血管呈结节、弧状或条状;在实质期大部分肿瘤有中～高度强化,密度不均匀增高。少部分肿瘤增强不明显或不增强。由于肿瘤血管常形成动静脉瘘,在增强早期肿瘤内对比剂已较早排出,因此增强后肾实质期时肿瘤密度低于肾实质呈低密度肿块。增强后显示肿瘤密度较增强前更加不均匀,坏死区增多及明显;显示肿瘤边界较增强前清楚或大部分清楚,但不锐利,少部分肿瘤边界模糊。有 2%～3% 肿瘤呈浸润生长致肾脏体积增大,或沿着肾周浸润生长,肿瘤边界显示不清。增强后,肿瘤呈不规则片状,弥漫浸润分布,密度低及不均匀,或包绕肾脏。另有 5%～7% 肿瘤呈囊状或囊实性,影像学诊断上称为囊型肾癌,肿瘤增强前呈低密度,密度不均匀,低密度区明显。增强后肿瘤实性部分有中～高度强化,表现为不规则片状、结节或块状,如有分隔,隔壁厚薄不均,囊壁厚且不规则。肿瘤与肾实质分界模糊。④CT 平扫显示 8%～18% 瘤体内有钙化,钙化形态为不规则点状、小曲线、条状、斑片状或不规则大块状,散在分布在瘤体内或边缘部。⑤约 17% 出现肾静脉或下腔静脉瘤栓。此时血管增粗,增强后血管内可见低密度软组织影,沿血管走行分布。瘤栓长者可达心房。⑥肾癌的淋巴结转移首先达肾周、肾门及腹膜后主动脉和下腔静脉周围。此区域出现软组织孤立结节或融合成团。

多层螺旋 CT(multislice spiral CT,MSCT)可在不影响影图像质量的前提下在任意平面重组图像,且通过多平面重建(multi-planar reformation,MPR)、最大密度投影(maximum intensity projective,MIP)及容积重建(volume Rendering,VR)技术等重建方式可清楚显示肾脏动脉及其分支、肾静脉及下腔静脉的情况,可增加囊性肾癌的分隔、结节的强化等恶性特征。

MSCT 和 MRI 在 RCC 临床分期中的价值相似。MSCT 具有高的空间分辨力,显示静脉内微小癌栓时,其敏感度高于 MRI。但 MSCT 平扫无法区分血液和栓子的密度差别,对栓子的显示需行增强扫描。当癌栓阻塞、肿瘤或淋巴结增大压迫阻碍了对比剂流入时,MSCT 无法准确显示腔静脉癌栓的上缘范围,影响了分期的准确性。

多层螺旋 CT 血管造影(multislice spiral CT angiography,MSCTA)和对比剂增强磁共振血管成像(contrast enhanced magnetic resonance angiography,CEMRA)可以准确评价肾血管的数目、走行以及肿瘤与其周围动脉分支的毗邻关系。MSCT 尿路成像能够获得类似于逆行肾盂造影的影像,可更加直观地显示肿瘤与集合系统的关系。

7.MRI

MRI 检查对肾肿瘤分期的判定的准确性略优于 CT,特别在静脉瘤栓大小、范围以及脑转移的判定方面 MRI 优于 CT。MRI 的对比分辨力高于 CT,不需对比剂即可将血液与栓子区分开来。T_1WI 能很好地显示肾脏的解剖结构,与周围组织器官的关系,因肾脏的中低信号与周围高信号强度的肾周脂肪形成鲜明对比,肾皮、髓质常在 T_1WI 能清楚显示,皮质的信号强度高于髓质。矢状位和冠状位 T_2WI 对确定肾脏肿瘤的范围和肿瘤是否来源于肾脏很有价值,同时亦对肾癌外侵扩散的范围及分期有较大价值。

肾癌的 MR 信号变化多种多样,甚至与肾皮质的信号相似,且小的肾癌有时无法检出,因而 MRI 不宜作为肾癌诊断的首选影像方法,但当 CT 或其他检查难于确定肾脏肿瘤的性质时,MRI 对确定肿瘤的来源与性质有一定价值。肾细胞癌的信号强度在 T_1WI 与邻近的肾实质相比可呈较高信号或低信号,因瘤内常有出血和坏死,T_2WI 呈不均匀高信号。MRI 能清楚地显示肾周脂肪、肾静脉、下腔静脉有无受侵或瘤栓形成。冠状位或矢状位可较横断位更清楚地显示肾脏的上下极,比 CT 更容易确定肿瘤的侵犯范围。MRI 上血液的流空现象使血管呈低信号,而肾静脉、下腔静脉内瘤栓则表现为中等(T_1WI)或高信号(T_2WI),与之形成鲜明对比。对肿瘤是否包绕这些血管 MRI 亦可作出判断。鉴别肿大的淋巴结与小血管 MRI 常较 CT 更容易。研究认为,CT 和 MRI 对于在肾癌的 T_1、T_2 期和 T_{3b} 期的分期准确率基本相同,但 MRI 对 T_{3a}、T_4 期的准确率要高于 CT。

超高场强(>2.0T)磁共振设备、梯度回波(gradient echo,GRE)、平面回波成像(echo planar imaging,EPI)技术的发展及新的快速扫描序列的开发应用,使 MRI 图像单层成像时间甚至达亚秒级水平(10~50 帧/秒),大大减少了脏器的运动伪影。磁共振血管造影(magnetic resonance angiography,MRA)对肾动脉主干的显示与数字减影血管造影(digital subtraction angiography,DSA)无差异,MRA 对肾动脉分支显示的特异性可达 100%,对肾动脉狭窄、肾动脉瘤及肾动静脉畸形的诊断及肾功能的评价都有重要作用。此外弥散加权成像(diffusion weighted imaging,DWI)、表观扩散系数(apparent diffusion coefficient,ADC)、磁共振灌注成像(perfusion weighted imaging,PWI)、磁共振波谱分析(magnetic resonance spectroscopy,MRS)以及 MRI 新型对比剂、介入磁共振成像技术等的开发和应用又可进一步提高 MRI 的诊断和鉴别诊断符合率。

8.肾血管造影

肾动脉造影检查单独作为肾癌的诊断方法应用并不普遍,多在行肾动脉栓塞术时同时进行,肾癌的血管造影可表现为肾动脉主干增宽、肾内血管移位、肿瘤新生血管、动静脉瘘等。在临床上怀疑静脉瘤栓时,可行下腔静脉、肾静脉造影,了解瘤栓的大小、范围,以利于制订手术方案。

肾血管造影对诊断肾肿瘤的价值有限,不作为肾癌诊断的常规检查项目,但对需姑息性肾动脉栓塞治疗或保留肾单位手术前需了解肾血管分布及肿瘤血管情况者可选择肾血管造影检查。

(三)核医学检查

1.PET 和 PET-CT

PET 和 PET-CT 也用于 RCC 的诊断、分期和鉴别诊断。研究表明,肾脏肿瘤的恶性程度越高,细胞膜葡萄糖转运体-1(glucose transporter-1,GLUT-1)的表达增高,对 FDG 摄取增加。静脉注射 ^{18}F 标记脱氧葡萄糖(^{18}F-FDG)后约 50% 未经代谢直接由肾脏排泄,^{18}F-FDG 不被肾小管重吸收,放射性药物浓聚在肾集合系统,影响肾脏病变的显示,而淋巴结转移和远处转移不受影响。由于 RCC 血运较丰富,肿瘤组织缺氧较轻,GLUT-1 表达较低,线粒体内己糖激酶活性较低,故肿瘤组织葡萄糖代谢水平相对较低,此外肾细胞癌组织内 6-PO$_4$-脱氧葡萄糖(FDG-6-PO$_4$)分解酶过高,均可导致肿瘤组织摄取 FDG 较低或不摄取,可出现假阴性。

多组研究表明 ^{18}F-FDG PET 对肾脏原发肿瘤的诊断准确度不如 CT,但对 RCC 的淋巴结转移和远处转移的诊断要优于 CT、MRI、超声、X 线片及骨显像等其他传统影像检查方法,且转移淋巴结很少出现假阴性。

近年来有研究用对肾集合系统干扰较小的 C-11 标记醋酸盐(^{11}C-acetate)作为肾 PET 显像剂。RCC 与正常肾组织对 ^{11}C-acetate 的摄取率相同,但清除率明显低于正常或非肿瘤肾组织,故 ^{11}C-acetate 能很好地鉴别 RCC 与非肿瘤肾组织,提高 PET 对 RCC 的诊断准确率。^{18}F 标记脱氧胸腺嘧啶(fluorine-18 fluorothymidine,^{18}F-FLT)是目前研究较为热门的一种核酸代谢 PET 显像剂,可反映肿瘤细胞的增殖。

2.核素骨显像检查

核素全身骨显像发现骨转移病变可比 X 线片早 3～6 个月。骨转移常见部位为躯干骨、四肢骨、颅骨。但须注意在有退行性骨关节病、陈旧性骨折等病变时,核素骨显像可出现假阳性。对孤立性的骨放射性浓聚或稀疏区需行 X 线摄片、CT 或 MRI 扫描证实确认是否有骨质破坏,以明确是否有骨转移。

3.肾显像

肾显像是肾小球滤过率测定、肾静态显像和肾断层显像的总称。它既能显示肾脏的血供、形态和在腹部的位置,又能提供多项肾功能指标。对肾肿瘤的定位准确率近似于 MRI 而优于 B 超和 CT。核素肾显像目前应用不普遍,我院用 ^{99m}Tc-DTPA 和 ^{99m}Tc-葡萄糖酸钙行核素系列肾显像,将其用于肾肿瘤诊断的研究,结果显示,核素系列肾显像有助于:①准确显示肾占位性病变的位置,对鉴别肾占位性病变的良恶性有参考价值。②鉴别腹膜后肿物为肾内或肾外。③明确尿漏的存在与否及其情况。④可对分肾功能做定量分析。

(四)组织学检查

在非肿瘤性肾病肾穿刺活检已成为常规检测手段。但由于 CT 和 MRI 诊断肾肿瘤的准确性高达 95% 以上,而肾穿刺活检有 15% 假阴性率及 2.5% 假阳性率,可能出现针吸活检的并发症(包括出血、感染、动静脉瘘、气胸,发生率<5%)、穿刺道种植(<0.01%)、死亡(<0.031%)等问题,故不推荐将肾穿刺活检作为肾癌诊断的常规检查项目,对影像学诊断难以判定性质的小肾肿瘤患者,可以选择行保留肾单位手术或定期(1～3 个月)随诊检查,不推荐对能够进行保留肾单位手术的肾肿瘤患者行术前穿刺检查。对不能手术治疗,需系统治疗或其他治疗的晚期肾肿瘤患者,治疗前为明确诊断,可选择肾穿刺活检获取病理诊断。

五、治疗

(一)局限性肾癌的治疗

1.局限性肾癌的定义

局限性 RCC 是指 AJCC 癌症分期中的 $T_{1\sim2}N_0M_0$ 期,临床分期为 Ⅰ、Ⅱ 期,通常称之为早期 RCC。

2.局限性肾癌的治疗原则

外科手术是局限性肾癌首选治疗方法,可采用根治性肾切除术或保留肾单位手术。对不适于开放性外科手术、需尽可能保留肾单位功能、有全身麻醉禁忌、肾功能不全、肿瘤最大径<4 cm 且位于肾周边的肾癌患者可选择射频消融、高强度聚焦超声、冷冻消融治疗。

根治性肾切除术可经开放性手术或腹腔镜手术进行。可选择经腹或经腰部入路。根治性肾切除术加区域或扩大淋巴清扫术只有利于病理分期,疗效同根治性肾切除术相同。局限性 RCC 根治性肾切除术前无须常规应用肾动脉栓塞。手术后尚无标准辅助治疗方案。根治性肾切除术后 5 年生存率为 75%～95%,手术病死率约为 2%,局部复发率 1%～2%。

3.根治性肾切除术

根治性肾切除术手术入路和手术方式的选择:开放性根治性肾切除术的手术入路主要有经腰部、腹部和经胸腹联合切口三大入路。在开展经典根治性肾切除术的早期为了尽早结扎肾血管把经腹切口作为 RCC 外科手术的标准入路,但当瘤体较大、肿瘤位于肾门周围或肾脏周围粘连明显等状况下,在手术中有时很难先结扎肾血管。对 RCC 开放性手术入路的选择除参考肿瘤的分期、肿瘤的部位、患者的体型等因素外,更多的是取决于主刀医师对各种手术入路掌握的熟练程度,同时根据手术中具体情况决定是否能早期结扎肾血管。Clayman 等完成首例腹腔镜根治性肾切除术,经过多年的临床实践证明,腹腔镜根治性肾切除术和肾部分切除术治疗 RCC 的疗效与同期开放性手术相同,已成为治疗局限性肾癌的标准术式。

(1)区域或扩大淋巴结清扫术:双侧肾脏的区域淋巴结包括肾门淋巴结、下腔静脉旁淋巴结(下腔静脉前淋巴结、下腔静脉后淋巴结、下腔静脉外侧淋巴结)、腹主动脉旁淋巴结(腹主动脉前淋巴结、腹主动脉后淋巴结、主动脉外侧淋巴结)、肾脏淋巴引流区域范围内的腹膜后淋巴结。区域淋巴结清扫范围包括:右侧从右膈肌脚,沿下腔静脉周围向下达腹主动脉分叉处的淋巴结及右侧肾脏淋巴引流区域范围内的腹膜后淋巴结;左侧从左膈肌脚,沿腹主动脉周围向下达腹主动脉分叉处的淋巴结及左侧肾脏淋巴引流区域范围内的腹膜后淋巴结。扩大淋巴结清扫范围在区域淋巴结清扫范围基础上加上腹主动脉和下腔静脉间淋巴结及患肾对侧腹主动脉或下腔静脉前后淋巴结。

对局限性 RCC 患者行区域或扩大淋巴结清扫术的意义可能仅仅起到了准确判定肿瘤分期的作用,而对远期疗效无明显提高。对局限性 RCC 患者在行 RN 时,不必常规进行区域或扩大淋巴结清扫术。

(2)保留同侧肾上腺的根治性肾切除术:经典 RN 切除范围包括患肾同侧肾上腺。Siemer 等总结 1 635 例经病理证实 RCC 的临床资料,其中 1 010 例行经典的 RN,患者 5 年无病生存率 75%,而 625 例保留同侧肾上腺的患者 5 年无病生存率为 73%,统计学分析两组未见显著性差别($P=0.17$)。由于早期 RCC 的比例增高以及术前的 CT、MRI 等检查可以明确绝大多数肾上腺转移,同时考虑到对侧肾上腺转移引起的肾上腺皮质功能低下也可导致患者死亡,许多学者认为常规切除同侧肾上腺对大部分 RCC 患者属于过度治疗。中华泌尿外科学会制订的《肾细胞癌诊治指南》中推荐符合下列 4 个条件者可以选择保留同侧肾上腺的 RN：①临床分期为 Ⅰ 或 Ⅱ 期。②肿瘤位于肾中、下部分。③肿瘤最大径＜8 cm。④术前 CT 显示肾上腺正常。但在此种情况下如手术中发现同侧肾上腺异常，应切除同侧肾上腺。

（3）保留肾单位手术：保留肾单位手术（nephron sparing surgery，NSS）是保留肾脏的手术总称，包括肾部分切除术、肾脏楔形切除术、肾肿瘤剜除术等。大量的临床研究结果证明，对适当的患者选择 NSS 是可行的。以下是三种 NSS 的适应证。

适应证：肾癌发生于解剖性或功能性的孤立肾，根治性肾切除术将会导致肾功能不全或尿毒症的患者，如先天性孤立肾、对侧肾功能不全或无功能者以及双侧肾癌等。

相对适应证：肾癌对侧肾存在某些良性疾病（如肾结石、慢性肾盂肾炎等）或其他可能导致肾功能恶化的疾病（如高血压、糖尿病、肾动脉狭窄等）的患者。

可选择适应证：临床分期 T_{1a} 期（肿瘤≤4 cm），肿瘤位于肾脏周边，单发的无症状肾癌，对侧肾功能正常者可选择实施 NSS。

目前对 NSS 的适应证、相对适应证学术界无争议，对符合这两个适应证的肾肿瘤大小以及部位也无明确的限定，一般适用于 4 cm 以下的肿瘤。鉴于目前腹腔镜 NSS 手术中阻断肾蒂的时间长于开放性手术，手术中及手术后的并发症也高于开放性手术，故开放性手术仍是 NSS 的标准术式。NSS 肾实质切除范围应距肿瘤边缘 0.5～1.0 cm。

（4）腹腔镜手术：Clayman 等完成首例腹腔镜根治性肾切除术（laparoscopic radical nephrectomy，LRN），腹腔镜手术现已被广泛应用于多种泌尿男性生殖系疾病的治疗，国内、外 LRN 也非常普及，已是局限性 RCC 外科治疗的常规术式。腹腔镜手术方式包括腹腔镜根治性肾切除术和腹腔镜肾部分切除术。手术途径分为经腹腔、腹膜后及手助腹腔镜。切除范围及标准同开放性手术。同开放性手术相比 LRN 具有减轻手术后切口疼痛、切口及瘢痕小、住院时间短、术后恢复快等优势，长期随访结果显示两种术式疗效相同。多数学者认为腹腔镜手术适用于 $T_{1～2}$ 期的局限性 RCC 患者，对熟练掌握腹腔镜技术的医师选择 T_{3a} 期肿瘤为腹腔镜手术适应证也是可行的；甚至有学者认为对瘤栓局限在肾静脉内的 RCC 患者行 LRN 也是可行的；也有学者主张对伴有远处转移的 RCC 患者应用腹腔镜手术切除原发病灶，这样将有利于患者手术后尽早进行系统治疗。随着临床研究的不断深入，现有的一些观念也将逐渐发生变化。

（5）微创治疗：射频消融（radio-frequency ablation，RFA）、高强度聚焦超声（high-intensity focused ultrasound，HIFU）、冷冻消融治疗肾癌处于临床研究阶段，尚无循证医学 Ⅰ～Ⅲ 级证据水平的研究结果，远期疗效尚不能确定，应严格按适应证慎重选择，一般不作为能采用外科手术治疗患者的首选治疗方案。如进行此类治疗需向患者说明。

适应证：不适于开放性外科手术者、需尽可能保留肾单位功能者、有全身麻醉禁忌者、肾功能不全者、肿瘤最大径＜4 cm 且位于肾周边的肾癌患者。

（二）局部进展性肾细胞癌治疗

1.局部进展性肾细胞癌定义

局部进展性肾细胞癌（locally advanced RCC）是指伴有区域淋巴结转移和/或肾静脉瘤栓和/或下腔静脉瘤栓和/或肾上腺转移或肿瘤侵及肾周脂肪组织和/或肾窦脂肪组织（但未超过肾周筋膜），无远处转移的 RCC，AJCC 癌症分期为 $T_{3a～3c}$，临床分期为 Ⅲ 期，大家习惯上称之为中期 RCC。肾周脂肪受侵者术后 5 年生存率为 65%～80%，伴有下腔静脉瘤栓患者术后 5 年生存率为 40%～60%。

2.局部进展性肾细胞癌治疗原则

局部进展性肾癌首选治疗方法为根治性肾切除术,对局部进展性肾细胞癌患者手术后尚无标准辅助治疗方案。由于淋巴结转移的肾细胞癌患者单纯行 RN 预后差,故主张对绝大多数淋巴结转移的肾细胞癌患者行 RN 后需要行辅助性内科治疗。而对转移的淋巴结或血管瘤栓需根据病变程度、患者身体状况、主刀医师的技术水平等因素选择是否切除。对未能彻底切净的Ⅲ期肾癌可选择术中或术后放疗或参照转移性肾癌的治疗。

3.肾细胞癌伴区域淋巴结转移的外科治疗

Blute 等通过对临床资料的分析,提出肾癌淋巴结转移的高危因素包括:①肿瘤临床分期 T_3 或 T_4。②肿瘤最大径>10 cm。③核分级为Ⅲ～Ⅳ级。④肿瘤组织中含有肉瘤样成分。⑤肿瘤组织中有坏死。如果低于 2 个危险因素的患者淋巴结转移的概率仅为 0.6%,具有 2～4 个危险因素的患者淋巴结转移的概率为 10%,如果同时具有以上 5 个危险因素的患者则淋巴结转移的概率为 50%。

对肾细胞癌伴淋巴结转移的患者是否在行 RN 时加区域或扩大淋巴结清扫术尚缺乏多中心随机对照研究结果。一般主张对局部进展性肾细胞癌患者在行 RN 时应尽可能切除所有肉眼可见的肿大淋巴结。

4.肾细胞癌伴肾上腺转移的外科治疗

对局部进展性肾细胞癌患者行 RN 应考虑切除同侧肾上腺,但绝大多数肾上腺转移的患者伴有远处转移,治疗上应以内科治疗为主,单纯外科治疗仅适合于孤立性肾上腺转移的患者。需注意的是双侧肾上腺转移引起的肾上腺皮质功能低下就可导致患者死亡,所以慎重考虑对双侧肾上腺转移的患者实施手术治疗。

5.肾细胞癌伴静脉瘤栓的外科治疗

RCC 一个特殊的生物学特点就是易侵及下腔静脉形成瘤栓,其发生率为 4%～10%,远高于其他器官的肿瘤,而许多伴肾静脉或下腔静脉瘤栓的肾细胞癌患者影像学检查并无远处转移征象。对无淋巴结或远处转移的伴肾静脉或下腔静脉瘤栓的肾细胞癌患者行 RN 并能完整取出肾静脉以及下腔静脉瘤栓者,手术后的 5 年生存率可达到 45%～69%。手术方案需根据瘤栓侵及的范围制订。根据瘤栓侵及范围将静脉瘤栓程度分为五级。①0 级:瘤栓局限在肾静脉内。②Ⅰ级:瘤栓侵入下腔静脉内,瘤栓顶端距肾静脉开口处≤2 cm。③Ⅱ级:瘤栓侵入肝静脉水平以下的下腔静脉内,瘤栓顶端距肾静脉开口处>2 cm。④Ⅲ级:瘤栓生长达肝内下腔静脉水平,膈肌以下。⑤Ⅳ级:瘤栓侵入膈肌以上下腔静脉内。

腔静脉瘤栓长度是否影响预后目前尚存有争议,而腔静脉壁受侵则是预后不良影响因素。Hatcher 等报道腔静脉瘤栓手术后 5 年生存率为 69%,如果腔静脉壁受侵则 5 年生存率为 25%。多数学者认为伴肾静脉或下腔静脉瘤栓的局部进展性肾细胞癌患者如果伴有下列 3 个因素之一则手术治疗的效果不佳:①肿瘤侵及肾周脂肪。②瘤栓直接侵及腔静脉壁。③区域淋巴结转移。Ⅲ级和Ⅳ级下腔静脉瘤栓的外科手术需在低温体外循环下进行,腔静脉瘤栓取出术的病死率为 5%～10%。

多数学者认为 TNM 分期、瘤栓长度、瘤栓是否浸润腔静脉壁与预后有直接关系。对临床分期为 $T_{3b}N_0M_0$ 的患者行下腔静脉瘤栓取出术,不推荐对 CT 或 MRI 扫描检查提示有下腔静脉壁受侵或伴淋巴结转移或远处转移的患者行此手术。

6.局部进展性肾癌的术后辅助治疗

局部进展性肾癌根治性肾切除术后尚无标准辅助治疗方案。肾癌属于对放射线不敏感的肿瘤,单纯放疗不能取得较好效果。术前放疗一般较少采用,不推荐术后对瘤床区进行放疗,但对未能彻底切净的Ⅲ期肾癌可选择术中或术后放疗或参照转移性肾癌的治疗。

(三)转移性肾细胞癌的治疗

有25%~30%肾细胞癌患者在初次诊断时伴有远处转移,局限性RCC行RN后20%~40%的患者将出现远处转移,在RCC患者中有30%~50%最终将发展成为转移性RCC。

1.转移性肾癌的定义

伴有远处转移的RCC称之为转移性肾细胞癌(metastatic renal cell carcinoma,mRCC),2002年版AJCC癌症分期为Ⅳ期,包括$T_4N_0M_0$期肾癌。大家习惯上称之为晚期肾细胞癌。

2.转移性肾癌的治疗原则

mRCC应采用以内科为主的综合治疗,外科手术主要为mRCC辅助性治疗手段,极少数患者可通过外科手术而获得较长期生存。

3.转移性肾癌的外科治疗

对mRCC的原发病灶切除术被称为减瘤性肾切除术(cytoreductive nephrectomy,CRN)或辅助性肾切除术,故手术后对转移病灶需要内科治疗和/或放疗。远处转移患者单纯手术治疗后5年生存率为0~5%。

中华泌尿外科学会制订的《肾细胞癌诊治指南》中推荐对mRCC应采用以内科为主的综合治疗。外科手术主要为mRCC辅助性治疗手段,极少数患者可通过外科手术而获得较长期生存。对体能状态良好、Motzer mRCC预后评分低危险因素的患者应首选外科手术,切除肾脏原发灶可提高IFN-α和/或IL-2治疗mRCC的疗效。对根治性肾切除术后出现的孤立性转移瘤以及肾癌伴发孤立性转移、行为状态良好的患者可选择外科手术治疗,上述转移灶切除手术可视患者的身体状况与肾脏手术同时进行或分期进行。

(1)减瘤性肾切除术:对CRN实际价值的评价一直存有争议,多数泌尿外科医师认为:CRN后有部分mRCC患者的转移灶可自然消退,同时切除原发病灶和转移灶可增加治愈的机会,减少肿瘤负荷有利于后续治疗,手术可缓解患者的症状。但有部分学者认为:肾细胞癌术后转移灶自然消退的比例太低,不能作为选择手术的理由,此外手术可增加并发症及病死率、手术后可造成患者免疫功能降低不利于后续治疗,肾动脉栓塞或放疗同样可达到缓解症状的作用。研究结果显示CRN+IFN-α可明显延长无疾病进展时间、改善患者的生存期。现在主流观点认为选择体能状态评分好的患者行CRN+免疫治疗可作为对mRCC治疗的标准模式。也有学者认为:由于有相当数量的mRCC患者CRN后无法进行后续治疗或病变进展或死于手术过程中及术后的并发症,建议对mRCC患者先行全身治疗,仅在转移灶出现缓解之后再行辅助性CRN,以避免手术相关的死亡。

对mRCC患者的选择CRN和手术的时机尚无统一的标准,多数人认为选择CRN的指征如下:①手术能够切除>75%的瘤负荷。②无中枢神经系统、骨或肝脏的转移。③足够的心、肺功能储备。④ECOG体能状态评分0~1分。⑤肿瘤的主要成分是透明细胞癌。但mRCC患者手术病死率为2%~11%,仅有0.8%的患者在行CRN后转移瘤会自然消退,不应仅以自然消退为目的选择CRN。

(2)侵及邻近器官或组织的肾细胞癌外科治疗:肾细胞癌常呈膨胀性生长,极少数肾细胞癌呈浸润性生长,肿瘤浸润范围可超过 Gerota 筋膜,侵及后腹壁、腰大肌、腹膜后神经根以及邻近脏器,相关的外科手术报道不多。多数报道认为如果肾细胞癌侵及邻近器官,很少有患者手术后能生存过 5 年。

(3)手术后复发肿瘤的外科治疗:RN 后局部复发率为 2%～4%,肾细胞癌患者手术后如能定期复查,加上影像诊断技术的进展,可较早发现局部复发的肿瘤,部分患者仍有再次手术根治的机会。

(4)伴有区域淋巴结转移的转移性肾细胞癌的外科治疗:局限性肾细胞癌伴淋巴结转移者预后不良,mRCC 患者伴有淋巴结转移也是预后不良的征兆。对于临床诊断 mRCC 伴区域淋巴结转移的患者行 CRN 时是否需要行区域或扩大淋巴结清扫术尚存有争议。

4.转移性肾癌的内科治疗

20 世纪 90 年代起,中、高剂量 IFN-α 和/或 IL-2 一直被作为 mRCC 标准的一线治疗药物,有效率约为 15%。以吉西他滨、氟尿嘧啶或卡培他滨、顺铂、多柔比星为主的化疗作为转移性非透明细胞癌的一线治疗方案。美国 FDA 批准索拉非尼作为晚期肾癌的一线和二线用药,NCCN 和 EAU 的《肾细胞癌诊治指南》中都推荐将分子靶向治疗药物(索拉非尼、舒尼替尼、Temsirolimus、贝伐单抗联合干扰素)作为 mRCC 主要的一、二线治疗用药。后来索拉非尼在中国进行了 Ⅲ 期临床试验,结果证实索拉非尼对我国 mRCC 患者的疾病控制率同国外的 Ⅲ 期临床试验相同。为此中华泌尿外科学会制订的《肾细胞癌诊治指南》都推荐将索拉非尼作为 mRCC 治疗的一线和二线用药。Sunitinib 和 Temsirolimus 也即将在中国进行治疗晚期肾癌的 Ⅲ 期临床试验,如果试验结果能证实这两个药物对中国的晚期肾癌患者有效,我们对晚期肾癌患者的治疗方案又将多两种选择。

(1)细胞因子治疗。

干扰素-α:干扰素-α(interferon-α,IFN-α)是治疗 mRCC 有效的药物之一,也是第一个用于临床的基因重组细胞因子,早就有应用 IFN-α 治疗 mRCC 的报道。临床上用于治疗 mRCC 的主要有 IFN-α_2a 和 IFN-α_2b。

文献中将 IFN-α 的用量分为低剂量($\leqslant$3 MIU/d)、中等剂量(5～10 MIU/d)和高剂量($\geqslant$10 MIU/d)。IFN-α 的最佳用药剂量及疗程目前尚无定论,常用治疗剂量是 9～18 MIU/d,皮下或肌内注射,每周 3 次。为增加患者对干扰素的耐受能力,可采用阶梯式递增方案,即开始时用 3 MIU 3 次/周×1 周,6 MIU 3 次/周×1 周,以后改为 9 MIU 3 次/周×(8～10)周。大多数学者建议 3 月为 1 疗程,少数学者主张治疗持续用药时间为 1 年。

应用 IFN-α 治疗期间,应每周检查血常规 1 次,每月查肝功能 1 次,白细胞计数<3×10^9/L 或肝功能异常时应停药,待恢复后再继续进行治疗。如患者不能耐受每次 9 MIU 剂量,则应减量至每次 6 MIU,甚至每次 3 MIU。

白细胞介素-2:白细胞介素-2(interleukin 2,IL-2)是另一个治疗 mRCC 有效的细胞因子,文献上根据每天应用 IL-2 的剂量分为高剂量方案和中低剂量方案,一般认为对用药剂量达到患者需要住院监护的程度称为高剂量方案。

研究结果显示中低剂量 IL-2 治疗中国人 mRCC 的疗效与国外报道相同,且能延长患者生存,不良反应以轻、中度为主,患者能够耐受。推荐 IL-2 的用药剂量:18 MIU/d 皮下注射 5 d/W×(5～8)周。

(2)分子靶向治疗。

分子靶向治疗是指在肿瘤分子生物学的基础上,将与肿瘤相关的特异分子作为靶点,利用靶分子特异制剂或药物对肿瘤发生发展过程中关键的生长因子、受体、激酶或信号传导通路进行封闭或阻断,实现抑制肿瘤细胞生长、促进肿瘤细胞凋亡、抑制肿瘤血管生成等作用而达到抗肿瘤作用的方法或手段。

肾细胞癌具有独特的分子发病机制,针对这些异常发病机制的分子靶向药物在晚期肾癌的治疗中已经取得了突破性进展。美国 FDA 分别批准了将索拉非尼和舒尼替尼用于治疗 mRCC,标志着肾癌的治疗已经进入分子靶向治疗时代。NCCN、EAU 的《肾细胞癌诊治指南》都将分子靶向治疗药物(索拉非尼、舒尼替尼、Temsirolimus、贝伐单抗联合干扰素-α)作为 mRCC 的一、二线治疗用药。

索拉非尼:索拉非尼(Sorafenib)是 RAF 激酶的强效抑制剂,可以通过抑制癌细胞的信号传导而达到抑制肿瘤细胞增殖的作用,也可通过抑制促进肿瘤生长的 c-Kit 及 Flt-3 受体酪氨酸激酶活性而抑制癌细胞的增殖。此外索拉非尼通过抑制 VEGFR 和 PDGFR 酪氨酸激酶的活性,抑制肿瘤新生血管的形成而达到抗肿瘤作用。推荐索拉非尼用量 400 mg,每天 2 次。

舒尼替尼:舒尼替尼(Sunitinib)是另一多靶点酪氨酸激酶抑制剂(tyrosine kinase inhibitor,TKI),是一种口服的小分子药物,能够抑制 VEGF-R2、VEGF-R3、VEGF-R1 以及血小板衍生生长因子(PDGFR-β)、K IT、FLT-3 和 RET 的酪氨酸激酶活性,通过特异性阻断这些信号传导途径达到抗肿瘤效应。

mTOR 抑制剂:磷脂酰肌醇-3-激酶(phos-phoinositide-3-kinase,PI3K)介导的丝氨酸/苏氨酸激酶(serine/threonine-protein kinase,Akt)信号传导系参与肿瘤血管形成以及癌细胞的生长和分化,mTOR 在 PI3K/Akt 信号传导通路中对调节细胞的新陈代谢和决定细胞生长或分化发挥重要作用。西罗莫司及其衍生物可特异地抑制 mTOR 活性,美国 FDA 批准将 mTOR 抑制剂 Temsirolimus(CCI-779)用于 mRCC 的治疗。

贝伐单抗:贝伐单抗(bevacizumab,BEV)是针对血管内皮生长因子(vascular endothelial growth factor,VEGF)的单克隆抗体,尚在临床试验中。

(3)化疗。

吉西他滨、氟尿嘧啶(5-FU)或卡培他滨、顺铂主要用于 mRCC 的治疗,吉西他滨联合氟尿嘧啶或卡培他滨主要用于以透明细胞为主型的 mRCC;吉西他滨联合顺铂主要用于以非透明细胞为主型的 mRCC;如果肿瘤组织中含有肉瘤样分化成分,化疗方案中可以联合多柔比星。化疗有效率 10%~15%。推荐将化疗作为转移性非透明细胞癌患者的一线治疗方案。

(4)肿瘤疫苗。

肿瘤疫苗的早期制备方法是使用灭活的癌细胞或其裂解物,目前研究热点是利用树突状细胞(dendritic cell,DC)能呈递抗原的特点,引入肿瘤相关多肽、蛋白、基因或将整个肿瘤细胞与 DC 融合制备肿瘤疫苗。应用肿瘤疫苗治疗晚期肾癌处于Ⅰ~Ⅱ期临床试验阶段,尚无明确的疗效。

(5)过继细胞免疫治疗。

在肿瘤病灶,常常发现有大量的淋巴细胞浸润,这些淋巴细胞被称为肿瘤浸润性淋巴细胞(tumor infiltrating lymphocyte,TIL)。体外实验结果表明,这些 TIL 活化后对自体肿瘤细胞有特异性杀伤功能,其杀伤肿瘤细胞的活性比 LAK 细胞强 50~100 倍。但临床试验研究的结果显示 TIL 细胞并没有表现出优于 LAK 细胞的体内抗瘤作用。

5.转移性肾癌的放疗

对局部瘤床复发、区域或远处淋巴结转移、骨骼或肺转移患者,姑息放疗可达到缓解疼痛、改善生存质量的目的。近些年开展的立体定向放疗(γ 刀、X 刀、三维适形放疗、调强适形放疗)对复发或转移病灶能起到较好的控制作用,尤其是对肾癌脑转移者放疗是重要的治疗方法,但应当在有效的全身治疗基础上进行。尸检结果显示,死于肾癌的患者中 15% 有脑转移,60%~75% 脑转移的患者有临床症状或体征,主要表现为头痛(40%~50%),局灶性神经症状(30%~40%)及癫痫(15%~20%)等症状和体征。肾癌脑转移应采用以内科为主的综合治疗,但对伴有脑水肿症状的患者应加用皮质激素;脑转移伴有其他部位转移的患者,激素和脑部放疗是治疗脑转移的重要手段。对行为状态良好、单纯脑转移的患者可选择脑外科手术(脑转移灶≤3 个)、立体定向放疗(脑转移瘤最大直径 3.0~3.5 cm)或脑外科手术联合放疗。

(四)遗传性肾癌的诊治原则

1.遗传性肾癌的诊断

遗传性肾癌(或称家族性肾癌)少见,占肾癌的 2%~4%。临床诊断时需参照以下 4 个基本原则:①患病年龄以中、青年居多,有无家族史。②肾肿瘤常为双侧、多发,影像学上具有各种肾细胞癌亚型的特点。③有相应遗传综合征的其他表现,如 VHL 综合征可合并中枢神经系统及视网膜成血管细胞瘤、胰腺囊肿或肿瘤、肾上腺嗜铬细胞瘤、附睾乳头状囊腺瘤、肾囊肿等改变。④检测证实相应的染色体和基因异常。

2.遗传性肾癌的治疗

文献报道的遗传性肾癌中以 VHL 综合征居多,其他类型的遗传性肾癌罕见,多为个案报道或小样该病例报道。大部分遗传性肾癌与 VHL 综合征的治疗方法和原则相近。

VHL 综合征肾癌治疗原则:肾肿瘤直径<3 cm 者观察等待,当肿瘤最大直径≥3 cm 时考虑手术治疗,以 NSS 为首选,包括肿瘤剜除术。

(五)肾癌预后的影响因素

影响肾癌预后的最主要因素是病理分期,此外,组织学分级、患者的行为状态评分、症状、肿瘤中是否有组织坏死、一些生化指标的异常和变化等因素也与肾癌的预后有关。既往认为肾癌的预后与组织学类型有关,肾乳头状腺癌和嫌色细胞癌的预后好于透明细胞癌;肾乳头状腺癌Ⅰ型的预后好于Ⅱ型;集合管癌预后较透明细胞癌差。

1.pTNM 分期

pTNM 分期是目前肾细胞癌最重要的预后影响因素。TNM 分期中 T_{1a}、T_{1b}、T_2 期之间的区别主要依据肾肿瘤的大小,T_{3a}~T_{3c} 期之间的区别依据肿瘤侵及的组织或器官。肿瘤的大小和肿瘤的侵及范围可以从一些方面反映出肾癌病变程度,但并不能充分反映出肾癌的生物学特点,所以肾癌的 TNM 分期标准也在不断地进行修订。将肿瘤侵及肾上腺的患者分在 T_4 期,并认为肾上腺受侵是局部进展性 RCC 患者独立的预后不良因素。

淋巴结转移显著影响 RCC 患者的预后,无论 T 或 M 分期如何,伴有淋巴结转移的 RCC 患者预后不良,淋巴结转移的 RCC 患者的 5 年肿瘤特异性生存率为 11%~35%。mRCC 中无淋巴结转移的患者的中位生存期明显长于伴有淋巴结转移的患者(14.7 个月和 8.5 个月)。CT 和 MRI 诊断淋巴结转移的假阴性率较低,但特异性较差,影像上提示淋巴结肿大但术后只有 30%~42%病理证实有淋巴结转移。区域或扩大淋巴结清扫术的价值目前尚存有争议,一些学者认为根治性肾切除术加淋巴结清扫术有可能治愈部分只存在单纯淋巴结转移的患者,已经发生远处转移的 RCC 患者淋巴结清扫术无明确价值。

2.癌细胞分级

按国际抗癌协会(UICC)的 TNM 分期,Ⅰ～Ⅳ级的 T1 期 RCC 患者 5 年肿瘤特异性生存率分别为 91%、83%、60% 和 0%。证实癌细胞分级与肾癌手术后 5 年生存率之间有很强的相关性,是 RCC 患者重要的预后因素。以癌细胞核多型性程度为依据的核分级方案有几种,但所有分级系统存在的主要问题是可重复性差,特别在非甲醛溶液固定或固定差的组织切片中,对核仁及其大小的评价结果往往与病理医师的主观因素相关。

3.组织学亚型

WHO 将 RCC 组织学亚型分为透明细胞癌、乳头状细胞癌、嫌色细胞癌、集合管癌 4 种亚型,各亚型在肾癌中所占比例分别为 60%～85%、7%～14%、4%～10%、1%～2%,对依据现有诊断水平不能确定的肾细胞癌分型归为未分类肾细胞癌。经单变量分析,嫌色细胞癌的预后要好于乳头状细胞癌,而乳头状细胞癌又好于透明细胞癌。肾乳头状腺癌又分为Ⅰ型和Ⅱ型,肾乳头状腺癌Ⅰ型癌细胞多为高分化,肾乳头状腺癌Ⅱ型癌细胞多为低分化,故Ⅰ型患者的预后好于Ⅱ型。集合管癌侵袭性强,出现远处转移早,肾髓样癌是集合管癌的亚型,几乎只发生于患镰刀状红细胞贫血的黑人青年,预后很差。

4.肉瘤样结构

WHO 肾实质肿瘤新分型中将梭形细胞成分作为高级别(低分化)RCC 组织结构。2%～5%RCC 组织中有肉瘤样改变,肉瘤样结构可出现在所有的 RCC 组织学亚型中,肾透明细胞癌、乳头状细胞癌、嫌色细胞癌和集合管癌肿瘤组织中伴有肉瘤样变的比例分别为 5%、3%、9% 和 29%。在肿瘤组织中肉瘤样成分所占比例的多少影响患者预后,肉瘤样成分比例超过 5%,患者预后差,现把肉瘤样分化作为 RCC 患者独立的预后指标。

5.肿瘤组织坏死

肿瘤组织坏死是指除细胞变性(如透明样变、出血和纤维化)之外的其他任何程度的镜下肿瘤坏死。肿瘤组织坏死被认为是肿瘤进展的标志,对患者的预后判定有参考意义,组织坏死程度与肿瘤大小、肿瘤分期及 Fuhrman 分级有关。

6.微小血管受侵

肾癌患者发生微小血管浸润的比例为 25%～28%。有微小血管浸润的患者肿瘤易复发、肿瘤特异性生存时间短。Van Poppel 等对 180 例 RCC 患者术后随访 4 年发现,微血管浸润的 RCC 患者发生进展的比例为 39.2%,而无微小血管浸润者为 6.2%,多因素分析发现微血管浸润是 RCC 患者独立预后因素。

7.集合系统受侵

集合系统受侵的患者预后不良,3 年肿瘤特异性生存为 39%,显著低于集合系统未受侵的患者(62%)。对于 T_1 和 T_2 期 RCC 患者,集合系统受侵者的死亡风险是未侵者的 1.4 倍,中位生存时间为 46 个月。T_1 期患者集合系统受侵和未受侵者的 3 年肿瘤特异性生存率分别为 67% 和 81%,而 T_2 期 RCC 患者集合系统受侵与未受侵者的 5 年肿瘤特异性生存率分别为 33.3% 和 76.9%,对于≥T_3 期的 RCC 患者,集合系统是否受侵与不良预后并无明显的相关性。Palapattu 等对此进行多因素分析显示,集合系统受侵常与 RCC 组织学亚型(如透明细胞癌)、肿瘤相关症状(血尿等)、高分级、高分期、肿瘤大小、有无转移等因素相关,认为集合系统受侵不是独立的预后因素。

8.患者的体能状态评分和临床表现

Karnofsky 和 ECOG 评分是最常用的评价患者行为状态的标准,多数研究认为 Karnofsky 和 ECOG 评分是 mRCC 患者独立的预后因素,评分差者预后不良。Tsui 等总结 ECOG 体能状态评分对各期肿瘤患者预后的影响,ECOG 体能状态评分差是独立的预后判定指标。ECOG 评分 0 分与 1 分的患者 5 年肿瘤特异生存率分别为 81% 和 51%。Frank 等回顾性分析 759 例各期 RCC 患者临床资料后认为 ECOG 体能状态评分差是患者的死亡危险因素之一,但不是肿瘤特异性生存的独立预后因素。

RCC 患者的临床表现与预后也有相关性,Schips 等总结 683 例 RCC 患者的临床资料,分析肿瘤相关临床症状与预后的关系,141 例(20.8%)患者伴有肿瘤相关的临床症状,无症状与有症状 RCC 患者 5 年生存率、无疾病进展生存率、肿瘤特异性生存率分别为 82%、79%、86% 与 60%、55%、65%。有症状患者的生存率明显低于无症状患者($P=0.000\ 1$)。2005 年 AUA 会议上 Kawata 等对比 252 例有症状与无症状肾透明细胞癌的预后,有症状($n=108$)与无症状($n=144$)肾透明细胞癌患者 5 年肿瘤特异生存率分别为 59.7%、93.1%。文献报道中与预后相关的临床表现还有血尿、腰部疼痛或不适、食欲缺乏、患者就诊前 6 个月内体重减轻超过 10%、恶病质、查体时可触及肿瘤等。Kim 等报道,在 250 例 pT_1 期 RCC 患者中,恶病质的发生率为 14.8%,并认为恶病质是独立的不良预后因素,显著影响患者无复发生存时间和肿瘤特异性生存时间(风险比分别为 3.03 和 4.39)。

9.实验室检测指标

RCC 患者的一些实验室检测指标异常与预后也有相关性的研究报道,AUA 大会上 Magera 等报道,在 1 122 例局限性肾透明细胞(pNX/N0M0)患者中术前红细胞沉降率(erythrocyte sedimentation rate, ESR)、血红蛋白、血钙、血肌酐及碱性磷酸酶异常的发生率分别为:44.8%(152/339)、38.2%(425/1 113)、9.0%(79/874)、18.0%(201/1 114)及 85.9%(781/909)。单因素分析显示 ESR 快、贫血、高血钙、血肌酐及碱性磷酸酶增高与局限性肾透明细胞癌患者预后的风险比分别为:3.56、2.42、1.68、1.50、0.91;多因素分析各指标异常的风险比分别为:2.04、1.68、1.44、1.19 及 0.76。也有文献报道伴有血小板增多症(血小板计数>$4.0\times10^5/mm^3$)的 RCC 患者预后不良。血小板增多可导致肿瘤侵袭力增高的级联反应,并可能与肿瘤的血管形成有关。伴有或不伴有血小板增多症的局限性 RCC 患者根治性肾切除术后肿瘤特异性生存期分别为 45.2 个月、76.6 个月;而伴有或不伴有血小板增多症的 mRCC 患者,两组患者平均生存期分别为 34 个月、18 个月。Motzer 等总结了 670 例 mRCC 预后影响因素,提出血清乳酸脱氢酶(lactate dehydrogenase, LDH)高于正常上限 1.5 倍以上、低血红蛋白(女性<10 g/L,男性<12 g/L)、血清钙>10 mg/dL(离子校正后浓度)是 RCC 预后不良的影响因素。其他因素如 ESR>70 mm/h、中性粒细胞计数<6 000/μL、血清蛋白<4 g/dL 也是预后不良因素,此外 IL-6、β-微球蛋白、C 反应蛋白、血清碱性磷酸酶浓度以及血清肌酐浓度与肿瘤分期、分级有关,但不是独立的肾癌预后因素。

10.RCC 多因素评分系统

早期的多因素评估系统主要针对 mRCC 患者的疗效评价,Maldazys 等提出的多因素评分系统包括 PS、肺转移及出现转移的时间。Elson 等提出的多因素评分系统包括 ECOG 体能状态评分、初次确诊时间(>1 年或≤1 年)、转移灶数量、化疗情况及体重减轻情况等。以后陆续推出了多个 RCC 预后多因素评分系统。

国内、外应用较为广泛的是 Motzer 评分系统。Motzer 等通过对应用 IFN-α 作为一线治疗方案的 463 例 mRCC 疗效的总结,提出 Karnofsky 评分＜80 分、LDH＞正常上限 1.5 倍、低血红蛋白、血清钙＞10 mg/dL、从诊断至开始 IFN-α 治疗的时间＜1 年是 5 个预后不良因素,并根据每位患者伴有不良因素的多少将 mRCC 患者分为低危(0)、中危(1~2 个)和高危(≥3 个)三组,三组患者的中位生存期分别为 30 个月、14 个月、5 个月。Mekhail 等总结 353 例 mRCC 影响预后的因素,提出在 Motzer 4 个不良因素的基础上(LDH 增高、高钙血症、低血红蛋白、从诊断至开始 IFN-α 治疗的时间短),增加先前接受过放疗和伴有肝、肺和腹膜后淋巴结转移部位的多少(0~1 个部位、2 个部位、3 个部位)共六项作为预后不良的危险因素,将 Motzer 对 mRCC 患者评分系统修改为低危(0~1 项)、中危(2 项)和高危(≥2 项)三组。并报道依据 Motzer 评分标准低危、中危和高危 mRCC 分别占 19%、70% 和 11%,患者中位生存期分别为 28.6 个月、14.6 个月和 4.5 个月。按修订后的 Motzer 评分标准低危、中危和高危 mRCC 分别占 37%、35% 和 28%。患者中位生存期分别为 26.0 个月、14.4 个月和 7.3 个月。Motzer 等将之前提出的 5 个危险因素中低血红蛋白标准进行了修改,女性＜11.5 g/L,男性＜13 g/L,将 mRCC 患者危险程度分组修改为低危(0)、中危(1 个)和高危(≥2 个)三组。

此外还有 UISS(UCLA Integrated Staging System)、Kattan-nomogram、诺摩图(Nomogram)、Cindolo、Yaycioglu、SSIGN(stage,size,grade and necrosis)多因素评分系统,各种评分系统对预后判断有一定的差别。

(六)随诊

随诊的主要目的是检查是否有复发、转移和新生肿瘤。中华泌尿外科学会制订的《肾细胞癌诊治指南》中推荐肾癌患者的随诊应按以下原则进行。

对行 NSS 的患者术后第一次随诊应在术后 4~6 周进行,需行肾 CT 扫描,主要了解肾脏形态变化,为今后的复查做对比之用。此外需评估肾脏功能、失血后的恢复状况以及有无手术并发症等。

1.常规随诊内容

(1)病史询问。

(2)体格检查。

(3)血常规和血生化检查:肝、肾功能以及术前检查异常的血生化指标,如术前血碱性磷酸酶异常,通常需要进一步复查,因为复发或持续的碱性磷酸酶异常通常提示有远处转移或有肿瘤残留。如果有碱性磷酸酶异常增高和/或有骨转移症状(如骨痛),需要进行骨扫描检查。碱性磷酸酶增高也可能是肝转移或副瘤综合征的表现。

(4)胸部 X 线片(正、侧位)。胸部 X 线片检查发现异常的患者,建议行胸部 CT 扫描检查。

(5)腹部超声波检查。腹部超声波检查发现异常的患者、NSS 以及 T_3~T_4 期肾癌手术后患者需行腹部 CT 扫描检查,可每 6 个月 1 次,连续 2 年,以后视具体情况而定。

2.各期肾癌随访时限

(1)T_1~T_2:每 3~6 个月随访一次,连续 3 年,以后每年随访一次。

(2)T_3~T_4:每 3 个月随访一次,连续 2 年,第 3 年每 6 个月随访一次,以后每年随访一次。

(3)VHL 综合征治疗后:应每 6 个月进行腹部和头部 CT 扫描 1 次,每年进行一次中枢神经系统的 MRI 检查、尿儿茶酚胺测定、眼科和听力检查。

(公洪伟)

第三节　输　尿　管　癌

近年来,输尿管移行细胞癌的发病率有升高的趋势。50%~73%发生在输尿管下 1/3。与膀胱移行细胞癌和肾盂移行细胞癌的生物学特性相似。

输尿管鳞状细胞癌少见,占输尿管原发癌的 4.8%~7.8%,多为男性,60~70 岁多见。25%的患者有输尿管或肾盂结石。左右侧输尿管受累概率相同。65%发生在输尿管下 1/3。一般认为与尿路上皮鳞状化生有关。发现的病例大多已经是临床Ⅲ~Ⅳ期。有报道最长存活期为 3 年,大多数患者 1 年内死亡。

输尿管腺癌更少见,多见于 60~70 岁。72%是男性,常合并肾盂或输尿管的其他恶性上皮成分,40%合并结石。

一、临床表现

输尿管癌最常见的症状是肉眼或镜下血尿,占 56%~98%。其次是腰部疼痛,占 30%,典型为钝痛,如果有血凝块等造成急性梗阻,可出现绞痛。另有约 15%没有症状,在体检时发现。晚期还会出现消瘦、骨痛和厌食等症状。

二、诊断

输尿管癌患者早期无症状,后期主要表现为无痛性肉眼或镜下血尿。诊断主要依靠辅助检查。

(一)影像学表现

传统的方法是静脉肾盂造影,现在 CT 尿路造影的应用越来越广泛。CT 尿路造影现在还能进行三维成像,在泌尿系统成像的效果与静脉造影相同。

输尿管移行细胞癌静脉造影主要表现为充盈缺损和梗阻。这要与血凝块、结石、肠气、压迫,脱落的肾乳头鉴别。结石可以通过超声或 CT 鉴别。其他的充盈缺损需要进一步行逆行尿路造影或输尿管镜来鉴别。评估对侧肾功能是重要的,因为存在双侧受累的可能,而且可以判断对侧肾功能,以选择治疗方法。

CT 和 MRI 可以帮助确定侵犯程度,是否存在淋巴结和远处转移,以判断临床分期。有研究显示,CT 判断 TNM 分期的准确度是 60%。

(二)输尿管镜检

通过静脉尿路造影或逆行尿路造影诊断的准确率是 75%左右,联合输尿管镜检准确率能达到 85%~90%。55%~75%的输尿管肿瘤与膀胱肿瘤是低级别和低分期,输尿管浸润性肿瘤较膀胱更常见。由于输尿管镜活检标本较小,所以在确定肿瘤的分期时,应该结合影像学确定肿瘤的形态和分级。

三、治疗

(一)内镜治疗

内镜治疗输尿管肿瘤的基本原则与膀胱肿瘤相同。单肾、双侧受累、肾功能不全或并发其他严重的疾病是内镜治疗的指征。对侧肾功能正常的患者,如果肿瘤体积小、级别低,也可以考虑内镜治疗。

1.输尿管镜

输尿管下段肿瘤可以通过硬镜逆行治疗,而上段肿瘤可以选择逆行或顺行,软镜更适合逆行治疗。

2.经皮肾镜

主要治疗输尿管上段肿瘤,可以切除较大的肿瘤,能够获得更多的标本以使分期更准确,经皮肾通道还可以用于辅助治疗。准确的穿刺是关键,穿刺中盏或上盏能顺利到达肿瘤位置。术后 4～14 天,再次通过造瘘口观察是否有残余肿瘤,如果没有,则在基底部再次取材,并用激光烧灼。没有肿瘤,则拔除肾造瘘管。如果需要进一步的辅助治疗,则更换 8F 的造瘘管。经皮通道破坏了泌尿系统的闭合性,有肿瘤种植的风险,并发症也比输尿管镜多,主要有出血、穿孔、继发性肾盂、输尿管交界处梗阻等。

(二)开放手术

1.输尿管部分切除术

适应证:①输尿管中上段非浸润性 1 级/2 级肿瘤。②通过内镜不能完全切除的肿瘤。③需要保留肾单位的 3 级肿瘤。

通过影像学和输尿管镜确定肿瘤的大体位置,距离肿瘤 1～2 cm 切除病变输尿管,然后端端吻合。

2.末端输尿管切除

适应证:不能通过内镜完全切除的输尿管下段肿瘤。

方法:接近膀胱的下段和壁内段的输尿管可以通过膀胱外、膀胱内或内外联合的方式切除。整个下段切除,如果不能直接吻合膀胱,首先选择膀胱腰肌悬吊。如果缺损过长,可行膀胱翻瓣。

3.开放式根治性肾输尿管切除术

适应证:体积大、级别高的浸润性输尿管上段肿瘤。多发、体积较大、快速复发中等级别,非浸润性输尿管上段肿瘤的肿瘤也可以行根治性全切。范围包括:肾脏,输尿管全长和输尿管口周围膀胱黏膜。

(1)肾脏、肾周脂肪和肾周筋膜完全切除:传统上还包括同侧的肾上腺。如果肾上腺在术前影像学和手术中观察是正常的,可以保留。

(2)输尿管下段切除:包括壁内段,输尿管口和周围的膀胱黏膜。输尿管残端的肿瘤复发的风险是 30%～75%。需要牢记:移行细胞癌可能种植在非尿路上皮表面,所以保持整个系统闭合是重要的,尤其对于级别高的肿瘤。

传统末端切除术:可以经膀胱、膀胱外或膀胱内外相结合。经膀胱对于完整的输尿管切除是最可靠的,包括输尿管口周围 1 cm 的膀胱黏膜。

经尿道切除输尿管口:用于低级别的上段肿瘤中。患者截石位,经尿道切除输尿管口和壁内段输尿管,直到膀胱外间隙,这样避免再做一个切口。如果是腹腔镜手术就不用这种方法,因为需要另做一切口取出标本。这种方法破坏了尿路的完整性,有局部复发的可能。

脱套法:术前输尿管插管,输尿管尽量向远侧游离后切断,远端输尿管与导管固定,患者改为截石位,输尿管被牵拉脱套到膀胱,然后切除,但输尿管有被拉断的可能。

淋巴结切除术:根治性肾输尿管切除术应该包括局部淋巴结切除。对于中上段输尿管肿瘤,同侧的肾门淋巴结和主动脉旁和腔静脉旁淋巴结需要清除。是否进行局部淋巴结清除仍有争议,但这样做并不增加手术时间,也不会带来更多的并发症,还可能对患者的预后有利。

(三)腹腔镜根治性肾输尿管切除术

开放式根治性肾输尿管切除术是上尿路上皮癌的"金标准",但现在腹腔镜根治术被认为更适合。指征与开放手术相同,可以经腹腔、经腹膜后或手助式。与开放手术相比,术后恢复快、疼痛轻、住院时间短并且美观。所有的腹腔镜手术包括肾切除和输尿管切除两部分。始终需要注意肿瘤种植的风险。切口的选择也很重要,不仅只是取出标本还要满足末端输尿管的切除。

(公洪伟)

第四节 阴茎肿瘤

一、阴茎癌

阴茎癌是阴茎最常见的恶性肿瘤,占阴茎肿瘤的90%以上。在西方国家阴茎癌发病率较低,1/10万(男性)以下;在亚非拉等发展中国家,发病率较高。随着生活水平的提高,卫生状况改善,我国阴茎癌发病率已逐年下降,现与西方国家相近。

(一)病因

阴茎癌的病因仍不清楚,目前认为主要与以下两点有关:①包茎与包皮过长,包皮垢及炎症的长期刺激,是阴茎癌的重要致病因素;②人乳头瘤病毒(HPV)感染是阴茎癌发生发展的促进因素。另外,阴茎癌的发病还与阴茎疣病史、阴茎皮疹、阴茎裂伤、吸烟、性伙伴数量等危险因素有关。

(二)病理

阴茎癌以鳞状细胞癌为主,其他类型如基底细胞癌、腺癌罕见。根据肿瘤形态可分为三种。①原位癌:好发于阴茎头和冠状沟,有红色斑块和糜烂,基底膜完整。②乳头状癌:好发于包皮内板、冠状沟和阴茎头,呈乳头状或菜花样突起,伴有脓性分泌物和恶臭。③浸润癌:好发于冠状沟,湿疹样,基底有硬块,中央有溃疡。

阴茎癌主要经淋巴转移,早期转移到腹股沟浅、深淋巴结,晚期浸润海绵体血窦时可血行转移。

(三)临床表现

早期癌变时,阴茎头或包皮上皮肥厚,不易被发现而被漏诊。多数病例发现时已出现阴茎丘疹、溃疡或菜花样隆起,继而糜烂、边缘硬而不整齐,有脓性分泌物自行流出并伴有恶臭。患者自觉刺痛或烧灼样疼痛。肿瘤继续发展,晚期可侵犯整个阴茎海绵体和尿道海绵体,出现排尿困难。

阴茎癌患者就诊时大多数伴有腹股沟淋巴结肿大,其中半数为炎性肿块;晚期时可出现局部破溃、感染和出血。远处转移后将出现转移部位相应症状和全身恶病质等症状。

(四)诊断

阴茎癌诊断主要依靠病史。检查时应注意肿瘤的大小、部位和浸润深度,阴茎体部和根部有无浸润,阴囊是否正常,并行直肠指诊,判断盆腔内有无肿瘤发现。双侧腹股沟淋巴结检查十分重要,对于肿大的淋巴结必须鉴别是炎性还是转移性。

典型的阴茎癌患者临床诊断不困难。有包茎或包皮不能上翻时,可隔着包皮仔细触摸,可扪及包皮下肿块或结节感,伴有局部压痛。对于阴茎头、包皮内板可疑肿块或溃疡,无法明确诊断时,应行局部较深组织的活检。超声、CT 和 MRI 的应用有助于确定肿瘤浸润深度和范围、有无淋巴结转移。

(五)治疗

阴茎癌的治疗主要是外科手术切除原发肿瘤和腹股沟淋巴结,并配合放疗、化疗等综合治疗。外科手术前,应先明确肿瘤浸润范围和淋巴结转移情况,获得准确的肿瘤分期分级,然后再选择合适的手术方式。

1.包皮环切术

对于局限于包皮或阴茎头的早期阴茎癌,深部没有浸润,没有淋巴结转移的 I 期或 T_1 期以前的肿瘤,可行包皮环切术或局部切除术。对于原位癌或年轻患者,需要保留阴茎组织者,可选用激光、冷冻、放射或化疗药物霜剂等治疗,但应严密随访。

2.阴茎部分切除术

对于 I 期或 T_1 期肿瘤,局限于阴茎头或阴茎前段,无淋巴结转移,可行阴茎局部切除术。阴茎部分切除术能保留部分性功能和直立排尿,提高生活质量。手术的关键在于确认无淋巴管、静脉癌栓存在;阴茎残端应保留 2 cm 以上;残端切缘距肿瘤应 2 cm 以上;尿道残端应比阴茎残端长 1 cm,便于重建尿道口,防止新尿道口狭窄。

对于年轻患者特别是强烈要求保持直立排尿功能和性生活能力者,在告知残留、复发可能性增大仍要求保留阴茎组织者,可以谨慎选用保留阴茎手术,即用连续切除组织做术中快速病理,确保完全切除肿瘤而尽量保留正常组织。

3.阴茎全切除术

对于浸润性阴茎癌,肿瘤累及阴茎 1/2 以上,若行阴茎部分切除术后不能保留有功能的阴茎残端,则应行阴茎全切除和会阴部尿道重建。对于阴茎部分切除术后复发、原发阴茎体恶性程度高的阴茎癌也应行阴茎全切除术。

4.区域淋巴结清扫术

阴茎癌主要通过淋巴转移,主要区域淋巴结为腹股沟淋巴结和髂血管淋巴结。由于临床发现半数腹股沟肿大淋巴结为炎性,故阴茎癌原发病灶切除后是否行区域淋巴结清扫术仍存在一定争议。

(1)腹股沟淋巴结清扫术。手术适应证:①阴茎癌原发病灶切除后连续应用抗生素 4 周,腹股沟肿大淋巴结无明显改善;②腹股沟淋巴结活检组织学或细胞学证实为转移淋巴结;③原发病灶浸润海绵体,肿瘤细胞分化差;④ II 期以上肿瘤,影像学检查怀疑淋巴结转移。

标准腹股沟淋巴结清扫术范围:上缘达脐与髂前上棘平面,下缘达股三角顶端,外侧界达髂前上棘内向下到缝匠肌内侧缘,内侧界在腹股沟韧带上前正中线旁 3 cm,腹股沟韧带下阔筋膜内缘,清除腹股沟区及股管内所有淋巴结、脂肪组织等。

改良腹股沟淋巴结清扫术范围:内侧界为内收长肌,外侧界是股动脉,上缘达精索,下缘达卵圆窝。对于临床淋巴结阴性或淋巴结轻度肿大而无转移证据的患者可行本术式,术中病理证实淋巴结转移可改行标准淋巴结清扫术。

（2）髂血管淋巴结清扫术：当腹股沟淋巴结转移时须行髂血管淋巴结清扫术；若证实髂血管淋巴结已转移，则不必行本术式，只行姑息性治疗。切除范围为主动脉分叉以下盆筋膜、髂总动脉和髂外血管鞘及周围淋巴脂肪组织。

5.其他治疗

（1）放疗：可选用外照射或近距离放疗，不推荐为阴茎癌首选治疗方法。用于局部切除的术前术后辅助治疗，也可用于晚期肿瘤姑息性治疗。放疗急性并发症包括皮肤黏膜水肿、湿性脱皮、排尿困难，晚期并发症包括阴茎坏死、尿道狭窄、纤维质炎等。

（2）化疗：阴茎癌对化疗不太敏感，多用于辅助治疗和联合治疗。常用的化疗药物有平阳霉素（PYM）、环磷酰胺（CTX）、阿霉素（ADM）、甲氨蝶呤（MTX）、长春新碱（VCR）、氟尿嘧啶（5-FU）等。

二、其他阴茎肿瘤

（一）阴茎恶性肿瘤

除阴茎癌外，其他病理类型的阴茎恶性肿瘤均极为少见，主要有以下几类。

1.阴茎恶性黑色素瘤

组织学与皮肤黑色素瘤相同，好发于阴茎头和包皮。临床特点为无痛性点片状皮肤黑色皮损，迅速增大，浸润性生长。病程进展极快，早期血行转移，多在数月至3年内死亡。治疗以阴茎全切除加髂腹股沟淋巴结清扫术为主，辅以综合治疗。

2.阴茎肉瘤

病变好发于阴茎体部，主要表现为阴茎体部肿块，晚期可出现排尿困难、血尿、阴茎异常勃起等，早期可出现血行转移，故治疗为早期行阴茎部分或全切除术，不行髂腹股沟淋巴结清扫术。根据组织来源，可分为血管肉瘤、纤维肉瘤、横纹肌肉瘤、平滑肌肉瘤和卡波西肉瘤等。

3.阴茎转移癌

原发肿瘤病灶常见于膀胱癌、前列腺癌等泌尿生殖系统，临床上见阴茎局部孤立散在硬结，位于海绵体和阴茎头，可出现疼痛、癌肿溃烂及排尿困难等症状。治疗原发肿瘤同时可考虑行阴茎部分或全切除术。

（二）阴茎良性肿瘤

阴茎良性肿瘤包括慢性炎性细胞浸润或修复性组织再生表现的肿块、结节和癌前病变等，主要包括以下几类。

1.乳头状瘤

由于 HPV 感染所致，外观乳头状，不规则分布在阴茎头和包皮上，诊断须靠病理确诊。治疗以激光、电切和包皮环切为主。

2.尖锐湿疣

尖锐湿疣也是由 HPV 感染所致，临床潜伏期为3周到8个月，好发于阴茎头和包皮内板。初期为淡红色米粒大小新生物，质软，顶端稍尖，可逐渐增多增大，进而呈菜花样，伴出血、脓性分泌物和恶臭。治疗主要以激光、冷冻和鬼臼毒素等为主。

3.阴茎皮角

好发于阴茎头和包皮，由棘细胞增生致上皮乳头状突起，特征是角化过度，呈坚硬的角状突起，属癌前病变。治疗以局部切除或阴茎部分切除为主，有恶变可能，术后仍需严密随访。

4.阴茎白斑

好发于阴茎头、包皮及尿道口。临床表现为境界清楚的白色斑块,也是由棘细胞增生、角化过度等所致,同阴茎皮角类似,也是癌前病变。治疗原则同阴茎皮角。

5.干性阴茎头炎

阴茎头部慢性硬化萎缩性皮炎,病因未明。临床表现为阴茎头苔藓状硬化,白色斑片状,伴有瘙痒、分泌物、疼痛和尿道梗阻。仍有癌变可能小,治疗以激素药膏、尿道扩张、尿道切开、包皮切开等为主。

（公洪伟）

第五节　阴囊肿瘤

一、阴囊良性肿瘤

阴囊的良性肿瘤主要有皮脂腺瘤、纤维瘤、血管瘤、脂肪瘤等。

(一)诊断依据

1.阴囊皮脂腺瘤

位于阴囊皮肤或皮下组织生长缓慢的肿块,与皮肤有粘连,质硬,光滑,可被推动,无压痛。合并感染时有红肿、疼痛,病理检查示内容物为皮脂腺。

2.阴囊纤维瘤

阴囊内生长缓慢的肿块,小而坚硬,无不适。个别巨大者可达拳头大小,此时坠痛不适,影响排尿。病理检查示肿块由成纤维细胞组成,细胞之间有胶原组织,无有丝分裂象。

3.阴囊血管瘤

阴囊血管瘤为胚胎发育异常而形成的一种血管先天性畸形。病变在皮内,不在皮下。阴囊可扪及青色的较小柔软肿物,病理学检查示肿瘤由群集的薄壁微血管组成,管壁内衬单层成熟的内皮细胞,管外有薄层网状纤维,管腔内含血液。

4.阴囊脂肪瘤

位于阴囊皮下,缓慢生长的质软肿物,有阴囊坠胀感。阴囊内可触及分叶状、质地软的肿块,与周围组织界限清楚。病理检查肿瘤由成熟脂肪组织构成,小叶大小不规则,并有不均匀的结缔组织间隔存在。

(二)治疗方案

肿瘤较小或无症状者,可定期检查。肿块增长较快,或出现症状,可手术切除。手术切除后预后良好。

二、阴囊癌

(一)概述

阴囊鳞状细胞癌,又称阴囊癌。病因不明,多有煤烟、沥青、酚油等物质长期接触史,因此与职业因素有关。多见于 $50\sim70$ 岁,多经淋巴途径转移。Ray 将阴囊癌分四期:A_1 期,病变局限

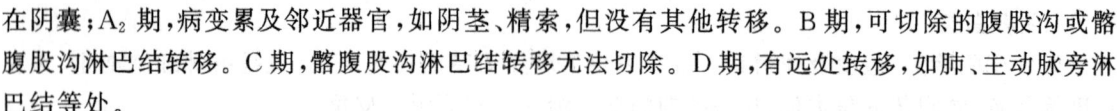

在阴囊；A₂期，病变累及邻近器官，如阴茎、精索，但没有其他转移。B期，可切除的腹股沟或髂腹股沟淋巴结转移。C期，髂腹股沟淋巴结转移无法切除。D期，有远处转移，如肺、主动脉旁淋巴结等处。

（二）诊断依据

（1）阴囊皮肤出现无痛性疣状或丘疹状隆起，质地较硬。突出于阴囊表面，中央可凹陷形成溃疡伴出血、坏死及脓性分泌物。

（2）腹股沟淋巴结肿大。

（3）活检可证实。

（三）治疗方案

1.手术切除

原发病灶切除范围应包括肿瘤边缘 2～3 cm 的正常阴囊皮肤，一般可保留阴囊内容物。腹股沟淋巴结有转移，可在原发肿瘤切除后 2～6 周行淋巴结清除术。

2.放疗及化疗

效果不满意，可在手术治疗后作为辅助治疗。

（四）评述

先行病灶切除，并行双侧腹股沟肿大淋巴结活检术，证实转移后行清扫术，这对减少盲目的清扫术，提高患者的生存率和减少术后并发症至为重要。是否有淋巴结转移是影响阴囊癌患者生存的重要因素。对于有明确转移者，应积极行腹股沟或髂腹股沟淋巴结清扫术，以提高患者生存率。该病预防在于改善工作环境，避免致癌物质的侵害，局部保持清洁，可避免或减少阴囊癌的发生。预后取决于临床分期，A 期 5 年存活率 50%～70%，B 期以上<30%。

三、阴囊炎性癌

（一）概述

阴囊炎性癌又称阴囊 Paget 病、湿疹样癌，是一种少见的恶性肿瘤，易被误诊为湿疹、皮炎或股癣。

发病机制还不十分清楚，目前主要有以下三种学说。

（1）根据 Paget 病多发于汗腺区域及 Paget 细胞和汗腺细胞在组织和超微结构方面的类似性，据此推断该病为汗腺腺癌表皮内转移。

（2）由表皮细胞直接恶变而来，是一种特殊类型的表皮原位癌，进而侵犯下方的汗腺及邻近器官。

（3）由一种尚不清楚的癌基因突变引起，其产生多中心的上皮组织致癌效应，作用于表皮可致 Paget 病，作用于其他上皮产生汗腺癌或内脏器官肿瘤。因部分患者可伴有其他组织或器官的腺癌，目前大多倾向于第三种学说。

阴囊 Paget 病多见于老年患者，病程较长，进展缓慢，有经历几年或十几年者。

（二）诊断依据

（1）局部皮肤瘙痒、糜烂、渗液、结痂，脱痂后仍有糜烂渗液，皮损范围逐渐扩大。

（2）皮肤病变均表现为红斑样皮损，微隆于正常皮肤，边界清楚，但不规则如地图状。病灶表面粗糙，可见结痂、糜烂或渗液，少数见丘疹、色素沉着。病变的周边与正常皮肤有分界。

（3）腹股沟淋巴结肿大，多为炎症性，必要时活检以排除肿瘤转移。

(4)病理学检查:在表皮的基底层或棘层下部找到 Paget 细胞,该细胞大而圆,胞浆丰富、淡染,胞核大而圆或不整、染色较淡、可见丝状分裂。细胞可单个散在,增多时可聚集成巢状,无细胞间桥,真皮内常可见到明显的炎性细胞浸润。

(三)鉴别诊断

1.阴囊皮肤癌(鳞癌)

有长期从事化学工业的病史,肿瘤为单发或多发的疣状或扁平隆起。腹股沟部可触及肿大的淋巴结,活检可明确诊断。

2.阴囊湿疹

发病可能与过敏因素有关。患者阴部瘙痒,阴囊表面有软痂,反复发作者皮肤增厚,粗糙呈苔藓样。抗过敏治疗有效,可发生于任何年龄。

(四)治疗方案

(1)活检证实为 Paget 病,则应及早手术治疗。目前治疗以阴囊局部扩大切除术为首选,切除病变之阴囊皮肤全层,切缘宜距病灶 2 cm 以上。手术时可有皮肤缺损,一般经皮肤现代泌尿外科诊疗指南松解均能缝合,不能缝合的病例,应行皮瓣转移或游离植皮术。如睾丸鞘膜受侵犯,则应同时切除睾丸。如腹股沟淋巴结阳性则需行包括睾丸、精索、腹股沟淋巴结及髂腹股沟淋巴结在内的根治性切除。

(2)对有禁忌证或无法手术者可放疗,放射以 X 线或 β 射线为宜,剂量>270 Gy。

(3)局部化疗药物涂布通常用 1‰5-FU 软膏,可使皮损面积缩小,改善瘙痒症状。亦可外照射辅以5-FU 软膏,有一定疗效。

(五)评述

该病临床上多表现为乳头状增生与溃烂交替出现,由于皮损处可出现瘙痒、渗液、糜烂、结痂等,亦称为慢性湿疹样癌或炎性癌,临床上极易误诊为阴囊皮肤慢性湿疹或炎症。为避免漏诊,故对治疗 6~8 周没有好转的阴囊皮肤湿疹样改变者,应常规活检以早期诊断。该病手术治疗预后良好。

(公洪伟)

第六节 精 囊 肿 瘤

精囊常见的良性肿瘤有精囊囊肿、乳头状腺瘤、囊腺瘤、纤维瘤和平滑肌瘤等。恶性肿瘤以乳头状腺癌居多,肉瘤罕见。

一、精囊囊肿

(一)概述

精囊囊肿临床罕见,但随着影像学诊断技术的发展及对该病认识的提高,病例报告逐渐增多。Smith 首次报告该病,几年后,国内学者首次报道,两侧发病率相近。精囊囊肿分先天性和后天性两种,前者常伴同侧肾、输尿管发育异常,国内统计占22.7%,与常染色体显性遗传的成人多囊性肾病的关系已引起学者们的重视,其机制是由于多个器官的基底膜普遍缺失,其中包括精

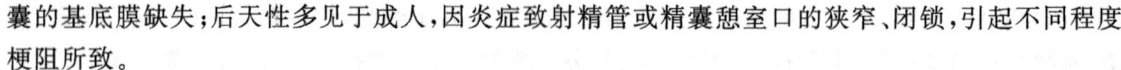

囊的基底膜缺失;后天性多见于成人,因炎症致射精管或精囊憩室口的狭窄、闭锁,引起不同程度梗阻所致。

(二)诊断依据

1.症状

(1)血精:精液外观呈粉红色、暗红色或咖啡色,可持续数年,常无射精痛。22～44 岁多见,以血精为首发症状而就诊者占 40%左右;囊肿合并精囊结石者,在排出血性精液时常有小结石排出。

(2)血尿:可为全程血尿,也可为初始或终末血尿,尤以排精后初血尿多见。

(3)排尿困难:由于囊肿压迫膀胱颈及后尿道所致,其排尿困难程度与囊肿大小及位置有关,国内报道精囊囊肿引起排尿困难者占 9.1%,囊肿容量达 400～800 mL。部分患者有尿频、尿急等膀胱刺激症状。

(4)不育:除先天性精囊发育异常外,还有射精管狭窄或梗阻导致少精子症、弱精子症。长期慢性精囊炎致精囊萎缩,功能严重减退,生育力降低。部分患者还合并有慢性附睾炎,影响精子输出。国内统计精囊囊肿合并不育占 6.8%。

2.直肠指诊

在前列腺侧上方精囊区可扪及囊性肿物,较大时双合诊阳性,按压囊肿有时可获分泌物。

3.影像学检查

(1)B超:以经直肠 B 超较好,精囊区可见囊性结构,呈无回声特征,并可了解囊肿大小,易与实质性肿块鉴别。可分辨出病变与前列腺、精囊的关系。经腹 B 超可了解同侧肾、输尿管是否缺如或发育不良。

(2)CT:平扫示囊肿为水样密度、边缘光滑、囊壁薄,增强扫描囊壁稍增强。较大囊肿可推移、挤压膀胱底部。

(3)MRI:一般单纯性囊肿 T_1 加权为低信号,T_2 加权为高信号。囊肿内含有精子等其他物质或出血时,T_1 加权为中等信号。MRI 可清楚地显示盆腔内各脏器解剖及与囊肿的关系,部分患者甚至可见到在前列腺内扩张的射精管。

(4)IVU:可显示有无同侧肾缺如、肾发育不良及膀胱受压变形,对精囊囊肿诊断提供参考。

(5)精道造影:目前多采用经皮穿刺输精管造影,对精囊囊肿诊断有重要价值,可显示精囊囊肿的位置、形态、大小、是否合并精囊结石及精路有无狭窄。

(三)鉴别诊断

需与前列腺囊肿、苗勒管囊肿、扩大的前列腺囊、射精管囊肿、输精管囊肿相鉴别,最具价值的应为精道造影,其次应结合 B 超等检查。

(四)治疗方案

根据囊肿的大小、临床症状及有无并发症来决定。

1.保守治疗

适合囊肿较小、症状轻的年轻患者,并定期随访。对合并感染、有血精症状者,应予口服抗生素、止血药治疗,必要时可用 5α-还原酶抑制剂。

2.手术治疗

适合囊肿较大、并发结石、症状明显且难以治愈者。方法有囊肿切除或患侧精囊切除、耻骨上"袋形缝合术"、经尿道囊肿去顶术,亦可行腹腔镜下手术。

3.囊肿穿刺

抽出囊液后注入无水乙醇或四环素液,可使囊肿缩小。

4.经尿道手术

对射精管狭窄、闭锁引起精囊囊肿者应行经尿道射精管口切开或精阜切除术,以解除梗阻,充分引流。

(五)评述

精囊囊肿虽少见,但近年报告逐渐增多,主要是因为经直肠 B 超及精道造影的广泛应用。尤其是精道造影对精囊囊肿诊断和鉴别诊断有决定性意义。该病常合并同侧肾、输尿管发育异常,注意不要遗漏诊断。治疗上对囊肿小者可予观察;对囊肿大、症状重、并发结石,少、弱精症者应手术治疗。手术方法及手术径路应根据不同情况来选择。耻骨上经膀胱入路用于囊肿较大且位于近中线之精囊囊肿,注意勿损伤输尿管;膀胱侧入路多用于儿童及囊肿位于膀胱外侧的单侧大囊肿;膀胱后入路多用于双侧精囊囊肿的手术;腹腔镜下手术具微创等优点。部分单纯囊肿患者亦可行囊肿穿刺注入硬化剂,疗效满意。

二、精囊良性病变

(一)精囊良性肿瘤

精囊良性肿瘤报道不多,常见的精囊良性肿瘤有乳头状腺瘤、囊腺瘤、纤维瘤、平滑肌瘤、畸胎瘤等。乳头状腺瘤和囊腺瘤起源于胚胎残基,多为中年人发病。临床表现与影像学酷似单纯性精囊囊肿。由于小的良性肿瘤几乎无症状,物理检查又很难发现,目前尚无精确诊断的影像学方法。若发现精囊内孤立性肿物,无局部播散证据,应考虑精囊良性肿瘤的诊断。

若肿瘤体积小、无症状,可密切随访。若肿瘤增大或引起症状,则手术切除是首选治疗方法。

(二)精囊淀粉样变

据统计,男性尸检中精囊上皮下淀粉样沉积的发生率为 4%~17%,在大于 76 岁的男性中可高达 20%。因老年人常合并膀胱癌、前列腺癌等病变,故有可能将老年性淀粉样变引起的精囊增大误认为癌性浸润。虽然盆腔 MRI 检查尚不能确诊,但可鉴别有无肿瘤侵犯。在全身性淀粉样变的患者,虽有多系统、器官的血管、肌肉发生淀粉样沉积,但精囊可不受累;而老年性精囊淀粉样变者,可只有精囊受累,并不累及血管壁。症状可有血精、腹股沟痛及尿路刺激症状。直肠指检(DRE)示精囊增厚或触痛。确诊依赖于病理检查。

无症状患者可不予治疗;症状明显者可行精囊切除术。

三、精囊恶性肿瘤

(一)精囊腺癌

原发性精囊癌多为腺癌,临床罕见。1871 年由 Berger 首次报告该病。以 60 岁左右居多。

1.诊断依据

(1)临床症状:血精、间歇性血尿、尿频、尿液中有稠厚胶样物。肿块大时可引起排尿困难,甚至尿潴留。晚期出现里急后重和继发性附睾炎。大便带血提示肿瘤已侵及直肠。

(2)直肠指检:前列腺上方可触及不规则纺锤形硬块,呈囊性或实性,有时与前列腺融合而分界不清。

(3)膀胱镜检查:可见三角区受压变形、移位。

（4）肿瘤标志物：血 PSA、PAP 及 CEA 阴性，CA-125 升高可提示精囊癌。

（5）影像学检查：B超、CT 可明确肿瘤的部位及与周围组织的关系；精囊造影可显示精囊内有充盈缺损、梗阻、变形等；IVU 有助于判断输尿管是否被累及；必要时可在 TRUS 引导下经直肠穿刺活检以明确病理性质。骨转移呈溶骨性改变。

（6）病理检查：为乳头状腺癌，未分化癌尚有黏液生成。部分病例需免疫组化方可确诊：精囊癌 PSA、PAP、CEA 阴性，CA-125 阳性。

2.鉴别诊断

（1）前列腺癌：DRE 示前列腺坚硬如石或前列腺有硬结，血 PSA 升高。前列腺穿刺活检可帮助诊断，免疫组化示 PSA 阳性。

（2）结肠、直肠癌：有排便习惯改变及血便史，血 CEA 升高，纤维结肠镜检查可见肠内肿物，肠镜下活检，病理检查可确诊。

3.治疗方案

（1）应首选手术治疗：对局限于精囊而无前列腺浸润的可行单纯性精囊切除；对已侵犯前列腺者可行根治性前列腺、精囊切除术；对于肿瘤较大，周围有侵犯者可行双侧精囊、前列腺、膀胱、甚至包括直肠的根治性切除术。

（2）放疗及化疗：可作为辅助治疗方法。

（3）抗雄激素治疗：包括使用雌激素，可延长患者生命。

目前多主张综合治疗。

4.评述

原发性精囊腺癌，可发生在任何年龄段的男性中，以 60 岁左右多见。早期常无症状，晚期可有血精、血尿、排尿困难、尿痛、尿潴留、里急后重、便秘等。精囊癌多无完整包膜，主要侵及前列腺、膀胱，但很少累及直肠。以局部淋巴结转移为主，晚期可发生远处转移。骨转移多表现为溶骨性改变。

Dalgard 和 Giertsen 提出诊断原发性精囊肿瘤标准如下所述。

（1）肿瘤必须局限于精囊内。

（2）全身其他部位无原发性肿瘤生长。

（3）病理为乳头状腺癌，如属未分化癌应有黏液生成。临床诊断主要依据精道造影、CT 和 TRUS。而直肠指检（DRE）常不能扪及肿块全部情况，且侵犯前列腺者触诊很难鉴别。

治疗以手术为主，辅以雌激素治疗和放疗可延长患者生命。预后一般较差，因发现往往多为晚期，但亦有存活 12.5 年的报告。

（二）精囊肉瘤

精囊肉瘤报道极少，一般为平滑肌肉瘤。除病理确诊外，无特殊表现，症状极似精囊腺癌，主要有血精、前列腺侧上方可触及包块及排尿困难等。这些肿瘤病情进展迅速，预后较差。目前尚无统一的治疗方案，可行根治性切除或单纯精囊切除术，术后辅以放疗、内分泌治疗。预后不良。

（公洪伟）

第十章

肾血管性疾病

第一节　肾血管性高血压

世界卫生组织定义为在成人中收缩压高于 21.3 kPa(160 mmHg)和/或舒张压高于12.7 kPa (95 mmHg)。12～15 岁少年血压正常值是 17.3/10.7 kPa(130/80 mmHg)。仅仅发现肾动脉病变并不能充分证明其导致了患者的高血压,这种病变必须引起显著的功能改变(即它必须降低肾脏供血以致能激活肾素的释放,产生肾血管性高血压)。所以,1 个更具实际意义的肾血管性高血压的定义是高血压由肾动脉病变引起并可在修补血管病变后或者切除病变肾脏后而缓解。

一、病因

引起肾动脉疾病的两种主要的病理类型是动脉粥样硬化(ASO)和纤维增生异常(FD)。

大约70%的肾血管病变是由动脉粥样硬化造成。这种疾病可能局限于肾动脉但更常见的是全身动脉粥样硬化的表现,可累及腹主动脉、冠状动脉、脑血管和下肢血管。粥样硬化的狭窄常发生于肾动脉近端 2 cm 处,远端动脉或者分支累及并不常见。由于这些病变位于血管近端,主动脉的斜位观常常可以充分地显露狭窄部位。病变累及动脉内膜,在 2/3 的病例中有偏心性的斑块。血管环状受累,管腔变窄,内膜被破坏。脱落的血块常常使疾病变得复杂,有时会栓塞整个血管。在肾动脉粥样硬化的患者中,有 42%～53%将发生进展的动脉阻塞,常常是在影像学随访的前两年内发生。研究中,进展为完全肾动脉阻塞的发生率为 9%～16%,在一开始就存在高度狭窄的动脉中其发生率更高。

发生于儿童和年轻人中的原发内膜纤维组织增生大约占了纤维性病变总数的 10%。这种病变以内弹性层被胶原沉积为特征。原发的内膜纤维组织增生的血管造影显示出平滑但相当局限的狭窄,常常累及血管的近端或中部或它的分支。其血肿可能扭曲狭窄区域。进行非手术治疗时,病变会进展为肾动脉梗阻和肾的缺血性萎缩。严重的内膜纤维组织增生可能随之在对侧肾动脉出现。尽管原发内膜纤维组织增生最常见于肾动脉,但它也可能累及全身如颈动脉、上下肢血管及肠系膜血管。

中层纤维组织增生是最常见的纤维病变,占总数的 75%～80%。它往往发生于 25～50 岁的女性并常累及双侧肾动脉。它也可能累及其他血管,最常见的是颈动脉、肠系膜动脉和髂动脉。在非常严重的病变中，可以看到巨大的动脉瘤。

中层外纤维组织增生主要发生于 15～30 岁年轻女性。它占纤维化病变总数的 10％～15％，仅发生于肾动脉。这是一种严重的狭窄病变，病理学上由高密度的胶原环组成，以不同的长度和厚度包裹肾动脉。还可形成继发性内膜纤维组织增生，使动脉内腔进一步被压缩。

纤维肌性增生是一种非常罕见的疾病，仅占纤维病变的 2％～3％，常发生于儿童和年轻人。它是唯一一种平滑肌细胞真性增生的肾动脉疾病。增厚的肾动脉血管壁可见大量增生的平滑肌和纤维组织。血管造影上，纤维肌性增生可见肾动脉及其分支平滑狭窄，但无法与内膜纤维组织增生相区分。

二、病理生理

（一）肾素-血管紧张素-醛固酮系统生理学

肾素-血管紧张素-醛固酮系统对于维持动脉血压和细胞外液容量有着重要作用。该系统的主要成分是血管紧张素原、肾素、血管紧张素转化酶和不同的血管紧张素，其中最重要的是血管紧张素Ⅱ。血管紧张素Ⅱ是一种通过增高外周血管阻力从而增高血压的强效血管收缩剂。而且，血管紧张素Ⅱ通过刺激醛固酮的合成进而直接刺激钠的重吸收。肾素-血管紧张素-醛固酮系统的首要作用是维持组织灌流，尤其是在低血压的情况下。血管紧张素转化酶作用于血管紧张素Ⅰ产生血管紧张素Ⅱ，血管紧张素Ⅱ产生广泛多样的对血管和肾的即刻和延迟作用并刺激肾上腺皮质产生醛固酮。

（二）肾血管性高血压的病理生理学

在动物模型中证实，1 个肾脏的肾动脉被钳夹将导致肾缺血。由于肾低灌注导致肾素-血管紧张素-醛固酮系统活化，导致广泛的血管收缩和全身性高血压。肾上腺皮质同样被激活，导致继发性的高醛固酮血症并通过血管狭窄的肾脏增加钠潴留。这是肾血管性高血压的早期反应并完全由高循环水平的血管紧张素Ⅱ介导。对侧正常的肾受到高于正常的灌注压作用使肾素分泌减少及"压力性"尿钠增多，排出比正常水平更高的水和钠。来自对侧正常肾脏的肾静脉肾素（RVR）与动脉中的肾素量相等，表明没有肾脏分泌肾素。在这种方式下，两肾作用互相对抗，正常的肾脏阻止全身性血压和钠容量增高到足以抑制血管狭窄肾脏肾素分泌的程度。单侧缺血的肾脏肾素释放增加而对侧正常的肾脏肾素释放受抑制，血管狭窄的肾脏导致钠潴留，而对侧正常肾脏钠排出增多；依赖血管紧张素Ⅱ诱导血管收缩产生高血压。因此，松开被钳夹的缺血肾脏的血管，或使用血管紧张素转化酶抑制剂（ACEI）、血管紧张素Ⅱ拮抗剂都会引起显著的血压下降。

人体中单侧肾动脉狭窄引起肾素-血管紧张素-醛固酮系统活化时，一系列相似的事件跟着发生，包括导致高血压和继发性醛固酮增高症，有时还能导致低钾血症。慢性期时血压增高由对侧肾脏的肾实质损害造成，在进入慢性期前通过血管再造或肾切除术解除狭窄病变，可以使缓解高血压的机会明显增加。

由肾动脉狭窄引起的第 2 个同样重要的问题是肾功能恶化，称之为缺血性肾病。这是一种通过不同的病理生理学机制发生的临床综合征，在血压不高的情况下也能发生。缺血性肾病是所有有功能的肾组织长期低灌注的结果。它发生于双侧严重的动脉狭窄以及功能上或解剖上的孤立肾脏的动脉狭窄。作为慢性缺血结果的肾损伤的病理生理学机制现在我们还知之甚少。这种损伤不是简单的由于缺乏氧和营养物质引起的细胞死亡，因为肾的需氧量从来不会超过它的供应量。研究急性肾缺血效应的实验不能用来解释慢性缺血性肾损伤。缺血性损伤要发生，肾血流量的减少必须超过肾脏的代偿能力。当肾灌注压降低至 9.3～10.7 kPa(70～80 mmHg)时，肾脏的自我调节不能维持正常的肾小球滤过。这种情况发生于肾动脉管腔狭窄程度达到原管腔直径的 70% 以上时。此时，狭窄变得具有血流动力学的显著性意义，引起 GFR 的逐渐衰退并伴有血清肌酐水平增高。

肾血流量减少使 RAAS 活化产生血管紧张素Ⅱ，后者通过使出球小动脉收缩来维持毛细血管静水压和肾小球滤过。肾血流量减少同样可以导致血流在肾脏内重新分配，即减少肾皮质的血流量以防止肾髓质缺氧。

肾脏慢性缺血性损伤发生的确切机制还不清楚，但肾脏慢性缺血导致的肾脏结构的改变已有所认识。肾小管改变常常比较显著，表现为斑片样的小管坏死和萎缩。肾小球体积变小及皱缩和 Bowman 帽增厚，常可见局部或整体的肾小球硬化及肾小球旁器细胞增多。另外像高血压、糖尿病和高脂血症都可以引起血管病变，出现小动脉壁增厚和透明变性。

三、临床表现

高血压发病年龄在 30 岁以前或者在 55 岁以后更常见与肾血管性疾病相关，典型的是年轻患者出现 FD 和年龄＞55 岁患者出现 ASO。

高血压突然发病和持续时间短常常和肾血管性高血压相关；它们可能同样与治疗后更容易痊愈相关。使用了两到 3 种药物后高血压仍难以控制更可能与肾血管性疾病相关。高血压突然加重或者以前轻度或易控制的高血压突然变得难以控制同样提示在已有的原发性高血压的基础上产生了肾血管性高血压。进展性的、恶性高血压或者高血压危象更常与肾血管性高血压而不是与原发性高血压相关。高血压伴发肺水肿发作，有全身性的粥样硬化性疾病的证据或肾功能逐渐受损同样提示肾血管性高血压。

体格检查时，提示肾血管性高血压的线索包括严重的高血压，上腹部杂音（包括收缩期和舒张期的双相杂音），严重的高血压性视网膜病（Ⅲ级或Ⅳ级）。

四、诊断

肾动脉狭窄的诊断应该根据主要的临床特征。强烈怀疑肾动脉疾病的患者应该直接进行动脉血管造影（碘化造影剂或者二氧化碳）。而轻度或者中度可疑肾动脉狭窄的患者应该进行非侵入性影像学检查，如多普勒超声，MRA 或者 CTA。诊断程序的选择应根据患者肾功能的水平（氮质血症患者多普勒超声比 CTA 更适合）和不同中心各种检查方法的费用。对非侵入性检查的阳性发现应该进行确定性的检查，并通过动脉血管造影得出治疗方案。对阴性结果应该用各种技术方法的局限性来解释，如果怀疑是技术性原因那么再选择进一步的非侵入性检查，但临床上轻度可疑的患者如果检查方法非常完善，就无须进一步的检查。

怀疑肾血管性高血压患者有不同的诊断方法，对肾素-血管紧张素-醛固酮系统（RAAS）的功能性评估是可行的，并通常作为在解剖学诊断之前的第一步。这些用来筛查或选择需要进一步检查的步骤根据不同的中心而不同，这些年来检查步骤已经发生了改变，主要是归功于可靠的非侵入性影像学检查的出现。

根据临床发现，怀疑有肾血管性高血压的患者应该分为低、中和高度怀疑。像缺血性肾病患者，如果高度怀疑肾血管性高血压应该直接进行血管造影检查，即使其他检查结果阴性也需要进行血管造影检查。在双侧病变的情况下，肾静脉肾素分析能够用来定位更加缺血的一侧。

轻度或中度怀疑肾血管性高血压的患者较为复杂，在这种情况下，进行卡托普利肾图检查作为初步检查应该是合理的。阳性结果就应该进一步检查，通过血管造影来做最后诊断。临床上低度怀疑并且技术也很满意的阴性结果就无须进一步检查。如果技术上不满意，就应该采用另一种无创的检查（如多普勒超声）。这些检查（多普勒超声，MRA，CTA）不提供功能上的信息和介入治疗后能否治愈的预测。目前，对病变解剖上的证实和治疗方案的制订仍需要动脉血管造影。

肾素分析的作用已经显著下降。卡托普利试验几乎很少用于肾血管性高血压的诊断。在非侵入性检查显示出狭窄所在之前，肾静脉肾素分析几乎不用来诊断肾血管性高血压，其作用是当双侧病变时定位那一侧肾脏更加缺血。

（一）实验室检查

轻度蛋白尿的存在也常见于肾血管性高血压。在全身性 ASO 中氮质血症伴有或不伴有高血压时都强烈提示肾动脉原因。低钾血症（血清钾<3.4 mEq/L）尤其是在缺乏利尿剂时强烈提示肾血管性高血压导致的继发性高醛固酮血症。16％的肾血管性高血压患者可发现有低钾血症。

（二）特殊检查

常用的检查包括：静脉肾盂造影，超声，外周肾素活性测定，卡托普利试验，放射性核素肾扫描（用或不用 ACEI）。目前出现了一些新的非侵袭性的检查方法，很大程度上可以替代上述提到的方法，包括多普勒超声成像、磁共振血管成像、CT 动脉成像，但主动脉和肾血管造影仍然是诊断肾动脉狭窄的"金标准"。

对怀疑肾血管性高血压患者的诊断性评价是不同的，有一些方法可以对肾血管性高血压提供功能性的诊断，这些检查（血肾素活性、卡托普利试验、肾静脉肾素分析）可以诊断肾素-血管紧张素-醛固酮系统的高活性，但对于肾动脉的受损不能提供解剖上的信息。通过动脉造影得到肾动脉受损程度的信息可以指导治疗方案的制订。一些非侵袭性的检查（多普勒超声、磁共振动脉成像和螺旋 CT 动脉成像）对于那些怀疑肾血管性高血压而功能性检查没有异常的患者可以在血管造影之前使用。

1.外周血浆肾素活性

外周血浆肾素活性（PRA）检测是一项用来诊断 RAAS 活性的功能性检查。最初用来筛查肾血管性高血压，但是它不提供解剖学信息并对诊断缺血性肾病没有价值。为了从这项检查中得到有用的信息，所有的抗高血压药物都应该停止使用 2 周，并且应该标注出患者的摄钠量。患者早晨起床活动 4 小时后中午采血。当这项检查如上述标准化后，它的灵敏度和特异度分别可以达到 80％和 84％。这项检查有着很大的局限性，限制了它的广泛运用，16％原发性高血压的患者 PRA 是增高的，而 20％肾血管性高血压的患者 PRA 却是正常的。

卡托普利试验：在口服卡托普利前后测量外周血浆肾素活性即为卡托普利试验。这个检查的原理是：在服用 ACEI 类药物后，肾血管性高血压的患者比原发性高血压的患者有着更高的 PRA。患者可以继续服用 β 受体阻滞剂类药物，但是所有的利尿剂和 ACEI 类药物在试验前必须停服一周，同时需要正常或者高盐饮食。在测量血压稳定后，在服用卡托普利前后抽血位置要相同。通常使用 25 mg 卡托普利口服，服用药物 1 小时后再抽一次血。

符合以下所有标准作为阳性结果：服用卡托普利后 PRA>12 ng/(mL·h)，绝对增高值>10 ng/(mL·h)，并且比基线增高 4 倍[如果基线 PRA>3 ng/(mL·h)，那么增高 150％]。

这个检查通常是安全的,最大的危险是那些高肾素血症同时又血容量不足的患者可能会出现血压的骤降。总的灵敏度和特异度为74%和89%。由于该试验的低灵敏度使得它不能作为肾血管性高血压的筛查试验。卡托普利主要的作用是用来排除肾血管性高血压,适用于临床上需要排除此类疾病的患者。

2.肾静脉肾素

肾血管性高血压功能性诊断最初的标准是患侧肾脏与对侧相比肾素分泌较多,而对侧肾素分泌则被抑制。任何一侧肾脏净肾素的计算是肾静脉肾素减去肾动脉肾素含量。因为主动脉和下腔静脉内肾素的含量是一样的,因此下腔静脉肾素的含量被用来代替肾动脉的含量。在单侧或双侧肾动脉狭窄中肾静脉肾素分析对确定缺血或者相对缺血严重的肾脏有帮助。在采集血样时要采用仰卧位,并保持中等程度的钠摄入量,双肾静脉和下腔静脉同时采集血样。缺血肾脏肾素的分泌>外周肾素的50%即可诊断肾血管性高血压。对侧肾脏肾素的抑制(肾静脉-下腔静脉=0)是正常肾脏对血压增高的适当反应,并可预测血管复通后高血压可以治愈。

3.多普勒超声

肾动脉多普勒超声是一种非侵入性并能够提供解剖信息的检查,能够很好地诊断肾动脉狭窄。联合实时肾脏B型超声和彩色脉冲多普勒可以得到腹腔内主要血管的血流速度。肾门处和肾脏实质内的血流速度也可以测量。肾动脉收缩期流速峰值>180 cm/s提示肾动脉狭窄[正常收缩期流速峰值平均在(100±25)cm/s]。收缩期流速峰值(PSV)被认为是提示肾动脉狭窄最重要的指标。肾动脉和主动脉收缩期流速峰值之比称为肾-主动脉比(RAR)。比值>3.5提示重度狭窄(>60%)。通过多普勒超声得到的诊断分级:正常,轻度狭窄(<60%),重度狭窄(>60%)及观察欠满意(不能看到肾动脉等)。

随着多普勒超声仪器和技术的不断进步,诊断的准确性和实用性也将随之提高。这些进步包括能量多普勒成像、三维成像、谐波成像以及超声造影剂。能量多普勒成像更加敏感,特别在探查低血流速度时。三维成像使用了计算机技术对于感兴趣的区域形成三维图像。谐波成像能提高那些正在移动的结构的成像,如近端肾动脉。在血液循环中使用可以生物降解的微泡可以提高回声也能增强肾血管的可视性。

4.磁共振血管成像

磁共振血管成像(MRA)是一种非侵入性的能为肾动脉狭窄提供解剖学诊断的方法。MRA使用的技术为飞行时间和相差。钆-DTPA可以增强血流信号,从而可以提高主动脉和近端肾动脉的成像。MRA的优势:非侵入性、非放射性、技术上失败率很低、不使用碘化造影剂,这使得MRA也适合于肾功能不全的患者,它可以获得多个方向的影像,还能评估肾脏的大小和功能上的信息,如个体的肾血流和肾小球滤过率。

MRA成像的质量仅次于血管造影,主要是肾动脉的近端显影而远端却不能成像。身体内有磁性植入物和幽闭恐惧症的患者禁忌该项检查。由于所使用的仪器精密昂贵,它还没有广泛应用。

随着MRA技术的进步和经验的积累,准确性和实用性也在不断提高。时间解析成像的运用减低了人工伪影和静脉重叠,增加了空间解析度,反差增强也有所提高。为了增加血管的可视性,钆被尝试着注射入血管。据报道MRA的多回波阶梯技术降低了肠管的干扰,提高了血管在三维成像中的对比度。

5.CT血管成像(CTA)

螺旋CT技术的应用使得肾动脉成像成为可能。在注射造影剂后的动脉期,嘱患者屏气,用

2 mm 的层厚扫描肾动脉区域,然后进行轴位三围重建,显示腹主动脉和它的主要分支。主动脉和肾动脉的粥样硬化病变、肾脏外观以及实质的损伤都可以看到。螺旋 CT 不具备确定肾动脉主干远端病变的能力,并且一次操作需要大量的碘化造影剂。但是,相对于 MRA,CTA 在费用、便利及广泛应用上更有优势。

6.动脉血管造影

血管造影仍然是肾动脉血管疾病诊断的"金标准",其他各种检查方法都与之比较。现代介入技术(血管成形和动脉内支架)的使用使得血管造影成为一项把诊断与治疗结合起来的操作。但是,血管造影不适宜作为怀疑有肾动脉狭窄患者的初步筛查方法。它费用较高,并且不能在门诊实施。它是一项有创性检查,有电离辐射,需要动脉穿刺、动脉导管操作和注射碘化造影剂。

动脉穿刺和操作的并发症包括出血、血肿、夹层、血栓形成、远端动脉粥样硬化斑块栓塞和胆固醇栓塞。碘化造影剂的使用可以增加不良反应和血容量负荷过重的危险。造影剂还可以引起一过性的肾功能损害,特别是在先前存在肾功能不全和糖尿病的患者。

7.DSA(数字减影血管造影)

具有造影剂用量少,导管直径减小的优势。虽然 DSA 的空间解析度不如传统造影,但是相差解析度是有优势的。可以减去骨组织和软组织是一个重要的优势,使 DSA 成为目前最常用的技术。

为了尽量减少碘化造影剂的肾毒性,二氧化碳被用来作为造影剂。静脉一次推注二氧化碳替换了需要成像血管里的血液,使用 DSA 技术和后期增强处理,二氧化碳可以为恰当的成像提供足够的相差。静脉推注的二氧化碳没有毒副作用,可以被肺脏清除。二氧化碳对肾功能没有影响,对于肾功能不全的患者是 1 个理想的选择。二氧化碳没有不良反应,价格便宜,不会加重液体容量负荷。更细更软的导管就能用来注射,使得导管对动脉的创伤更小。这项技术还能看到标准碘化造影剂看不到的信息,包括小的动静脉瘘,小的肿瘤血管,微小的动脉出血。虽然二氧化碳通常被认为是一种良性的造影剂,但报道在使用二氧化碳血管造影后可能会出现一种致命的并发症(横纹肌溶解症和小肠梗死)。

五、治疗

继发于纤维增生不良的肾血管性高血压患者,通过血管造影发现病变的类型和相应发展过程来指导治疗方案的确定。血管中膜纤维增生的患者更偏向于选择药物控制高血压作为首选,因为由这种疾病逐渐发展引起梗阻而导致肾衰竭的很少见。血管成形术适用于那些使用多种药物都不能控制高血压的患者。相反,继发于血管内膜或中层外纤维增生的肾动脉狭窄一般会逐步发展并常常最终引起缺血性肾脏萎缩。而且,这些病变更好发于年轻的患者,出现药物难以控制的高血压。因此,为了保护肾功能和减少使用降压药物的需要,这些患者早期进行干预治疗是必要的。

在挑选的纤维增生不良患者准备手术行肾血管成形术时,也需考虑经皮腔内血管成形术(PTA)的效果。对主要的肾动脉,纤维增生不良的血管成形术效果非常好,可以和手术血管成形术的效果媲美。因此,在这些患者中,血管成形术可以作为治疗的首选,但是由于有 30% 的纤维增生不良患者有肾动脉分支病变,增加了手术的难度。

在有肾血管性高血压的患者中,可以使用更积极的药物治疗,因为这些患者常常都是年老并有肾血管外的血管病变。因此,可以选择能控制血压的多种药物联用的治疗方法。新的 β 受体阻滞剂和转化酶抑制剂增加了药物降压的效果。对于药物不能很好控制血压的患者或者肾功能被晚期的血管疾病所威胁时,可以考虑手术或者经皮腔内血管成形术治疗。

在血管造影诊断动脉粥样硬化性肾动脉狭窄后,并对该病自然的发展过程有所了解时,就能确定该病对整个肾功能有严重威胁的患者。这项检查适用于那些动脉狭窄＞75％,影响到整个肾实质,或者这些狭窄存在于双侧肾或者孤立肾。在这些患者中,肾动脉完全闭塞的危险性是相当大的,如果一旦发生,临床结局是肾功能逐渐下降,并最终导致肾衰竭。为了保持正常的肾动脉血流,保护肾功能,对这些患者进行干预是必要的。

对于只有单侧动脉粥样硬化性肾血管狭窄和未闭塞的肾动脉,为了保护肾功能,实行外科血管成形术的价值还未确定。如果对侧肾脏在解剖和功能上都是正常的,不适合行血管成形术。如果对侧肾脏有功能但是有某种实质性病变,缺血肾脏血管成形术可能使某些患者受益,但是这种方法具体的指征还没有被很好的确定。

(一)外科血管成形术

当肾动脉疾病需要做外科血管成形术时,准确掌握患者基本的内科情况非常重要,因为它决定了患者进行大的血管手术的风险。大多数肾动脉纤维增生不良的患者很年轻,其他方面较为健康,这样的患者手术风险较小。有动脉粥样硬化性肾血管疾病的患者,术前评价应该包括全面的冠状动脉疾病的检查,因为它是术后患者死亡的首要原因。

有肾动脉疾病的患者,外科肾血管重建和抗血压药物已经使很多患者不必行肾全切和次全切除手术。只有在严重小动脉性肾硬化、严重的肾萎缩、不能纠正的肾血管损害及肾梗死时才偶尔使用。

治疗有严重肾动脉疾病的患者,可以使用的外科血管成形术很多。有健康完好的腹主动脉的患者,使用自身的腹壁下动脉或者大隐静脉来行主-肾动脉搭桥是一个很流行的方法。当自身的移植物不能利用时,一些学者采用聚四氟乙烯主-肾动脉搭桥移植物成功地进行了手术。肾动脉内膜切除术偶尔会被采用来治疗动脉粥样硬化性肾动脉疾病。有复杂肾动脉分支病变的患者可以采用体外微血管重建和自体肾移植。

老年患者,严重的腹主动脉粥样硬化致使主-肾动脉搭桥术或者动脉内膜切除在技术变得非常困难。这种情况下,一些学者更倾向于采用使手术能安全有效地完成同时又避免在糟糕的主动脉上手术的其他手术方法。最有效的搭桥方法是左肾采取脾-肾动脉搭桥和右肾采取肝-肾动脉搭桥,这种手术的先决条件是腹腔干起始处无闭塞性疾病。

腹主动脉及其主要腹腔分支有严重粥样硬化的患者,采用腹腔动脉上段或者胸主动脉下段来进行肾血管重建术是近期出现的另一种手术方式。这些患者,腹腔动脉上方的主动脉会受病变累及,可以通过植入大隐静脉来达到肾血管重建。如果同期行主动脉置换和肾血管重建术会增加手术的死亡率,该方法最好仅仅选择于有主动脉置换适应证的患者,如严重的主动脉动脉瘤,或者有症状的腹主动脉与髂动脉闭塞的疾病。

外科肾血管成形技术有很高的成功率。纤维增生不良的患者其他方面常常很健康,这类患者术后的死亡率和发病率都是最低的。动脉粥样硬化性肾动脉疾病行肾血管成形的手术死亡率为 2.1％～6.1％。当双侧同时进行肾血管重建或者肾血管重建与另一个大的血管手术如主动脉置换联合进行时,手术死亡率明显增加。大多数的研究显示外科血管重建术的成功率高,术后血栓形成或者血管狭窄率小于 10％。

在评价外科血管成形术对肾血管性高血压的治疗效果时,大多数的研究认为若患者术后血压≤18.7/12.0 kPa(140/90 mmHg)即为治愈。若患者舒张压下降>2.0 kPa(15 mmHg)或者使用降压药物后血压正常都被认为是有所改善。若不具备以上任何一项即是失败。手术治疗肾血管性高血压的效果根据病理结果的不同而不同。纤维增生不良的患者,50%～60%的患者可以治愈,30%～40%有所改进,失败率小于10%。对动脉粥样硬化性肾血管性高血压患者失败率大致相同,但是更少的患者被治愈,相对多的患者有所改善。对该现象的解释是肾血管性高血压通常是在原发性高血压的患者基础上添加的。

外科血管成形术后复发肾动脉狭窄是典型的晚期并发症,可发生于术后数周,数月甚至数年。如果受累肾脏其功能还能挽救,有进行另一次恢复肾脏正常血供手术尝试的指征。在这种情况下,经皮腔内动脉成形术或者支架术缺乏足够的经验。再次手术常常需要在纤维瘢痕组织影响的手术野里进行解剖,避开原手术部位进行二次血管重建在技术上是最有效的。腹腔主-肾动脉搭桥术后复发肾动脉狭窄的患者,可供选择的二次重建手术方法有肝-肾动脉搭桥,脾-肾动脉搭桥,胸主-肾动脉搭桥,髂-肾动脉搭桥和自体肾移植。

(二)经皮腔内血管成形术

Dotter和Judkins最先介绍了动脉狭窄的经皮扩张术(血管成形术)。由Gruntzig和他的同事们对球囊式导管的发展改进使得血管成形术在肾动脉、冠状动脉以及几乎所有其他内脏动脉扩张方面得到了广泛应用。自从该项技术发明以来,随着人们对技术的不断改进,目前可通过多种入路实施肾血管的经皮腔内血管成形术经皮腔内血管成形术(PTA)。

为了对病变进行准确的评估并且对所需设备和操作入路进行准确的判断,所有的血管成形术在行扩张术前都需要行血管造影。根据在血管造影上测得的肾动脉原始直径来选择合适大小的球囊导管。因为在血管造影片上血管直径有15%～20%的放大效应,所以有可能造成1 mm左右的过度扩张。血管成形术时,要随时监控球囊导管的扩张。扩张术后的血管造影片可以用来评估扩张效果及诊断并发症的发生。目前随着对技术及球囊导管的不断改进,我们现在可以利用5F的股动脉穿刺针,应用Seldinger技术,5F的诊断性导管可通过穿刺处到达肾动脉。选用与病变部位相适应的导丝,5F的球囊导管就可以替换诊断性导管,实施血管成形术。

对于闭塞性动脉硬化症(ASO)的患者,经皮腔内血管成形术(PTA)后动脉管径增加的主要机制是动脉粥样硬化斑块的破裂。由于动脉管壁中层及外膜的撕裂而引起的动脉壁的伸展同样起到一定作用,但相对于FD患者,这种效应在ASO患者中小得多。这种伸展效应可能发生于动脉粥样硬化斑块破裂之后,并且可能随着斑块周径的不断增加和未受累管壁区周径的不断减小而更加显著。

PTA的并发症包括标准血管造影术的并发症(与动脉穿刺及应用碘化造影剂有关的并发症)以及涉及肾动脉有关操作的特殊并发症。一过性肾功能恶化是最常见的并发症,这一并发症可能与术中使用造影剂有关。充分的水化,尽量减少造影剂的用量,将诊断过程与PTA分开进行(相隔数天)以及尽可能地应用二氧化碳或无肾毒性的造影剂可能减少这一并发症的发生。

在PTA术中的技术性失误可导致肾动脉内膜剥脱甚至肾动脉血栓形成。小的内膜剥离瓣不会引起后遗症,一般可自愈。但较大的内膜剥离瓣会影响血流,一般需在剥离处放置动脉支架。肾动脉血栓可以通过经肾动脉注射溶栓药物或急诊手术来处理。肾动脉破裂,是一种较少见的并发症,可在球囊导管再次扩张控制腹膜后出血后急诊手术处理。总体上来说,并发症发生率在5%～10%。

纤维性结构不良PTA的技术性成功率已超过90%。80%～100%的患者在术后高血压得到控制(包括高血压的治愈和改善)。在纤维性结构不良患者中 PTA 的主要并发症发生率 ≤6%。在中短期的随访中,大约 1/3 的病例出现了经治动脉的再次狭窄,绝大部分患者成功地实施了再次扩张。

在闭塞性动脉硬化症(ASO)的患者中,动脉粥样硬化性肾动脉狭窄不同于 FD。在 ASO 患者中,肾动脉狭窄通常是双侧的,并且在肾动脉开口处或非常接近开口处。在大多数开口处狭窄的患者中,这是原发于腹主动脉的动脉粥样硬化斑块侵及肾动脉开口处的表现而不是原发于肾动脉的疾病。ASO 患者通常年龄较大并且有许多并发疾病,而且全身性的动脉粥样硬化还会累及冠状动脉、颈动脉或者外周血管网。通常会表现出与其相关的特发性高血压和肾硬化。由于上述因素以及 ASO 患者全身性动脉粥样硬化栓塞的危险倾向,使 PTA 在 ASO 患者中的治疗效果较 FD 患者差,并且有较高的并发症(或死亡率)发生率。较多 ASO 患者存在肾功能不全或临界正常肾功能,这也使造影剂肾毒性的发生率大为增加。

PTA 治疗 ASO 的治愈率较 FD 低,一般在 15% 左右,并且在双侧行 PTA 的患者中更低。在不同的报道中,有 15%~85% 的患者未能改善高血压。血管成形术的技术成功率为 57%~92%。在关于肾动脉开口处狭窄的单独报道中显示血管成形术的成功率更低(62%~72%)。需要外科手术干预的主要并发症发生率为 5%~24%,死亡率为 1%~2%。越来越多的近期报道显示越来越高的技术成功率以及越来越低的并发症发生率,反映了设备的改进及经验的不断增加。尽管如此,主要并发症发生率和死亡率还是反映了 PTA 治疗 ASO 是一种需要严格选择的操作,具有显著的伴发危险。肾动脉支架在肾动脉 PTA 中的应用提高了 PTA 对 ASO 患者的治疗效果。

(三)血管内支架

随着 PTA 经验的不断增加,这种技术的局限性,尤其是考虑到动脉粥样硬化斑块时的局限性已得到明确的认识。这些局限性主要涉及由于主动脉动脉粥样硬化斑块侵及肾动脉开口处的病变。这些病例代表了 ASO-RAS 病例中的一大部分,斑块的弹性回缩以及频繁地发生再狭窄导致了较差的初期治疗效果。肾动脉支架是 PTA 的有效补充,它可以对抗病变的弹性回缩,从而使 PTA 得到更好的治疗效果,尤其在肾动脉开口处的病变。在文献报道中,几乎所有的肾动脉支架均在治疗肾动脉粥样硬化闭塞症时被放置(大约 97%),少量的支架被放置在 FD 患者、移植肾动脉以及其他肾动脉异常。

动脉支架是一种放射学可显影的、可扩张的金属线圈管,被广泛地应用于外周血管。支架可从传输导管挤出的同时自动撑开(自动撑开型)或者由于支架预置在球囊型导管上随着球囊的膨胀撑开(球囊撑开型)。

血管影像学资料对每 1 个患者都是必需的,血管造影可以精确地描述病灶并且可以估计球囊和支架的长度和直径。术中用到的支架应该足够长,以通过整个病变部位,并且还应考虑支架在扩张过程中长度会有一定的缩短。也不必超过病灶太多,因为支架会刺激血管内膜增生反应,从而使正常的血管存在狭窄的风险,同时也会堵塞以后用来实施外科分流手术的血管的合适位置。肾动脉开口狭窄的病例,动脉支架的放置应有 1~2 mm 突出于主动脉内腔,用来预防由于主动脉斑块回缩引起的再狭窄。

目前动脉支架置入的适应证为 PTA 术中即时治疗效果差以及 PTA 术后的再狭窄。动脉支架同样可用于治疗血管成形术的并发症(动脉内膜剥脱及内膜瓣形成)。对于仅行 PTA 治疗效果可能不理想的病例,一期支架置入越来越流行(尤其是开口处病变)。

支架置入术成功率超过95％,并且大部分研究甚至达100％。短期随访显示支架置入术后的再狭窄率为6％～38％。支架区发生再狭窄主要因为内膜增生反应。放置支架的动脉内膜大约有1 mm厚的内膜层覆盖支架。被扩张及支撑的内腔直径低于6 mm的肾动脉更易形成再狭窄。

肾动脉支架置入术的并发症与肾动脉PTA的并发症相同,但增加了与支架有关的并发症。由于需要更粗的动脉穿刺,穿刺点并发症的发生率高于PTA。支架置入术内膜损伤及内膜剥离的发生率较低。因为支架置入术需要更大剂量的造影剂负荷,因此造影剂肾毒性发生率更高,但随着二氧化碳作为造影剂应用的不断增加,这种并发症会逐渐减少。主要并发症(包括死亡)发生率为0～20％。次要并发症发生率为0～40％。在绝大多数的报道中,与操作直接相关的死亡发生率在3％左右。这些均证明联合支架置入的PTA并不是1个绝对安全的操作,它存在一定的风险。

(崔　涛)

第二节　肾动脉硬化症

肾动脉硬化症包括肾动脉粥样硬化症和小动脉性肾硬化症。

一、肾动脉粥样硬化症

肾动脉粥样硬化症和全身血管粥样硬化同时存在,它是动脉粥样硬化全身病变的一部分,已在肾动脉狭窄节中讨论。

二、小动脉性肾硬化症

小动脉性肾硬化症与肾动脉粥样硬化症不同,病变主要发生在入球小动脉及小叶间动脉。根据病理变化、临床表现及病程演进的不同,可分为良性与恶性两种。

(一)良性小动脉性肾硬化症

1.病因与发病机制

多见于50岁以上的老年人、糖尿病患者,以及一些慢性肾小球性或间质性肾炎患者,尤其多见于原发性高血压患者,一般与高血压发生的时间和高血压的程度有关。

根据多数学者的观察,高血压是引起血管病变的主要因素。全身或肾脏血管功能的改变,包括循环血管活性因子、局部血管活性因子、影响血管活性因子的反应、血管本身结构的变化。通过临床和动物实验的观察发现高血压时肾血流量降低,肾小球滤过率增加,对容量过度负荷时可促进利钠反应,伴明显的心排量增加。对液体过度负荷时肾血管扩张加重。高血压可普遍增加血管阻力——维持高血压的重要因素。由于血管收缩增加而致血管阻力增大或血管结构改变可使管径缩小。原发性高血压时对灌注去甲肾上腺素表现高度反应,包括对其他加压物质如血管紧张素Ⅱ、酪胺、血清素,增加血管活性也可由于影响血管平滑肌的Ca^{2+}通道所致。近年来分离的内皮素增加或内皮源性舒张因子减少均可在原发性高血压时见到,血管活性因子的影响可由于血管狭窄或高血压导致的血管壁结构的变化,小动脉性肾硬化。但一旦小动脉性肾硬化症形成,可使高血压持续和加重。并有学者认为高血压和小动脉性肾硬化症之间不一定是简单的因果关系,可能二者是独立的病变过程,而相互促进使病变加剧。因为小动脉性肾硬化症使肾内缺血,肾素分泌增多,产生血管紧张素增加(加上前列腺素 E_2、A_2 可能产生减少),导致强烈的血管收缩和血压升高。

新的研究指出,血管壁的局部因素或许比体液因子对平滑肌细胞增生的控制更为重要。内皮细胞层局部损伤后能激活血小板释放血小板源性生长因子、表皮生长因子、血清素和转化生长因子-β,所有这些均增强有丝分裂活性,前列腺素和血栓素也有致增生反应,内皮细胞自身能被刺激释放 PDGF-A、FGF 等致有丝分裂因子,内皮素可使平滑肌细胞发生有丝分裂,血小板激活和内皮损伤大概是高血压损伤血管壁的早期现象,是导致血管肥大的重要发病机制。

2.病理改变

良性肾小动脉硬化症,其肾脏体积随高血压病程长短及严重程度而变化,早期体积正常,晚期明显缩小,但不如慢性肾盂肾炎和慢性肾炎缩小的那样显著。血管壁增厚是由于以下因素影响的结果:①增加细胞外基质沉积;②内膜平滑肌细胞增生;③内膜平滑肌细胞肥大。组织学检查最显著的变化是入球小动脉增厚、扭曲、管壁内膜下有类脂质沉积和透明样变、退化性变,管壁肌层变厚,弹力纤维减少,结缔组织增多,这些病变引起管腔狭窄。出球小动脉病变不明显,管壁沉淀物嗜酸性,PAS 染色阳性,常含脂质,免疫荧光检查发现病变常存在抗 C_3 球蛋白、抗 β 脂蛋白及抗 IgM。在沉淀物质内含有纤维蛋白及其他血浆蛋白,提示此沉淀物来自血液。叶间小动脉及弓形动脉内膜平滑肌细胞增生,内弹力层增厚,管腔内径变狭。由于肾小管对缺血更为敏感,故肾小管变化早于肾小球。开始时小管细胞肿胀、扩张、以后萎缩,有的被纤维组织替代而完全消失。小动脉病变发展不一,常呈局灶性分布,致肾实质某些区域含正常肾单位,而在另外的区域显示小球性硬化及小管严重萎缩,随着病变的进展,正常区域逐渐减少。

3.临床表现

良性小动脉性肾硬化症引起严重肾功能不全的仅占 1% 左右,而表现心脏肥大者占 74%,有充血性心力衰竭占 50%,心绞痛者占 16%,脑血管意外也较肾功能不全者多。

4.实验室检查

通常仅有轻度蛋白尿(24 小时尿蛋白<1 g),尿有时可见少量管型,一般没有红细胞及白细胞增多,眼底检查可有小动脉痉挛狭窄,但出血及渗出少见。早期无肾功能不全的表现,仅有肾血浆流量降低,但肾小球滤过率正常,致滤过分数(GFR/RPF)增高。酚红排泄试验减低的患者90% 有肾小动脉病变,而排泄正常的患者仅有轻微的肾血管损害。若做选择性肾动脉造影,显示肾内动脉变细,管腔模糊不清(Ⅰ度),有的肾内一部分小动脉明显屈曲,偶见充盈缺损(Ⅱ度),有的变化更广泛,充盈缺损更多,皮质血管床丧失达 25%(Ⅲ度),有的皮质血管阴影几乎完全丧失,少数显影的血管腔内有许多充盈缺损(Ⅳ度)。肾功能随着病变的加重而减退明显。并发现这类患者对液体及钠负荷可发生过度利钠反应,即排水早于正常人,排钠较正常人增多。

5.诊断

临床上良性小动脉性肾硬化症主要需与慢性肾炎鉴别。长期患高血压,以后出现蛋白尿及尿沉渣镜检异常,甚至发展至肾功能不全者可诊断为良性肾小动脉硬化症,如先有尿沉渣检查异常,24 小时尿蛋白>1 g,伴有水肿,然后出现高血压者,则以慢性肾炎可能性为大。若病史不清楚,二者较难鉴别,而肾脏大小正常者可做肾穿刺活检以明确诊断。

6.治疗

高血压患者首先治疗高血压,可防止良性小动脉性肾硬化的形成和发展,降低血压后往往可使尿蛋白明显减少,并能防止心、脑并发症及肾功能不全的发生。常用的降压药,近年主张应用钙通道阻滞剂硝苯地平,或合并小剂量氢氯噻嗪,若舒张压高者可并用血管紧张素转换酶抑制剂卡托普利,血压特别高者,应用降压药时应缓慢降压。曾遇到用呱乙啶迅速降压而导致肾功能迅速恶化,有报道由于迅速降压发生心肌梗死及脑动脉血栓形成。在应用降压药的同时应采取低盐低脂饮食,戒烟酒及辛辣刺激性食物等。

(二)恶性小动脉性肾硬化症

1.病因和发病机制

它与良性小动脉性肾硬化症不同,病理演进迅速,若不治疗,常可在1~2年内死亡。主要是恶性高血压可以迅速引起肾功能衰竭,肾小动脉硬化症和恶性高血压是互为因果的,恶性高血压时的小动脉病变,是全身性的,不仅限于肾脏,所以肾脏的血管病变可能是全身性血管病变的一个组成部分。恶性高血压以两种情况出现:一种是高血压史多年,原为良性高血压,短短几周到几个月内转变为急进型;另一种以往无明显高血压病史,起病就是恶性、急进型表现。发病率各家报道不一,有报道原发性高血压发生恶性小动脉性肾硬化症的占6%~8%,但多数认为占总的高血压病发病率的1%。据报告有种族差异,发病率黑人高于白人,其中男性占55%~60%。男性多见于40~55岁,女性多见于36~50岁。恶性小动脉性肾硬化症可以是原发性的,也可以继发于各种疾病如原发性高血压、急性肾小球肾炎、Cushing综合征、嗜铬细胞瘤、肾动脉狭窄等。但原发性醛固酮增多症或主动脉狭窄则较少发生。这些不同疾病有一共性就是高血压。严重的高血压在动物模型中可以引起动物体内许多部位小动脉坏死及内膜增厚,提示血管病变可能是受高血压影响而发生的。在恶性小动脉性肾硬化症中肾素及血管紧张素水平往往增高,给实验动物以上两种激素能产生和恶性高血压相似的血管病变。相似的血管病变也可发生在肾素不增高的高血压,如切除肾脏的动物,提示低肾素型和高肾素型高血压中,可发生相同的血管病变。在恶性小动脉性肾硬化症中,肾素、血管紧张素及高血压均增加血管通透性,使纤维蛋白原得以渗入小血管壁,这可能是恶性肾硬化时坏死性小动脉血管壁内纤维蛋白样物质的来源。肾小动脉纤维样坏死进一步加重肾缺血,形成恶性循环,最后可导致肾功能衰竭。

有的研究认为恶性高血压的小动脉纤维样坏死是由于升高的血压本身,而非由于循环因子所致。

若预先给予环氧化酶抑制剂(与前列腺素合成有关)或应用氧自由基净化剂,血管壁损害往往被抑制,故有些学者认为血管壁损害是由于体内前列腺素水平(TXA_2)增高所致。总之,恶性小动脉性肾硬化,可使肾血流量显著性减少,肾脏严重缺氧,肾素等加压激素分泌增加,血压显著升高,出现压力性利尿作用;血容量进一步减少,红细胞淤积造成管腔变小,促进加压激素增加分泌,血压进一步升高,加重血管壁损害与内脏器官缺氧,最后导致肾、心、脑等脏器功能不全或衰竭,形成恶性循环,有的还可出现急性少尿性肾功能衰竭。

2.病理改变

以往无高血压史而新发生恶性小动脉性肾硬化症,肾脏体积正常或稍增大,患病时间久的肾脏缩小。

可见增殖性小动脉炎和坏死性小动脉炎,在入球小动脉及小叶间动脉的小动脉壁内呈现坏死灶,含有纤维蛋白样物质及多核白细胞沉积,免疫荧光检查发现抗纤维蛋白原血清沉着于这些病灶部位,管腔内常有血栓形成,血管可因坏死而破裂,在肾小管及间质内发生出血,形成肾脏表面有小出血点。坏死性小动脉炎病变可扩展入小球,致小球毛细血管袢内也有纤维蛋白样物质沉淀,可见细胞增殖,其与肾小球肾炎的区别是坏死性小动脉炎的病变局限在邻近入球小动脉的部位,不超过肾小球血管袢总数的1/3,无病变区域常保存着相对良好的肾组织。而肾小球肾炎病变广泛弥漫,肾小球因缺血而皱缩,甚至发生肾小管区域纤维化。恶性小动脉性肾硬化除肾脏病变外,小动脉血管病变尚可发生于其他内脏引起缺血及产生梗死区域。

3.临床表现

恶性小动脉性肾硬化症常有恶性高血压,头痛为最突出症状,疼痛程度剧烈,弥散性或局限在枕部,间歇性或持续性,可伴恶心、呕吐、食欲缺乏,患者消瘦者占一半以上,有心脏扩大、心绞痛、心力衰竭。血压升高(舒张压常在17.2 kPa以上),常伴视力模糊,甚至失明,眼底检查有条状或焰状出血、棉絮状渗出。对诊断更有意义的为视盘水肿,并常有神经系统异常及精神错乱,病程越急越多见。嗜睡、昏迷、全身抽搐或局灶性癫痫发作,成为高血压脑病。此由于脑血管痉挛,小的血管内有多发性微血栓形成,以及血压过高时,脑血流自身调节功能失常,发生脑水肿和脑脊液压力过高。

4.实验室检查

常伴有溶血性贫血,红细胞形态异常,网织红细胞>5%,血红蛋白<90 g/L,血小板减少,白细胞数增多,血中纤维蛋白原降解产物增多。血中肾素增高,继发性醛固酮增多,可引起低血钾性碱中毒。尿检可突然出现蛋白质或尿中蛋白质较前增多,并有红细胞、白细胞、透明管型及颗粒管型,少数患者出现肉眼血尿。早期肾功能可正常,随着病程演进,迅速发生肾功能衰竭。

5.诊断

一般有舒张血压>14.7 kPa以上(常大于17.3 kPa),视神经视盘水肿及快速进行性肾功能衰竭,为恶性高血压及恶性小动脉性肾硬化症的三联症,据此3点诊断可以确定。小动脉性肾硬化症和急进性肾炎常需鉴别,后者多见于青壮年,血压升高一般不如前者严重,心脏及中枢神经系统症状不明显。

6.治疗

恶性高血压及恶性小动脉性肾硬化必须迅速降压治疗,如不治疗则预后甚差。85%~90%的患者在15个月内死亡。治疗后的病死率可降低至10%~20%。死亡原因主要为肾功能衰竭或合并心力衰竭。近年来降压药能有效地控制高血压,恶性小动脉性肾硬化较过去有明显的改善,5年存活率可达75%左右。由于恶性小动脉性肾硬化常有不同程度的肾功能衰竭,又因恶性高血压为高肾素性高血压,应用降压药时宜选用对肾功能没有影响或影响较少,以及抑制肾素的降压药。过去也有作者认为急进性恶性高血压伴肾功能损害患者降压治疗后,由于肾灌注压下降,肾血流量减少,特别是用利尿剂后,血容量减少,钠负平衡,继而激活体内肾素、血管紧张素系统而使肾功能进一步恶化,甚至把血尿素氮>35.7 mmol/L或血肌酐>707.2 μmol/L的患者列为降压禁忌证。近年来,临床实践证明,若不积极有效的降压,肾功能或其他脏器损害会继续加重,血压也会进一步升高。尽管用强降压药肾功能会有一时性恶化,但2周后则随着降压而改善。初期恶化是与血容量减少、肾血流量和肾小球滤过率下降有关,但由于打断了恶性循环中主要环节——高血压,血尿素氮和肌酐会恢复降压前水平,甚至还会进一步下降。因此,有些患者可以脱离透析治疗,从而说明此病的血管壁病变不一定是不可逆的。但在降压过程要注意降压不能过猛,有报道10例急进型恶性高血压患者应用快速降压治疗,舒张压降至12.0 kPa以下,结果 8 例出现失明及瘫痪。一般应先将舒张压降至安全水平 14.7 kPa 左右,这样不至于使脏器血流量急剧下降,反而因降压而使循环改善。常应用肼苯达嗪、硝苯地平、美托洛尔(倍他乐克)、米诺地尔、速降平、硝普钠、卡托普利、依那普利及合并祥利尿剂呋塞米等,往往可以取得较满意的疗效。注意胍乙啶与它的衍生物,肾上腺素能阻滞剂均可明显减少肾血流量,不宜选用。若肾功能不全合并高血压脑病,降压应迅速,否则脑水肿可继续发展出现脑疝。此外如甲基多巴、可乐定、利血平等药能通过血-脑屏障,也应慎用,以免混淆病情。若肾功能障碍合并心功能不全强效祥利尿药呋塞米等是适应的,慎用 β 受体阻滞剂。若有弥漫性血管内凝血,采用适当的抗凝治疗,改善脏器缺氧,有助于降压及肾与其他脏器功能的恢复。若血尿素氮和血肌酐在应用降压药后继续上升,早期考虑应用血液透析,以渡过肾功能恶化阶段。

降压药的选用如下。

(1)卡托普利 12.5～25.0 mg,1 天 3～4 次,口服,除降压外还可减少尿蛋白。

(2)依那普利(Enalapril)5～20 mg,1 天 3～4 次,口服,此药较卡托普利阻断血管紧张素 I 转换酶更为有力,控制高血压更为满意,且不良反应小。

(3)贝那普利第 2 代血管紧张素转换酶抑制剂,与食物同时进服可延缓本品的吸收,口服后 1～2 小时到达血药浓度峰值,降压作用可持续 24 小时,常用剂量 540 mg,分 1～2 次口服。

(4)科素亚选择性地与 AT 1 受体结合,从而阻滞血管紧张素 II 与受体部位的结合,阻断所有与 AT II 有关的生理作用,不论 AT II 来源何处或经由什么途径合成,具有良好的耐受性,50 mg,每天 1 次。

(5)硝苯地平是钙通道阻滞剂,本药可测血浓度,以舌下含服者比口服者起效快,10～30 mg,每天 2～3 次,不良反应偶有头昏,轻微头痛,面部潮红等,对急诊和老年高血压者安全、有效。

(6)苯磺酸氨氯地平每次 5 mg,每天 1 次,可增大至 10 mg,肝功能不良,孕妇及哺乳妇女慎用,不良反应为头痛和水肿,少数有疲劳、恶心、腹痛、面红、心悸和头晕。

(7)倍他乐克为 β 受体阻滞剂,阻断 β 受体,使心率变慢,心肌收缩力下降,血压下降,25 mg,每天 1～2 次,对于有支气管哮喘患者,应同时给 β_2 激动剂。对心功能失代偿的患者,在使用洋地黄和/或利尿剂治疗的基础上应慎用本药。不良反应有轻微上腹部不适,倦怠或睡眠异常。偶有非特异性皮肤反应和肢端发冷。

(8)肼苯达嗪 10～25 mg,1 天 4 次。或双肼苯达嗪每天 25～50 mg,1 天 3 次。对血管运动中枢和周围血管均发生作用,增加肾血流量,但过度降低血压可影响肾小球滤过率。

(9)米诺地尔 25 mg,1 天 2～4 次,每 2～3 天增加剂量,直至舒张压降至 12 kPa,每天总量可达 40 mg,适用于重度高血压伴有肾功能衰竭的严重高血压。

(10)二氮嗪 150～300 mg(或 5 mg/kg),在 30 秒钟内静脉推注完毕,持续作用 3～8 小时,故 8～12 小时后可重复注射,注射后 34 分钟即可使血压骤降至正常,可引起眩晕、恶心、心绞痛、心动过速。本品可致明显水、钠潴留,故须加用利尿剂。尚有致高血糖作用,需用胰岛素控制。也可引起高尿酸血症,必要时加服别嘌醇,抗凝治疗者应减少抗凝剂,以防出血。

(11)硝普钠 50 mg 加入 5% 葡萄糖液 500 mL 中,以 0.5～1.0 mL/min 静脉滴注,以血压水平进行调解剂量,为强力直接扩张周围血管性降压药,因作用短暂,故需静脉滴注维持,血压下降时常伴有心率增快,对肾和甲状腺功能减退者慎用。

7.中医辨证施治

可参照原发性高血压病进行辨证施治。

中医认为高血压的形成是肝肾阴虚,水不涵木,虚阳上亢引起。有血尿的出现则是肾阴受损,相火内动,灼伤阴络;或渗血日久,下焦经之血成瘀,瘀热相搏,滞涩肾络,更伤肾阴,则血尿迁延,反复难愈;蛋白尿的出现为肾的闭藏失职,脾的敛精功能无权,以及热毒,湿热,瘀血等实邪迫精外泄。

曾有作者总结,原发性高血压是由于阳亢→阴虚阳亢→阴虚→阴阳两虚→阳虚,而肾实质性高血压一般少有阳亢表现,由湿热瘀阻→肝肾阴虚、湿热痰阻→阴阳两虚湿浊瘀阻,在其发展过程中始终有或多或少"湿"或"瘀"的见证。故其病因和临床辨证分型有密切的关系。

另外,妇女高血压病还与冲任二脉有关。冲脉主血海,任脉主一身之阴,倘若冲任失调,也可致阴虚阳亢或阴阳两虚之病理现象。可见该病病位主要在肝肾,涉及心、脑、冲任脉,病机本虚标实,本虚以先阴虚后阳虚,标实为风、火、痰、瘀为主。

该病辨证主要有下列证型。

(1)肾阴虚。①症状:腰背酸痛,膝软无力,转侧不利,脑转耳鸣,咽干口燥,口渴喜冷饮,心胸烦热,夜寐不安,梦遗滑精,甚则午后热甚,腰膝酸痛,痛达足跟,大便燥结,小便短赤,舌质多瘦小,红赤不荣,苔黄津少,或见剥苔,脉多细而略数。②治法:养阴清热(滋阴降火)。③方药:六味地黄丸(汤)加减。熟地15 g,山药15 g,山萸肉10 g,茯苓15 g,泽泻10 g,丹皮10 g,生地15 g,桑寄生15 g,牛膝10 g。腰膝酸软重者加川断10 g,狗脊15 g。夜寐不安者加炒枣仁15 g,夜交藤30 g。

(2)肝肾阴虚。①症状:眩晕耳鸣,头痛(痛在两侧及巅顶),甚则头痛如劈,腰脊酸软,胁肋隐痛,神疲乏力,烦躁易怒,午后发热,骨蒸盗汗,五心烦热,烦劳尤增,遗精滑泄,女子月经不调,舌红,苔光,脉细弦数或虚细数,小便黄,大便燥。②治法:滋养肝肾,平肝清热。③方药:杞菊地黄丸(汤)加减。枸杞子15 g,菊花10 g,熟地10 g,山药10 g,山萸肉10 g,茯苓15 g,泽泻10 g,丹皮10 g,鳖甲10 g,杜仲10 g。

阴虚内热者用二至丸(汤)加减:女贞子10 g,旱莲草10 g,生地15 g,当归6 g,龟甲15 g,杜仲10 g,泽泻10 g,车前子15 g,生石决明(先煎)20 g。头痛剧者加山羊角10 g。腰膝酸软重者加川断15 g,狗脊15 g。烦躁易怒热盛者加龙胆草10 g,青黛5 g。

(3)心肾阳虚。①症状:面色晦暗,神情委顿,畏寒肢冷,心悸心慌,冷汗时出,唇面发绀,气息喘促,不能平卧,腰脊冷,腰酸软,小便清长,夜尿多,甚则小便不利,舌质淡胖,苔多滑腻,脉沉细或见结代。②治法:益气利水,温肾壮阳。③方药:防己黄芪汤合越婢汤。防己15 g,黄芪15 g,白术15 g,甘草3 g,麻黄5 g,石膏30 g,生姜3 g,大枣4枚。畏寒肢冷甚者加附子10 g,巴戟天10 g,淫羊藿15 g。

(4)湿热瘀阻。①症状:除见肝肾阴虚之证外,见眼周青紫,唇舌暗,舌边青紫或有瘀斑,苔黄腻,脉弦数,小便短赤或不利,便干结。②治法:清热化湿,活血化瘀。③方药:龙胆泻肝汤加减。龙胆草10 g,黄芩10 g,栀子10 g,白芍15 g,车前子15 g,泽泻10 g,郁金10 g,牛膝15 g。瘀血证明显者加茺蔚子30 g,丹参30 g,红花10 g。热甚头痛重者加羚羊角粉(吞)1.5 g。

(5)痰浊瘀阻。①症状:除见心肾阳虚之证外,见咳嗽,气急,咳黏痰加重,或有呕吐,舌质淡胖青紫,苔白腻,脉虚滑数,小便不利,便溏不畅。②治法:化痰止咳,化瘀泄浊。③方药:半夏白术天麻汤加减。半夏10 g,陈皮10 g,茯苓15 g,白术15 g,天麻10 g,钩藤15 g,菖蒲10 g,甘草

3 g,陈胆星 10 g,天竺黄 10 g。见瘀血证重者加红花 10 g,益母草 30 g,赤芍 15 g。

6.冲任不调。①症状:妇女更年期冲任不调型高血压。②治法:温肾补精,养阴补血,调理冲任。③方药:二仙汤加减。淫羊藿 10 g,仙茅 10 g,巴戟天 10 g,黄柏 6 g,当归 10 g,知母 10 g。见阴虚内热,汗多,心悸,五心烦热明显者加生牡蛎 30 g,茯神 10 g,合欢皮 10 g,地骨皮 10 g,白薇 10 g。

(叶海兵)

第三节　肾动脉瘤与肾动静脉瘘

一、肾动脉瘤

肾动脉瘤是肾动脉或其分支或两者均出现局限性的扩张。这种扩张是由于动脉壁弹性组织和动脉中层强度减弱造成的。在普通人群中,这种病变发生率为 0.09%～0.3%。它可以导致高血压,并可能出现相关的局部症状,在特定情况下有发生破裂导致死亡的风险。

(一)病因与分类

根据 Poutasse 的分类,肾动脉瘤有 4 种:位于肾动脉主干分支的囊状动脉瘤;肾动脉主干狭窄病变远端的梭形动脉瘤;肾动脉分支的剥脱性动脉瘤;肾内型动脉瘤。

囊状动脉瘤是最常见的类型,占肾动脉瘤的 75%,一般发生于肾动脉分叉处,可能与这些位点动脉壁先天性薄弱有关。由于这种特点,分支动脉受累较常见。双侧或多发动脉瘤的发生率大约为 25%。这些动脉瘤可继发于肾动脉粥样硬化或动脉壁内钙化或两者皆有的病变。不全钙化的动脉瘤会变得又薄又软,并且在钙化区域之间形成溃疡,极易破裂。除了自发性的破裂,囊性动脉瘤可能会侵蚀肾静脉或肾盂。囊性动脉瘤内可形成附壁血栓,偶尔会出现肾脏栓塞。

梭形动脉瘤是肾动脉整段均等性扩张至正常直径的 3～4 倍。这些动脉瘤长度为 1～3 cm,并且一般没有钙化。这种动脉瘤常见于有狭窄性纤维性肾动脉疾病的年轻高血压患者。梭形动脉瘤实际上是狭窄后扩张,肾动脉及其分支均可受累。这种病变的主要并发症是受累动脉段的血栓形成。

剥脱性动脉瘤是因为肾动脉内弹力膜的撕裂,当血流通过缺口处时,肾动脉内膜与动脉壁的其他部分分离。在一些患者中,这种剥脱可能会在肾动脉远端重新通入血管腔而维持肾功能。另外,可能会出现伴有肾梗死的动脉血栓形成或伴有出血的血管破裂。剥脱性动脉瘤大多数为肾动脉出现 ASO、内膜纤维增生或中层纤维增生后的并发症。较为少见的是这种动脉瘤可能为剥脱性主动脉瘤的延伸。

肾内型动脉瘤是多种来源的,可能与先天性的,创伤后的,医源性的,肿瘤性的或者结节性多动脉炎相关。这种动脉瘤可呈囊状或梭状,可以钙化也可以不钙化。肾内型动脉瘤约占所有肾动脉瘤的 17%,并且有易破裂的特性。发生于钝性创伤或闭合性肾活检后的肾内型动脉瘤通过保守治疗大多是可以自愈的。

(二)临床表现

大部分肾动脉瘤较小并且没有症状。最常见的临床表现是高血压,肋缘下或腰部疼痛,血

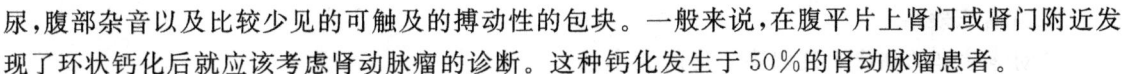

尿,腹部杂音以及比较少见的可触及的搏动性的包块。一般来说,在腹平片上肾门或肾门附近发现了环状钙化后就应该考虑肾动脉瘤的诊断。这种钙化发生于50%的肾动脉瘤患者。

（三）诊断

据报道肾血管性高血压发生于15%～75%的病例中,可能是由于动脉瘤内血流紊乱以及相关的动脉狭窄、内膜剥脱、动静脉瘘形成、血栓栓塞或较大的动脉瘤对邻近动脉分支的压迫造成的。肾动脉瘤的并发症包括外周血管内膜剥脱,伴有肾梗死的动脉血栓、动脉瘤内附壁栓子形成,阻塞性尿路疾病,侵入静脉而形成动静脉瘘以及伴有出血的自发性破裂。动脉瘤破裂的高危因素包括没有或有不全钙化、动脉瘤直径＞2 cm、合并高血压以及处于妊娠期。

（四）治疗

没有症状、血压正常且钙化完全的小动脉瘤(直径＜2 cm)不需手术处理。这种动脉瘤可通过定期的腹平片复查监测其大小变化。不论大小,下述情况下的肾动脉瘤均应手术切除:①引起肾缺血及高血压的动脉瘤。②剥脱性动脉瘤。③与局部症状如腰痛或血尿相关的动脉瘤。④发生于生育期并打算妊娠的女性动脉瘤。⑤引起显著肾动脉狭窄的动脉瘤。⑥在影像学监测下有明确继续扩大的动脉瘤。⑦血管造影检查发现有血栓形成迹象的肾动脉瘤。

若不符合上述的任意一条标准,无症状、无钙化或不全钙化的小动脉瘤(直径＜2 cm)可通过非手术方法治疗。这类患者应通过定期的 CT 或 MRI 监测动脉瘤的大小变化。对于直径＞2 cm的动脉瘤并且不符合上述任意标准的无症状的肾动脉瘤患者,很难定义严格的手术适应证。目前的数据倾向于对不完全钙化或肾内型的肾动脉瘤实施手术切除,因为这些情况下有较高的自发破裂倾向。

针对肾动脉瘤的患者,目前有两种血管内治疗的方法。第一种方法是动脉瘤栓塞法,方法是在不影响肾脏血流的情况下通过线圈闭合肾动脉瘤。第二种方法是在肾动脉瘤起源的肾动脉或其分支处放置动脉支架,通过支架维持血流并有效地防止动脉瘤形成。跨过动脉瘤放置动脉支架也被认为是处理破裂的肾动脉瘤的有效而快速的方法。肾动脉内膜剥离也可通过放置跨越剥离区域的动脉支架的血管内治疗方法处理。这种情况下放置的动脉支架不仅可以保持动脉内腔的开放,也可以使剥离内膜与动脉外层间保持固定。

二、肾动静脉瘘

肾动静脉瘘是相对少见的病变,经常在对可疑肾或肾血管性疾病进行血管造影时发现。

（一）分类

肾动静脉瘘分为先天性、原发性以及获得性3类。

先天性动静脉瘘具有曲张的或血管瘤样的结构,在动静脉间有多发的交通。先天性动静脉瘘多由正常大小的肾动脉分支供血。在血管造影片上表现为出现可以使远端肾实质血供受损并可使肾静脉早期灌注的多发的小的动静脉交通支。这种先天性动静脉瘘占所有肾动静脉瘘的22%～25%,男女发病率相同,通常在成年后发病。

原发性动静脉瘘是单发、非曲张的,没有明显诱因。仅占所有肾动静脉瘘的3%～5%。这些病变被称为原发性是因为其血管造影表现与获得性动静脉瘘相似,但其病因不明。

获得性动静脉瘘是最常见的类型,占70%～75%。在血管造影片上表现为动静脉间单发的交通。目前,最常见的病因是由肾细针穿刺活检所致的医源性损伤。其他病因包括肾癌,肾钝性或锐性创伤,炎症以及肾外科手术(如肾切除术,肾部分切除术或肾切开取石术)。

(二)临床表现

肾动静脉瘘的临床表现取决于瘘的大小。

1.严重高血压

为持久性高血压,血压可在 22.7/17.3 kPa(170/130 mmHg)以上,伴头晕、心慌等表现,症状可进行性加重。若动静脉瘘孔较大,收缩压明显增高,脉压增宽。

2.腹痛

可表现为突然发作性疼痛,伴有恶心、呕吐等症状。

3.血尿

可为肉眼血尿,也可为镜下血尿,活动或劳累加重。

4.上腹部血管杂音

在上腹部及肾区可闻及粗糙的连续性血管杂音,局部可触及震颤。

5.左精索静脉曲张

若病变位于左侧,可见左精索静脉曲张。

6.心功能不全

晚期可出现心慌、气短及下肢水肿等症状。

7.眼底检查

可见动脉变细、反光增强及动静脉交叉现象。

(三)诊断

诊断上要重视病史和临床表现外,主要依靠辅助检查明确诊断。心电图检查显示心肌肥厚及劳损。

1.X 线检查

(1)胸片:可见肺纹理增加,心脏扩大。

(2)肾动脉造影:动脉期显示瘘孔近心侧肾动脉增粗和不规则弯曲;如病变在肾内三级以下血管者,出现迂曲扩张的静脉血管;在动脉期早期即可见肾静脉主干及下腔静脉显影,肾静脉增粗,左侧病变者,显示扩张的精索内静脉。实质期显现患肾造影剂密度明显变低。

2.两肾静脉血含氧量测定

于一侧腹股沟部做大隐静脉切开或经皮股静脉穿刺,然后插入 8 号肾静脉导管,分别取两侧肾静脉血作血氧分析,对确定诊断有重要意义。

3.放射性核素肾图检查

因肾动脉灌注量多不受影响,故呈现正常肾图曲线。

4.鉴别诊断

(1)原发性高血压:也呈持续性高血压表现。但无肾损伤史;血压呈慢性进行性增高,病程较长,应用降压药物效果较著;上腹部无血管杂音;两肾静脉血氧含量无明显差异。

(2)肾血管性高血压:也表现为持续性高血压。但无肾损伤史,静脉尿路造影两肾长轴长度相差在 1.5 cm 以上,两肾静脉血氧含量无明显差异;放射性核素肾图血管段及分泌段降低;肾动脉造影可见肾动脉狭窄及狭窄后扩张。

(四)治疗

对肾动静脉瘘患者的治疗依赖于其病因以及相关的临床表现。对于肾癌患者,应该及时手术切除患肾。大约 70% 的细针穿刺肾活检术后形成的动静脉瘘可在 18 个月内自行闭合,较少数的肾创伤后动静脉瘘也可以自行愈合。因此,在此类患者中,若无明显的临床症状,初期的等待观察是较为合适的。

对肾动静脉瘘的治疗适用于存在高血压、心力衰竭、严重血尿、通过一系列的血管造影证实不断扩大的病灶、血管破裂或进行性肾衰竭的患者。一旦对这些病变实施了特殊治疗,就应该开始维持肾治疗。

对于动静脉间交通血管较小的活检后肾动静脉瘘,血管造影下经导管栓塞术是非手术疗法的首选方法。最近,利用不锈钢螺圈进行的先天性或原发性肾动静脉瘘的经导管栓塞术也获得成功。

在治疗肾动静脉瘘时有多种手术方式可供选择。大多数先天性或曲张性动静脉瘘可行全肾或肾部分切除术,因为众多的细小交通支的完整切除是非常困难的。在原发性或获得性动静脉瘘的患者中,动静脉间单发的交通是其典型表现,在保留受累肾脏的情况下对瘘行外科栓塞是完全可能的。

(洪剑波)

第四节　胡桃夹现象

胡桃夹现象(nutcracker phenomenon,NCP)亦称左肾静脉压迫综合征,为左肾静脉在腹主动脉与肠系膜上动脉夹角处受压狭窄引起反复性、发作性血尿或体位性蛋白尿。1972 年 Schepper 首先报道该疾病。胡桃夹现象多见于 13~16 岁青少年,男女发病率之比为 24：5。

正常情况下,肠系膜上动脉与腹主动脉成 45°~60°,其内充满脂肪、淋巴结、腹膜等,使走行于此夹角间的左肾静脉免受挤压。当青春期身高迅速增长、椎体过度伸展、体形急剧变化时,左肾静脉易受到挤压,淤积血液经静脉窦与肾盏间形成的异常交通支排出而发生血尿。

一、临床表现

(一)血尿

胡桃夹现象的临床症状中以血尿最多见,一般为无症状镜下血尿。左肾静脉内高压状态通常以左肾静脉和下腔静脉间的压力差来表示,当压差>0.4 kPa(正常人压差<0.13 kPa)时即可发生血尿。不过,血尿是否发生还与肾盏穹隆部黏膜有无炎症、水肿、侧支循环是否形成等有关。剧烈运动可加重或诱发血尿,可伴有左腰部不适、腹痛等。

(二)体位性蛋白尿

胡桃夹现象引起的体位性蛋白尿多见于学龄儿或青少年,尤其是瘦长体型或短期内身体迅速增高者,发生率达 10%。体位性蛋白尿就是立位时排出超出常量的蛋白,而卧位时正常,直立时出现蛋白尿,而平卧位时消失,尿蛋白量一般不超过 1 g/d。体位性蛋白尿发生机制可能是直立位时内脏下垂,使腹主动脉与肠系膜上动脉间的夹角变小,引起左肾静脉受压致肾充血,使肾小球的蛋白滤过增加,并超过肾小球重吸收能力而出现蛋白尿。

体位性蛋白尿的诊断方法很多,比如分别于直立 16 小时和睡觉 8 小时后留尿,比较蛋白尿程度。只要 8 小时卧床期间的蛋白尿不超过 50 mg 就可以诊断。体位性蛋白尿并不是胡桃夹现象的必然结果,应该每隔一年检查蛋白尿变化情况,以便排除其他肾病。

(三)其他伴发症状

胡桃夹现象伴发直立调节障碍(orthostatic dysregulation,OD),表现为患儿晨起或直立后头晕、心慌、恶心、胸闷,症状严重者可影响正常生活和学习。

由于睾丸和卵巢静脉内血液回流入左肾静脉,胡桃夹现象时,这些静脉回流受阻引起淤血,表现为左侧腹痛(立位或行走时加重)、精索静脉曲张或左侧卵巢静脉反流,引起盆腔静脉淤血征,又称卵巢静脉综合征。

二、诊断

该病好发于青少年男性。诊断要点是明确左肾静脉被压迫,同时排除其他引起血尿的原因。对于非肾小球性血尿或体位性蛋白尿患者,排除肿瘤、炎症、结石、高尿钙和肾实质损伤等病因时,应考虑胡桃夹现象。

起血尿者,很少伴发体位性蛋白尿;反之,体位性蛋白尿者很少会看到血尿。对此,可能解释是卧位时,左肾静脉压迫缓解者发生体位性蛋白尿,卧位压迫不缓解者则引起血尿。

(一)尿常规

尿中红细胞＋＋～＋＋＋,位相差显微镜下观察到90％以上的红细胞形态正常,为非肾小球源性;无蛋白尿及白细胞尿。休息卧位时尿蛋白阴性,直立后或活动后尿蛋白＋～＋＋。

(二)超声检查

超声检查是诊断胡桃夹现象的重要方法之一,但对该病的诊断标准尚未完全统一。仰卧位左肾静脉狭窄前扩张部位近端内径比狭窄部位内径宽 2 倍以上;脊柱后伸位 15～20 分钟后,扩张部位内径比狭窄部位内径宽 4 倍以上,且扩张近端血流速度≤0.09 m/s,即可诊断。

(三)CT 扫描

近年来应用多层螺旋 CT 动态扫描或血管成像技术来诊断胡桃夹现象。CT 可见扩张的左肾静脉,还可在腹主动脉水平看到血管倾斜成角,造影剂呈小片状浓缩聚集于左肾窦和下极区域。

(四)膀胱镜检查

确定血尿来源于左侧输尿管开口,但多数患儿不宜采取该有创伤性的检查。

(五)选择性左肾静脉造影

同时测压,适合于静脉尿路造影看到肾盂输尿管有"切迹"现象的患者。典型表现为肾静脉跨过肠系膜上动脉附近出现造影剂充盈中断,而左肾静脉位于肾动脉上方。

鉴别诊断:临床上儿童诊断为胡桃夹现象时,应排除肾炎,尤其是 IgA 肾病。IgA 肾病是一种免疫性疾病,病理上表现为单纯的 IgA 或 IgA 为主的免疫球蛋白在肾小球系膜区弥漫沉积。当患儿有以下表现时应考虑为 IgA 肾病:反复发作性肉眼或镜下血尿,且多出现在呼吸道感染后 1～3 天;伴或不伴蛋白尿;不典型的急性肾炎或肾病表现。不过,近年来有胡桃夹现象合并肾小球肾炎的病例报道。

三、治疗

胡桃夹现象的治疗主要有保守治疗和手术治疗两种方法。

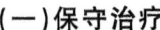

(一)保守治疗

镜下血尿或间断、短时、无痛肉眼血尿者,不伴有贫血,应严密随访,不必进一步治疗。长期持续肉眼血尿者如无贫血也可以观察病情发展,因为随着患儿年龄的增长,一方面可以等待侧支循环的建立,另一方面肠系膜上动脉起始部周围脂肪结缔组织增加,能够缓解梗阻程度,因此最好保守观察。

由于某些诱因(如剧烈运动、感冒)可诱发血尿或使血尿反复发作,所以应该避免剧烈运动及预防感冒。

(二)手术治疗

胡桃夹现象的外科适应证是经 2 年以上观察或内科对症治疗症状无缓解或加重者,或有肾功能损害者及出现并发症,如腰酸、头晕、乏力者。手术目的是解除左肾静脉压迫,因而手术方式并不固定,包括肠系膜上动脉与腹主动脉端侧吻合术、自体肾移植术、左肾静脉下移术等。

由于肠系膜上动脉与腹主动脉端侧吻合术具有创伤大、需动脉吻合和易引起肠系膜上动脉吻合口出血、狭窄等缺点,目前报道很少。左肾静脉下移术相对自体肾移植具有创伤小、肾缺血时间短、无须动脉吻合及并发症少等优点。左肾静脉下移与下腔静脉端侧吻合术治疗或左肾静脉离断再植术是治疗胡桃夹现象有效、安全的手术方式。

1.左肾静脉移位术

经腹正中切口,探查左侧肾脏,暴露左肾静脉和下腔静脉,分离并结扎左侧肾上腺静脉及腰静脉,以保证左肾静脉下移时无张力。显露左肾静脉后,以血管钳暂时阻断左肾动脉,分别在左肾静脉入下腔静脉部位和拟重建部位的下腔静脉以心耳钳行半阻断,迅速离断肾静脉,并于下腔静脉壁欲与左肾静脉吻合处剪开一与肾静脉直径相等的卵圆形切口,管腔用肝素盐水冲洗,然后将肾静脉下移 3～5 cm,与下腔静脉作端侧吻合。肾血流阻断时间<25 分钟,手术在常温下进行,必要时术中肾周降温,术中应用尿胰蛋白酶抑制剂静脉缓慢滴注,保护肾功能,减少肾损害。

2.SMAT

指切断肠系膜上动脉后下移至左肾静脉下方与腹主动脉端侧吻合。该方法认为左肾静脉狭窄并非单纯由肠系膜上动脉压迫引起,在肠系膜上动脉根部增厚的腹腔神经纤维丛也可紧紧地束缚左肾静脉,应将此处神经纤维丛完全离断才能解除左肾静脉受压迫。

上述两种术式的主要并发症为腹膜后血肿及血管栓塞。

(三)介入治疗

介入治疗主要为左肾静脉内支架植入术(en-dovascular stenting,ES)。该方法仅通过腹股沟皮肤穿刺经股静脉放置血管内支架管扩张左肾静脉受压段,具有损伤小、康复快、并发症少等优点,且易被患儿及家属接受。不过,该治疗有支架脱落或变形、再次狭窄、血栓形成等并发症,当左肾静脉严重狭窄时难于插入导管和球囊,而且需要较长时间的抗凝治疗,价格较高,故目前限于个例报道。

(李　园)

第十一章

肾功能异常

第一节 急性肾衰竭

急性肾衰竭（ARF）是肾小球滤过率突然减少，导致内源或外源代谢产物急性潴留的一种综合征。这些代谢废物正常是由肾脏排泄的，如尿素、钾、磷酸盐、硫酸盐、肌酐，有时还有一些服用的药物等，急性肾衰竭尿量通常在 400 mL/d 以下。如果肾脏浓缩功能受损，则每天的尿量可以在正常范围，甚至是多于正常（称为多尿型或非少尿型肾衰竭）。在所有的急性肾衰竭患者中，没有尿的排出（无尿）是很少见的。肾功能的减退可能经历几个小时或几天，以致不能将体内含氮废物排出，维持正常的体内容量和电解质稳定。

"少尿"，从文字上讲是指尿量减少，其尿量不足以排出体内代谢产生的内源性可溶性终末产物。如果患者肾浓缩功能在正常范围，其尿量在＜400 mL/d 或＜6 mL/（kg·d）称为少尿。如果患者的肾浓缩功能受到损害，且尿的比重低于 1.010，少尿则表现为尿量少于 1 000～1 500 mL/d。

肾前性功能肾衰竭，如果治疗及时一般是可逆的。但是如果延误治疗，可使其进一步发展成实质性肾衰竭，例如，急性肾小球坏死（ATN）。导致急性肾衰竭的其他原因，可根据血管受损、肾脏本身问题、肾后原因进行分类。

ARF 的主要特点为肾小球滤过率（GFR）的降低，临床表现为血清肌酐（Cr）和尿素氮（BUN）增高。但是，在某些情况下，Cr 和 BUN 也会增高，如处在高分解代谢状态、机体大范围创伤（手术导致）等。

ARF 的处理应当根据导致肾衰竭的病因。如 ARF 为肾前性因素，应当积极去除肾前性的诱发因素，恢复肾脏的有效灌注，这些处理通常能够使肾功能得到恢复。药物导致的 ARF，原则上应当撤掉与肾毒性有关的药物。维持正常的循环容量十分重要。术后的患者要根据中心静脉压的监测结果及时补充晶体、胶体和血液成分。对于肾后性因素导致的 ARF，要迅速解除梗阻，同时也应注意尿液外渗的情况。

有时，在临床上要鉴别 ARF 的三种病因并非易事，往往要结合临床检查和实验室结果，甚至还需要有创的中心血流动力学监测和尿路影像学检查。在诊断检查前初步估计 ARF 的病因十分重要，对于检查手段的选择有重要的指导意义。

一、肾前性肾衰竭

肾前性是指肾灌注不足或有效的动脉循环减少。其最常见的原因是由于肾性或肾外性液体丢失引起的脱水,如腹泻、呕吐和利尿剂的过度使用等。肾前性原因的特点是病因纠正能够使肾功能得到恢复,并少有肾脏结构的破坏。这种状态对补液比较有效,一旦治疗得当,肾功能能够在 24～72 小时得以恢复。少见原因有败血症性休克,血管外液体潴留导致的所谓"第三腔隙"(如胰腺炎)。抗高血压药物的过量应用也可以出现这种情况。心功能衰竭导致心排血量的减少也可降低肾有效的循环血量。根据临床表现,仔细分析可以判断出引起急性肾衰竭的主要原因,但多数情况下是多种病因共同作用的结果。在住院治疗过程中,患者循环系统的异常,常常导致实质性的急性肾衰竭,如急性肾小管坏死。

肾前性 ARF 与肾血流灌注减少有关。肾脏的低灌注能够刺激交感神经和肾素-血管紧张素系统,导致肾血管收缩。同时,低血压可以有力地刺激抗利尿激素的释放,这样使水的重吸收加强。临床表现为尿量减少,尿钠浓度降低,尿液肌酐水平增加,尿液渗透压上升。

急性肾小球滤过率下降,也可见于肝硬化患者(肝-肾综合征),或者服用环孢素、FK506、非类固醇类抗炎药、血管紧张素转化酶抑制剂等。上述情况往往容易出现明显的肾内血流动力学功能紊乱。在这些情况下,尿的检查可类似肾前性肾衰竭,但患者临床表现并不符合常见的急性肾衰竭。在停止服用药物或有肝肾综合征的患者进行肝病的治疗或肝移植后,会出现肾小球滤过率的改善。

(一)临床表现与诊断

1.症状和体征

除了非常少见的心脏病或泵衰竭的患者,最常见也是首先的主诉是身体站立时头晕(直立性晕厥)或口渴感,可以有明显的体液丢失的病史,体重减低的多少可以反映出脱水的程度。

体检常显示皮肤干瘪、颈静脉塌陷、黏膜干燥,更重要的是,可出现直立性血压、脉搏变化。

2.实验室检查

(1)尿常规:尿量通常减少,精确的评估需要留置尿管测量每小时的尿量(也可通过这个方法除外有无下尿路的梗阻)。要注意的是在急性肾衰竭情况下尿可以是高比重(>1.025)和高渗透压(>600 mOsm/kg)。常规尿分析一般没有异常。

(2)尿和血的生化检查:血液中的尿素氮和肌酐的比率正常是 10∶1,在肾前性肾衰竭通常是增高的。因为甘露醇、造影剂和利尿剂都会影响肾脏对尿素、钠和肌酐的转运与处理,所以在这些因素的影响下,尿和血的生化检查会出现让人误解的结果。

(3)中心静脉压:中心静脉压降低预示着血容量不足,如果严重的心力衰竭是肾前性肾衰竭(多数不是唯一原因)的主要原因,明显的表现是心排血量降低和中心静脉压增高。

(4)水负荷:在肾前性肾衰竭的病例中,小心地增加入量可以使尿量增加。在这种情况下,既有诊断意义,也有治疗意义。最常用的首要治疗手段是快速静脉滴入 300～500 mL 生理盐水。一般要超过 1～3 小时以后测量尿的排出。在尿量超过 50 mL/h 时,被认为对连续的静脉输液有良好的效果。如果尿量不增加,则内科医师应仔细地回顾患者的血和尿的化验检查,再次评估患者的水容量状态,并重新进行体检,以确定继续补充液体(用或者不用呋塞米)的合理性。

(二)治疗

对于脱水的患者,必须快速补充液体的丢失。不恰当的液体治疗可能会使肾血流动力学进一步恶化和最终导致肾小管的缺血（不可逆的急性肾小管坏死）。在液体补足的患者,若仍有少尿和持续性低血压,应使用血管加压药物来有效纠正由败血症和心源性休克引起的低血压。升压药物对恢复全身的血压,同时对维持肾内的血流量和肾功能是非常有益的。应用多巴胺 $1\sim5\ \mu g/(kg \cdot min)$,可以在不改变收缩压的情况下增加肾血流量。如果容量纠正后,全身血压还持续偏低,则可加大多巴胺剂量 $5\sim20\ \mu g/kg$。对于肾前性急性肾衰竭停用降压和利尿药,对治疗是有利的。

二、血管性肾衰竭

常见的血管疾病导致的急性肾衰竭包括动脉血栓性疾病、夹层动脉瘤、恶性高血压。在 60 岁前如果患者没有进行过经血管的操作或造影检查则很少出现血栓性疾病。夹层动脉瘤和恶性高血压通常临床诊断比较清楚。

快速评估肾动脉血流情况的方法需要动脉造影或其他非造影血流检查（如核磁或多普勒超声）,恶性高血压的病因可以通过体检发现（如硬皮病）,对导致或影响急性肾衰竭的血管性因素的及早治疗是必要的。

三、肾内疾病因素与肾性急性肾衰竭

大多数的急性肾衰竭是由于肾实质病变所致,其中包括急性肾小球肾炎（AGN）、急性间质性肾炎（AIN）和急性肾小管坏死（ATN）。

该类疾病可以分为特异性和非特异性实质损害过程。

（一）特异性肾内疾病

导致急性肾内性肾衰竭的最常见原因是急性进行性肾小球肾炎、急性间质性肾炎、中毒性肾病和溶血性尿毒症综合征。

引起急性间质性肾炎的药物:非甾体抗炎药物、青霉素、头孢菌素、利福平、磺胺类药物、西咪替丁、别嘌醇、环丙沙星、5-氨基水杨酸盐。

1.临床表现与诊断

（1）症状和体征:通常病史中会出现有很明显的资料,如咽喉痛和上呼吸道感染、腹泻、应用抗生素或静脉用药（经常违规用药）。反复并时有加重的双侧腰背部疼痛应引起注意。肉眼血尿也可能出现。肾盂肾炎很少出现急性肾衰竭,除非伴有脓毒血症、梗阻或牵扯孤立肾患者。引起急性肾衰竭的系统性疾病包括过敏性紫癜、系统性红斑狼疮和硬皮病等。人体免疫缺陷病毒感染（HIV）也可以出现 HIV 肾病导致的急性肾衰竭。

（2）实验室检查。①尿液分析:尿沉渣分析可见许多红细胞或白细胞及多种类型细胞和颗粒管型。红细胞位相检查,常显示尿中可看到异常形态的红细胞。在过敏性间质性肾炎中,嗜酸性粒细胞应常可看到,尿钠浓度范围可表现为从 $10\sim40\ mmol/L$。②血液检查:血清补体常见减少。许多情况下,循环系统中的免疫复合物常可以被检出,其他化验可以揭示出系统性疾病,如系统性红斑狼疮。在溶血性尿毒症综合征中,外周血涂片中常出现血小板计数减少和红细胞的形态结构变异。急进性肾小球肾炎,可以通过检测 ANCA（抗中性粒细胞质抗体）和抗-GBM（抗肾小球基底膜抗体）值的阳性来确诊。③肾活检:活检检查可以显示肾小球肾炎、急性间质性肾炎或肾小球毛细血管血栓（溶血性尿毒症综合征）分别所特有的变化,另外在包曼氏囊肿中可见大量的新月体形成。

（3）X线表现：造影剂检查应尽量避免，因其可造成肾损伤。基于上述原因，超声检查最适合排除梗阻问题。

2.治疗

治疗目的在于控制感染，清除体内抗原、毒性物质和药物，抑制自身免疫、清除自身免疫性抗体，降低效应器与炎症的应答。免疫治疗应包含药物或短时间应用血浆置换，有时支持性透析治疗是需要的。

（二）非特异性肾性疾病

导致急性肾衰竭的非特异性肾性疾病包括急性肾小管坏死和急性肾皮质坏死。后者主要与肾的血管内凝血有关，而且预后较前者更差。这些情况常产生于医院治疗中，败血症综合征常有不同的病情改变，类似于生理性紊乱。

远端肾小管退行性变（低位肾单位肾病）被认为是因为局部缺血引起。假如这些患者不发生肾内的血管内凝血和皮质坏死，他们中的大多数在透析治疗下是可以恢复的，通常是完全恢复。

在低血压的情况下，老年患者更易出现肾前性的急性肾衰竭。应用某些药物，如非甾体抗炎因子，可增加急性肾小管坏死的危险性，虽然典型的低位肾单位肾病改变尚未出现，在某些汞中毒（特别是氯化汞）和使用造影剂的病例中，尤其是伴有糖尿病或骨髓瘤的患者，可出现类似的非特异性的急性肾衰竭。

四、急性肾小管坏死

绝大多数需要住院治疗的 ARF 是由 ATN 所致。肾脏的血流灌注不足和缺血是引起 ATN 的主要原因。

（一）临床表现

其临床特征通常与相关疾病有关。脱水和休克可同时出现，但尿量及急性肾衰竭在静脉补液后无改善，与肾前性肾衰竭不同。另一方面，造影剂导致急性肾衰竭的患者表现为液体潴留。尿毒症症状（如精神改变及胃肠道症状）在急性肾衰竭中并不常见。

（二）诊断

1.尿液

尿比重常偏低或固定于 1.005～1.015。尿渗透压也降低（＜450 mOsm/kg；尿/血浆渗透压＜1.5：1）。尿检查见肾小管细胞及颗粒管型；尿色混浊。如果尿潜血阳性必须考虑到血红蛋白尿或肌红蛋白尿的可能。鉴别肌红蛋白尿的化验是容易完成的。

2.中心静脉压

常常正常至轻度增高。

3.液体负荷

静脉滴注甘露醇或生理盐水并不能增加尿量，有时应用呋塞米或小剂量多巴胺[1～5 μg/(kg·min)]可使少尿转为多尿（少尿型肾衰竭转为多尿型肾衰竭）。

（三）治疗

如果静脉补液或滴注甘露醇并无效果，则应立即减少液体入量。观察血清肌酐、尿素氮及电解质浓度对于估计透析的作用是十分重要的。适当调整液体入量，补充葡萄糖与必需氨基酸，以保证 126～147 kJ/kg(30～35 kcal/kg)的热量。这样能够纠正和降低伴有急性肾小管坏死的机体分解代谢的严重性。

血钾须密切监测，以及早发现高血钾。高钾血症可予以如下治疗：①静脉给予硫酸氢钠；②聚磺苯乙烯，25～50 g（合用山梨糖醇），口服或灌肠；③糖、胰岛素静脉点滴；④准备静脉钙剂以防心脏应激。

血液透析或腹膜透析的及时应用可预防或纠正尿毒症、低钾血症或液体超负荷。血液透析可间断或持续进行（持续动静脉或静静脉血滤技术）。用经皮中心静脉插管建立血管通路。在重症监护病房持续透析治疗更适用于血流动力学不稳定的患者。多数患者于 7～14 天内恢复。在特殊的老年患者中，会有残余肾功能的损伤。

五、肾后性急性肾衰竭

尿路梗阻可以导致急性肾衰竭。只有在双肾都出现梗阻的情况下才可引起 ARF。患者可有血尿、腰痛、腹痛和尿毒症的症状。这样的患者可能有既往腹部、盆腔手术史、肿瘤病史和局部放疗病史等。

下腹部手术后的急性肾衰竭应考虑尿道与输尿管梗阻的可能性。双侧输尿管梗阻的原因：①腹膜或腹膜后肿瘤侵犯，伴有肿块或结节；②腹膜后纤维化；③结石；④术后或创伤后的尿路梗阻。对于孤立肾，输尿管结石可产生整个尿路梗阻引起急性肾衰竭。尿道或膀胱颈梗阻是常见的肾衰竭原因，尤其老年人。

（一）临床表现

1.症状和体征

肾区痛和紧张感经常出现。如果手术造成输尿管损伤，尿液可以从伤口渗出，由于液体超负荷引起水肿也可出现。腹胀及呕吐可由肠梗阻引起。

2.实验室检查

尿检查无重要意义。如果插管后出现大量尿液，则可以诊断并治疗下尿路梗阻。

3.X 线表现

放射性核素检查可显示尿液渗漏现象，对于梗阻患者，可见核素在肾盂的蓄积。超声检查常可发现肾盂积水的上部集合系统扩张现象。

4.器械检查

膀胱镜与逆行肾盂造影可显示输尿管梗阻。

（二）治疗

治疗原则为尽快解除梗阻。

（温　勇）

第二节　慢性肾衰竭

在美国大约有两千万慢性肾脏疾病的患者。慢性肾脏病是指由于各种原因导致的慢性肾衰竭（CRF），肾功能持续异常，美国肾脏病基金会公布慢性肾脏疾病肾脏的损害时间超过 3 个月，GFR＜60 mL/(min•1.73 m²)。

在慢性肾衰竭患者中，由于肾脏对溶质的清除率降低，而使之在体内潴留。这些溶质是外源

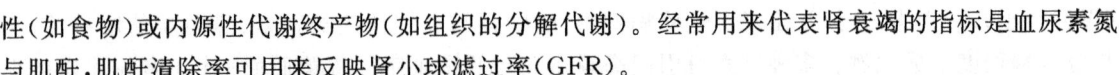

性(如食物)或内源性代谢终产物(如组织的分解代谢)。经常用来代表肾衰竭的指标是血尿素氮与肌酐,肌酐清除率可用来反映肾小球滤过率(GFR)。

肾衰竭根据起病的快慢及氮质血症进程分为急性或慢性。对慢性肾衰竭与急性肾衰竭的进程进行分析对于了解生理适应性、发病机制及最终的治疗是很重要的。对于某些个体病例,肾衰竭的病程很难确定。有些病史,如先前出现高血压或影像学发现萎缩肾则有助于慢性肾衰竭的诊断。急性肾衰竭也可进展为不可逆的慢性肾衰竭。

严重的慢性肾衰竭导致的终末期肾病的发病率是每年 280 例/百万人口。这些患者均需要透析治疗或肾脏移植,所有年龄段均可受累。尿毒症发展的严重与快慢往往很难预测,透析与肾脏移植正在世界范围内广泛应用。目前美国的透析患者超过 233 000 人。老年患者有增加趋势。目前,移植肾脏有功能的健存者达 94 000 人。

一、病因

多种疾病与终末期肾病有关,包括原发性肾脏疾病(如肾小球肾炎、肾盂肾炎、先天发育不良)及继发性肾脏疾病(如糖尿病性肾病或系红斑狼疮)。继发于脱水、感染及高血压等的综合生理改变,常使慢性肾衰竭患者病情迅速进展。

二、临床表现

慢性肾衰竭常出现的症状:瘙痒、全身不适、疲劳、健忘、性欲下降、恶心及易疲劳感,这些症状往往轻重不一。经常有肾脏病家族史,青春期前发病,往往主诉发育不良。多个系统损害的症状可同时出现(系统性红斑狼疮)。多数患者出现容量依赖性或肾素依赖性高血压。但是,如果患者有明显尿钠丢失倾向(如髓质囊肿病),血压可以正常或偏低。由于贫血与代谢性酸中毒,呼吸和脉搏可加快。临床表现还有尿毒症臭味、心包炎、扑翼样震颤的神经系统症状表现、精神改变及周围神经病变等。触诊可及的肾脏,常提示多囊肾。眼底镜检查,常显示高血压或糖尿病性视网膜病变,包括角膜的这些病变与代谢性疾病有关(如弥漫性体血管角质瘤、胱氨酸病、Alport综合征等)。

三、诊断

(一)实验室检查

1.尿沉渣

肾病种类的不同,表现出不同的尿量。尿中的正常水和盐丢失与多囊性肾病和肾间质病变类型有关。当 GFR 低于正常的 50% 时,尿量通常有减少。每天盐丢失倾向较固定,并且,如果钠排泄减少则很快会出现钠潴留。蛋白尿多少不一。尿检查可见单核细胞(白细胞),有时可见宽的蜡样管型,但通常尿检查并无特异性。

2.血检查

伴有正常血小板的贫血是其特征。出血时间的异常,常反映血小板功能异常。当 GFR 降至 30 mL/min 以下时,血电解质及矿物质代谢异常变得很突出。体内缓冲剂储备减少及肾泌酸功能下降可引起进展性酸中毒,表现为血碳酸氢盐下降及代偿性过度通气。尿毒症代谢性酸中毒的特点是正常的阴离子间隙、高氯血症及血钾正常。除非 GFR<5 mL/min,高钾血症并不常见。在间质性肾脏疾病、尿酸肾病及糖尿病性肾病中,伴有高钾血症的高氯性代谢性酸中毒

(Ⅳ型肾小管酸中毒)会经常出现。这些病例中,酸中毒与高钾血症与肾素、醛固酮潴留有关,而与肾衰竭程度不成比例。多种因素可引起高磷血症与低钙血症。高磷血症是由于肾排泄磷减少引起的。由于肾中维生素 D_2 转化为活性的维生素 D_3 减少,导致活性维生素 D 减少。这些变化可引起继发性甲状旁腺功能亢进,并伴有骨软化或纤维性骨炎的骨骼变化。在慢性肾衰竭中,尿酸可增高但很少引起尿酸结石或痛风。

(二)X 线表现

对肾功能减退的患者应避免使用造影剂的检查。超声检查在肾脏大小及皮质厚度测量及肾穿刺定位中有重要作用。骨骼 X 线可显示生长延迟、骨软化(肾性佝偻病)或纤维化骨炎,并可出现软组织或血管钙化。

(三)肾脏活检

除了非特异性间质纤维化及肾小球硬化外,肾脏活检并无重要意义。可疑出现血管病变,如中膜肥厚、弹性纤维断裂、内膜肥厚,这些改变可能继发于尿毒症高血压或由于原发的肾小动脉硬化。经皮或开放肾活检会有较高的死亡率,这主要是由于出血造成的。

四、治疗

(一)保守治疗

在病情不影响日常生活时,应采取保守治疗方法。包括低蛋白饮食[0.5 g/(kg·d)]、限钾、限磷及饮食中维持钠平衡,以防止体内低钠或高钠。因此应经常密切监测体重变化。在中度酸中毒时,应用碳酸氢钠是有效的。贫血的治疗是应用重组红细胞生成素。保持钙磷平衡,是防止尿毒症骨病和继发甲状旁腺功能亢进的关键。磷结合剂、钙剂和维生素 D 的使用有助于维持这种平衡。

(二)透析治疗

建议开始透析的标准:①少尿(<200 mL/12 hr);②无尿(<50 mL/12 hr);③高钾血症(>6.5 mmol/L);④严重酸中毒(pH<7.1);⑤氮质血症(尿素>30 mmol/L);⑥明显的脏器水肿(特别是肺脏);⑦尿毒症性脑病;⑧尿毒症性心包炎;⑨尿毒症性神经和/或肌肉病变;⑩严重血钠异常(Na^+>160 mmol/L或<115 mmol/L)。

1.腹膜透析

腹膜透析是可选择的一种透析方式,有时在不能进行血液透析的情况下(如血管通路不能建立)可选择该方式。不断改进的柔软的腹膜透析管可反复灌洗腹腔。相对于血液透析,腹膜透析对小分子物质(如肌酐和尿素)的清除少于血液透析,但对于大分子物质清除较充分,因此,可达到良好的治疗效果。每周3次的间断腹膜透析(IPPD)、持续性腹膜透析(CCPD)及维持性便携式腹膜透析(CAPD)都是可行的。在 CAPD 中,需用 $1\sim2$ L 的透析液每天交换 $3\sim5$ 次。随着腹膜透析技术的改进,细菌污染及腹膜炎的发病率越来越少。

2.血液透析

目前,利用半透膜原理的维持性血液透析治疗得到了广泛应用。其血管通路主要有动静脉内瘘、移植内瘘(包括大隐静脉或人工合成材料血管)及锁骨下静脉插管(通过外科手术置入或透视下插入)。透析器有不同的形状。体内溶质及多余的水分可通过化学成分已知的透析液很容易地清除。近年来,一种新的高通量透析膜使治疗时间明显缩短。

透析治疗是间歇性的,通常是每周 3 次,每次 $3\sim5$ 小时。利用尿素动力学模型可为透析治疗提供更精确的处方。透析治疗可在透析中心、透析单元或家中进行。家庭透析是较理想的,因为这种治疗使患者更觉舒适、方便,但目前只有约 30% 的透析患者达到了家庭透析条件。

透析技术的广泛应用增大了患者的活动时间,假期或因生意外出而需要异地透析治疗,可预先得到安排。

慢性透析的常见并发症包括感染、骨病、操作失误、持续性贫血等。长期透析的患者经常发生动静脉粥样硬化性疾病。目前认为,慢性尿毒症患者尽管进行了透析治疗,仍可发生废用综合征、心肌病变、多发神经病变、继发性透析相关性淀粉样变。因此,应及时进行肾脏移植,同时尽量避免双侧肾切除,因为这样可增加患者输血的需求。对于透析患者,只有当出现顽固性高血压、感染性反流、多囊肾出血及疼痛时才进行肾切除。透析患者有时会患透析获得性肾囊肿病。这些患者须密切监视,以防发生肾内细胞癌。

家庭透析每年花费约是 35 000 美元,而在透析中心的年花费是 35 000~60 000 美元。如果无其他系统性疾病(如糖尿病),患者一旦开始透析治疗,则年死亡率是 8%~10%。尽管存在医疗的、心理的、社会的或经济方面的问题,大多数透析患者的生活是丰富多彩的。

(三)肾移植

随着免疫抑制技术与基因匹配技术的发展,肾移植有逐渐取代血液透析的趋势。由于免疫抑制剂的发展,肾移植的效果有目共睹。

（马文静）

第十二章

男性性功能障碍与不育

第一节 阴茎勃起功能障碍

一、病因

阴茎勃起功能障碍(ED)的原因很多,但总的可归纳为两类:一类为精神心理因素引发的ED,另一类为器质性原因导致的ED。过去一直认为80%～90%的ED为精神心理障碍,但近年来随着科学的不断发展,研究也更加深入,发现器质性病变呈上升趋势,现在认为,ED的发生绝大部分兼有器质性病变和心理障碍两个方面的原因,美国有一项统计认为,兼有精神心理因素和器质性因素的ED患者约占ED总人数的78%。

精神心理因素是导致ED发生的重要原因,总的说来,心理因素对于ED的发生起着促进和维持的作用,即使由器质性因素始发的ED,在疾病进展过程中也会由于心理负担进一步加重ED。常见的可以导致ED的心理因素有夫妻间日常关系不和谐、社会和家庭环境的影响、不良的性经历、不适当或不充分的性刺激、焦虑和抑郁等。

器质性因素见于生殖器官发育不全,如小阴茎、双阴茎、先天性阴茎弯曲、尿道上裂或下裂、阴茎阴囊转位等。手术或外伤如前列腺切除、直肠癌根治、腹主动脉瘤切除、脊椎骨折、截瘫、骨盆骨折、阴茎或尿道损伤等都可能损伤神经或阴茎海绵体。内分泌疾病中特别是糖尿病导致的ED较其他人高2～5倍,其发病机制主要是由于代谢异常所致的神经和血管病变。还有原发性性腺功能不全,甲状腺、肾上腺、垂体功能异常,神经系统疾病,血管疾病,全身性疾病,吸烟、酗酒等不良嗜好。另外许多药物都可导致ED。常见影响性功能的药物有抗高血压类酚苄明、甲基多巴、利舍平、普萘洛尔、可乐定、酚妥拉明等;心脏病类药有地高辛、冠心平等;利尿类药有螺内酯、呋塞米等;抗精神病、镇静剂类药有地西泮、阿米替林、氢氯噻嗪等;抗雄激素类药有雌激素、黄体酮、促性腺释放激素、酮康唑等;另外还有巴比妥、苯妥英钠、西咪替丁、吲哚美辛、抗组胺药等。

二、分类

根据不同的标准可以将ED分为不同的类别,如根据有无器质性病变分为心理性ED、器质性 ED 和混合性 ED。根据 ED 发生的病因又可以分为心理性 ED、动脉性 ED、静脉性 ED、内分泌性 ED、神经性 ED 等不同类型,其中动脉性 ED 和静脉性 ED 又可统称为血管性 ED。虽然 ED 的病因不外乎以上五类,但由于某些情况下发生的 ED 具有特殊重要的地位,有的学者将其分为独立的一类,如糖尿病性 ED、老年性 ED、医源性 ED 等;根据 ED 发生的时间可以分为原发性 ED(从来不能勃起)和继发性 ED(有过勃起经历,但现在不能勃起或不能维持充分勃起);根据勃起的程度分为完全性 ED(在任何情况下都不能勃起或不能维持充分勃起)和情境性 ED(只是在某些场合下不能勃起或不能维持充分勃起)。

三、诊断

(一)病史

采集病史时要表现对患者极为关注、热情、耐心细致,以争取患者的信任。详细了解发病原因、病程经过、严重程度,以及既往史、其他病史、服药情况等。应特别了解其配偶的基本情况、感情变化、生育史等。必要时还应了解患者的思想心理变化及其他特殊生活史。

(二)体格检查

应全面了解患者的营养状况、发育及健康情况,重要脏器有无疾病等。重点检查性腺和第二性征的发育情况,阴茎有无畸形及炎症,睾丸的大小、质地,阴囊的发育状况等。另外还应检查会阴部肌肉的神经反射及神经感觉、周围血管功能等。

(三)实验室检查

除血、尿常规,肝、肾功能及血糖等基本检查外,对可疑者还应检查甲状腺功能或糖耐量试验。性欲异常的患者测定性激素水平更为重要,因为在垂体-性腺轴上任何环节发生改变,最终均反映到性腺,使睾酮水平发生改变。若测定睾酮水平低下,而 FSH、LH 明显升高,多提示为原发性性腺功能低下,可见睾丸缺如或萎缩。如果睾酮水平低下,FSH、LH 不升高,多为下丘脑、垂体疾病所致的继发性性腺功能低下,睾丸可正常大小或稍偏小,但与脑垂体疾病的时间长短有关。必要时还可做染色体检查。

(四)特殊检查

1.夜间阴茎勃起试验

正常男性睡眠中,阴茎发生勃起 3～6 次,每次持续 20～40 分钟,同时伴有眼球快速运动。但随年龄增加,总的勃起时间逐渐减少,而且睡眠的质量直接影响其结果。通过监测阴茎的这种夜间变化,可排除心理因素干扰,较客观地分析 ED 的发病原因。常用方法有以下几种。

(1)邮票试验:是将四张联孔邮票环绕阴茎根部重叠粘贴,第二天清晨检查邮票联孔处有无撕裂,有撕裂者提示夜间阴茎曾发生勃起,多属心理性 ED。

(2)断裂式测试带:试验是将蓝、红、透明三条表示不同拉力强度的塑料带环绕阴茎根部,次晨检查断裂带情况。此法虽优于邮票试验,但仍不能反映阴茎勃起的次数和持续时间。

(3)NEVA 夜间阴茎勃起测定系统:NEVA 系统是一种生物电测定系统,它可连续测定阴茎勃起次数、持续时间、长度、周径及血容量的变化。使用时将 NEVA 系统的三个电极分别置于阴茎根部、冠状沟和髂部。次日用专门的软件系统分析监测到的数据,通过阴茎勃起时阴茎前后两端(阴茎根部和冠状沟)电极间电阻的变化推算阴茎容积的变化,若阴茎容积变化大于 201%,持续时间 15 分钟以上即可判断为一次完全的勃起。

(4)Rigiscan 硬度扫描仪测定:Rigiscan 硬度扫描仪是一种能连续记录阴茎周径(每 15 秒

1次)和硬度(每3分钟1次,当周径增加超过10 mm时增至每30秒1次)的装置。使用方法为临睡前将两个测量环分别置于阴茎根部和冠状沟处,并将记录装置固定在大腿上,次日用特殊的软件进行综合分析,并可将测试结果打印出来。正常情况下夜间勃起频率为3～6次,每次勃起持续时间10～15分钟,硬度超过70%,膨胀大于3 cm。

2.阴茎血流检查

化学假体试验是将罂粟碱、酚妥拉明、前列腺素 E_1 等血管活性药物直接注入阴茎海绵体内,诱发阴茎勃起,从诱发勃起的时间、硬度、勃起角度、持续时间来观察判断阴茎的血液供应和静脉回流情况。此方法现已被广泛应用于 ED 的诊断。罂粟碱 30～60 mg,酚妥拉明 0.5～1.0 mg,前列腺素 E_1 20～40 μg,可单独使用亦可合用,从一侧海绵体注入,5分钟后发生勃起。站立位时,阴茎与下肢的勃起角度>90°,并能持续30分钟以上,其硬度从一侧或阴茎头部加压,阴茎不发生弯曲。收缩会阴部肌肉,可加强阴茎硬度和加大勃起角度。据此可区分精神心理性或器质性 ED。若注药后勃起时间延长,勃起角度<60°,提示动脉灌注不足。若注药后发生勃起,但不能持续30分钟,勃起角度<60°,多提示可能有静脉瘘存在。同时,在海绵体内注射血管活性药物诱发阴茎勃起后还可行彩色多普勒超声检查,测定动脉最大收缩期流速、血流加速度、动脉舒张末期流速、阻力指数、静脉血流速度以评价阴茎动脉供血和静脉回流情况。

3.阴茎肱动脉血压指数

测定应用多普勒8～10 MHz超声听诊器,分别测肱动脉收缩压和阴茎背动脉收缩压。阴茎背动脉收缩压与肱动脉收缩压比值为阴茎肱动脉血压指数,>0.75为正常,若<0.6为供血不足,如果介于0.6～0.75之间可能为供血不足。此数据是在静止状态下测量的,而当进行性生活时,还有臀部、股部及腰腿部的肌肉活动参与,可使血流从阴部血管被窃流,阴茎血流下降。故性交前后测阴茎肱动脉血压指数下降0.15以上才是异常的。

4.阴茎海绵体造影

阴茎海绵体造影适用于化学假体试验中阴茎能正常勃起,但维持勃起时间短,怀疑有阴茎静脉瘘者。方法为先行阴茎注入化学假体药物,诱发勃起后,迅速用30%泛影葡胺30～60 mL注入,并立即摄阴茎正、斜位X线片。若发现阴茎背浅及背深静脉、前列腺静脉丛、阴部内静脉或阴茎脚周围静脉、尿道海绵体等显影,可诊断为静脉瘘性 ED。此检查法如果阴茎不能充分勃起时,其造影结果误差较大。

5.选择性阴茎动脉造影

除非怀疑为动脉供血不足所致的 ED,一般不考虑选用,因为血管造影为创伤性检查方法,操作及诊断均要有一定的技巧和熟练程度,另外还可有出血、感染、动脉内膜剥脱等并发症。

6.阴茎海绵体测压

经典的阴茎海绵体测压是在灌注阴茎海绵体的同时测定其海绵体内压以判断阴茎血管功能的一种方法。最近发展了一种新的无创性动态阴茎海绵体测压系统,即 VISER 诊断系统,该方法是将阴茎袖带充水后置于阴茎体部,经管道直接与压力感受器相连,通过袖带直接反映阴茎海绵体压力。

(五)神经系统检查

各种神经系统疾病,均会导致神经性 ED 的发生,其发病率为器质性 ED 的 10%～15%。但目前采用的检查手段,仅能对感觉神经和运动神经进行监测。常用检查方法有以下几种。

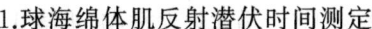

1.球海绵体肌反射潜伏时间测定

在阴茎头部进行刺激,测定神经冲动传入骶髓中枢,再传至球海绵体肌和其他会阴部肌肉而引起收缩的时间。正常值为 27～42 毫秒,平均为 35.5 毫秒。

2.躯体感觉诱发电位测定

躯体感觉诱发电位测定是检查阴茎感觉神经传导冲动至大脑中枢神经系统的速度。阴茎置刺激电极,第 1 腰椎、颅骨分别置记录电极。出现第 1 反应波,为感觉神经传导速度,平均为 12.4 毫秒。第 2 反应波,为感觉神经从刺激至大脑中枢的传导速度,平均为 40.9 毫秒。两波之间为中枢间传导速度,平均为 28.5 毫秒。若感觉神经病变,出现第 1 反应波时间延长;运动神经病变,则发生球海绵体肌反射潜伏时间延长;若骶髓中枢损伤,可见第 1、2 反应波出现时间均延长;骶髓中枢以上的脊髓损伤,则可见出现第 1 波时间正常,而出现第 2 反应波时间延长。由于 ED 病情错综复杂,诊断时还应参考其他检查综合考虑。

自主神经亦支配阴茎勃起和排尿功能,但无直接检查方法,仅通过膀胱测压,膀胱容量、尿流率、残余尿测量等检查来间接了解和评价其功能。

通过以上的各种检查方法,对诊断男性的 ED 提供了较充足的依据。但准确地判断心理性 ED 或器质性 ED 仍较为困难,有时还需耐心细致地了解病史。有些检查同诊断相矛盾难以把握时,还应重复进行,必要时定期随诊,观察病情的变化,力求避免发生诊断错误。

四、治疗

ED 的正确诊断是治疗的先导,尽管精神心理性 ED 和器质性 ED 有着本质的不同,但应特别注意的是它们又都有着严重的精神心理障碍因素,所以 ED 本身引起的痛苦远没有精神心理上的痛苦更为严重。故治疗中均应首先采用精神心理分析和行为治疗,再依据各种病因进行物理、药物及手术等综合性治疗。

(一)精神心理治疗

详细询问了解患者的发病原因及病变过程,进行综合性精神心理分析,去除精神心理压力,加强性知识、性保健的学习。夫妇间加强感情交流,积极创造各种环境和轻松愉快的气氛,不断改进激发性反应的艺术性。鼓励患者多采用性幻想,不断加强精神刺激。

(二)行为治疗

治疗原理是源于"获得论"学说,即性兴奋反应是一种自然的生理反应,而引起性功能障碍的精神抑制是后天获得的,所以通过学习和训练可使其消除。采用夫妇双方共同参与,利用正常的性感受、性反应去调节改造精神心理抑制和性功能障碍,使其性功能得到恢复。

性感集中训练是美国的 Master 和 Johnson 首创的,以后又有不少学者在其基础上结合各自的具体情况进行了改良和发展。大致方法如下。

1.非性敏感区的爱抚

无性交活动,训练 1 周。以提高身体的感受力,消除紧张心理,唤醒自然和谐的性反应能力。

2.性敏感区的爱抚

仍无性交活动,训练 1 周。继续消除恐惧紧张的心理压力,逐步建立能正常勃起的信心。并促进两性间的亲密感、轻松感和幸福感。

3.勃起功能控制

通过以上训练后,阴茎恢复了正常勃起,但要继续训练控制勃起的能力和延长勃起时间。常采用的训练方法有斗篷操练、悬巾操练、Squeeze 或 Seman 手法配合,仍无性交活动,训练 1 周。

4.正常性交延长勃起时间和控制射精训练

在性器官训练获得良好性反应后,进行正式性交。可采用女上位姿势,开始时要慢,注意力集中于性幻想和生殖器官的感觉上,逐渐增加摩擦力。当迫近射精预感时,立即停止活动刺激,待射精预感消退后再进行摩擦活动。亦可在迫近射精预感时,抽出阴茎,采用 Squeezes 手法,待预感消失后,再进行性交。如此 2~3 次训练后,自然射精。训练 1 周时间。

通过大约 4 周的性感集中训练,能使大多数患者解除抑郁、恐惧、紧张的精神心理压力,使夫妇双方都能达到完全放松、和谐满意的性生活。据有关报道,在选择性的病例中,治疗改善率达 60%~80%;在非选择性的病例中,治疗改善率达 30%~55%。另外,严重的精神障碍、同性恋、性腺功能低下、病程长久者治疗效果欠佳。

(三)药物治疗

随着人类对 ED 研究的深入,新的治疗药物不断出现,目前 ED 的药物治疗有口服药物、局部用药、海绵体内注射和性激素治疗。

1.口服药物治疗

口服药物治疗是 ED 的第一线治疗方法。根据作用部位,分中枢性和周围性两大类。作用于阴茎勃起的中枢性药物有 α_2-肾上腺素能受体阻滞剂育亨宾、多巴胺能药物(阿扑吗啡、溴隐亭)、5-羟色胺受体拮抗剂(曲唑酮、莫西赛利)、阿片拮抗剂纳曲酮等。作用于外周使阴茎平滑肌松弛的药物有西地那非、他达那非和伐地那非、酚妥拉明、己酮可可碱、L-精氨酸等。

2.局部外用药物治疗

外用药物是通过阴茎皮肤或尿道黏膜吸收,松弛阴茎动脉和海绵体平滑肌,增加阴茎动脉及海绵窦血流量,使阴茎勃起。局部外用药物治疗与口服药物治疗 ED 是当前最主要的无创治疗方法。

(1)经阴茎皮肤途径:用于阴茎皮肤的 ED 外用药物有硝酸甘油贴片或乳剂、米诺地尔或罂粟碱及酚妥拉明油膏、氨茶碱、二硝酸异山梨醇、米诺地尔乳剂和前列腺素 E_1 乳剂。经阴茎皮肤途径外用药物治疗 ED 虽然应用方便,但疗效不确切。有些药物全身反应重或经女方阴道吸收后引起不良反应,能否有效地用于临床尚待确定。

(2)经尿道黏膜途径:经尿道途径治疗 ED 的外用药物有美国 VIVUS 公司的前列地尔。比法尔是经尿道途径治疗 ED 的新型乳膏,由美国 NEXTMEDI 公司开发的产品。比法尔应用皮肤透过技术,增强药物吸收度,起效快,疗效可靠,无严重不良反应。

3.阴茎海绵体血管活性药物注射治疗

此方法适用于各种原因导致的 ED,可在医院治疗,亦可让患者在医师指导下自我注射。海绵体内注射药物治疗曾经是 ED 治疗具有里程碑意义的治疗方法,随着治疗 ED 药物的广泛应用,这一方法已成为口服药物治疗无效或有并发症时的第二线治疗方法。常用注射药物有罂粟碱、酚妥拉明、前列腺素 E_1 等,可单独使用,也可以联合应用。一般先从小剂量开始,特别是对心理性和神经性 ED 患者。

4.性激素治疗

性激素治疗主要用于真正的激素水平低下者,而且疗效较显著。继发性性腺功能低下者,多为下丘脑或垂体病变所致。采用人绒毛膜促性腺激素 1 000~2 000 U,每周 2 次,肌内注射 8 周为 1 个疗程。必要时可重复 2~3 个疗程。亦可采用促性腺激素释放激素治疗,多用体内埋植生物泵方式,定期以脉冲式释放 LHRH,促使睾丸生精上皮的发育和睾酮的合成,提高性欲,恢复性功能。也可用 LHRH,100～200 μg,每天肌内注射 1 次,共 4～6 周。

原发性性腺功能低下者采用睾酮补充或替代治疗,可促发第二性征的发育,改善性欲和性功能。甲基睾酮 10～30 mg 口服,每天 2～3 次,用 4～6 周。丙酸睾酮 25～50 mg,肌内注射,每天或隔天 1 次,用 2～4 周。也可用长效制剂庚酸睾酮 250 mg,每 2～4 周肌内注射 1 次。其不良反应有高钙血症、不育、水钠潴留、变态反应、肝功能不良等。近年又有新药十一酸睾酮(安特尔)问世,它被口服后经肠道吸收,通过淋巴系统而进入血液循环,可避开肝脏的分解作用。起始量 40mg,每天 3～4 次,连服 2 周后改用维持量 40 mg,每天 1～3 次,具体视患者病情变化或对药物的反应情况酌情增减。

(四)负压吸引助勃装置

将特制玻璃罩套在阴茎上,通过抽吸使罩内形成负压,当负压达到 −23.3～−50.7 kPa (−175～−380 mmHg)时,阴茎可充血胀大,产生被动勃起,保持足够硬度。若要性交,在阴茎根部放置一弹力圈,限制阴茎的静脉回流,去除负压装置,即可性交。弹力圈应在 30 分钟内解除,以免长时间压迫造成阴茎缺血。偶有皮下瘀斑产生,多能自行消退。还可有射精后精液不能立即排出体外,淤积在近端尿道而引起不适感。该装置治疗还可以与海绵体化学假体注射联合应用,适用于各种精神心理性或器质性 ED 患者。但对白血病或使用抗凝治疗者,不宜使用。

(五)中医治疗

中医治疗男性 ED 是祖国传统医药的一大特长,经过数千年来的临床实践,不仅提供了合理的论述,也积累了丰富的治疗经验并提供了各种方剂。可根据不同的病因病机而确定不同的治疗原则:滋阴降火,改善全身状况;清热化湿,解除外界干扰;温补肾元,调整内分泌;疏肝理气,改善局部血运。同时,男性 ED 看似"局部病变",实与人体脏腑经络气血的盛衰有密切关系,治疗时必须从整体出发,因人而异,知常达变,切忌用药偏废。另外,除了中医药外,中医治疗还包括针灸治疗、按摩治疗、中草药药物外治和食疗等。

(六)血管性 ED 的手术治疗

血管性 ED 分动脉性和静脉性 ED 两种,若上述保守治疗效果不佳,多需借助手术方法治疗。

动脉性 ED 的手术治疗适用于经各种检查证实是因阴茎动脉狭窄或梗阻者,并且无神经病变、糖尿病、高血脂、动脉粥样硬化和凝血机制障碍等病史,手术方式的选择依据血管情况而定。通常有腹壁下动脉与阴茎背动脉吻合术、腹壁下动脉与阴茎海绵体吻合术、阴茎背动脉与海绵体直接吻合术、大隐静脉搭桥股动脉与阴茎背动脉或阴茎海绵体吻合术等多种术式。术后成功率差异甚大。术后并发症常见阴茎肿胀、出血、动脉栓塞、阴茎异常勃起、海绵体纤维化等。

重度静脉性 ED 需进行阴茎静脉结扎手术。手术多采用阴茎背深静脉结扎术或切除术、阴茎脚海绵体静脉结扎术或折叠术、阴茎海绵体与尿道海绵体分离术,另外还有静脉栓塞和白膜血管缝扎术等方法。术后随访可能有交通支发生而影响远期疗效,其并发症有阴茎肿胀、出血等,偶见阴茎异常勃起。

(七)阴茎支撑体置入术

阴茎支撑体置入术是受某些哺乳动物阴茎中存在阴茎骨的启发逐步发展而来。已由过去的单体支撑物发展至现在的可伸展支撑体、可充胀性支撑体及液压性可屈式支撑体等。其手术适应证限于任何治疗无效的器质性 ED 患者;严重顽固的精神心理性 ED;夫妇双方强烈要求做支撑体手术者等。正确选择支撑体是减少术后并发症的关键,发现选材不当不应勉强,要及时更换,否则支撑体过短使阴茎头不能上抬,影响性交;支撑体过长使阴茎背侧弓状抬高,发生疼痛、溃疡、糜烂,甚至穿入尿道。机械性故障有支撑体断裂、充胀泵不能启动,导致扭曲、贮水囊漏水等。

(于开源)

第二节　阴茎异常勃起

正常成年男性在性生活或持续性刺激下,阴茎勃起维持数分钟甚至 1 小时以上。若在非上述状态下,阴茎持续勃起超过 4 小时,称为阴茎异常勃起。阴茎异常勃起临床上较为少见。

一、病因及分类

(一)动脉性阴茎异常勃起
(1)海绵体动脉撕裂,血液直接汇入海绵窦。

(2)阴茎海绵体内注射血管活性药物引起长时间的动脉平均平滑肌舒张,海绵窦内血流量持续增加。超过一定时间可转化成静脉阻滞性异常勃起。

(3)外科手术:治疗动脉性 ED 的一些术式,如动脉-海绵体直接吻合术,动脉血可经异常通道直接进入海绵窦。

(二)静脉阻塞性阴茎异常勃起
较动脉性阴茎异常勃起常见,后果也较为严重。

1.血管外小静脉阻塞

一些因素可引起海绵体平滑肌持续性舒张,致使血管外小静脉持续性阻塞。

(1)药物:一些药物可影响神经平滑肌诱导阴茎异常勃起,主要有全身应用的抗精神病药、镇静药、抗高血压药、中枢兴奋药及海绵体内注射治疗 ED 的血管活性药物。

(2)神经性:中枢神经性疾病(如癫痫、脑动脉瘤破裂等),椎间盘突出症,损伤性截瘫,四肢瘫等可使阴茎神经受到过度或持续性刺激,导致阴茎异常勃起。

(3)其他:阴茎损伤引起的组织水肿,血肿可压迫白膜下小静脉。

2.血管内小静脉阻滞

血管内小静脉阻滞主要为引起血液黏滞度增高的因素引起。

(1)血液学异常:镰状细胞血红蛋白病的异常红细胞在血管中可成串排列,引起静脉内血栓形成,血液外流受阻,使阴茎呈持续勃起状态。白血病患者的血细胞可渗透至海绵体,细胞碎片可能引起静脉回流受阻导致异常勃起。其他常见的疾病有多发性骨髓瘤、原发性血小板增多症等。

(2)肠外高营养:长期静脉输入浓度大于 10% 的脂肪乳剂可能产生阴茎异常勃起。

(3)其他:原发或继发肿瘤,如转移性前列腺癌、原发性尿道癌及损伤性微循环栓塞等能使阴茎血流外流受阻,导致阴茎异常勃起。

(三)特发性阴茎异常勃起

约 60% 的阴茎异常勃起原因不明,病史显示多数起病与过度刺激有关,刺激性药物可促进此病的发生。

二、诊断

病史是诊断的重要步骤。通过病史有助于找出原因,以便在外科治疗的同时积极对因治疗。还应重点了解既往有无反复发作及发作、消退时的环境和勃起持续时间等。

实验室检查和特殊检查应针对相对病因进行。海绵体动脉血流超声多普勒检查和海绵体内血气分析可帮助判断异常勃起的类型,病情的严重程度和预后,具有重要的意义:①动脉性阴茎异常勃起海绵体内抽出的血液为鲜红色,表现为高流率,几乎正常的氧饱和度、二氧化碳含量。阴部内动脉造影可明确诊断。②静脉阻滞性阴茎异常勃起海绵体抽出的血液为暗红色或紫黑色,表现为低流率,低氧、高二氧化碳和酸中毒。阴茎海绵体造影缺乏静脉回流影像,由于海绵体内淤血、凝血块形成,海绵体内可出现充盈缺损。

三、治疗

(一)保守治疗

(1)阴茎海绵体内抽血、灌洗:对伴有心脑血管疾病的患者是一种最安全的治疗方法。1% 的利多卡因阴茎根部阻滞,14 号针头穿刺海绵体,抽吸出足量淤积于海绵窦内血液,以降低海绵体内压,改善动脉供血状态。然后将生理盐水 20~30 mL 注入海绵体内,再抽出。如此反复进行,直至抽出液颜色变红,海绵体疲软。

(2)阴茎海绵体内应用 α 肾上腺素类药物:治疗效果取决于已经勃起持续的时间和药物应用史。具体方法:首先抽吸 20~30 mL 海绵体积血,将 10~20 μg 肾上腺素或 100~200 μg 去氧肾上腺素用生理盐水稀释成 1 mL 注入海绵体,每 5 分钟重复 1 次,直至阴茎疲软。同时监测血压、脉搏变化。

(二)介入治疗

疑为损伤性动脉出血引起的动脉性阴茎勃起异常,可在阴部内动脉造影的同时行出血动脉栓塞治疗。

(三)手术治疗

若保守治疗无效超过 48 小时,应行手术治疗。通过外科手术将海绵窦内的积血引流出来,提高海绵体动脉-海绵窦间的压力梯度,恢复正常的海绵体动脉血供。

1.阴茎海绵体阴茎头分流术

将尖手术刀自阴茎头向海绵体近端尖部插入海绵体,形成阴茎头和海绵体的分流。

2.阴茎海绵体尿道海绵体分流术

阴茎根部侧切口,同时暴露阴茎海绵体和尿道海绵体,再切开阴茎海绵体和尿道海绵体白膜,将两侧海绵体做侧-侧吻合。术中需留置导尿管,标记尿道,防止术中尿道损伤。

3.大隐静脉分流术

经卵圆窝向下作股部斜切口,游离大隐静脉,同侧阴茎背外侧做一纵行切口,显露阴茎海绵体白膜。在游离的大隐静脉远侧切断,远端结扎,近端经皮下隧道在精索前与显露的海绵体接近。将海绵体与大隐静脉吻合。

对于积极的保守治疗无效的患者应及早行手术治疗。一旦海绵体内血栓形成,并发海绵体纤维化、勃起功能障碍的比率明显升高。若手术治疗无效,阴茎假体植入是一种可供选择的治疗手段。

（于开源）

第三节　不　射　精

不射精是指阴茎勃起坚硬,性交持续时间很长,但达不到情欲高潮和性快感,不能随意射精。不射精症与逆行射精有区别,后者虽也无精液和精子从尿道外口射出,但却有情欲高潮和射精感觉。这是一种比较少见的性功能障碍。由于性交时不能射精,所以没有性交快感,且妨碍配偶孕育,是男子不育的重要原因之一。

射精是一种十分复杂的反射过程,是中枢神经、外周神经、交感和副交感神经、性腺内分泌和生殖器官等多系统的协调性行动。在这一复杂的生理过程中,末梢兴奋与中枢兴奋是两个重要环节,如果某一环节兴奋不够,就不足以引起射精。

一、病因

不射精的病因有器质性疾病引起和功能性不射精两大类。

(一)不射精症的器质性病因

有先天性性腺发育异常或生殖器解剖异常,有手术或损伤引起的神经传导障碍,还有药物因素等。

1.先天性发育异常

如先天性睾丸发育不全引起雄激素缺乏,不足以发动性兴奋。又如先天性精囊、前列腺缺如,则没有精囊和前列腺的分泌物,可造成不射精。先天性射精管异常亦会造成不射精。

2.神经系统病变

如糖尿病性周围神经病变,多发性硬化症等神经病变,均可阻断射精反射。

3.手术和外伤引起神经损伤

如腰交感神经节切除术、主髂动脉手术、前列腺切除术或直肠癌根治术、腹膜后淋巴结清扫术等引起神经损伤,阻断了射精反射而不射精,脊髓损伤、骨盆骨折及尿道损伤均会引起不射精。

4.药物影响

许多药物如抗精神病药(氯丙嗪)、抗抑郁药(阿米替林)、抗高血压(胍乙啶)、镇静药(巴比妥类)、抗雄激素等均可引起射精抑制。另外,慢性酒精中毒、尼古丁中毒和吸毒等也可引起射精抑制而不射精。

(二)功能性不射精

这类临床上常见的,大多为精神因素引起的功能性不射精症。功能性不射精症又分为原发性不射精和继发性不射精两种。

1.原发性不射精

原发性不射精是指在清醒状态下从未有过射精,其病因有以下几种:①性知识缺乏。性交的方式、姿势和动作需要学习并通过实践才能获得足够的性经验,达到一定的性高潮和性满足。不少患者是由于缺乏性知识,阴茎头接受刺激不够而达不到射精反射所需的性兴奋阈值,才引起不射精。②性畏惧。性交时紧张,如第一次婚前性生活害怕妊娠,害怕被人发觉,或性交时突然被惊吓,而使阴茎瞬间痿软不能射精,引起精神抑郁,而不能射精。有的因害怕生育长期克制自己不射精,久而久之而产生不射精症。③性生活不协调。夫妻关系紧张,对配偶有猜疑或不信任,或有特殊的社会心理创伤挫伤了男子的性冲动,高级射精中枢受抑制而不射精。④性刺激不足。有的患者手淫能排精,而性交不能射精,这是由于性交的刺激强度不如手淫时刺激强度大。不少患者从小养成一种强刺激排精的习惯,久而久之形成了条件反射。

　　2.继发性不射精

　　继发性不射精是指原先有过射精史,后因某种原因发生了不射精。

二、诊断与鉴别诊断

(一)诊断标准

　　不射精的诊断主要依靠患者的阐述,当符合以下条件即可确认为不射精:①在正常性刺激下不能射精。②性交时无性高潮及射精动作。③功能性不射精有遗精,器质性不射精无遗精。

　　对不射精患者,医师详细询问病史外,还要进行有关检查,这对不射精的诊断很有必要。医师应仔细检查阴茎发育状况,睾丸的大小、硬度,附睾、输精管的情况,并做直肠指检了解前列腺及精囊的大小、质地和有无触痛等。为排除泌尿生殖系统疾病、内分泌病症、精神病、神经系统及手术等原因引起的不射精,应进行相应检查,如前列腺液、尿液的常规检查或细菌培养,以排除前列腺及生殖道炎症。对原发性不射精者,还应检查双侧睾丸、附睾、输精管及精囊,进行排泄性尿路造影和输精管、精囊造影,甚至 CT 或螺旋 CT 检查,明确是否有先天性畸形存在。

　　诊断时应注意鉴别逆行射精与精液生成障碍。注意询问在性交时是否出现射精快感与性高潮。性交后检查尿液,如尿中查到精子应考虑为逆行射精。如尿中未查到精子或者尿中果糖定性为阴性。应考虑为内分泌功能紊乱,先天性射精管闭锁及后天性的炎症与狭窄导致的射精管梗阻.

(二)鉴别诊断

　　应与逆行射精、不排精症、无精子症、阴茎异常勃起症,以及射精障碍中的射精迟缓、射精无力、射精不完全等相鉴别。

　　1.逆行射精

　　有性高潮,有射精动作,无精液排出,但尿液检查可见精子和果糖。

　　2.不排精症

　　性交时间正常,有性高潮,有射精动作,但无精液排出,也无梦遗。

　　3.无精子症

　　性活动过程完全正常,有精液排出,但精液中无精子。

　　4.阴茎异常勃起症

　　阴茎异常勃起症指阴茎勃起时间持续>4 小时、数天或更长,性交时能射精,但射精后阴茎仍不痿软,多伴有阴茎疼痛,多为血管病变所致。

　　5.射精迟缓

　　性交时间明显延长(不包括人为控制),但最终均能达到性高潮而出现射精。其病变也多由脊髓射精中枢兴奋性减弱、功能衰竭而致,但长时间强刺激后,尚能诱发其兴奋而出现射精,其病变较不射精为轻。

6.射精无力

射精时精液似流出而非射出,缺乏欣快感,此症多发生于精囊腺炎。前列腺炎、尿道炎、疲劳及其他慢性疾病。射精无力是射精时精囊腺、前列腺、尿道处未能积储较高的压力或射精时肌肉收缩无力所致。

7.射精不完全

每次性交射精时,进入后尿道的精液未能完全排出,而致射精不完全,其病变多与精神心理因素有关,故多为功能性。

三、治疗

器质性疾病引起的不射精,应明确病因,对症治疗。如高位射精中枢异常可应用左旋多巴,激活脑内多巴系统,抑制脑内 5-羟色胺系统来提高高级射精中枢的兴奋性。还可应用三羟苯丙酮激活交感系统,促进射精活动。功能性不射精症应采用综合性治疗措施。

(一)性知识教育

不少功能性不射精患者是由于缺乏性知识。因此,在诊治过程中应向患者的夫妇双方同时传授性器官的解剖、生理知识和性反应知识。告诉患者功能性不射精是由于性兴奋达不到射精反射的阈值所致,性交时必须注意思想集中,感情融洽,配合得当,并注意性交的姿势、方法,加强性刺激,加强阴茎与阴道的摩擦。

(二)心理治疗

患者由于婚后从未射精,也未生育,因此,其精神压力大,缺乏性交的兴趣,性交时思想压力也大,妻子应改变那种敌视和不信任的表情,女方不要提出射精的要求,使男方消除焦虑,全身心地互相配合提高性兴奋,使男方建立正常的性反应。

(三)药物治疗

麻黄碱对射精有促进作用。麻黄碱是肾上腺素能受体的兴奋剂,可使交感神经节后纤维释放儿茶酚胺,能增强输精管平滑肌的收缩。但对高血压、冠心病及甲状腺功能亢进者忌用。

用药方法:于睡前口服麻黄碱 50 mg,对部分患者有一定效果。

(四)震动刺激射精

通过震动刺激阴茎头和包皮系带诱发射精,多数心理性不射精患者可治愈。不良反应是一过性血压增高,无须处理。

(五)电刺激射精

电刺激器由直肠探头、金属探头和温度传感器组成。用电刺激前列腺、精囊和闭孔神经等收集精液,目的是为了采集精液进行人工授精。刺激时要逐渐增加强度,注意观测直肠温度、血压和射精情况。电刺激前后需用肛门镜检查直肠。

(于开源)

第四节 逆 行 射 精

逆行射精是指阴茎能正常勃起,性交时有性高潮和射精感觉,但精液未从尿道外口排出体外,而是从后尿道逆向射入膀胱的一种病症,该病又称逆射精或后向性射精。正常情况下,性交射精过程中膀胱颈部内括约肌处于痉挛收缩状态,外括约肌松弛,输精管和膀胱之间形成压力差,迫使精液从压力较低的尿道外口射出。如果膀胱颈没有完全关闭,精液从射精管排入前列腺部尿道时就会全部或大部分自后尿道逆向流入膀胱,而不从尿道口射出,但患者仍有射精感及性高潮。导致膀胱颈部括约肌功能失常的原因多是神经损伤、膀胱括约肌局部的损伤、内分泌疾病(如糖尿病)及一些药物的影响。

逆行射精从临床症状上看与不射精十分相近,即性生活时无精液自阴茎排出。作为一个有经验的医师,在问诊时应注意询问患者在性交中是否有射精感,是否有性高潮的体验,就能初步判断患者是不射精还是逆行射精。

一、病因

(一)动力学因素

1.神经损伤

双侧腰部交感神经切除术后、腹主动脉瘤切除术后、直肠癌做腹会阴联合切除术后及腹膜后广泛性淋巴结清扫术后,都可阻断膀胱颈部的交感神经供应造成逆行射精。一般来说,局限性的交感神经切断并不一定会导致不射精,只有中等或较大的交感神经切除才能造成逆行射精。后尿道、膀胱颈手术多会造成逆行射精,主要也是由膀胱颈的神经操作损伤所致。常见的手术有尿道内腔镜手术、开放性膀胱颈手术、膀胱颈 Y-V 成形术、耻骨后手术、耻骨后膀胱和尿道手术等。据统计,耻骨后手术造成逆行射精占 64.5%,经尿道手术占 59.5%,耻骨上经膀胱前列腺切除占71%。对 200 例行切开膀胱颈手术进行调查,射精量减者占 10%,其中完全丧失射精功能者占5%。目前,最常见的是膀胱颈及前列腺的手术,行经尿道前列腺电切术后,约 75%患者发生逆向射精,而行膀胱颈切开术者发生率为 30%,因而对行前列腺及膀胱颈手术者应向其介绍此并发症。

2.先天性因素

先天性宽膀胱颈、膀胱颈挛缩、隐性脊柱裂及膀胱憩室均会引起膀胱颈口神经支配异常,导致关闭功能失常,产生逆行射精。先天性膀胱颈增宽,在儿童时期可能就有轻度的压力性尿失禁,未引起足够的重视,青春期后即可发生典型的逆行射精。尽管大多数患者通过膀胱造影与内镜可以确诊,但仍有部分患者检查时不能证实有膀胱颈功能异常。尿道测压显示从膀胱颈部开始压力下降。

3.糖尿病

据统计,在糖尿病患者中,发生逆行射精者占 1%~2%。究其原因,糖尿病可使周围神经末梢脱髓鞘样改变,当这些改变发生于交感神经时,尿道内、外括约肌功能发生共济失调;当累及膀胱颈神经时,膀胱内括约肌不能有效地关闭,性高潮时尿道壁压力增高,导致膀胱颈部压力相对较尿道远端低,于是精液逆向进入膀胱。

4.药物影响

a-肾上腺素能受体阻滞药,如利血平、胍乙啶、盐酸硫利达嗪及苯甲胍等药物具有阻滞 a-肾上腺素能受体的作用,使射精生理反射中生殖道部位的协调性遭到破坏,导致逆行射精。

(二)梗阻性因素

先天性后尿道瓣膜、后尿道狭窄,尿道撕裂、骨盆骨折等导致后尿道外伤性狭窄,使黏稠度较高的精液难以通过,阴茎勃起时狭窄显得更为严重;或膀胱颈部附近手术损伤膀胱内括约肌,以及各种原因导致长期持续用力排尿,引起内括约肌无张力或扩张,射精时膀胱颈部不能关闭。以上均可使精液排出阻力绝对或相对增大,最终导致精液逆流进入膀胱。

二、发病机制

尿道内口的内纵、外环两层平滑肌由膀胱的内纵和外纵两层平滑肌延伸交错而成,起着内括约肌的作用。该处有丰富的 a-肾上腺素能受体,受交感神经所支配。正常的射精包括泄精、尿道内口关闭和射精 3 个步骤。当人体在适当的刺激下诱发性兴奋,通过阴茎背神经、阴部内神经传至骶髓,沿脊髓上传至高级射精中枢,大脑射精中枢被激活达到一定程度后,释放冲动经脊髓前侧索至腰交感神经节和腹下神经、盆神经丛,末梢终止在附睾、精囊、输精管平滑肌的 a-肾上腺素受体,引起前列腺、附睾和输精管的节律性收缩将精液排入后尿道,形成泄精。同时,作用于膀胱颈及前列腺 a-受体使膀胱颈收缩关闭,使精液只能向尿道口方向推进而不能向后逆行进膀胱。因此,任何使尿道内括约肌和尿道外括约肌松弛,协调功能发生障碍的病因,都可使精液逆流入膀胱,而不是从尿道外口排出,形成逆行射精。主要原因是由于膀胱颈的正常解剖完整性受到破坏,阻断了下泌尿道的交感神经传导,造成膀胱颈部和尿道外括约肌功能失调,射精时不能紧密关闭之故。逆行射精发生的基本因素有二:一是膀胱颈麻痹无力(动力因素);二是尿道膜部有异常的阻力(梗阻因素)。临床分为医源性和非医源性两种。医源性的是由于在医疗某些疾病时,造成膀胱颈部神经支配的损伤,或者造成膀胱颈部及后尿道部位肌肉的功能失调,如施行某些手术,常见有经尿道前列腺切除术、根治性前列腺切除术、双侧性腰交感神经切除术、直肠癌做腹会阴联合切除术、腹膜后广泛性淋巴结清扫术、腹主动脉瘤切除术等。另外某些药物,如胍乙啶、利血平、硫利达嗪、溴苄胺、苯甲胍等,也难免会引起逆行射精。非医源性的包括有先天性的疾病,如尿道瓣膜、膀胱颈部挛缩、膀胱憩室、脊柱裂等;也包括出生后患的疾病,如膀胱颈部或后尿道部位炎性增生与肿胀、尿道狭窄、膀胱结石、尿道结石、脊髓损伤、糖尿病等。

三、诊断依据

患者表现为阴茎正常勃起,性交或手淫时有高潮和射精动作与快感,但无精液从尿道外口流出,性交后第一次尿液检查可见尿液浑浊,有大量精子和果糖,据此可诊断逆行射精。

(一)病史

大多数患者有泌尿生殖器病史、糖尿病史、会阴部及尿道外伤史、泌尿生殖器及下腹部、盆腔其他部位手术史及服用 a-肾上腺素受体阻滞药史。

(二)临床表现

在性交或手淫过程中能体会到性高潮且有强烈的射精感,但未见有精液自尿道射出,性交后在尿中可见絮状精液,这类人群很多是因为婚后多年不育而就诊。

(三)实验室检查

(1)性交后的新鲜尿液离心沉淀后涂薄片镜检可查到大量的精子,也可测到一定量的果糖。

(2)膀胱造影检查:可以观察膀胱收缩时膀胱颈部的功能。排尿时用手捏住尿道口,阻滞造影剂流出,摄取前后位及左右斜位的 X 线片,可更好地显示后尿道。逆行尿道造影适用于前尿道有狭窄病变者。一些逆行射精患者行尿道造影,可发现其尿道内口增大、松弛、边缘不整齐或变形,精阜与膀胱颈的距离缩短。

(3)尿动力学检查:明确或排除功能性逆行射精。

(四)鉴别诊断

由于逆行射精临床发病率较低,症状较隐蔽,患者又往往以不育前来就诊,会造成临床诊断和鉴别诊断上的一些误区;一些医师会把射精无力和逆行射精混为一种疾病,射精无力症病理主要是性兴奋达到高潮时,协助射精的输精管、精囊、前列腺、尿道等的肌群及提睾肌等收缩无力,不能把精液射出体外。其临床特点是性交时阴茎勃起均正常,性生活时有性高潮和排精动作,但精液不能射出,而是缓缓流出,在性交后排尿时,尿液出现以前有精液流出,实验室镜检尿液和精液分界清楚,中段尿和全程尿均不能发现精子。

另外,逆行射精还应该与不射精症相鉴别。逆行射精与不射精症均为性交时无精液射出体外,逆行射精多有性欲高潮的快感和射精感觉,其病理主要为性交射精时,膀胱内括约肌关闭不全,导致精液逆行射入膀胱,为器质性病变。不射精症虽然性交时亦无精液射出,但同时既无性高潮快感,亦无射精动作。多属精神因素所为,对性生活的不正确认识,害怕怀孕等原因,在性生活中,阴茎可长时间持续勃起,性交时间很长,一直无性欲高潮出现,也无射精的感觉,但有人可能在夜里会出现梦遗的现象。其病理主要为射精中枢处于抑制状态,精液不能射出。逆行射精和不射精的实验室诊断要点是性交后留取尿液,离心沉淀后涂薄片,在显微镜下观察,有精子存在,同时果糖定性为阳性者为逆行射精,无精子存在,同时果糖定性为阴性者为不射精症。

四、治疗

逆行射精患者就诊的主要原因是不育症,因此,对于不育症患者重点要解决的是生育问题,在男方治疗的同时,应检查女方的生育能力,做一些妇科的检查,如宫颈黏液测定、子宫输卵管造影、基础体温测定,甚至定期行子宫内膜活检以证明黄体功能良好。如果夫妻两人无生育要求,逆行射精也可以暂不处理。对于必须服用降压药和前列腺摘除术后引起的逆行射精,由于多数发病年龄较高,多半无生育要求,因此,只要不是因不射精而合并严重的性功能障碍,都可暂不做特殊治疗。对于需要治疗的逆行性射精患者,有以下几种方式。

(一)药物治疗

1.拟肾上腺素药

能够用药物治疗的逆行射精患者,必须具备有完整的膀胱颈结构,膀胱颈受交感神经支配,a-肾上腺素受体激动药物能有效地作用于膀胱颈的 a 受体,刺激受体兴奋,增加膀胱颈部平滑肌的收缩能力,从而纠正逆行射精,有一部分逆行射精患者使用后,恢复了正常射精。这些药物都是通过刺激膀胱颈部 a-肾上腺素受体,增加膀胱颈部的收缩关闭能力,来达到防止精液逆向射入膀胱,一般适用于非梗阻因素的神经、肌肉控制失灵的病例,包括因糖尿病引起逆行射精的病例。

(1)麻黄碱 50～70 mg,性交前 30～60 分钟口服。

(2)丙米嗪 25～50 mg,每天 3 次口服。有学者报道,于女方排卵前 7 天开始,每天口服丙米嗪从 25 mg 增加到 50 mg,治疗 11 例腹膜后手术引起的逆行射精患者,均恢复顺行射精,2 例配偶自然妊娠,无严重不良反应。

(3)去甲丙米嗪:性交前 1～2 小时服用去甲丙米嗪 75～150 mg 可治疗逆行射精。

(4)去甲肾上腺素 2 mg 或血管升压素 2.5 mg,经导管注入后尿道,部分患者可顺行射精。

(5)伪麻黄碱 60 mg,每天 4 次,共服 2 周,有报道 40% 有效。

(6)左旋多巴在体内可合成去甲肾上腺素、多巴胺,能透过血-脑屏障进入脑中,可提高射精中枢的兴奋性,又可兴奋交感神经,故治疗该病有一定的疗效,用法为每次 0.25～0.5 g,每天 3～4 次,3～4 天后逐渐增加剂量,维持量为每天 3 g。

(7)盐酸米多君 2.5 mg,每天 3 次,连服 4 周。

(8)抗低血压药物甲硫阿美铵(氨甲氧苯嗪)10 mg,每天 1 次,治疗 3 例逆行射精患者,均恢复顺行射精,6 个月内 2 例配偶妊娠,无不良反应。

2.抗胆碱能药物

抗胆碱能药物能阻断乙酰胆碱对效应器发生作用,能降低副交感活动及相对增加膀胱颈张力,从而阻断精液逆行入膀胱。①溴苯那敏每次 8 mg,每天 2 次;②尼非拉敏胶囊每次 1 粒,每天 3 次;③辛内弗林 60 mg,性交前 1 小时口服。

3.芬尼拉明

对于长期的糖尿病患者,应用芬尼拉明 8 mg,每天 2 次,此药为抗组胺及抗胆碱能类制剂。

(二)心理治疗

逆行射精主要影响生育,但不同的患者对性心理影响差别较大,一些患者有潜在的病理改变,即可在逆行射精的同时出现勃起功能障碍。但是大多数患者阴茎勃起的功能是正常的,性欲也不受影响,对生育极为重视者,可出现性冷淡和阳痿等。故应做好解释工作,进行心理治疗,消除其心理压力。对出现性冷淡和阳痿者进行相应的治疗。

(三)行为治疗

逆行射精患者可采用立位性交技术治疗。对逆行射精者,当膀胱充盈取立位时,膀胱颈张力大于仰卧位;但取立位性交不易射精,此时加手淫,有时可以顺利射精。另外,也可定期进行前列腺按摩治疗,帮助前列腺液经常性地顺行从尿道排出体外,对克服逆行射精有帮助。

(四)手术治疗

如果膀胱颈部关闭功能严重失调,特别是由于医源性损伤引起者,这就要依靠手术处理,进行膀胱颈部肌肉重建手术,加强该处肌肉的关闭收缩能力。轻者可用硝酸银烧灼膀胱颈和后尿道,重者行膀胱颈内括约肌成形术。手术治疗适用于逆行射精经药物治疗无效,既往曾有膀胱颈或后尿道外伤或手术治疗史,特别是曾行膀胱颈 Y-V 成形术者,均可行膀胱颈重建术,增加膀胱颈阻力,使精液从尿道口排出。此手术方式不适用于糖尿病神经病变及后尿道狭窄。另外一些尿道病变(如尿道膜部梗阻)、狭窄、尿道瓣膜等可在尿道镜下行内切开或切除术,恢复尿道的通畅性,以利于精液排出。有报道显示,对轻度膀胱颈部病变患者可采用 2%～3% 硝酸银灼烧尿道和后尿道。

(五)促育治疗

由于逆行射精患者就诊的主要目的是解决不生育问题,因此取精液进行人工授精,即可满足一部分人的需要。从膀胱收集精液做人工授精是治疗逆行射精中应用最广泛,受孕成功率最高的方式。实验证实低渗压及低 pH 的尿液对精子的活动力和活动率有损害作用,而且随时间延长而加重。与尿液接触 5 分钟内的精子其活动力降低 50％ 左右,若时间延长可使精子致死。因此在操作过程中要防止或减少精液与尿液的接触时间,并提高尿液的 pH 及渗透压。目前有一套提取和保存逆行射入膀胱内精子的技术,再通过人工授精或合并使用肾上腺素能药物的治疗,成功地解决了许多逆行射精引起的不育问题。

收集精液的方式如下:每天服用碳酸氢钠每次 0.3～1.0 g,每天 3 次,使尿液碱化,pH 可达 7.5 以上,防止酸性尿液影响精子活力。收集精液前,禁欲 3 天,收集时经尿道插入导尿管排空膀胱,用 5％ 葡萄糖盐水冲淡膀胱后并保留 5 mL 于膀胱内,拔除导尿管后患者手淫排精,立即用尿管将全部膀胱内尿液吸出,离心沉淀后获取精液。

另一种收集精液作人工授精的方式是用营养性碱性溶液洗涤液(碱性营养液)。一般按下列比例配制:甘油 44％,蛋黄 20％,5％ 的葡萄糖占 26％,2.9％ 的枸橼酸钠占 40％,然后用 1.3％ 碳酸氢钠将 pH 调整到 7.3。溶液中的蛋黄可防止细胞损害,并可诱发获能。这种溶液也是精液冷冻的保护剂。于手淫或性交后立即将精液排入盛有 50 mL 碱性营养液的容器内,离心沉淀后取精液行人工授精。

(于开源)

第五节 男性不育

21 世纪是生殖健康世纪,世界上几乎所有的国家和地区都认识到了男性生殖健康的重要性。不育症是影响男女双方及家庭和睦的重要因素。随着人类社会迅速发展,疾病谱不断变化,我国男性不育的发病率呈不断增加的趋势。

一、病因

WHO 对男性不育的定义是指经过 12 个月以上未采取避孕措施的性生活而没有使配偶怀孕。但对不育症的检查并非一定要在 12 个月以后,尤其是当夫妻双方中任何一方存在可影响生育的家庭史时,更应该提前进行相关的检查。一般认为,每个月经周期平均有 1/4 的机会怀孕,80％～90％ 的夫妇在 12 个月内可自然受孕。不孕不育人群中,约 20％ 完全由男性引起,30％～40％ 由夫妇双方的原因引起。

男性生育的影响因素纷繁复杂,对男性不育症的分类也相对混乱。通常的混合型分类方法将男性不育分为原发性和继发性不育两类。原发性男性不育是指男性从未使女性受孕;继发性男性不育是指曾使女性伴侣妊娠,但现在存在不育情形。一般继发性男性不育较少出现先天性异常、严重少精子症或无精子症。继发性男性不育可因某些影响生育的疾病史或有毒物质接触史,如男性附属性腺感染、精索静脉曲张和接触放射线、苯、杀虫剂等。

按下丘脑-垂体-性腺轴可将男性不育分为以下 4 类:①下丘脑和/或垂体疾病(继发性性腺功能低下),该类疾病占 1％～2％;②睾丸疾病(原发性性腺功能低下),占 30％～40％;③睾丸后疾病(精子运送障碍),占 10％～20％;④其他疾病,占 40％～50％。按特异病因可将男性不育分为性交和/或射精功能障碍、内分泌因素、免疫因素、男性附属性腺感染、全身性疾病因素、精索静脉曲张、染色体异常、睾丸下降不全、获得性睾丸损伤、先天性精囊和/或输精管缺如或发育不良等不育。

二、诊断

(一)病史采集

对男性不育的病史采集务必认真询问,并根据不同的检查对象进行相应的调整,必要时应寻求其配偶进行补充,一定要做到详尽真实。

1.现病史

主要包括发病情况(发病时间、发病情形、发病环境、病情缓急、有无诱因、精神状况、情绪波动、夫妻感情、工作和生活压力等)、症状描述(症状的部位、性质、持续时间和程度等,症状出现、减轻或加重的变化过程与时间,各种伴随症状出现的时间、特征、演变及其与主要症状间的关系)和诊治过程(发病前后何时进行何种治疗,药物的剂量、疗效如何,各种检查结果)。

2.既往史

包括各种既往的全身系统性疾病、感染性疾病、生殖系统的创伤性疾病、手术史、与男性生殖系统相伴随的一些特殊疾病,以及有损男性生殖系统的药物、理化因素、环境因素、职业和生活习惯等。

(1)先天性遗传性疾病:卡塔格纳综合征会导致精子活力丧失。囊性纤维化可导致输精管发育不良及附睾分泌功能障碍。雄激素受体异常会引起男性生殖器不发育。干梅腹综合征与睾丸下降不全有关,从而导致睾丸损伤。

(2)影响男性生殖系统的全身系统性疾病。①神经系统:神经系统疾病可能导致 ED 和射精功能紊乱,还影响精子发生功能和附属性腺功能。②心血管系统:影响正常血液循环的心血管系统疾病均会影响阴茎的勃起功能,如 39％的心脏病患者和 15％的高血压患者发生完全性勃起功能障碍。③消化系统:消化吸收不良可导致一系列营养物质缺乏和生殖功能障碍。代谢障碍性疾病也与男科疾病密切相关,如糖尿病、代谢综合征等。④呼吸系统:某些呼吸系统疾病与男科疾病有一定关系。慢性鼻窦炎、慢性支气管炎和支气管扩张等慢性呼吸系统疾病有时与精子鞭毛异常(如精子鞭毛不动综合征)或梗阻性无精子症的附睾分泌障碍有关。例如,Young 综合征合并双侧附睾渐进性梗阻所致的无精子症,引起男性不育。⑤内分泌系统:先天性下丘脑-垂体疾病和后天性下丘脑-垂体损害都可影响男性的生殖能力。垂体病变、垂体功能亢进患者,早期可能出现性欲增加、体型改变等表现,继而发生性欲减退、精液异常及勃起功能障碍。垂体功能低下患者,通常出现性欲减退,睾丸萎缩,导致睾丸内分泌功能不足,精子生成和成熟障碍。其他内分泌腺功能紊乱也影响精子发生和性功能。甲状腺疾病会导致激素紊乱、甲状腺功能减退症和甲状腺功能亢进症均可导致生精功能障碍,患者可有性欲低下、勃起功能障碍等表现。肾上腺疾病主要有先天性肾上腺皮质增生、库欣综合征和肾上腺皮质肿瘤等。患者多有性欲减退、勃起功能障碍、血浆睾酮水平低下和精子生成障碍。高催乳素血症患者临床典型症状为性欲低下、勃起功能障碍、乳房增生、溢乳、少精子或无精子症。⑥泌尿生殖系统:慢性肾功能不全和肾衰竭患者通常伴有性功能障碍和精子生成障碍,睾丸变小,精液量少,精子浓度降低,精子活力低下及精子畸形率增高。⑦造血系统:维生素 B_{12} 缺乏可引起严重贫血,同时也会影响精子发生,造成精子成熟障碍,畸形精子数量增加。白血病患者往往伴有精子发生障碍和类固醇激素合成障碍。镰刀状细胞贫血患者精子生成受阻。

(3)感染性疾病:①询问有无睾丸炎病史,尤其是腮腺炎病史和发病期间是否伴有睾丸肿大。

腮腺炎病毒感染睾丸常常会引起睾丸功能下降,严重时可造成睾丸永久性损伤。青春期腮腺炎患者中约有 30％会累及睾丸,影响生育,有些患者的精子发生需 2 年以上才能恢复。柯萨奇病毒和疱疹病毒等也会引起睾丸炎。②询问有无附睾炎,并区分是睾丸附睾炎还是慢性附睾炎。③询问有无前列腺炎病史及其分型。④询问是否有性传播疾病及非特异性尿道感染。血吸虫病、丝虫病、淋病及衣原体感染等疾病可引起睾丸及附属性腺的炎症和输精管道的梗阻。

(4)生殖功能的创伤性疾病和手术史:睾丸外伤对男性生殖能力有一定的影响,轻微的阴囊外伤一般不影响生育能力。外伤后睾丸萎缩为引起不育的明显指征。睾丸扭转影响男性生殖功能,如在症状出现的 6 小时内及时治疗,则一般不出现生育问题。阴囊受外伤会直接引起睾丸和附睾的损伤,损伤不仅破坏正常的睾丸组织结构和功能,而且还可破坏血-睾屏障诱发抗精子抗体。输精管结扎术是造成抗精子抗体产生的最常见原因,抗体可以在输精管复通后继续存在,导致输精管再通后不育。腹股沟疝手术、阴囊鞘膜积液手术及其他的生殖腺和腹股沟手术可伤及输精管,导致输精管完全或不完全梗阻,产生抗精子抗体。任何手术尤其是施行全麻手术都可能会暂时抑制生育能力,时间可长达 3～6 个月。

(5)有损男性生殖系统的药物、理化因素、环境因素:许多药物可对男性的生殖功能产生不良影响。①抗高血压药:利尿剂、β 受体阻滞剂和某些作用于中枢神经系统的药物。②激素类药物:雌激素、雄激素、孕激素、LHRH 激动剂、雄激素拮抗剂、类固醇激素。③H_2受体阻滞剂:西咪替丁。④抗精神病药:三环抗抑郁药及传统抗精神病药物。⑤抗胆碱药:阿托品、丙胺太林。⑥抗菌药:柳氮磺吡啶、呋喃妥因。⑦其他:螺内酯、秋水仙素、可卡因和某些免疫抑制剂。⑧肿瘤治疗:肿瘤化疗中的烷化剂常造成精子发生的不可逆损伤。生殖器区域的放疗会导致不可逆的生精功能障碍。⑨高温及发热:超过 38.5 ℃的发热可能抑制精子发生功能长达 6 个月,并可以引起精子 DNA 的损伤。

(6)精神心理:精神状态不佳,长期的精神压抑、沮丧、悲观、忧愁,会造成下丘脑-垂体-睾丸轴的调控紊乱,进而影响睾丸生精功能和男性性功能。

(7)职业和生活习惯:注意吸烟与饮酒的量和持续时间,有无吸毒史及持续时间。吸烟会导致精子质量下降、精子 DNA 氧化损伤增加、血清激素水平改变、精液中白细胞计数升高及尿道炎发生增加,并可能损伤男性附属性腺的分泌功能。酗酒可导致诸如肝脏等的多器官损害,还可能间接损伤睾丸。吸毒可以降低男性生育力,但很难确定毒品对生育力的影响是毒品本身还是全身机体功能下降所致。

3.家族史

询问家族中有无遗传病、两性畸形、不育症、结核病等患者。父母身体健康状况,是否近亲结婚。母亲妊娠期间的用药情况,有无早产、流产、死胎和堕胎史,兄弟姐妹的身体健康和生育情况等。

4.个人史

询问生长发育史,询问患者双侧睾丸是否在阴囊内。

5.婚育史和性生活史

患者的婚姻状况、夫妻关系、受教育程度、对性知识的认识与理解。是否近亲结婚,夫妇双方有无先天性遗传疾病,是否结过婚及生育情况,婚后有无采取避孕措施、避孕方法、持续时间。询问性欲、阴茎勃起功能、射精和性生活频率等。

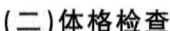

(二)体格检查

体格检查应在安静、整洁、光线充足、温度适宜且私密的房间内进行,并建议受检者在检查过程中不要穿任何衣服。

1.全身检查

一般情况的检查旨在发现与生育相关的各种异常体征。身体质量指数大于 30 kg/m² 时常伴有睾丸容积减少,损伤睾丸精子发生功能。男性性征检查包括体毛分布和疏密程度、有无喉结、音调的高低、有无男性乳房发育以及皮肤、骨骼肌肉发育情况、肌肉力量。第二性征发育通常参照 Tanner 青春期发育阶段标准分级。此外,还应注意患者的体型、营养状况、脂肪分布,是否特别肥胖或过于消瘦,有无内分泌异常的临床表现。这对提示有无皮质醇症、甲状腺疾病、高催乳素症、睾丸和肾上腺肿瘤等有关。

许多疾病会引起男性体征明显改变,如先天性染色体异常和内分泌疾病。先天性染色体异常,如克氏综合征,表现为臂长与身高比例失调。在儿童期可以没有体征改变,在青春发育期主要表现为身高而肥,肢体长,两手侧举超过身高 10 cm,肩窄,臀部宽大,智力迟钝,男性第二性征不发育,阴茎小,阴毛女性分布,也可有男性乳房发育。实验室检查时血清睾酮低,FSH 水平升高。此类患者睾丸直径常常不超过 2 cm,睾丸曲细精管不发育,精液中没有精子或少精症。男性内分泌功能紊乱也会出现相应的体征改变。皮质醇增多症的常见体征有多毛、向心性肥胖、肌肉消耗、骨质疏松、高血压、糖耐量低下、性功能及生育能力低下,严重的水钠潴留时可引起面部及下肢水肿和腹部紫纹等。雄激素缺乏症表现为男性第二性征发育不良,可表现为体毛稀少,剃须频率较低等。

2.生殖器检查

一般取站立位进行,检查包括生殖器的发育情况,评估通常参照 Tanner 青春期发育阶段男孩生殖器成熟分级标准。

(1)阴茎检查:检查阴茎的大小、形态、位置及有无畸形,有无包茎或包皮过长,注意有无手术或创伤瘢痕,注意检查阴茎海绵体内有无瘀斑、硬结、肿块,阴茎头及包皮皮肤表面有无分泌物和溃疡等。尿道口检查时要注意有无狭窄或异位,有无分泌物等。

正常阴茎呈下垂状,其长度具有明显的个体差异。小阴茎是指青春期后的阴茎仍呈儿童型,往往是性腺功能低下或促性腺激素低下性性腺功能低下,可能是由妊娠期雄性激素缺乏或促性腺激素低下所致,常见于先天性睾丸发育不全、双侧隐睾和垂体功能减退等。阴茎增大多见于先天性肾上腺皮质增生、青春期早熟及睾丸间质细胞癌等。尿道上裂和尿道下裂等先天畸形,通常与遗传性疾病有关,如雄激素不敏感综合征。

(2)阴囊检查:取站立位,观察阴囊发育情况,有无阴囊纵裂或阴囊分叉。有无阴囊湿疹、阴囊象皮肿,有无手术瘢痕。阴囊皮肤有无红肿、增厚、阴囊是否胀大。阴囊内有无鞘膜积液和精索静脉曲张。对所有阴囊内肿块均应做透光试验,睾丸鞘膜积液时透光试验阳性。

精索静脉检查时嘱患者站立位,脱去衣服站立 5 分钟,从阴囊外表观察解剖投射部位有无曲张的静脉,用拇指、示指和中指触摸精索周围和附睾附近有无呈线团状曲张的静脉。结合 Valsalva 试验临床上将精索静脉曲张的程度分为 3 度。

正常男性的阴囊皮肤温度一般不超过 33 ℃,若阴囊内蔓状静脉丛发生反流时,覆盖在静脉丛上的阴囊皮肤温度将升高到 33 ℃以上。若阴囊皮肤温度正常,则基本可以排除精索静脉曲张的可能。阴囊皮肤疾病或阴囊内结构的炎性反应也会导致阴囊皮肤温度升高,诊断时应排除这些疾病。

(3)睾丸检查:取站立位,检查睾丸位置和轴线,注意有无肿块。用卡尺测量钳或用睾丸模具来测量睾丸大小,还可用睾丸体积测量孔、测径器和超声测量等方法进行测量。

睾丸大小与人种及身高等因素有关,不同种族之间的差异很大。双侧睾丸总体积与射精精液中的精子总数呈明显的正相关。睾丸体积小时提示睾丸生精上皮不足。我国正常成人的睾丸容积为 15~25 mL。小于 12 mL 通常提示睾丸功能不良,睾丸体积小于 3 mL 多见于克氏综合征患者,低促性腺激素型性腺功能减退症患者的睾丸体积一般在 5~12 mL 之间。巨睾症是指双侧睾丸对称性增大,体积均大于 35 mL。巨睾症是脆性 X 染色体综合征的典型表现,正常人很少见。当睾丸异常不对称性增大时,应考虑睾丸肿瘤的可能。

(4)附睾和输精管检查:注意输精管粗细,有无结节。用双手检查附睾及精索,注意大小、质地、形状、有无肿块及与睾丸的解剖位置是否正常。当梗阻发生在附睾尾或以下时,附睾常膨大。附睾痛性结节常提示附睾炎或精子肉芽肿存在。沙眼衣原体感染后常在附睾头部出现痛性结节。输精管结扎术后形成的精子肉芽肿则通常发生在附睾尾部。淋病奈瑟双球菌及一些尿道细菌感染导致炎症时,通常会有附睾尾部疼痛肿胀和/或有结节。附睾结核时多出现在附睾的尾部,常常伴有输精管结核。慢性附睾炎的患者通常没有全身症状,体检时可扪及附睾增粗,并有轻度触痛。

对无精子症患者要注意检查附睾和输精管是否连接或有无缺如、有无结节或压痛。输精管先天性缺如、发育不良及梗阻和附睾的先天性发育不良、炎症及结核等会引起输精管道的梗阻,导致临床表现为少精子症或无精子症。

先天性输精管发育不良通常与囊性纤维化跨膜转导调节基因的纯合子或杂合子缺陷有关,同时可伴有轻度或中度囊性纤维化的临床特征。单侧的输精管缺如非常罕见,可伴有同侧肾脏缺如。

(5)直肠指诊:直肠指诊可发现前列腺和精囊腺的病变。检查时注意前列腺形态、大小、质地、表面是否光滑、有无结节、肿块及压痛;中央沟是否居中、是否变浅或消失;腺体是否固定、有无触痛等;同时了解肛门括约肌、直肠及精囊情况。

(三)精液分析

男性不育与精液质量密切相关,精液分析是生殖评价的重要手段。精液分析一般应进行 3 次以上。但精液分析的各参数并不能准确确定到达受精位置的少数精子的受精能力,因此,要正确评价男性生育能力还需要结合临床进行综合评估。精液分析项目包括:精液常规、精子形态、抗精子抗体、精浆生化、精子低渗肿胀试验、人精子仓鼠卵母细胞穿透试验等。

1.精液采集

(1)准备:受检者采集精液前,工作人员应给受检者提供准确指导,需要询问禁欲时间和受检目的,提供留样容器,并嘱咐留样时的注意事项。

(2)禁欲时间:精液采集者通常禁欲 48 小时以上,但不超过 7 天。如需复查,每次禁欲的天数应尽可能相对稳定。如果仅仅是为了观察受检者精液中有无精子,禁欲时间没有严格的限制。

(3)完整性:应该强调标本采集必须完整,告知受检者要报告精液标本任何部分的丢失情况。精子浓度受精囊腺和前列腺分泌液量的影响,如果标本不完整,尤其是富含精子的初始部分丢失时,要在检测报告上注明,并在禁欲 2~7 天后重新采集标本检测。

(4)采集方法:为避免精液暴露于温度波动的环境和控制从采集到检测的时间,安排靠近实验室的私密房间内采集标本。推荐用手淫的方法采集精液,取精前洗净双手和阴茎。充分勃起阴茎并尽量兴奋,将精液全部射入指定容器中,如确有困难可选择家中样本采集或避孕套采集,后者只能用经特殊设计对精子没有毒性的避孕套来采样。以上受检者应记录采集的时间,并在1小时内送至实验室。在送至实验室途中样本应保持在 20～37 ℃的环境中。

对要进行微生物检测精液样本的采集:必须避免来自精液以外的污染(外周皮肤等),受检者需按下列步骤进行:排尿;用肥皂清洗手和阴茎;冲去残留肥皂;用一次性无菌毛巾擦手和阴茎;精液射入无菌容器中。精液样本的收集和实验室微生物操作开始的时间间隔不超过 3 小时。淋球菌对温度和氧气敏感,精液标本要求在 20 分钟之内检查。

(5)生物安全:精液是潜在的传染源,精液标本应视为生物危险品,其可能含有有害的感染物质,如 HIV、HBV、HSV 等,操作者应注意自身安全防护。

2.常规分析

精液的常规检查包括精液量、外观、体积、液化时间、酸碱度、黏稠度、精子浓度、精子活力和精子活率等。

(1)外观:正常精液外观呈灰白色、均质、半流体状。禁欲时间长者射出精液可呈淡黄色;黄疸患者的精液和服用某些药物者的精液可呈黄色;精液清亮、透明常见于无精子或少精子症男性;精液呈红褐色或带血,称为血精,常见于精囊炎、前列腺炎等生殖系统疾病,也可见于苗勒管囊肿、结石、肿瘤如前列腺癌、输精管的微小损害等。

(2)精液体积:WHO 推荐精液体积测定方法有两种,称重法和直接测量法。首选称重法测量精液体积,精液密度的变化范围通常在 1.043～1.102 g/mL。

(3)液化:精液射出后经历先凝固后液化的过程。精液射出最初呈现半固体凝胶状,几分钟后便开始液化,常在 15 分钟内完全液化,很少超过 60 分钟。对于液化不全精液标本,可采用机械混匀或酶消化等方法处理。精液液化不全常见于前列腺疾病,其中以前列腺炎症最多见。

(4)酸碱度:正常精液的 pH 在 7.2～8.0。当附属性腺或附睾存在急性感染时,精液的 pH 可大于 8.0。当射精管阻塞或先天性精囊腺缺如时,精液 pH 降低。精液 pH 应在精液液化后立即测定,放置时间长会影响 pH 测定。

(5)黏稠度:正常精液拉丝长度小于 2 cm。

(6)精子凝集:精子凝集特指活动精子以不同方式,如头对头、头对尾、尾对尾或混合型,彼此黏在一起的现象。凝集分为 4 级:①1 级,零散的每个凝集<10 个精子,有很多自由活动精子。②2 级,中等的每个凝集为 10～50 个精子,存在自由活动精子。③3 级,大量的每个凝集>50 个精子,仍有一些自由活动精子。④4 级,全部的所有的精子凝集,数个凝集又粘连在一起。活动精子黏附细胞或细胞碎片,或不活精子之间相互黏附(聚集),不应该记为凝集。存在凝集不足以推断免疫因素导致不育,但暗示存在抗精子抗体,需进一步实验证明严重的凝集影响精子活力。

(7)精子活力与活动率:妊娠与前向运动精子活力程度相关。WHO-4 版将精子活力分为 a、b、c、d 4 级:a 级为快速前向运动(37 ℃时速度≥25 μm/s,或 20 ℃时速度≥20 μm/s);b 级为慢速或呆滞的前向运动;c 级为非前向运动(<5 μm/s);d 级为不活动。精子活动率为 a+b+c 级精子百分率总和。

鉴于检测者很难无偏差地精确区分 a 级与 b 级前向运动精子,因此使用手工分析时,WHO-5 版推荐使用简单的 3 级分类系统进行活力分级。前向运动(PR):精子呈直线或沿一大圆周运

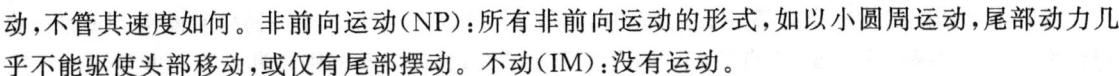

动,不管其速度如何。非前向运动(NP):所有非前向运动的形式,如以小圆周运动,尾部动力几乎不能驱使头部移动,或仅有尾部摆动。不动(IM):没有运动。

3.精子形态学分析

精子形态学分析是评价精子受精能力的重要指标之一,正常形态精子百分率与人工授精或卵细胞质内单精子注射的成功率密切相关。精子涂片染色方法有巴氏染色法、Diff-Quik染色法、苏木精-伊红(HE)染色法、瑞氏染色法、瑞-吉氏染色法和Shorr染色法等。WHO-5版推荐采用巴氏、Shorr或Diff-Quik染色法。巴氏、Diff-Quik和Shorr染色法可以很清楚地区分精子顶体和核,但各种染色方法的染色效果、对精子头大小的影响及所采用的形态学评估标准略有不同。巴氏染色是一种较好的染色方法,能够使精子头部的顶体区与顶体后区、过量残留胞质、尾部的中段与主段染上颜色,有利于精子的形态学分析、精液中未成熟生精细胞和非精子细胞的检查。巴氏染色的另一个优点是制备的精液涂片可长期保存。

临床可使用新鲜的液化精液或生理盐水洗涤过的精子悬液制备涂片,每份标本做双份涂片,涂片之间可能存在形态学上的显著性差异,应对两张涂片都进行形态学评估。WHO-5版使用的涂片方法有拉薄技术和滴管法。拉薄技术即将一滴精液沿成角度的载玻片后缘展开,载玻片向前拖拉,制成涂片;滴管法即对于已洗涤的精液持移液管水平向前推动,将一滴精子悬液沿载玻片的表面展开。精液的黏稠度越低,拉薄效果越好,拉薄技术常常不适用于高黏稠度的精液、低浓度、黏稠的或充满杂质的标本,或使用计算机辅助精子形态学评估的标本,建议先离心去除精浆,沉淀的精子团重新悬浮以获得合适浓度,通常不应超过$50×10^6/mL$。离心洗涤等技术操作可能影响精子形态,如果使用这些方法必须记录下来。

WHO-4版和WHO-5版均推荐使用严格标准进行精子形态学评估。5版的正常形态精子标准为:精子头轮廓规则、外形光滑,大体呈椭圆形。顶体区清晰可辨,占头部的40%～70%。顶体区空泡不超过2个,空泡大小不超过头部的20%。顶体后区不含任何空泡。精子中段细长、规则,与头部长度相仿。中段主轴与头部长轴成一条直线。残留胞质只有在超过精子头大小的1/3时才被认为是过量残留胞质。精子主段比中段细,且均一,其长度约为头部长度的10倍。精子尾部没有鞭毛折断的锐利折角。此标准要求将所有形态学处于临界状态的精子均列为异常。

精子缺陷的类型大体分为下几类:①头部缺陷,大头、小头、锥形头、梨形头、圆头、无定形头、有空泡的头(超过2个空泡,或者未染色的空泡区域占头部的20%以上)、顶体后区有空泡、顶体过小或过大的头(小于头部的40%或大于头部的70%)、双头。②颈部和中段缺陷,颈部弯曲指颈和尾形成的角度大于头部长轴的90%、中段非对称地接在头部、粗的或不规则的中段、锐角弯曲、异常细的中段。③主段缺陷,短尾、多尾、发卡形平滑弯曲、锐角弯曲、尾部断裂、尾部弯曲(>90°)、尾部宽度不规则、卷曲。④过量残留胞质,过量残留胞质通常是精子异常发生过程产生的异常精子所伴有的。这类异常精子的特征是含有大量不规则已染色的细胞质,胞质的大小超过精子头部的三分之一,常同时伴有中段缺陷。

WHO手册第4版与第5版的评估标准略有不同,尽管WHO第5版将正常形态精子的参考值下限从第4版的15%改为4%,但也提到有生育力男性(TTP≤12个月,使其性伴侣在停用避孕措施后12个月内怀孕的男性)精子正常形态中位数为15%。

4.精浆生化分析

精浆中附属性腺标志性分泌物的含量,可以大体反映对应腺体的功能。

反映附睾功能的指标有游离左旋肉碱、甘油磷酸胆碱(GPC)和中性 α-葡糖苷酶等。中性α-葡糖苷酶在反映附睾病变方面,具有很好的特异性和敏感性,并可用于鉴别诊断梗阻与非梗阻性无精子症。精浆中存在两种 α 葡糖苷酶的异构体,其中中性 α-葡糖苷酶仅来源于附睾;酸性 α-葡糖苷酶主要来源于前列腺,后者可以被十二烷基硫酸钠(SDS)选择性抑制,从而可以测定反映附睾功能的中性 α-葡糖苷酶。用澳洲栗精胺抑制剂阻断非葡糖苷酶的相关底物,可使测试更敏感。

反映精囊腺功能的有果糖和前列腺素。精浆中果糖主要来源于精囊腺,其浓度可用于评估精囊腺分泌功能。此外,精浆果糖浓度降低也见于射精管阻塞、双侧输精管先天性缺如、不完全逆行射精和雄激素缺乏等。

反映前列腺功能的有柠檬酸、锌、γ-谷氨酰转移酶和酸性磷酸酶等。精液中的锌主要来自前列腺,是前列腺的功能指标之一,其含量比血清中高 100 倍及以上,临床上常用于前列腺炎和男性不育的辅助诊断。以下为精液分析结果解释。

(1)无精液症:精液容积为 0,没有精液射出或逆行射精。

(2)精液液化异常:WHO 规定,新采集的精液标本在室温 25 ℃,60 分钟内发生液化。若超过 60 分钟仍未液化,则称为精液迟缓液化症或精液液化异常。

(3)无精子症:无精子症是指所射精液中没有精子。要排除不射精和完全逆行射精,并经过 3 次离心镜检精液仍未见精子后才可确诊。

(4)隐匿精子症:精液常规检查时未发现精子,但在精液离心后沉淀中可以发现少量精子。

(5)多精子症:多精子症的诊断标准有争议。Jocl 提出精子浓度阈值为 $120 \times 10^6/mL$,多精子症Ⅰ级为 $(120 \sim 200) \times 10^6/mL$,多精子症Ⅱ级为 $(200 \sim 250) \times 10^6/mL$,多精子症Ⅲ级为 $> 250 \times 10^6/mL$。

(6)少精子症:少精子症是指精液中的精子数目低于正常具有生育能力男性的疾病。一般认为当精子浓度低于 $15 \times 10^6/mL$ 或一次射精的精子总数低于 39×10^6 为少精子症。

(7)畸形精子症:生育年龄男性连续 2 次以上精液分析精子浓度不低于 $15 \times 10^6/mL$,前向运动精子不少于 32%,正常形态的精子低于 4%,可诊断为畸形精子症。

(8)弱精子症:弱精子症是指精液参数中前向运动精子百分率低于 32%。精子运动能力的强弱直接关系到人类生殖,只有正常做前向运动的精子才能确保精子抵达输卵管壶腹部,并与卵子结合形成受精卵。因精子活力低下而导致的男性不育约占 30%。

临床上少精子症常常与精子活率低下、前向运动能力差或精子畸形率高同时存在,此时称为少弱精子症、少畸精子症、少弱畸精子症、弱畸精子症等。

(9)坏死精子症:精液中活精子百分率低于 58%,不活动精子百分率增高。

(10)包裹抗体的精子:混合抗球蛋白反应试验或免疫珠试验:≥50% 的活动精子被抗体包裹。

(11)白细胞精液症:精液中的白细胞数超出临界值。

(四)辅助诊断

1.睾丸活检

睾丸活检具有诊断和治疗双重功能,对男性不育的诊断、分型、治疗和预后判断均有重要意义。睾丸活检依据睾丸组织结构和生殖细胞发育情况来评估睾丸的生精功能。但睾丸活检是一种创伤性手术,有产生抗精子抗体的可能,因此应严格掌握睾丸活检的适应证。

如下情况应该考虑做睾丸活检:鉴别梗阻性无精子症与唯支持细胞综合征;对睾丸体积和内

分泌激素正常的精液异常患者,明确是否存在输精管道梗阻;当睾丸体积萎缩,精子数量经 6 个月以上治疗无明显改善时;欲行附睾、睾丸取精的卵泡浆内单精子注射(ICSI)手术前的准备;怀疑睾丸肿瘤时。

(1)开放手术活检术:于阴囊前壁预切开部位注射 1% 利多卡因 1~2 mL 进行局部麻醉。同时将 3~5 mL 注射在输精管周围,封闭精索神经。如要加强,可在显露白膜后直接滴利多卡因于切口处。术者用左手抓住睾丸并固定附睾,使之远离切口以避免损伤,拉紧覆盖睾丸的皮肤,纵行逐层切开皮肤、内膜、精索外筋膜、提睾肌、精索内筋膜及鞘膜。切开鞘膜后,固定切口,切开白膜,轻轻挤压睾丸,挤出少量睾丸实质,剪断挤出来的组织进行分析。将睾丸妥善放回原处,然后缝合切口各层。活检标本处理中固定剂通常选择 Bouin 液(苦味酸)或 Steive 溶液进行。福尔马林可破坏睾丸管道结构,且不利于详细检查胚细胞核,故不宜使用。

(2)睾丸细针穿刺抽吸活检:局部麻醉后,用固定在 Menshini 注射器支架中的 20 mL 注射器连接的 21~23 号针进行抽吸。

(3)睾丸活检组织钳穿刺活检:局部麻醉,不切开阴囊皮肤,用专用的睾丸穿刺针获取睾丸组织。

术后并发症有阴囊皮肤出血、皮下血肿、感染和精子肉芽肿等。

2.阴囊探查术

阴囊探查对诊断输精管道梗阻,尤其是梗阻部位在附睾、附睾-输精管襻、输精管近端,具有重要价值。对于体检及精液生理生化检查均无异常,而临床怀疑输精管道梗阻的患者,也应行阴囊探查。因某些病变在体检甚至输精道造影时难以发现,如附睾纤维膜压迫、附睾隐蔽的先天性梗阻、附睾局部硬化和附睾-输精管襻未发育等,也可以行阴囊探查术。

手术采用阴囊中线切口或分别在两侧阴囊做切口,打开鞘膜腔。探查的顺序依次是睾丸、附睾和输精管。首先探查睾丸,同时行睾丸活检,快速切片观察睾丸生精状况,若生精不正常则不必探查附睾等;若生精正常,则扩大阴囊切口,探查附睾。探查附睾时,从头部开始逐渐向下,要注意一些隐蔽的先天性梗阻或感染后的硬化区等。探查附睾-输精管襻时,要注意其是否发育,并可以向阴囊根部方向的输精管探查。若以上探查未发现问题,可于输精管近附睾处向精囊方向注入生理盐水,若注射时无阻力且无反流现象,表明输精管通畅;若不能注入,则可以用稀释的水溶性造影剂做输精管造影。

3.输精管精囊造影

输精管精囊造影是诊断梗阻性无精子症的方法之一,有利于明确梗阻的部位,进行输精管吻合。从射精管或输精管注入造影剂,通过影像显示来判断输精管道是否通畅。常用的方法有两种:一种是经阴囊皮肤直接穿刺输精管造影,另一种是切开输精管或切开皮肤后穿刺输精管造影。后者输精管损伤较大,术后易狭窄。

经皮穿刺输精管造影术:穿刺前先拍骨盆区平片作为对照。局部麻醉阴囊皮肤和精索神经丛,用皮外输精管固定钳将输精管固定于阴囊前壁皮下表浅位置。用 8 号锐针头刺破阴囊皮肤和输精管前壁,拔出后立即用 6 号针头沿穿刺孔道插入输精管内并固定。穿刺成功后注入泛影葡胺,造影剂注入后即可进行 X 线摄片,必要时可延迟摄片。

三、治疗

男性不育的治疗分为外科治疗和非外科治疗,非外科治疗包括药物和心理治疗。

(一)外科治疗

男性不育的外科治疗主要用于诊断过程、提高精子生成和改善精子运输。诊断过程包括睾丸活检、附睾抽吸和输精管造影。提高精子生成有精索静脉曲张手术和隐睾固定术。精子输送障碍的外科治疗主要有精管吻合术、输精管附睾吻合术和射精管口梗阻经尿道切开术等。

1.附睾或睾丸精子抽吸术

当睾丸的生精功能正常,血清FSH正常或生殖道梗阻的男性患者手术难以重建或不可恢复时,可行附睾或睾丸精子抽吸术手术。附睾抽吸技术主要有显微外科附睾精子抽吸技术(MESA)和经皮附睾精子抽吸技术(PESA)。

显微外科附睾精子抽吸技术可以在先天性输精管缺如或者无法重建的输精管梗阻患者中进行,或在输精管附睾吻合手术中进行。可以确保吸取到大量的附睾精子,易于低温保存。其手术方法有切开和穿刺两种。切开附睾管取精技术取阴囊中嵴切口,切开睾丸鞘膜和附睾膜取精。最大流出率在附睾管切开后立即出现,随着液体的流出,其精子质量逐步好转。将收集到的附睾液用体外受精介质冲到消毒的容器中,得到的精子立即使用或低温保存。附睾管切开取精的采集过程中的血液、组织液的污染会对精子的活动力和生育能力产生不利影响。显微穿刺取精技术可以较好地避免这一缺陷。操作时使用一个抽吸装置:微量毛细玻璃管连接一段医用硅胶管,再连接到抽吸装置,一个1 mL注射器和一个10 mL注射器。在手术显微镜下,助手固定附睾,轻轻挤压睾丸和附睾,在无血管区穿刺附睾管,附睾液沿毛细吸管流出,将吸管尖在附睾管腔内轻轻推进0.5~1.0 mm,并调节为最大流出速度,用介质冲洗收集的精液以备检查、做ICSI或保存。

经皮附睾细针穿刺:局部麻醉,固定睾丸,用拇指和示指夹住附睾,将连接20 mL注射器上的21号蝶形针头插入附睾头,轻轻回吸,直到有液体进入蝶形针管。经皮附睾细针穿刺可以成功获得精子和受孕。但获得的精子质量不如直视下取精好,且数量不够低温保存。

2.输精管吻合术

随着显微外科的发展,传统的输精管吻合术已逐渐被显微外科输精管吻合术所代替,手术成功率也大大提高。适应证:输精管结扎术后,要求再生育者;输精管意外损伤者。

传统的输精管吻合术将输精管结节与精索分开,固定于阴囊皮下,在输精管结扎的瘢痕部位切开阴囊皮肤,将结节提出切口,分离结节周围组织,仔细游离结节上下端输精管,切除瘢痕结节。输精管断端剪齐。将支架线引入输精管一端,并经阴囊皮肤穿出,向输精管另一端管腔插入支架线。在输精管两断端无扭曲,无张力,自然对合的状态下吻合输精管。用丝线于输精管周围组织做减张缝合,并覆盖输精管。缝合皮肤切口,支撑物于阴囊皮肤穿出。显微外科输精管吻合术的输精管固定、切开、提起和结节的处理同传统的输精管吻合术基本相同。用血管吻合支架固定游离好的输精管两断端,在手术显微镜下,将断端修剪整齐,然后使两断端靠拢,间断缝合吻合输精管。吻合方法有Jacobson全层缝合法、Silber两层缝合法和Owen三层缝合法。最后进行输精管复位,缝合阴囊皮肤。术后用丁字带将阴囊托起。适当应用抗生素预防感染。术后5天内,每晚服用己烯雌酚3 mg以控制性冲动。术后7~9天拔去输精管内支架,定期检查精液。

3.经尿道射精管口切开术(TUR)

射精管口闭塞是造成梗阻性无精子症的原因之一,通常临床表现为精液量少,精液果糖无或很低,血清FSH正常,睾丸活检生精细胞发育正常。可因先天性发育异常或其他疾病导致,如淋病或非特异性尿道炎等引起的炎性粘连、前列腺囊肿、巨大前列腺小囊压迫射精管口等。

经尿道射精管切开术采用尿道镜下后尿道纵行切开或精阜切除,术中看到经输精管注入的靛胭脂在手术野中出现,证明手术已较彻底。术后保留尿管,使用抗生素7天预防感染。术后常见并发症有尿液反流、附睾炎、逆行射精等。如果术后精子质量差,建议使用体外受精(IVF)及ICSI。在以下情况下,输精管-附睾吻合术可以与经尿道射精管切开术同时进行:经尿道射精管切开术完成后多次检查射精管内液体找不到精子者;射精管流出的液体量和附睾的外观明显提示附睾梗阻者;手术者熟练掌握输精管附睾吻合术。

4.显微操作治疗

自从第一个试管婴儿 LouiseBrown 出生以来,IVF 已被广泛应用治疗男性不育。第一个精子卵浆内注射技术(intracytopla smicsperm injection,ISCI)试管婴儿诞生至今,ICSI 技术已被广泛应用于治疗严重男性不育,是目前治疗不育的最有效的手段之一。ICSI 只需要一条存活精子,畸形精子也可以受精。无精症可以通过 PESA、TESE、TESA 等方法提取精子行 ICSI,不受精子的功能、完整性、精子来源和精液参数的影响。ICSI 的适应证:阻塞性无精子症、免疫性不育、难治性少弱精子症、常规 IVF 受精失败 2 次后的补救性 ICSI、透明带硬化卵子的受精、冷冻睾丸组织。由于 ICSI 技术在临床上应用对象是存在精子的男性不育病例,这些患者很可能存在遗传学上的缺陷,因此人们对 ICSI 的遗传病问题高度关注。Retzloff 等总结了多个文献,认为 ICSI 会增加胎儿和出生婴儿的畸变率及染色体异常率,建议在应用前进行种植前遗传学诊断(PGD),以减少将遗传缺陷传给后代的危险。

(二)其他治疗

1.特异性治疗

特异性治疗方法是在明确病因的情况进行治疗,并以此改善生育能力。如内分泌激素混乱引起的男性不育,可以采用针对病因的特异性治疗。

(1)促性腺激素低下的性腺功能低下症:促性腺激素低下的性腺功能低下症可以是先天性的,也可以是后天获得性的。可分为全垂体功能减退、单纯促性腺激素功能不全、慢性疾病和生理性青春期发育延迟等4大类。

促性腺素释放激素或人绒毛膜促性腺激素单独治疗或联合应用治疗促性腺激素低下的性腺功能低下症男性不育者均可以取得良好疗效。目前多用人绒毛膜促性腺激素和人类绝经期促性腺激素联合治疗。①方案一:前8周人绒毛膜促性腺激素5 000 U肌内注射,每周1次。随后人绒毛膜促性腺激素和人类绝经期促性腺激素联合治疗:人绒毛膜促性腺激素5 000 U肌内注射,每周1次,人类绝经期促性腺激素75 U肌内注射,每周3次,用13周。1个疗程21周。②方案二:人绒毛膜促性腺激素4 000 U肌内注射,每周2次,人类绝经期促性腺激素75 U肌内注射,每周3次。③方案三:人绒毛膜促性腺激素2 000 U肌内注射,每周3次,3个月后加用人类绝经期促性腺激素75 U肌内注射,每周3次,不与人绒毛膜促性腺激素同日使用。之后每2个月检查1次精液,共6~12个月。

模拟人体生理节律的促性腺激素释放激素脉冲治疗泵来治疗 Kallmann 综合征和先天性促性腺激素低下的性腺功能低下症,一般治疗时间需要1年左右。人绒毛膜促性腺激素和人类绝经期促性腺激素治疗无法模拟促性腺激素释放激素脉冲式分泌后出现的 LH/FSH 生理性脉冲峰-谷现象,大剂量长时间的应用可能导致垂体和睾丸上受体数目减少,变得对外源性促性腺激素不敏感。大剂量应用可出现暂时性乳头触痛和男性乳房发育。

(2)高催乳血症:血清催乳素水平升高可对中枢神经系统产生直接抑制作用,减弱下丘脑释放促性腺激素释放激素脉冲信号,使 LH 分泌减少。多巴胺作用于下丘脑,并与其受体结合,使催乳素释放抑制因子(PIF)释放增加,从而抑制催乳素分泌。临床可用多巴胺受体激动剂溴隐亭来治疗这些患者,使用通常从小剂量开始 1.25 mg,每天 2～3 次,逐渐增加剂量至每天 5～10 mg,分 2～4 次给药。

(3)甲状腺功能减退症:通常推荐每天早晨口服甲状腺素片 20 mg,连续应用 3～6 个月。

(4)滥用类固醇激素引起的不育症:通常使用类固醇类引起的生精抑制是可逆的,如果没有按预期恢复生精功能,则应进行正规的性腺刺激激素替代治疗:人绒毛膜促性腺激素 2 000 U 肌内注射,每周 3 次,连续 4 周;随后人绒毛膜促性腺激素 3 000 U,每周 3 次,连续使用 3 个月。

(5)白细胞精子症:精液中过多的白细胞通常提示男性生殖道内存在感染或炎症。治疗的目的是消灭病原体,细菌感染应该依据药物敏感试验来选择抗生素的使用。如果无法明确病原体,可选用广谱抗生素如四环素族抗生素(常用多西环素)或磺胺类药物。在使用抗生素的同时,可嘱患者频繁排精。此外,还可加用一些抗氧化药物,如维生素(A、C、E)、谷胱甘肽等,以清除精液中过多的活性氧对精子造成的不利影响。

(6)免疫性不育:可能引起抗精子抗体(As-Ab)的疾病有输精管结扎或梗阻、生殖道炎症。对抗精子抗体的治疗,各家报道不尽相同,如激素抑制、精子洗涤、宫腔内人工授精(IUI)、体外授精胚胎移植(IVF-ET)及卵细胞浆内单精子注射(ICSI)。糖皮质激素抑制治疗法:连续治疗法:甲基泼尼松龙 0.75 mg/kg 或 50 mg/d 每天早饭时服用,直至怀孕,最长 4～6 个月。不连续治疗:20 mg/d 或 25 mg/d 在女性月经周期的第 1～10 天或第 4～14 天服用。如果 3 个月内精液质量或宫颈黏液穿透没有改善,剂量应加倍。治疗总时间通常不超过 9 个月。大约一半男性用糖皮质激素治疗后抗精子抗体水平下降,而精子浓度、活力和宫颈黏液穿透能力提高。约 25% 的夫妇在每天连续治疗 4～6 个月或更长时间不连续治疗后怀孕。不良反应:早期出现失眠、消化不良,2～3 个月后有类库欣综合征、肌无力、关节痛等。免疫调节的方法已有报道,如左旋咪唑和环孢素。国内黄宇烽等研制的中成药抑抗灵治疗抗精子抗体效果明显。若上述治疗无效,则应采用 IUI、IVF 和 ICSI 进行治疗。有研究认为,如果糖皮质激素治疗失败,IUI 和 IVF 的成功率也较低。

2.非特异性治疗

(1)雄激素治疗:原发性间质细胞功能低下应该用雄激素治疗。雄激素替代治疗能改善性腺功能减退的临床症状,如性功能、剃须频率和第二性征等。在治疗期间应监测睾酮的最低和最高值。雄激素治疗不能逆转不育。继发性间质细胞功能低下可被正常水平的黄体生成素(LH)纠正,但由于睾酮服用方便且费用低也经常被使用。若低促性腺激素性性腺功能低下患者有生育要求,则应该用 LH 和促卵泡激素(FSH)类似激素刺激睾丸。通常使用人工合成的人绒毛膜促性腺激素、重组的 LH、人绝经期促性腺激素或纯化的 FSH。促性腺激素释放激素脉冲式治疗可作为一种替代方法。有研究发现,低剂量睾酮可以提高精子活力。另有研究报道,小剂量雄激素联合枸橼酸他莫昔芬可以同时改善精子活力和密度。

(2)促性腺激素释放激素:外源性应用促性腺激素释放激素以增加性腺激素的产生和加强精子生成。通常使用鼻腔喷雾剂或者皮下注射,鼻腔喷雾剂用量:0.1～0.5 mg/d。皮下注射使用长效促性腺激素释放激素,每 2 周 1～10 μg,皮下脉搏泵式注入可以每 1.5～2 小时使用 4～50 μg,可持续 6 个月。

(3)促性腺激素:常用的外源性促性腺激素治疗药物包括人绒毛膜促性腺激素和人绝经期促

性腺激素。人绒毛膜促性腺激素的剂量 1 500～2 500 U,每周 3 次,或 2 000～4 000 U,每周 2 次,肌内注射,2～5 个月。人绝经期促性腺激素 75～150 U,每周 2～3 次,肌内注射,3～6 个月。

(4)抗雌激素治疗:雄激素可在外周循环或在靶器官(下丘脑或垂体)经过芳香化转变成雌激素,形成对雄激素的主要抑制作用。临床常用的非甾体抗雌激素药有枸橼酸氯米芬和他莫昔芬。Adamopoulos 等研究表明,枸橼酸他莫昔芬和十一酸睾酮联合用药能提高特发性少弱精子症患者的精子数量、活力、形态和怀孕率 33.9%。Hussein 等报道用枸橼酸他莫昔芬治疗非梗阻性无精症可促进精子发生并提高 ICSI 的成功率。但各家报道不尽相同。氯米芬通常剂量为 15～50 mg/d,口服。他莫昔芬的剂量为 10～15 mg,每天 2 次,口服。通常治疗时间为 3～6 个月。服药期间每月定期检查血清激素水平,首次服药后 3 个月检查精液,以后每月检查。

(5)芳香酶抑制剂治疗:睾酮及其他雄激素在芳香酶作用下转化为雌激素及其衍生物,芳香酶抑制剂可阻断这种转化,利于精子生成。临床主要有睾酮内酯和阿那曲唑。Raman 等报道,芳香酶抑制剂治疗血清睾酮与雌激素比例低下的不育患者,可显著提高睾酮与雌激素的比例并改善其精液质量,睾酮内酯与阿那曲唑疗效无差异。但也有报道,特发性少弱精子症患者使用睾酮内酯后睾酮和雌激素水平无变化,精液质量和受孕率没有改善。睾酮内酯的常用剂量为每次 0.1～2.0 g,2 次/天。

(6)生长激素治疗:生长激素主要通过局部胰岛素样生长因子-1 的产生而对生殖功能起一定作用,但目前没有证据表明在促性腺激素释放激素功能正常或被替代时生长激素有重要作用。Carani 等认为单纯生长激素缺乏并不伴随不育或无精子症,在这些患者中给予生长激素并不能改变精子参数。有少数报道认为 GH 治疗精子活力和总体妊娠率增高。

(7)抗氧化剂治疗:ROS 在精子的运动功能上起着重要的作用,适量的 ROS 可以防止精子运动功能的丧失,过高的 ROS 则对人类精子运动有直接的抑制作用,并与精子内 ATP 的耗竭有关。精液中的抗氧化物质能捕获 ROS,阻止其直接对精子产生损伤作用,同时可以防止早期获能。临床常用的抗氧化剂有抗氧化性维生素(维生素 A、C、E)、谷胱甘肽、番茄红素和辅酶 Q10 等。

(8)左卡尼汀(左旋卡尼汀):左卡尼汀在正常人附睾尾部的浓度最高,是血浆浓度的 2 000 倍,通过被动扩散进入精子,主要以游离和乙酰化形式存在。两者一起从细胞质运输中长链脂肪酸进入线粒体为 β 氧化使用,把结合辅酶 A 转化成自由辅酶 A,并为三羧酸循环提供容易利用的乙酰根。左卡尼汀在精子附睾运送精子过程中增加精子能量并提高精子活力,并有抗氧化作用以保护精子。精液内左卡尼汀水平下降,精子活力明显下降,左卡尼汀已广泛应用于临床治疗特发性男性不育。Balercia 等众多的研究发现,左卡尼汀和乙酰化左卡尼汀治疗组能增强精子动力和精浆对氧自由基的清除能力。Lenzi 等发现,左卡尼汀和乙酰化左卡尼汀联合治疗后精子浓度、活力和前向运动精子总数较对照组有明显提高,怀孕率为 13%,但治疗后精液左卡尼汀水平没有改变。Sigman 等则认为左卡尼汀治疗特发性不育较安慰剂组在提高精子活力和活动精子数方面无显著差异。

(9)血管舒缓素:血管舒缓素是一种激肽释放酶,其影响精子发生的机制仍不清楚。精浆中的活性激肽影响精子活力和代谢作用。体外试验表明血管舒缓素能改善精子活力、精子的宫颈黏液穿透力、仓鼠卵的穿透力和冷冻精子溶解后精子的活力及存活率。其常用剂量为每次 200 U,每天 3 次,疗程通常为 3 个月。血管舒缓素能促进炎症反应,若伴有炎症存在,一般不应

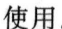

使用。

(10)己酮可可碱(PF)：PF 是甲基黄嘌呤衍生物，是一种非选择性磷酸二酯酶抑制剂，能阻断环磷腺苷(cAMP)转变为单磷酸腺苷(AMP)，使 cAMP 浓度升高，促进精子代谢并增强受精力。另一方面可舒张血管平滑肌，改善睾丸微循环。体外实验已经证明 PF 可改善精子存活率、活力及生存时间，增加精子受精能力，从而提高人工辅助生殖技术的成功率。Kovacic 等研究表明，在精子活力低下的男性行 ICSI 之前，应用己酮可可碱可以改善精子活力，提高受孕成功率。

(11)七叶皂苷：七叶皂苷为马粟种子提取物，临床研究发现七叶皂苷能改善精索静脉的血流，使曲张的静脉内径缩小，协助改善精液质量，提高临床妊娠率。

(12)α-受体阻滞剂治疗：研究发现 α-受体阻滞剂可以使曲细精管松弛，管腔扩大，腔内流动液体量增加，从而增加精子产生，改善精子活力。哌唑嗪是一种竞争性可逆的 $α_1$-受体阻滞剂，常用剂量为每晚 2 mg，口服。

(13)其他治疗：如男性不育的心理治疗、性交方法、避免高温(如热水浴、紧身裤等)、过度的体力消耗等。

（于开源）

参 考 文 献

[1] 王义.泌尿系统结石诊治[M].郑州:河南科学技术出版社,2022.

[2] 徐月敏,陈方,傅强,等.尿道修复重建外科学[M].上海:上海科学技术出版社,2022.

[3] 彭波,沈志红,朱正涛.名医讲堂泌尿与男性生殖系统肿瘤300问[M].上海:上海交通大学出版社,2022.

[4] 张弋.泌尿外科内镜与微创技术图解经皮肾镜篇[M].北京:中国医药科学技术出版社,2023.

[5] 顾民,吴宏飞,宋宁宏.现代泌尿外科学[M].南京:东南大学出版社,2023.

[6] 牛海涛,牛远杰,李建民,等.5G远程泌尿外科手术[M].北京:人民卫生出版社,2022.

[7] 曹龙滨,尹永胜,欧仁杰,等.现代泌尿外科诊疗实践[M].哈尔滨:黑龙江科学技术出版社,2022.

[8] 张雪培.实用泌尿外科机器人腹腔镜手术图解[M].郑州:河南科学技术出版社,2022.

[9] 孙宁,张潍平,黄澄如.实用小儿泌尿外科学第2版[M].北京:人民卫生出版社,2023.

[10] 郝川,李承勇.泌尿外科典型病例[M].上海:上海科学技术文献出版社,2022.

[11] 吴登龙,李铮.泌尿外科病例精解[M].上海:上海科学技术文献出版社,2022.

[12] 艾星,贾卓敏,王保军.机器人辅助腹腔镜复杂病例手术汇编泌尿外科机器人手术学习参考用书[M].北京:科学技术文献出版社,2023.

[13] 郝鹏.泌尿外科治疗精要[M].北京:中国纺织出版社,2022.

[14] 许克新.功能泌尿外科手术学[M].北京:人民卫生出版社,2022.

[15] 姜昊文,郭剑明,薛蔚,等.中国临床案例泌尿生殖肿瘤病例精解[M].上海:上海科学技术文献出版社,2023.

[16] 张义,苗挺,郭元鹏,等.现代外科临床治疗学[M].上海:上海科学技术文献出版社,2023.

[17] 袁智,周成富.泌尿外科疾病诊疗指南[M].北京:化学工业出版社,2022.

[18] 郭应禄,那彦群,叶章群,等.中国泌尿外科和男科疾病诊断治疗指南2022版[M].北京:科学出版社,2022.

[19] 吴忠.激光治疗泌尿外科疾病你知道多少[M].上海:上海科学技术文献出版社,2022.

[20] 王共先.机器人泌尿外科手术实战技巧与案例解析[M].北京/西安:世界图书出版公司,2022.

[21] 周春姣,陈娟,蔡炳勤.泌尿外科疾病中西医结合调护手册[M].北京:中国中医药出版

社,2022.

［22］柳晓春,邓凯贤,郑玉华,等.微创时代的生殖外科手术图谱[M].北京:科学技术文献出版社,2023.

［23］郑树森,匡铭,徐骁,等.外科学[M].北京:中国医药科技出版社,2022.

［24］郑军华,陈山.泌尿及男性生殖系统感染与炎症[M].北京:人民卫生出版社,2022.

［25］程勇,吴英昌,李成林,等.外科疾病诊断与手术[M].青岛:中国海洋大学出版社,2022.

［26］李根.实用外科疾病诊治与处理[M].长春:吉林科学技术出版社,2022.

［27］任珊珊,吴海燕,刘治祥,等.临床外科常见病诊断与治疗[M].上海:上海科学普及出版社,2023.

［28］张秀云,李师臣,程媛.临床外科诊疗与护理技能[M].长春:吉林科学技术出版社,2022.

［29］赵秀瑶,付强,张景坤,等.现代外科常见病与微创手术[M].哈尔滨:黑龙江科学技术出版社,2022.

［30］司有磊,宋均鼎,叶海波,等.新编外科疾病临床诊断与治疗[M].北京/西安:世界图书出版公司,2022.

［31］郑树森.外科学进展第3版[M].北京:高等教育出版社,2023.

［32］宋乐明.尿路结石智能控压腔内碎石取石术[M].北京:人民卫生出版社,2022.

［33］王安邦,陈明.PBL联合CBL教学法在泌尿外科前列腺疾病教学中的应用研究[J].中国继续医学教育,2022,14(13):68-72.

［34］塔来提·塔依尔,阿不力孜·司马义,雷鹏,等.超声引导下逆行输尿管软镜手术腔内治疗肾囊性疾病的安全性和疗效[J].现代泌尿外科杂志,2022,27(7):552-555.

［35］李菲菲.强化沟通对泌尿外科手术伴糖尿病患者心理应激的影响[J].糖尿病新世界,2022,25(5):132-135.

［36］王雷,李明虎,孙煦勇.微通道经皮肾镜碎石取石术治疗复杂性肾结石的临床应用[J].济宁医学院学报,2023,46(3):159-162.

［37］陈珊,周蓓蕾,丁华佳.泌尿外科开展中医基础管理方案的意义[J].中医药管理杂志,2022,30(2):105-106.

［38］张元峰,梁培禾,王家武,等.罕见疾病在泌尿外科临床教学中的作用[J].继续医学教育,2023,37(6):105-108.

［39］刘飞,韩士超,陈莹,等.以泌尿系统疾病为主线的泌尿外科-肾内科整合教学改革初探[J].医学教育研究与实践,2022,30(5):672-676.

［40］申能.后腹腔镜手术治疗泌尿外科的临床疗效分析[J].智慧健康,2022,8(3):82-84.